CB031282

Ortopedia e Fisioterapia em Hemofilia

Ortopedia e Fisioterapia em Hemofilia

EDITORES:
LUCIANO DA ROCHA LOURES PACHECO
ALVARO LUIZ PERSEKE WOLFF

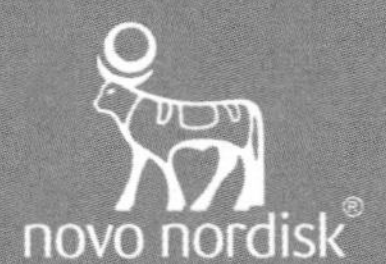

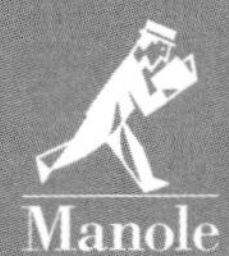

Minha Editora é um selo editorial da Editora Manole

Editor gestor: Walter Luiz Coutinho
Editora: Karin Gutz Inglez
Produção editorial: Juliana Morais, Cristiana Gonzaga S. Corrêa e Janicéia Pereira
Projeto gráfico: Daniel Justi
Capa: André E. Stefanini
Diagramação e revisão: Departamento editorial da Editora Manole
Ilustrações: Mary Yamazaki Yorado
Imagens do miolo: gentilmente cedidas pelos autores

Dados Internacionais de Catalogação na Publicação (CIP)
(Câmara Brasileira do Livro, SP, Brasil)

Ortopedia e fisioterapia em hemofilia / editores Luciano da Rocha Loures Pacheco, Alvaro Luiz Perseke Wolff. – Barueri, SP : Minha Editora, 2013.

Vários autores.
Bibliografia.
ISBN 978-85-7868-024-4

1. Articulações - Doenças 2. Fisioterapia 3. Hemofilia 4. Hemofilia - Complicações e sequelas 5. Hemofilia - Tratamento 6. Ortopedia I. Pacheco, Luciano da Rocha Loures. II. Wolff, Alvaro Luiz Perseke.

CDD-616.1572
13-03042 NLM-QY410

Índices para catálogo sistemático:
Ortopedia e fisioterapia em homofilia: Medicina 616.1572

1ª Edição – 2013

Direitos adquiridos pela:
Editora Manole Ltda.
Avenida Ceci, 672 – Tamboré
06460-120 – Barueri – SP – Brasil
Tel.: (11) 4196-6000 – Fax: (11) 4196-6021
www.manole.com.br
info@manole.com.br

Impresso no Brasil/*Printed in Brazil*

Este livro contempla as regras do Acordo Ortográfico da Língua Portuguesa de 1990, que entrou em vigor no Brasil em 2009.
São de responsabilidade dos autores e editores as informações contidas nesta obra.

À memória de meus pais, Ceres e Alceu.

À minha mulher, Marilu.

Aos meus filhos, Bernardo e Luciana.

A quem devo tudo...

Luciano da Rocha Loures Pacheco

Editores

LUCIANO DA ROCHA LOURES PACHECO

Ortopedista. Especialista em Cirurgia do Quadril e Joelho. Mestre e Doutor em Cirurgia pela Universidade Federal do Paraná (UFPR). Chefe do Serviço de Ortopedia em Hemofilia do Hospital de Clínicas da UFPR. Membro Titular da Sociedade Brasileira de Ortopedia e Traumatologia (SBOT), da Sociedade Brasileira de Quadril e da Sociedade Latino-americana de Ortopedia e Traumatologia (SLAOT). Membro do Comitê Musculoesquelético da World Federation of Hemophilia.

ALVARO LUIZ PERSEKE WOLFF

Mestre em Ciências aplicadas ao Aparelho Locomotor pela Universidade Federal de São Paulo (Unifesp). Certificado por The McKenzie Institute. Fisioterapeuta do Ambulatório de Ortopedia e Hematologia do HC-UFPR. Coordenador da área de Fisioterapia na Comissão de Residência Multiprofissional do HC-UFPR. Membro do Grupo MSK Brasil pela Federação Brasileira de Hemofilia.

Autores

ALEXANDER FERRARI COCICOV

Especialista em Anestesiologia pelo Hospital de Clínicas da Universidade Federal do Paraná (HC-UFPR).

ALVARO LUIZ PERSEKE WOLFF

Mestre em Ciências aplicadas ao Aparelho Locomotor pela Universidade Federal de São Paulo (Unifesp). Certificado por The McKenzie Institute. Fisioterapeuta do Ambulatório de Ortopedia e Hematologia do HC-UFPR. Coordenador da área de Fisioterapia na Comissão de Residência Multiprofissional do HC-UFPR. Membro do Grupo MSK Brasil pela Federação Brasileira de Hemofilia.

ANA ANGÉLICA TSINGOS RAMOS

Especialista em Bases Científicas do Treinamento Desportivo, com formação em Isostretching, Método Mckenzie I e II e Conceito Mulligan, pela Pontifícia Universidade Católica do Paraná (PUC-PR). Professora do Curso de Fisioterapia da Faculdade Dom Bosco. Fisioterapeuta do Ambulatório de Ortopedia e Hematologia do HC-UFPR.

ANA PAULA GEBERT

Doutora em Odontologia pela PUC-PR. Coordenadora de Pesquisa Clínica de Traumatologia Esportiva e Artroscopia (Ctea).

AXEL SEUSER

Ortopedista. Consultor Sênior da Kaiser Karl Klinic Bonn, Bonn, Alemanha.

BRUNO ARNALDO BONACIN MOURA

Médico do Grupo de Cirurgia de Pé e Tornozelo do Hospital do Trabalhador (HT) da UFPR. Membro Titular da Associação Brasileira de Medicina e Cirurgia do Tornozelo e Pé (ABTPé) e da Sociedade Brasileira de Ortopedia e Traumatologia (SBOT).

CARLA DAFFUNCHIO

Especialista em Cinesiologia pela Universidade de Buenos Aires, Argentina. Mestre em Cinesiologia e Fisiatria pela Universidade de Buenos Aires, Argentina.

CHRISTIAN LEONARDI

Cirurgião-geral. Cirurgião-ortopedista e de Trauma da Clínica Cirúrgica Les Franciscaines do Hospital Prive, Nimes, França.

CHRISTIANO SALIBA ULIANA

Especialista em Cirurgia do Quadril e Trauma Ortopédico. Mestrando em Clínica Cirúrgica na UFPR. Médico-ortopedista do Grupo de Trauma do HT-HC-UFPR.

CLAUDIA SANTOS LORENZATO

Mestre em Pediatria, com área de atuação em Hematologia, pela UFPR. Doutoranda em Pediatria, com área de atuação em Hematologia, pela UFPR. Médica Pediatra e Hematologista do Centro de Hematologia e Hemoterapia do Paraná (Hemepar).

EMÉRITO-CARLOS RODRÍGUEZ-MERCHÁN

Especialista em Cirurgia Ortopédica e Chefe da Unidade do Joelho do Departamento de Cirurgia Ortopédica do Hospital Universitário La Paz, Madri, Espanha. Doutor em Medicina e Cirurgia pela Universidade Complutense de Madrid, Espanha. Professor-associado da Disciplina Cirurgia Ortopédica do Departamento de Cirurgia da Faculdade de Medicina da Universidade Autônoma, Madri, Espanha.

EDMAR STIEVEN FILHO

Professor de Ortopedia da UFPR. Coordenador Científico do Ctea.

ERICH VINICIUS DE PAULA

Especialista em Hematologia pela Associação Brasileira de Hematologia e Hemoterapia (ABHH). Professor Doutor do Departamento de Patologia Clínica da Universidade Estadual de Campinas (Unicamp).

EVANDRO JOSÉ AGUILA GOIS

Ortopedista Pediátrico no Hospital Pequeno Príncipe, Curitiba. Fellow no Children's Scottish Rite - Healthcare of Atlanta. Membro Titular da SBOT e da Sociedade Brasileira de Ortopedia Pediátrica (SBOP). Membro Internacional da American Academy of Orthopaedics Surgeons (AAOS).

FRANCINE TAPOROSKY ALPENDRE

Especialista em Projetos Assistenciais de Saúde pela UFPR. Mestranda em Enfermagem da UFPR. Enfermeira Chefe do Serviço de Ortopedia e Traumatologia do HC-UFPR.

GIANLUIGI PASTA

Especialista em Cirurgia Ortopédica pela Universidade de Milão, Itália.

GILMAR CAMILO DA SILVA

Especialista em Anatomia Funcional Humana pela Faculdade de Reabilitação Tuiuti, Curitiba. Mestre em Ciências Aplicadas ao Aparelho Locomotor pela Unifesp. Fisioterapeuta do HC-UFPR e da Associação Paranaense de Reabilitação.

GUSTAVO GALATRO

Cirurgião-ortopedista do Serviço de Traumatologia do Hospital Juan A. Fernandez, Buenos Aires, Argentina.

HORÁCIO A. CAVIGLIA

Cirurgião-ortopedista do Departamento de Ortopedia do Hospital Juan A. Fernandez, Buenos Aires, Argentina. Ex-presidente do Comitê Musculoesquelético da World Federation of Hemophilia.

HORTENSIA DE LA CORTE-RODRÍGUEZ

Especialista em Reabilitação e Medicina Física. Médica do Serviço de Reabilitação e Medicina Física do Hospital Universitário La Paz, Madri, Espanha.

J. G. ASENCIO

Cirurgião-ortopedista e de Trauma da Clínica Cirúrgica do Hospital Les Franciscaines do Hospital Prive, Nimes, França.

JAIME LUÍS LOPES ROCHA

Especialista em Clínica Médica pela Sociedade Brasileira de Clínica Médica. Especialista em Infectologia pela Sociedade Brasileira de Infectologia (SBI). Membro do Comitê de Infecções Ortopédicas da SBI.

JAMIL FAISSAL SONI

Mestre e Doutor em Medicina pela Faculdade de Ciências Médicas da Santa Casa de São Paulo (FCMSCSP). Professor Adjunto de Ortopedia da Escola de Medicina da PUC-PR. Vice-presidente da SBOP.

JANAINA BOSSO DA SILVA RICCIARDI

Mestre em Clínica Médica pela Faculdade de Ciências Médicas (FCM) da Unicamp. Fisioterapeuta da Unidade de Hemofilia do Hemocentro da Unicamp. Membro do Grupo MSK Brasil pela Federação Brasileira de Hemofilia.

JOÃO LUIZ VIEIRA DA SILVA

Professor Titular de Ortopedia e Traumatologia do Curso de Medicina da Universidade Positivo. Chefe do Serviço de Cirurgia do Pé e Tornozelo da UFPR. Membro Titular da Sociedade Brasileira de Artroscopia, da ABTPé e da SBOT.

JOSÉ TARCIO DE CAMPOS FILHO

Médico do Grupo de Cirurgia de Pé e Tornozelo do HT-UFPR. Membro do Departamento Médico do Clube Atlético Paranaense. Membro Titular da ABTPé e da SBOT.

JUAN RODOLFO VILELA CAPRIOTTI

Especialista em Cirurgia do Quadril, Joelho e Tumores Ósseos. Chefe do Serviço de Quadril e Joelho do Hospital Angelina Caron, Campina Grande do Sul. Membro Titular da SBOT.

KATHY MULDER

Fisioterapeuta do Programa de Distúrbios de Sangramento de Manitoba, Winnipeg, Manitoba, Canadá.

LUCIANO DA ROCHA LOURES PACHECO

Ortopedista. Especialista em Cirurgia do Quadril e Joelho. Mestre e Doutor em Cirurgia pela UFPR. Chefe do Serviço de Ortopedia em Hemofilia do HC-UFPR. Membro Titular da SBOT, da Sociedade Brasileira de Quadril e da Sociedade Latino-americana de Ortopedia e Traumatologia (SLAOT). Membro do Comitê Musculoesquelético da World Federation of Hemophilia.

LUCÍOLA TERESINHA NUNES

Especialista em Didática do Ensino Superior pela Faculdade do Clube Náutico Mogiano. Mestre em Distúrbio do Desenvolvimento pela Universidade Presbiteriana Mackenzie. Fisioterapeuta Responsável pelo Serviço de Fisioterapia do Centro dos Hemofílicos do Estado de São Paulo (CHESP). Membro do grupo MSK Brasil pela Federação Brasileira de Hemofilia.

LUIGI PIERO SOLIMENO

Especialista em Cirurgia Ortopédica pela Universidade de Milão, Itália.

LUÍS GUSTAVO NORMANTON BELTRAME

Mestrando em Educação Física da Universidade Católica de Brasília (UCB). Coordenador do Programa de Atividades Físicas do Centro Internacional de Treinamento em Hemofilia (IHTC).

LUIZ ANTONIO MUNHOZ DA CUNHA

Chefe do Serviço de Ortopedia e Traumatologia do HC-UFPR. Professor Titular do Departamento de Cirurgia e Coordenador da Disciplina Ortopedia e Traumatologia da UFPR.

LUIZ FERNANDO BONAROSKI

Mestrando em Clínica Cirúrgica da UFPR. Preceptor dos Médicos Residentes do HT-HC-UFPR. Médico do Grupo de Cirurgia de Pé e Tornozelo do HT-UFPR. Membro Titular da ABTPé e da SBOT.

MARCELO ABAGGE

Especialista em Ortopedia e Traumatologia pela SBOT. Mestre e Doutor em Cirurgia pela UFPR. Professor Adjunto do Departamento de Cirurgia da UFPR. Chefe do Serviço de Ortopedia e Traumatologia do HT-UFPR.

MARCIA APARECIDA PICCOLOTO MATTA

Mestre em Ciências Biomédicas pela FCM-Unicamp. Fisioterapeuta do Centro de Treinamento Internacional em Hemofilia "Cláudio Luiz Pizzigatti Corrêa" do Hemocentro da Unicamp. Coordenadora do Grupo MSK Brasil pela Federação Brasileira de Hemofilia.

MARGARETH CASTRO OZELO

Especialista em Hematologia e Hemoterapia e Doutora em Clínica Médica pela FCM-Unicamp. Professora da Disciplina de Hematologia e Hemoterapia do Hemocentro da Unicamp.

MARIANA PEREIRA SAYAGO SOARES CALEFI

Especialista em Fisiologia do Exercício pelo Instituto Aleixo. Fisioterapeuta de Hidroterapia do Hospital de Apoio do Distrito Federal - Secretaria de Saúde do Distrito Federal. Sócia-proprietária da Clínica Tactus Fisioterapia.

MARIO MASSATOMO NAMBA

Mestre em Cirurgia pela UFPR. Médico Chefe do Serviço de Traumatologia Esportiva do HC-UFPR. Chefe do Ctea.

MAURÍCIO ALEXANDRE DE MENESES PEREIRA

Especialista em Ortopedia e Traumatologia, com área de atuação em Artroplastia do Quadril e do Joelho.

MELINA ROCHA MARTINS

Médica pela UFPR. Especialista em Anestesiologia pelo HC-UFPR.

MUHAMMAD TARIQ SOHAIL

Ortopedista. Mestre em Cirurgia Ortopédica. Doutor em Ortopedia. Fellow pelo Royal College of Surgeons, em Edimburgo e Glasgow, Escócia. Professor de Ortopedia e Cirurgia da Coluna da King Edward Medical University/Mayo Hospital Lahore, Paquistão.

NOEMÍ GRACIELA MORETTI

Cinesiologista e Fisiatra da Fundação da Hemofilia da Argentina, Buenos Aires.

PAMELA NARAYAN

Fisioterapeuta pelo Christian Medical College and Hospital, Vellore, Índia. Mestre em Fisioterapia em Neurologia pela Universidade East London, Reino Unido. Fisioterapeuta do Lakshmi Neuro Centre, Hyderabad, Andhra Pradesh, Índia. Secretária do Comitê Musculoesquelético da World Federation of Hemophilia.

PAUL L. F. GIANGRANDE

Especialista em Medicina Interna (adulto e pediatria) e em Hematologia. Doutor em Medicina pela Universidade de Manchester, Reino Unido. Professor de Hematologia do Departamento de Medicina Clínica da Universidade de Oxford, Reino Unido. Diretor do Centro Oxford de Hemofilia e Trombose.

PAULA RIBEIRO VILLAÇA

Especialista em Hematologia e Hemoterapia pela Universidade de São Paulo (USP). Doutora em Medicina (Hematologia) pela Faculdade de Medicina da USP (FMUSP).

ROBERTO BERNAL-LAGUNAS

Especialista em Ortopedia e Traumatologia pela Universidade Nacional Autonoma do México/Instituto Mexicano de Seguro Social. Professor Titular da Disciplina Clínico-patologia Musculoesquelética do Departamento de Medicina Clínica da Escola Superior de Medicina/Instituto Politécnico Nacional. Membro Emérito do Colégio Mexicano de Ortopedia e Traumatologia. Assessor Médico da Federação de Hemofilia da República Mexicana.

SYLVIA THOMAS

Especialista em Hematologia pela Universidade Federal Fluminense. Mestre em Clínica Médica pela Universidade Federal do Rio de Janeiro (UFRJ). Doutora em Medicina (Radiologia/Medicina Nuclear) pela UFRJ.

TIAGO DE MORAIS GOMES

Especialista em Cirurgia do Quadril e do Joelho pelo HC-UFPR. Ortopedista do Serviço de Ortopedia do Hospital Geral de Fortaleza.

VITOR COROTTI

Graduando em Medicina da UFPR.

Sumário

Apresentação

Tudo começou em 1997 a pedido do Dr. Marcelo Thá Acioly Veiga, que, na época, era o hematologista responsável pelo tratamento dos portadores de hemofilia, e com o pioneirismo do Dr. Paulo Gilberto Cimbalista de Alencar, quando realizamos a primeira Artroplastia Total do Joelho em um paciente hemofílico no Hospital de Clínicas da Universidade Federal do Paraná (HC-UFPR). A partir daí, vieram outros pacientes hemofílicos com problemas ortopédicos, e com a ajuda do Dr. Paulo André Miranda, que também era hematologista do HC-UFPR, e o apoio do Professor Dr. Gerson de Sá Tavares Filho e depois do Professor Dr. Luiz Carlos Sobania, ex-chefes do Serviço de Ortopedia e Traumatologia do HC-UFPR, iniciamos um ambulatório de ortopedia em hemofilia.

Em 2002, com incentivo da Federação Mundial de Hemofilia, estagiei com o Professor Dr. Federico Fernández Palazzi, renomado ortopedista com uma das maiores experiências no mundo em hemofilia, que com seu entusiasmo e ensinamentos me fez mudar a visão que eu tinha do tratamento dos portadores de hemofilia.

Atualmente, o ambulatório de Ortopedia em Hemofilia do HC--UFPR, que comando, é multiprofissional, e com a ajuda de uma equipe de fisioterapeutas orientada pelo Dr. Alvaro Luiz Perseke Wolff, e pela hematologista Dra. Claudia Santos Lorenzato, a assistente social Lucilene Raab, os residentes da fisioterapia e da ortopedia, já realizamos mais de 300 procedimentos cirúrgicos, atendendo pacientes provenientes de diversas regiões do Brasil.

Com a experiência e o conhecimento que adquirimos durante esses anos e com o incentivo da Novo Nordisk, por meio de seu diretor à época, decidimos aceitar o desafio junto com o Dr. Alvaro Wolff de coordenar a edição deste livro, que conta com a colaboração dos maiores especialistas em hemofilia de diversas localidades do mundo.

Este livro contempla desde o diagnóstico da hemofilia com seu tratamento conservador, sinovectomias radioativas, até as cirurgias ortopédicas mais sofisticadas, com técnicas modernas de reabilitação, que vão servir de orientação tanto aos iniciantes no tratamento da hemofilia quanto aos mais experientes.

A minha intenção e esperança é que este livro venha a mudar o paradigma no tratamento ortopédico dos portadores da hemofilia, começando pela profilaxia, orientações fisioterápicas e principalmente desmistificando a cirurgia ortopédica. Que este material influencie positivamente os ortopedistas a também mudarem e começarem a atender os milhares de pacientes hemofílicos que padecem com problemas ortopédicos no Brasil, melhorando a sua qualidade de vida e reinserindo-os na sociedade, sem esquecer dos pacientes jovens e das crianças, que, com o início das profilaxias com os fatores de coagulação e com uma orientação fisioterápica adequada, poderão crescer sem sequelas e levar uma vida normal.

Luciano da Rocha Loures Pacheco

Prefácio I

Grandes avanços no tratamento da hemofilia tiveram um impacto muito positivo em países com condições de arcar com o custo dos concentrados de fatores de coagulação. Os pacientes podem e conseguem levar vidas essencialmente normais nesses locais, onde o tratamento adequado está disponível. A expectativa de vida é virtualmente normal e a introdução de concentrados recombinantes eliminou o risco de transmissão de patógenos como os da hepatite e o HIV. A administração profilática de fator VIII ou IX, duas ou três vezes por semana, ajuda a prevenir recidivas de hemartrose e artrite.

No entanto, a situação em muitos países onde os dispendiosos concentrados ainda não estão disponíveis é calamitosa, e a hemofilia continua causando muita dor e sofrimento. A Federação Mundial de Hemofilia (WFH) calcula que cerca de dois terços dos estimados

340 mil pacientes hemofílicos ao redor do mundo ainda não recebem tratamento adequado.

A disponibilidade de concentrados de fatores de coagulação não é, de forma alguma, o único pré-requisito para gerar os resultados desejados. Vários profissionais da saúde contribuem com seus conhecimentos específicos para o tratamento de pacientes com esse distúrbio congênito raro. O envolvimento de cirurgiões-ortopedistas e fisioterapeutas é, sem dúvida, fundamental na garantia do melhor resultado. Muitas das principais manifestações da hemofilia afetam as articulações e os músculos dos portadoras da doença, o que pode acarretar um número desconcertante de problemas crônicos complexos.

Luciano Pacheco reúne um painel impressionante de colaboradores para compartilhar seus conhecimentos e experiências, as quais resultaram neste livro que constitui um guia obrigatório tanto para hematologistas e enfermeiros como para fisioterapeutas e cirurgiões-ortopedistas.

Todos os aspectos do cuidado da hemofilia são cobertos em uma sequência lógica contendo 36 capítulos, incluindo a fisiopatologia da hemofilia, opções conservadoras, como fisioterapia e dispositivos ortopédicos, e procedimentos cirúrgicos. Uma questão bastante ressaltada é a de que os pacientes devem ser tratados em centros médicos especializados, por equipe multidisciplinar, a fim de garantir o requisito da experiência coletiva no tratamento dessa doença rara e, assim, alcançar melhores resultados. As armadilhas de operar pacientes com inibidores do fator VIII são devidamente enfatizadas. Citações atualizadas da literatura ao fim de cada capítulo ajudarão o leitor a encontrar informações mais detalhadas.

Resumindo, este é um livro abrangente e obrigatório que contém uma grande variedade de conselhos e informações práticas.

Dr. Paul Giangrande
Centro de Trombose e Hemofilia de Oxford (Reino Unido)
Departamento de Clínica Médica Nuffield, Universidade de Oxford
Ex-vice-presidente (Presidente Clínico) da Federação Mundial de Hemofilia (2000-2008)

Prefácio II

Com grande satisfação, recebi o convite para prefaciar esta obra de autoria do Dr. Luciano da Rocha Loures Pacheco e do fisioterapeuta Dr. Alvaro Luiz Wolff. Conheço ambos há muitos anos – o Dr. Luciano começou a trabalhar comigo ainda como estudante de medicina, participando de operações no campo da ortopedia e da traumatologia; conheci o Dr. Alvaro ainda pequeno no hospital de seu pai, Dr. Fernando Paulino da Silva Wolff.

Ambos realizaram a formação profissional no Hospital de Clínicas da Universidade Federal do Paraná (HC-UFPR) e desenvolveram suas carreiras naquela instituição de ensino, um no centro cirúrgico e o outro nas enfermarias e nos ambulatórios. Conquistaram os títulos acadêmicos de mestre e doutor e, paulatinamente, tornaram-se exímios profissionais em suas áreas.

Na chefia da Disciplina Ortopedia e Traumatologia do HC-UFPR, foi-me solicitado indicar alguém para organizar o Serviço de Ortopedia e Hemofilia e, incontinente, escolhi o Dr. Luciano para empreender tal missão, função que desempenhou com rara dedicação, tornando-se conhecido e respeitado no Paraná e no Brasil. O Dr. Alvaro, da mesma forma, virou referência na área da fisioterapia ortopédica em todo o Paraná.

Chegou, pois, a hora de materializar esses profundos conhecimentos na forma de livro, que vem para orientar e estimular estudantes, médicos e fisioterapeutas na difícil arte de tratar pacientes com hemofilia. Como orientador de ambos, sinto-me extremamente jubiloso e emocionado por ter participado de seu crescimento profissional, que culmina com esta obra.

Prof. Dr. Gerson de Sá Tavares Filho

Professor Aposentado e Ex-chefe do Departamento de Cirurgia da Universidade Federal do Paraná (UFPR). Ex-chefe da Disciplina e do Serviço de Ortopedia e Traumatologia do Hospital de Clínicas da UFPR

Agradecimentos I

A Deus, por continuar me dando forças e não me deixar desistir.

À memória do professor Dr. Federico Fernández Palazzi, por permitir que eu desfrutasse de sua amizade, compartilhasse os seus ensinamentos e por me influenciar positivamente no tratamento ortopédico dos portadores de hemofilia.

Aos pacientes hemofílicos e seus familiares, com quem aprendi mais do que os livros puderam me ensinar.

Ao Dr. Alvaro Luiz Perseke Wolff, pela ajuda na coordenação da edição da seção de Fisioterapia.

A todos os colaboradores da Novo Nordisk, pela oportunidade e ajuda para escrever este livro.

A todos os autores, que generosamente emprestaram sua experiência e seu tempo para o engrandecimento desta obra.

A todos os meus mestres, que contribuíram para a minha formação acadêmica.

A Editora Manole, pela confiança, e aos seus colaboradores, pela paciência.

Luciano da Rocha Loures Pacheco

Agradecimentos II

A Deus, por sempre iluminar os meus caminhos e abençoar minhas escolhas.

Agradeço, especialmente, ao patrocinador Novo Nordisk e seus colaboradores, cujo apoio técnico e financeiro foi definitivo para a concretização deste trabalho.

Com muita honra e satisfação, agradeço ao Dr. Luciano da Rocha Loures Pacheco o convite realizado no início do ano de 2000 para integrar a Equipe Multiprofissional em Saúde, com o objetivo de assistir pessoas com hemofilia no Ambulatório de Ortopedia-Hematologia do Hospital de Clínicas da Universidade Federal do Paraná (HC-UFPR).

Agradeço, também, aos nossos pacientes e seus familiares, que confiaram em nosso trabalho e nos permitiram fazer intervenções, ensinado-nos verdadeiras lições de vida, com garra e superação.

Agradeço a todos os meus mestres pelos ensinamentos ao longo da minha carreira como fisioterapeuta, os quais, seguramente, deixaram impresso em mim o melhor que tinham a oferecer.

Aos autores que aceitaram o convite e, generosamente, colaboraram com sua experiência profissional escrevendo e revisando os capítulos de Ortopedia e Fisioterapia que fazem parte desta obra.

A Ana Carolina Brandt de Macedo, fisioterapeuta, que colaborou na revisão de alguns capítulos.

Aos funcionários do HC-UFPR, aos colegas de trabalho fisioterapeutas, médicos, enfermeiras, assistente social, psicólogos, nutricionistas, residentes de Fisioterapia e Ortopedia pelo apoio e incentivo constante.

Aos meus avós, Oscar Perseke (*in memoriam*) e Rosa Maria Perseke – rosa da minha vida, que nos contagia com seu amor, fé cristã e alegria de viver.

Agradeço ao meu pai, Fernando Paulino da Silva Wolff (*in memoriam*), e a minha amada mãe, Adalcisa Perseke Wolff, pelo esforço que fizeram ao longo de suas vidas ao acompanhar meus primeiros passos, indicando o melhor caminho.

Ao amor da minha vida, Luciana, iluminada e companheiríssima, sempre presente ao meu lado e ao lado dos nossos amados filhos, João Carlos e Pedro.

Muito obrigado,

Alvaro Luiz Perseke Wolff

CAPÍTULO 1

O que é hemofilia?

CLAUDIA SANTOS LORENZATO

INTRODUÇÃO

Hemofilia A e B são desordens hereditárias da coagulação que resultam da deficiência dos fatores da coagulação VIII e IX, respectivamente.[1] Essas proteínas fazem parte da via intrínseca da cascata de coagulação e sua deficiência provoca sangramentos, principalmente musculares e articulares. Essas hemofilias são as coagulopatias ligadas ao cromossomo X mais comuns em todo o mundo e não distinguem raça ou grupos socioeconômicos.[2]

Nos Estados Unidos, a incidência de hemofilia A (HA) em homens é de 1:5.000 nascidos vivos, enquanto a de hemofilia B (HB) é de 1:30.000.[3] Em 2010, segundo levantamento da Federação Mundial de Hemofilia, havia 8.449 pessoas com HA e 1.616 pessoas com HB no Brasil, sendo este o quarto país do mundo em prevalência de pessoas portadoras dessa desordem (os Estados Unidos, a Índia e a China são os primeiros).[4] Segundo Rezende et al., em 2007, a prevalência de HA no Brasil era de 0,73, variando entre 0,33 e 1,71 nos diversos estados, provavelmente em razão da dificuldade de acesso ao diagnóstico em alguns estados brasileiros.[5]

Deficiências de outros fatores da coagulação, que têm transmissão autossômica recessiva e afetam ambos os sexos, são mais raras, como demonstra a Tabela 1.[6]

TABELA 1 Lista de coagulopatias hereditárias e suas características

Deficiência	Incidência na população geral	Gene alterado	Modo de herança	Prevalência no Brasil em 2007[5]
Fibrinogênio	1:1 milhão	4	AR	4,3%
Protrombina	1:2 milhões	11	AR	0,4%
Fator V	1:1 milhão	1	AR	13,5%
Fator VII	1:500.000	13	AR	38,2%
Fator VIII	1:5.000	X	XLR	84,2%
Fator IX	1:30.000	X	XLR	15,8%
Fator X	1:1milhão	13	AR	
Fator XI	1:1 milhão	4	AR	
Fator XIII	1:2 milhões	A subunidade: 6 B subunidade: 1	AR	

AR: autossômica recessiva; XLR: recessiva ligada ao X.

Fonte: adaptada e modificada de Mannucci, 2002.[6]

GENÉTICA DA HEMOFILIA

Os genes dos fatores VIII (FVIII) e IX (FIX) estão localizados no braço longo do cromossomo X.[7] O gene do FVIII é um dos mais longos, com mais de 180 Kb.[7] O local de síntese do FVIII ainda não está totalmente esclarecido, mas sabe-se que é formado pelas células endoteliais do fígado e de outros locais.

O FVIII é uma complexa glicoproteína de 2.351 aminoácidos organizados em domínios. A cadeia pesada compreende os domínios A1-a1-A2-a2-B e a cadeia leve, os domínios a3-A3-C1-C2. O fator de Von Willebrand liga-se ao domínio C2, protegendo-o da degradação proteolítica do plasma e concentrando-o no sítio lesado. Sua meia-vida é de aproximadamente 12 horas, sendo mais curta em crianças pequenas.[2]

Existem mais de 800 mutações conhecidas no gene do FVIII que podem causar a deficiência da proteína, mas há duas mutações mais prevalentes na HA, sendo que 40% dos casos são causados pela inversão do íntron 22 e 1% pela inversão do íntron 1.[2,8] É importante ressaltar que 25 a 30% dos casos recém-diagnosticados de HA são mutações novas, isto é, o caso-índice é o primeiro da família.

O gene do FIX tem 34 Kb e é dependente da vitamina K. Contém 461 aminoácidos, é sintetizado no fígado e necessita da vitamina K para a sua carboxilação. Sua concentração no plasma é aproximadamente 50 a 100 vezes mais alta que o FVIII e sua meia-vida é de 24 horas.[2,9] Cerca de 1/3 dos pontos de mutação na HB ocorrem no dinucleotídeo CpG. No ano de 2000, foram reconhecidas mais de 1.500 mutações na HB.[9]

Por serem heranças recessivas ligadas ao cromossomo X, é rara a incidência de hemofilia em mulheres, mas é possível em caso de mutação nova ou de filha de um homem afetado e uma mulher portadora.

MANIFESTAÇÕES CLÍNICAS E TRATAMENTO

As manifestações clínicas da HA e da HB são idênticas, porém o fenótipo da HB é mais brando, por sua meia-vida ser mais longa.[2] A gravidade dos sangramentos está associada ao nível residual de atividade plasmática de FVIII ou FIX. Níveis de atividade plasmática inferiores a 1% são considerados graves; de 1 a 5%, moderados; e entre 5 e 40%, leves. Aproximadamente 70% dos casos de hemofilia são considerados graves.[9]

Enquanto as hemartroses e os hematomas musculares são comuns em crianças mais velhas e em adultos, as hemorragias intracranianas, os traumas na cabeça e os sangramentos decorrentes de circuncisão e na cavidade oral são mais vistos em recém-nascidos e crianças pequenas.[2] As manifestações musculoesqueléticas serão abordadas em capítulos subsequentes desta obra.

O tratamento consiste na reposição endovenosa do fator faltante por meio de medicamentos derivados de plasma ou produzidos por bioengenharia (as proteínas recombinantes).[10] A escolha do uso entre os fatores derivados do plasma e os recombinantes é baseada no custo e na segurança quanto à transmissão de infecções virais, já que as efetividades são semelhantes.[6,11] No Brasil, o tratamento ainda é realizado com fatores que são importados em sua totalidade.[5] A compra e a distribuição são responsabilidades do Ministério da Saúde, sem custos para 100% dos pacientes.

O tratamento pode ocorrer sob demanda, quando a reposição é realizada para tratar um sangramento, e a infusão deve ser repetida diariamente, até que os sinais e sintomas cessem, ou profilaticamente. É considerada profilaxia secundária quando o fator é utilizado com uma finalidade definida, como preparatório para fisioterapia, exercícios físicos, etc.

É definida como profilaxia primária quando o tratamento de reposição é administrado de maneira periódica e ininterrupta por longo prazo, iniciado antes ou após a ocorrência da primeira hemartrose e antes dos 2 anos de idade, por período superior a 45 semanas anuais.[2] Diversos estudos foram realizados para avaliar o custo-benefício da profilaxia primária e todos demonstraram que seu custo é maior. No entanto, outros pontos devem ser avaliados, como a baixa produtividade das pessoas com hemofilia, em função de suas disabilidades e faltas ao trabalho, e a baixa qualidade de vida relacionada às artropatias.[12]

No Brasil, foi lançado, em novembro de 2011, o Protocolo de Profilaxia Primária, que pode ser encontrado no site http://portalsaude.saude.gov.br.[13]

COMPLICAÇÕES DO TRATAMENTO

Em virtude da infecção pelo vírus da imunodeficiência humana (HIV) em 60 a 70% das pessoas com hemofilia grave no início dos anos 1980 e da infecção pelo vírus da hepatite C (HCV), transmitidas pelos fatores da coagulação derivados de plasma contaminado, observa-se maior prevalência de cirrose, hepatocarcinoma, sarcoma de Kaposi e linfoma não Hodgkin.[6]

Outra complicação é o desenvolvimento de aloanticorpos inibitórios contra o fator infundido em 20 a 30% das pessoas com HA e em 3 a 5% das pessoas com HB.[2,14] Fatores genéticos, idade e intensidade de exposição aos concentrados de fator são dados importantes no desenvolvimento de inibidores. O risco é maior nos primeiros 50 dias de exposição e diminui após 150 dias. O método diagnóstico para detecção do anticorpo é o Bethesda, que quantifica em unidades:

- ≥ 5 UB: é considerado de alto título e os episódios de sangramento devem ser tratados com agentes de *bypass*, isto é, medicações que contêm FVII ativado ou FVII, IX e X ativados;[6]
- < 5UB: de baixo título, são tratados com a dose dobrada de FVIII ou FIX.

O conceito de suprimir a produção de anticorpos inibitórios por meio da exposição repetida ao antígeno, desencadeando imunotolerância, foi primeiramente descrito por Brackmann, mas ainda hoje se discute qual é o melhor protocolo a ser adotado.[15]

A expectativa de vida das pessoas com hemofilia no início do século XIX era de 11,3 anos. Atualmente, com o desenvolvimento de novas terapias, é maior que 70 anos.[9,11]

REFERÊNCIAS BIBLIOGRÁFICAS

1. Roberts HR, Ma AD. Overview of inherited hemorrhagic disorders. In: Colman RW, Marder VJ, Clowes AW, Gerorge JN, Goldhaber SZ (eds.). Hemostasis and thrombosis: basic principles and clinical practice. 5.ed. Filadélfia: Lippincott Williams & Wilkins, 2006. p.877-85.
2. Kulkarni R, Soucie JM. Pediatric hemofilia: a review. Seminars in Thrombosis and Hemostasis 2011; 37(7):737-44.
3. Soucie JM, Evatt B, Jackson D. The hemophilia surveillance system project investigators. Ocurrence of hemofilia in the United States. Am J Hematol 1998; 59(4):288-94.
4. World Federation of Hemophilia. Report on the Anual Global Survey 2010. World Federation of Hemofilia, 2011. Disponível em: http://www.wfh.org/2/docs/Publications/Statistics/2010_WFH_Global_Survey_Report.pdf.
5. Rezende SM, Pinheiro K, Caram C, Genovez G, Barca D. Registry of inherited coagulopathies in Brazil: first report. Haemophilia 2009; 15:142-9.
6. Mannucci PM. Hemophilia and related bleeding disorders: a story of dismay and success. Hematology 2002; 1-9.

7. Oldenburg J. Mutation profiling in haemophilia A. Thromb Haemost 2001; 85(4):577-9.

8. Brasil. Ministério da Saúde. Manual de coagulopatias hereditárias. Brasília, 2006. Disponível em: http://www.saude.gov.br.

9. Ginsburg D. Congenital hemorragic disorders: new insigts into pathophysiology and treatment of hemophilia. Hematology 2000; 241-65.

10. Pierce GF, Lilicrap D, Pipe SW, Vandendriessche T. Gene therapy, bioengineered clotting factors and novel technologies for hemofilia treatment. J Thromb Haemost 2007; 5(5):901-6.

11. Mannucci PM, Mancuso ME, Santagostino E. How we choose fator VIII to treat haemophilia. Blood 2012; 119(18):4108-13.

12. Johnson KA, Zhou ZY. Costs of care in hemophilia and possible implications of health care reform. Hematology 2011; 413-8.

13. Brasil. Ministério da Saúde. Protocolo Brasileiro de Profilaxia Primária. Brasília, 2011. Disponível em: http://portalsaude.saude.gov.br.

14. Camire RM. Hemophilia: basic and translational science. Expert Rev Hematol 2010; 3(2):149-51.

15. Brackmann HH. Induced immunotolerance in fator VIII inhibitors patients. Prog Clin Biol Res 1984; 150:181-95.

16. Chambost H. Assessing risk factors: prevention of inhibitors in haemophilia. Haemophilia 2010; 16(Suppl.2):10-5.

CAPÍTULO 2

Diagnóstico da hemofilia

MARGARETH CASTRO OZELO

INTRODUÇÃO

A hemofilia é uma doença hemorrágica hereditária caracterizada pela deficiência da atividade coagulante do fator VIII (hemofilia A) ou do fator IX (hemofilia B). Os genes que codificam a produção dos fatores VIII e IX estão localizados no cromossomo X. Como as mutações associadas à hemofilia são recessivas, sua herança genética é ligada ao sexo ou associada ao cromossomo X.

Em decorrência do tipo de herança genética, a hemofilia afeta quase exclusivamente indivíduos do sexo masculino, sendo transmitida por mães portadoras da mutação. Contudo, em cerca de 30% dos casos, a doença origina-se a partir de uma mutação *de novo*, fenômeno que pode ocorrer na mãe ou no feto. Assim, nem sempre a história da presença de outros casos na família é observada, como acontece nos casos chamados esporádicos ou isolados da doença. As mulheres, quando portadoras do gene mutante, são habitualmente assintomáticas.

Casos de mulheres hemofílicas são raros, ocorrendo em virtude da presença de dois alelos mutantes dos genes do fator VIII ou IX ou decorrentes da inativação extrema do cromossomo X (lionização) que contém o gene normal.

EPIDEMIOLOGIA DA HEMOFILIA

A hemofilia A representa aproximadamente 80% dos casos, afetando um para cada 5 mil nascimentos masculinos, enquanto a hemofilia B ocorre em um para cada 30 mil.[1] Não existe um grupo étnico que apresente maior ou menor incidência dessa doença.

De acordo com o Registro de Coagulopatias Hereditárias do Ministério da Saúde (http://portal.saude.gov.br/saude), no ano de 2007, 8.172 pacientes hemofílicos (6.881 hemofílicos A e 1.291 hemofílicos B) estavam cadastrados no Brasil. Em 2010, após a criação de um cadastro com controle nacional, o Hemovida Web Coagulopatias, esse número de pacientes ultrapassou 10 mil casos cadastrados.

QUADRO CLÍNICO E CLASSIFICAÇÃO DA HEMOFILIA

A apresentação clínica é semelhante para a hemofilia A ou B. Na hemofilia, cerca de 80% dos episódios hemorrágicos ocorrem no sistema musculoesquelético, como os sangramentos intra-articulares (hemartroses) e as hemorragias musculares (hematomas). Outros sangramentos, incluindo hemorragias intracavitárias, do trato geniturinário (hematúria) e no sistema nervoso central (SNC), também são frequentemente observados nesse grupo de pacientes.

Os episódios hemorrágicos podem surgir espontaneamente ou após traumas e variam de acordo com a atividade residual coagulante do fator VIII ou IX.[2] Pacientes com níveis circulantes de fator inferiores a 1% do normal (hemofilia grave) habitualmente apresentam sangramentos espontâneos. Pacientes com níveis de 1 a 5% (hemofilia moderada) podem apresentar sangramentos espontâneos, mas com menor frequência do que entre os hemofílicos graves. Já aqueles com níveis de 5 a 40% (hemofilia leve) comumente apresentam sangramentos somente após traumas.

A Tabela 1 resume o quadro clínico habitualmente observado nos pacientes, de acordo com a classificação da hemofilia.[3]

Tabela 1 Classificação da hemofilia e sua correlação com o quadro clínico

Classificação da hemofilia	Atividade residual do fator VIII ou IX	Características clínicas
Grave	≤ 1% (≤ 1 UI/dL)	Sangramentos espontâneos desde a infância e hemartroses espontâneas são frequentes
Moderada	> 1 a 5% (1 a 5 UI/dL)	Hemorragias secundárias a pequenos traumas e hemartroses espontâneas são pouco frequentes
Leve	> 5 a 40% (5 a 40 UI/dL)	Hemorragias secundárias a traumas e/ou procedimentos dentários ou cirúrgicos

O quadro clínico também varia conforme a idade do paciente. No período neonatal, podem ocorrer sangramentos associados ao trauma durante o parto, sendo descrito que até 3 a 4% dos recém-nascidos com hemofilia podem apresentar hemorragia intracraniana.[4] No primeiro ano de vida, os sangramentos de partes moles (hematomas) são recorrentes em virtude dos traumas de quando a criança começa a andar. Conforme há aumento das atividades físicas na infância, aumentam os sangramentos intra-articulares (hemartroses) e os hematomas musculares. Na fase adulta, as hemartroses de joelhos, cotovelos e tornozelos representam cerca de 80% das queixas hemorrágicas. Além disso, cerca de 3 a 10% dos pacientes com hemofilia que recebem tratamento sob demanda apresentam hemorragia no SNC, sendo observados até 20% de óbitos nesses casos e 50% que evoluem com sequelas.[4]

DIAGNÓSTICO LABORATORIAL

O diagnóstico laboratorial das hemofilias é realizado por meio da dosagem dos fatores VIII e IX no plasma, com a realização de testes funcionais da coagulação. A quantificação da atividade coagulante dos fatores VIII e IX, evidenciando a deficiência de um desses fatores, confirma o diagnóstico de hemofilia A ou B, respectivamente.

Nas hemofilias graves e moderadas, o teste de tempo de tromboplastina parcial ativado (TTPa), um teste de triagem da coagulação que avalia as vias intrínseca e final comum, encontra-se alargado, o que também pode ser observado na maioria das hemofilias leves.[5] Nos casos de hemofilia que não apresentam inibidores, a repetição do TTPa após mistura ao meio com plasma normal (teste mistura 50%) resulta na correção do TTPa.

Os exames relacionados às demais vias da coagulação, como o tempo de protrombina (TP) ou atividade de protrombina (AP), que também é expresso como razão normalizada internacional (RNI) e que avalia as vias extrínseca e final comum, estão normais nas hemofilias. O tempo de trombina (TT), um dos testes funcionais para avaliação do fibrinogênio, também está normal nas hemofilias.

O teste conhecido como tempo de coagulação (TC) também avalia a via intrínseca e pode estar prolongado nas hemofilias. No entanto, é pouco sensível e, atualmente, pouco utilizado. O TC costuma ser prolongado apenas nos casos de hemofilia grave (com fator inferior a 1%), não podendo ser um teste considerado de *screening* para hemofilia, visto que mesmo casos moderados podem ter o TC normal.

Os testes de avaliação da hemostasia primária, como o tempo de sangramento (TS), são normais na hemofilia.

DIAGNÓSTICO DIFERENCIAL

O diagnóstico diferencial das hemofilias inclui outras doenças hemorrágicas, entre as quais se destaca a doença de von Willebrand, assim como a deficiência de outros fatores da coagulação.

A doença de von Willebrand é um distúrbio hereditário, com herança autossômica, causado pela alteração na concentração, estrutura ou função do fator de von Willebrand. Entre os sintomas, estão as manifestações hemorrágicas cutâneo-mucosas, como epistaxe, gengivorragia, equimoses, sangramentos após exodontias, menometrorragias e sangramentos associados a procedimentos ou traumas. O fator de von Willebrand está envolvido na adesão plaquetária à matriz subendotelial, processo que faz parte da hemostasia primária. No entanto, outra função do fator de von Willebrand é formar um complexo ao fator VIII circulante, evitando sua proteólise. Como consequência, na deficiência ou ausência do fator de von Willebrand, há um aumento do *clearance* do fator VIII, que se torna também deficiente na circulação.

Essa doença é classificada em três tipos principais. Os tipos 1 e 3 caracterizam-se por redução da quantidade de fator de von Willebrand, sendo o tipo 1 a manifestação mais comum da doença, a deficiência parcial, e o tipo 3 a deficiência virtualmente completa do fator.[6] Nessas duas situações, o fator VIII pode estar discretamente diminuído (doença de von Willebrand tipo 1) ou intensamente diminuído (tipo 3), podendo ser erroneamente diagnosticado como hemofilia A leve ou moderada. A doença de von Willebrand tipo 2 inclui os defeitos funcionais da proteína e é subdividida em tipos 2A, 2B, 2M e 2N. O tipo 2N, anteriormente chamado de Normandy, caracteriza-se por uma redução da afinidade da ligação do fator von Willebrand ao fator VIII, sem comprometer a adesão plaquetária. Portanto, nesse subtipo da doença, a única alteração laboratorial encontrada é a diminuição da atividade do fator VIII circulante.

Pacientes diagnosticados com hemofilia A leve ou moderada, cuja história familiar sugere herança autossômica recessiva e/ou quando não há resposta adequada ao tratamento de reposição do concentrado de fator VIII e a presença de inibidor foi excluída, podem sugerir tratar-se de doença de von Willebrand tipo 2N. Nessa situação, o diagnóstico confirmatório é feito por meio do teste de ligação do fator VIII ao fator de von Willebrand ou mesmo pelo diagnóstico molecular da doença.[6]

Na Tabela 2, estão resumidos os testes laboratoriais e os resultados encontrados nas hemofilias e na doença de von Willebrand.

TABELA 2 Principais exames laboratoriais para o diagnóstico da hemofilia e da doença de von Willebrand

Exame laboratorial	Hemofilia A	Hemofilia B	Doença de von Willebrand	Doença de von Willebrand tipo 2N
Contagem de plaquetas	Normal	Normal	Normal (pode ser ↓ tipo 2B)	Normal
TS	Normal	Normal	Normal ou ↑	Normal

(continua)

(continuação)

TTPa	↑	↑	Normal ou ↑	↑
TP/AP	Normal	Normal	Normal	Normal
FVIII:C	↓	Normal	Normal ou ↓	↓
FIX:C	Normal	↓	Normal	Normal
FVW:Ag	Normal	Normal	Normal ou ↓	Normal
FVW:Rcof	Normal	Normal	Normal ou ↓	Normal

TS: tempo de sangramento; TTPa: tempo de tromboplastina parcial ativada; TP/AP: tempo de protrombina/atividade de protrombina; FVIII:C: atividade coagulante do fator VIII; FIX:C: atividade coagulante do fator IX; FVW:Ag: antígeno do fator de von Willebrand; FVW:Rcof: atividade cofatora da ristocetina.

COMPLICAÇÕES

A terapêutica da hemofilia está basicamente fundamentada na administração de concentrados de fatores de coagulação em resposta ou para prevenir os episódios hemorrágicos. Além das complicações hemorrágicas agudas, os pacientes hemofílicos sofrem especialmente de três tipos de complicações crônicas:

- artropatias em decorrência dos sangramentos intra-articulares recorrentes;
- doenças infecciosas transmitidas por derivados do sangue, sendo a contaminação pelo vírus HIV e a hepatite C dois problemas especialmente graves;
- desenvolvimento de anticorpos capazes de inibir a função coagulante do FVIII ou FIX (inibidores).

Inibidores

Entre as complicações crônicas associadas à hemofilia, o desenvolvimento de inibidores é considerado uma das complicações mais graves na atualidade. O risco acumulativo de inibidores varia de 20 a 30% entre os pacientes com hemofilia A e de 1 a 5% entre pacientes com hemofilia B.[7] Os inibidores são aloanticorpos neutralizadores da atividade coagulante do FVIII ou FIX desenvolvidos por pacientes hemofílicos como complicação decorrente do tratamento da hemofilia, ou seja, a administração de concentrados desses fatores da coagulação. Clinicamente, a presença desses anticorpos dificulta a indução da hemostasia terapêutica a partir da reposição dos concentrados de fator. Essa é considerada uma complicação grave, pois as alternativas de tratamento nessa situação, além de não serem capazes de garantir a hemostasia com eficácia, são de altíssimo custo. Em alguns casos, o uso de altas doses do concentrado de fator pode ser suficiente, mas, na maioria das vezes, é necessário o uso de produtos que possuem a capacidade de gerar trombina independente da via do FVIII ou FIX (produtos *bypass*), como o concentrado de protrombina parcial ativado (CPPa). Mais recentemente, tem sido utilizado o fator VII ativado (rFVIIa).[8]

A verificação da presença de inibidores em pacientes com hemofilia é feita clinicamente quando não ocorre a resposta esperada ao tratamento de reposição com os concentrados de fator. O teste de *screening* para a presença de inibidores pode ser feito avaliando a falta da correção esperada no teste de mistura 50%, com incubação por 2 horas a 37°C. Nesse caso, deve-se sempre fazer o teste de Bethesda, ou Bethesda modificado, também chamado de Nijmegen.[9] Por definição, o título dos inibidores é quantificado como unidade Bethesda, em que uma unidade Bethesda (UB/mL) é definida pela quantidade de anticorpos que neutraliza 50% do fator VIII ou IX em 1 mL de plasma normal.

A classificação dos inibidores depende do título e do tipo de resposta. Inibidores com títulos menores que 5 UB/mL são chamados de baixo título e podem responder a doses mais elevadas de concentrados de fator VIII ou fator IX. Quando os títulos de inibidores são maiores que 5 UB/mL, são chamados de altos e normalmente não é possível observar resposta hemostática à reposição de concentrado de fator VIII ou IX. Além disso, os inibidores podem ser classificados como altos ou baixos respondedores. Nessa classificação, um paciente com inibidor de baixo título (inferior a 5 UB/mL), mas que ao ser exposto ao fator VIII ou IX se eleva a mais de 5 UB/mL, é chamado de inibidor alto respondedor. No caso do baixo respondedor, o título do inibidor não se eleva além de 5 UB/mL, mesmo após reexposição ao fator VIII ou IX. Os inibidores podem ainda ser chamados de transitórios quando desaparecem espontaneamente e não reaparecem mesmo após a reexposição ao fator.

É importante lembrar que alguns pacientes com hemofilia B que possuem inibidor, além de não apresentarem resposta adequada aos concentrados de fator IX para controle e restauração da hemostasia, podem ter reações alérgicas, incluindo choque anafilático, quando expostos aos produtos contendo fator IX, entre eles, o CPPa, que também deve ser evitado nesses pacientes, sendo recomendado o uso de fator VIIa recombinante.

O tratamento de indução de imunotolerância (TII) é a única forma terapêutica atualmente disponível capaz de erradicar a presença do inibidor. Esse tratamento é baseado na administração frequente de altas doses de FVIII (200 UI/kg/dia) ou baixas doses (50 UI/kg, 3 vezes/semana), associadas ou não a medicamentos imunossupressores.[10] Pode durar vários meses ou até anos. As limitações sobre o TII são relacionadas ao alto custo e à necessidade de infusões endovenosas frequentes, o que pode representar um problema, sobretudo para as crianças. Além disso, não há garantia de sucesso para todos os casos.

REFERÊNCIAS BIBLIOGRÁFICAS

1. Mannucci PM, Tuddenham EG. The hemophilias from royal genes to gene therapy. N Engl J Med 2001; 344(23):1773-9.

2. Bolton-Maggs PH, Pasi KJ. Haemophilias A and B. Lancet 2003; 361(9371):1801-9.

3. White GC, Rosendaal F, Aledort LM, Lusher JM, Rothschild C, Ingerslev J. Definitions in hemophilia. Recommendation of the scientific subcommittee on factor VIII and factor IX of the scientific and standardization committee of the International Society on Thrombosis and Haemostasis. Thromb Haemost 2001; 85(3):560.

4. Ljung RC. Intracranial haemorrhage in haemophilia A and B. Br J Haematol 2008; 140(4):378-84.

5. Kitchen S, Hayward C, Negrier C, Dargaud Y. New developments in laboratory diagnosis and monitoring. Haemophilia 2010; 16(Suppl.5):61-6.

6. Castaman G, Montgomery RR, Meschengieser SS, Haberichter SL, Woods AI, Lazzari MA. von Willebrand's disease diagnosis and laboratory issues. Haemophilia 2010; 16(Suppl.5):67-73.

7. Wight J, Paisley S. The epidemiology of inhibitors in haemophilia A: a systematic review. Haemophilia 2003; 9(4):418-35.

8. Hedner U. Recombinant factor VIIa (Novoseven) as a hemostatic agent. Semin Hematol 2001; 38(4 Suppl.12):43-7.

9. Verbruggen B. Diagnosis and quantification of factor VIII inhibitors. Haemophilia 2010; 16(102):20-4.

10. Dimichele D. Immune tolerance therapy for factor VIII inhibitors: moving from empiricism to an evidence-based approach. J Thromb Haemost 2007; 5(Suppl.1):143-50.

CAPÍTULO 3

Abordagem clínica da hemofilia

ERICH VINICIUS DE PAULA

PAULA RIBEIRO VILLAÇA

INTRODUÇÃO

As hemofilias são as doenças hemorrágicas hereditárias mais bem caracterizadas e resultam da deficiência dos fatores VIII (hemofilia A) ou IX (hemofilia B) da coagulação. A hemofilia A é bem mais frequente que a hemofilia B, correspondendo a cerca de 80 a 85% dos casos. Ambas são transmitidas geneticamente como doenças recessivas ligadas ao cromossomo X e, por esse motivo, afetam quase exclusivamente indivíduos do sexo masculino.[1]

Apesar de sua natureza hereditária, o diagnóstico da hemofilia não depende da presença de história familiar positiva. De fato, cerca de 1/3 dos casos de hemofilia ocorre por meio das chamadas mutações *de novo*, aquelas que surgem espontaneamente em uma geração de famílias sem história pregressa de hemofilia.[2] Nesses casos, o diagnóstico é naturalmente mais difícil do que naquelas famílias em que o histórico de hemofilia é conhecido, especialmente pelo baixo índice de suspeição da hemofilia observado entre pediatras e clínicos de forma geral. Já entre famílias com histórico de hemofilia, o diagnóstico deve ser idealmente realizado antes mesmo da ocorrência de sintomas da doença ou tão logo o paciente apresente qualquer sangramento que leve à suspeita de sua existência.

Em razão das características da fisiopatologia molecular das hemofilias, familiares de pacientes hemofílicos apresentam o mesmo tipo (e com a mesma gravidade, no que diz respeito à classificação) que seus familiares.

QUADRO CLÍNICO E ABORDAGEM DIAGNÓSTICA GERAL

Aspectos gerais

As características clínicas da hemofilia variam conforme a gravidade e a idade do paciente. Embora haja pequenas variações no padrão de sangramento entre pacientes com níveis de fator VIII ou IX semelhantes (classificados como hemofílicos graves, moderados ou leves), em linhas gerais, há excelente correlação entre a classificação de gravidade de hemofilia e o quadro clínico. Pacientes com hemofilia grave (atividade residual de fator inferior a 1%) tendem a apresentar sangramentos espontâneos e são aqueles que, se não tratados adequadamente, apresentam graves sequelas decorrentes desses episódios. Pacientes com hemofilia moderada (atividade residual de fator entre 1 e 5%) podem, muito raramente, apresentar sangramentos espontâneos, mas, em geral, apresentam sangramentos quando há outros fatores (p.ex., trauma, inflamação sinovial, etc.). Em virtude da menor frequência de sangramentos, a ocorrência de sequelas graves é bem menos frequente nesses pacientes.

Finalmente, pacientes com hemofilia leve (atividade residual de fator entre 5 e 40%) apresentam sangramentos relacionados a fatores locais e traumas e, algumas vezes, podem passar a vida toda sem o diagnóstico da hemofilia.[1]

Em relação à idade, é após o primeiro ano de vida que o quadro clínico da hemofilia adquire suas características mais clássicas, dominadas pelos sangramentos intra-articulares e musculares, que serão discutidos detalhadamente mais adiante. O Quadro 1 descreve brevemente as principais características clínicas observadas em pacientes com hemofilia, bem como as linhas gerais para a abordagem diagnóstica dessas manifestações.

QUADRO 1 Principais manifestações clínicas das hemofilias

Principais manifestações clínicas das hemofilias
Sangramentos intra-articulares (hemartroses)
Sangramentos intramusculares
Sangramentos após procedimentos invasivos
Sangramentos iatrogênicos no período neonatal
Hematúria espontânea
Sangramentos no sistema nervoso central
Sangramentos na cavidade oral e orofaringe
Sangramentos no trato gastrointestinal

Período neonatal

No período neonatal, as duas principais manifestações clínicas da hemofilia consistem em sangramentos após procedimentos médicos (injeções intramusculares, punções venosas, circuncisão) e sangramentos intracranianos, que ocorrem em 3,5 a 4% dos recém-nascidos com hemofilia.[3] Em virtude das consequências potenciais desses sangramentos, é necessário que haja alto índice de suspeição quanto à presença de hemofilia em pacientes com manifestações hemorrágicas inesperadas nessa fase da vida. Em pacientes nos quais o diagnóstico de hemofilia é conhecido ou suspeitado, procedimentos invasivos devem ser adequados à condição do paciente (p.ex., uso de vitamina K por via subcutânea, não realização de parto operatório, etc.).[4]

No primeiro ano de vida, sangramentos durante o nascimento da dentição decídua, por traumas em partes moles (músculos, língua, etc.) e após injeções intramusculares são as manifestações clínicas mais frequentes e de diagnóstico relativamente simples. A principal manifestação clínica da hemofilia, ou seja, as hemartroses, está geralmente ausente nesse período.

Hematúria

São frequentes os episódios de hematúria espontânea, muitas vezes sem causa precipitante evidente e sem achados anatômicos que os justifiquem. Em geral, esses sangramentos não cursam com dor e a maioria dos episódios tem curso clínico autolimitado, respondendo a hidratação vigorosa e repouso.[1] A despeito dessas características, causas alternativas devem ser consideradas no diagnóstico diferencial, como infecções, hematomas ou lesões tumorais.

Sangramentos intracranianos

A principal causa de morte em pacientes com hemofilia são os sangramentos intracranianos, que podem ocorrer espontaneamente ou após traumas muito leves. A frequência exata desse tipo de complicação em adultos é desconhecida, mas o quadro clínico inclui cefaleia, associada ou não a sintomas neurológicos focais, alteração do nível de consciência ou convulsões.[3]

Diante da suspeita de sangramento intracraniano, a reposição de fator com alvo para correção de 100% da atividade normal deve ser feita o mais rapidamente possível, antes mesmo da realização de qualquer teste diagnóstico. Em casos confirmados, o tratamento deve ser prolongado, devendo-se considerar a possibilidade de profilaxia.

Sangramentos em orofaringe

Sangramentos em orofaringe ou na cavidade oral ocorrem com frequência e podem ser espontâneos, após procedimentos dentários (incluindo anestesias com bloqueio neurológico local) ou traumas leves. Por causa de características anatômicas locais, como grande vascularização e comunicação entre compartimentos de partes moles, os sangramentos em orofaringe devem ser considerados emergências hematológicas potenciais, pois há risco de comprometimento de via aérea.

Felizmente, a maioria dos sangramentos orais evolui bem mediante cuidados locais (especialmente uso de antifibrinolíticos) e reposição de fatores da coagulação. Para os casos mais graves, a avaliação da extensão do sangramento por meio de métodos de imagem é fundamental para o planejamento e a monitoração da resposta ao tratamento.

Outros sangramentos

De modo geral, pacientes com hemofilia estão sujeitos tanto a sangramentos espontâneos, que seguem um padrão clínico mais característico, quanto ao agravamento de sangramentos pós-trauma ou pós-procedimentos, o que inclui sangramentos de qualquer natureza. Em relação a esses últimos, qualquer procedimento invasivo, desde injeções intramusculares e extrações dentárias até grandes cirurgias, pode levar a complicações graves. Por esse motivo, o clínico responsável pelo acompanhamento do paciente com hemofilia deve ser consultado antes da realização de quaisquer procedimentos invasivos, para que as orientações preventivas sejam fornecidas.

Sangramentos espontâneos no trato gastrointestinal (TGI) não são uma característica da hemofilia, mas pacientes com lesões nesse trato podem ter seu quadro clínico agravado pela doença. Em pacientes com hepatite C, atenção especial deve ser dada à presença de varizes de esôfago, que podem levar a sangramentos fatais em pacientes com hemofilia. A presença dessa complicação deve ser ativamente pesquisada em pacientes com hepatite C ou outras formas de hepatopatia, para que o tratamento precoce possa ser implementado.

Com o envelhecimento da população de pacientes com hemofilia, sangramentos em TGI associados a úlceras pépticas ou doença diverticular podem se tornar mais frequentes.

Complicações relacionadas ao envelhecimento

A melhora no tratamento da hemofilia, observada especialmente nas últimas duas décadas, permitiu que pacientes hemofílicos nascidos após o advento dos concentrados de fatores da coagulação com menor risco de transmissão de doenças infecciosas apresentassem um grande ganho em relação à expectativa de vida de pacientes hemofílicos nascidos antes da década de 1990. Com isso, o clínico responsável pelo tratamento de pacientes com hemofilia passou a se deparar com condições antes muito raras nessa população e para as quais ainda há pouca informação. Entre essas condições, podem ser citadas as neoplasias de forma geral, as doenças cardiovasculares, incluindo todas as formas de doença arterial oclusiva, e as doenças degenerativas, entre as quais é interessante observar o comportamento de pacientes tratados com profilaxia e com lesões articulares mínimas, no que diz respeito à ocorrência de osteoartrite de grandes articulações.[5]

Sangramentos musculoesqueléticos

Conforme destacado anteriormente, as hemartroses e os sangramentos intramusculares constituem mais de 85% dos sangramentos em pacientes com hemofilia.[1] Esses sangramentos são responsáveis pela principal consequência de longo prazo da hemofilia, isto é, as complicações musculoesqueléticas (artropatia hemofílica crônica e graves hipotrofias musculares).

Especialmente em áreas nas quais o tratamento da hemofilia é feito de forma inadequada ou mesmo subótima, são os sangramentos intra-articulares e intramusculares que conferem à doença sua característica clínica mais marcante: uma doença com fisiopatologia hematológica que resulta em um quadro clínico com graves sequelas musculoesqueléticas.

Hemartroses

Hemartroses espontâneas são a principal manifestação clínica da hemofilia, embora o motivo pelo qual sangramentos intra-articulares sejam tão característicos nesses pacientes ainda não tenha sido totalmente esclarecido. Hemartroses ocorrem com mais frequência em joelhos (mais de 50% dos sangramentos), cotovelos e tornozelos, mas também ocorrem sangramentos em ombros, punhos e quadril.[1] Esses sangramentos tendem a ser recorrentes e o dano à articulação causado pela presença de sangue em contato com a sinóvia é o estímulo para o desenvolvimento de uma patologia intra-articular inflamatória (sinovite crônica), o que aumenta o risco de novos sangramentos. Se não tratada adequadamente, a sinovite crônica leva precocemente à destruição das estruturas articulares, causando quadro irreversível de artropatia hemofílica crônica.[6]

A natureza progressiva da lesão articular desencadeada por uma única hemartrose forma o racional para o uso de estratégias terapêuticas que têm como objetivo impedir o início desse ciclo (regimes de profilaxia iniciados nos primeiros anos de vida) ou interrompê-lo precocemente (sinovectomias). As manifestações clínicas mais frequentes das hemartroses são dor, edema e redução da amplitude de movimento (ADM). É frequente a descrição de sintomas precoces como formigamento ou outras manifestações inespecíficas coletivamente chamadas de aura, as quais permitem ao paciente reconhecer o início de um sangramento.

De fato, há casos em que a presença de lesão articular crônica dificulta a avaliação objetiva dos sinais e sintomas citados, e a informação dada pelo paciente deve ser considerada o principal elemento diagnóstico de uma hemartrose. Dessa forma, o diagnóstico da hemartrose é eminentemente clínico e idealmente feito pelo próprio paciente, que deve iniciar o tratamento precoce antes da avaliação médica. Com raras exceções (p.ex., hemartroses em quadril), exames de imagem são desnecessários para o diagnóstico agudo de hemartrose. Punções articulares são, às vezes, indicadas em hemartroses volumosas com muita dor e sem resposta à infusão de fator ou quando há suspeita de artrite séptica.

Sangramentos intramusculares

Os sangramentos musculares são a segunda manifestação hemorrágica mais frequente das hemofilias, correspondendo a cerca de

30% dos eventos.[1] O quadro clínico geralmente consiste em edema local, dor e restrição funcional e, normalmente, o diagnóstico pode ser feito sem dificuldades. Exceções são os sangramentos em músculos não acessíveis ao exame físico, como iliopsoas, outros músculos do quadril e intra-abdominais.

A gravidade e o tratamento dos sangramentos musculares dependem muito da localização, sendo mais preocupantes aqueles que acometem grupos musculares da panturrilha e dos antebraços. Em função das características anatômicas dessas regiões, há risco significativo de síndrome compartimental, que deve ser suspeitada precocemente nesses casos. Assim, o tratamento de sangramentos nesses locais deve ser feito de forma mais agressiva (reposição de fatores com alvos terapêuticos mais elevados) e com monitoramento proativo e periódico da perfusão local e de sintomas neurológicos precoces.

Os sangramentos em outros grupos musculares tendem a ter curso mais benigno, com boa resposta à reposição de fatores. Raramente a quantidade de sangramento intramuscular é alta o bastante para causar comprometimento hemodinâmico ou queda significativa da hemoglobina, mas essa possibilidade deve sempre ser considerada, especialmente em casos de sangramentos nas coxas.

Em relação aos frequentes hematomas no iliopsoas, estes devem ser considerados em pacientes com dor em região inguinal acompanhada por redução da ADM do quadril e postura clássica em flexão dessa articulação. A confirmação desses sangramentos, bem como a documentação de sua extensão, deve ser feita por meio de ultrassonografia ou tomografia computadorizada. O tratamento requer reposição intensiva de fatores da coagulação, repouso e, em casos especiais, implementação de profilaxia secundária com fatores da coagulação.

Nesses sangramentos, o risco de compressão do nervo femoral deve ser lembrado por causa do potencial de sequelas neurológicas permanentes. Além disso, sangramentos intensos dessa natureza também podem cursar com queda significativa da hemoglobina e comprometimento hemodinâmico. Do ponto de vista funcional, uma consequência frequentemente minimizada dos sangramentos musculares diz respeito às sequelas funcionais decorrentes de hipotrofias e encurtamentos.

Assim como nas hemartroses, o restabelecimento da condição funcional pré-sangramento deve ser o objetivo do tratamento com reposição de fatores e do programa de reabilitação.

Formação de pseudotumores

Em menos de 1 a 2% dos pacientes com hemofilias graves e hematomas recorrentes, em especial aqueles tratados inadequadamente, os hematomas podem progredir e adquirir cápsulas fibrosas. Esses chamados pseudotumores adquirem comportamento clínico de massas que invadem e destroem tecidos adjacentes, devendo ser lembrados especialmente em pacientes com baixa adesão ao tratamento ou portadores de inibidores.[1]

O diagnóstico é feito a partir da suspeita clínica e de alterações radiológicas que mostram evidências dessa destruição, e a confirmação deve ser feita por tomografia ou ressonância magnética. Essa complicação deve ser evitada por meio do tratamento adequado e pelo tempo suficiente enquanto persistirem os sangramentos musculares, já que o tratamento de pseudotumores já formados é complexo, envolvendo reposição intensiva de fatores e procedimentos cirúrgicos que possuem taxas extremamente elevadas de mortalidade.[7]

TRATAMENTO

Classicamente, o tratamento da hemofilia é dividido em tratamento sob demanda, isto é, aquele dado após a ocorrência de um sangramento, e tratamento profilático, usado antes dos sangramentos.[8] No entanto, o tratamento moderno das hemofilias não deve ter como foco central o sangramento, mas um conjunto de objetivos mais amplo, que, ainda que impossível de ser alcançado sem a disponibilidade plena de fatores da coagulação para terapia de reposição, deve abranger outras áreas do conceito de saúde (detalhadas a seguir).[9] Esse conjunto de objetivos pode ser resumido em um princípio: a garantia do direito à plena cidadania, com o mínimo possível de limitações a pacientes com hemofilia.

Esse princípio deve ser entendido como um conceito dinâmico, visto que a magnitude das limitações à vida normal de pacientes com hemofilia depende diretamente das possibilidades e dos avanços terapêuticos disponíveis em cada tempo. Antes da disponibilidade de concentrados de fatores seguros, as limitações à vida normal em pacientes com hemofilia eram imensas e restringiam muito o exercício da plena cidadania pelos pacientes e por seus familiares. Com o acesso mais fácil aos concentrados de fatores, o desenvolvimento de programas de profilaxia de longa duração e a estruturação de centros de atenção integral ao paciente com hemofilia, passou a ser possível oferecer condições de exercício pleno da cidadania a pacientes com hemofilia, com o mínimo impacto em suas vidas. É possível que, no futuro, conforme os avanços da medicina tornem mais fácil o tratamento (destaca-se a disponibilidade de fatores da coagulação com meia-vida prolongada e usados por vias outras além da endovenosa), os impactos do tratamento na qualidade de vida dos pacientes sejam ainda menores.

A seguir, serão abordados alguns elementos fundamentais do tratamento da hemofilia.

O papel dos centros de tratamento integral à hemofilia

A estruturação dos centros de tratamento integral à hemofilia (CTIH) foi um fator crítico para a melhoria do seu tratamento, pois permitiu a otimização dos avanços científicos disponíveis ao mesmo tempo em que promoveu sinergia entre uma série de profissionais que atuam em áreas de interesse para esse paciente. Em geral, esses centros contam com médicos, enfermeiros, fisioterapeutas, dentistas, assistentes sociais, psicólogos, técnicos de laboratório, entre outros profissionais. Nos CTIH, os pacientes são tratados, treinados, educados e reabilitados, já tendo sido demonstrada melhora na sobrevida de pacientes acompanhados nesses centros.[9]

Com o envelhecimento da população de pacientes com hemofilia, os CTIH adquirem também a importância de prover ao paciente um local para acompanhamento de sua saúde global por profissionais capacitados.

Tratamento sob demanda

O tratamento dos sangramentos agudos é feito pela rápida reposição do fator da coagulação deficiente até níveis predeterminados, conforme a gravidade do sangramento. O uso precoce desses fatores é fundamental, pois limita a dor e as sequelas potenciais de cada sangramento. Idealmente, o tratamento deve ser feito na casa do paciente, caso a mobilização até um serviço médico impeça o tratamento precoce.

O paciente é o indivíduo mais apto a reconhecer os sintomas iniciais de um sangramento, o que torna essa estratégia ainda mais adequada. O tratamento sob demanda é importante mesmo em pacientes sob regime de profilaxia, já que eles também apresentam sangramentos agudos.

A dose e o tempo necessário para reposição do fator deficiente dependem do tipo de sangramento. No Brasil, assim como em outros países, há diretrizes que norteiam essa reposição. A Tabela 1 mostra alguns exemplos de alvos terapêuticos usados para o tratamento sob demanda.

TABELA 1 Exemplos de recomendação para tratamento sob demanda

Tipo de sangramento	Objetivo terapêutico inicial (% atividade de fator)	Tempo de tratamento
Hemartroses e hematomas	30 a 50	2 a 5 dias
Sangramentos intramusculares graves	50 a 80	3 a 7 dias*
Sangramentos no sistema nervoso central	100	14 a 21 dias**
Sangramento na orofaringe	50 a 100	Conforme evolução

* Em casos graves ou com comprometimento neurológico, pode ser necessária profilaxia secundária por tempo prolongado.

** Em geral, seguido por profilaxia de longa duração.

Tratamento de profilaxia

Conforme mencionado, o tratamento profilático consiste na administração do fator antes que ocorra sangramento. A profilaxia deve ser feita antes de um procedimento que possa resultar em hemorragia (p.ex., procedimentos odontológicos invasivos), com o objetivo de reduzir uma tendência hemorrágica aumentada, como uma medida temporária de curta duração (p.ex., durante tratamento fisioterápico após o desenvolvimento de articulação-alvo) ou por um período prolongado, de longa duração e permanente, com o intuito de evitar os sangramentos articulares espontâneos e o desenvolvimento das artropatias (profilaxia primária e secundária).[10]

Algumas vezes, a profilaxia pode ser iniciada após um sangramento grave (p.ex., sangramento intracraniano ou hematoma de músculo iliopsoas). A profilaxia primária consiste na reposição contínua, regular e prolongada de fator em crianças com menos de 2 anos de idade, iniciada depois da primeira hemartrose ou mesmo antes de qualquer sangramento articular clinicamente evidente. A administração regular de concentrado de fator tem como objetivo principal manter os níveis de fator VIII ou IX acima de 1%, o que converte o paciente para um fenótipo moderado. As maiores dificuldades para a implementação dessa modalidade terapêutica são a dificuldade de acesso venoso e o alto custo. Os benefícios foram evidenciados recentemente em um estudo prospectivo e randomizado, no qual foi observada redução de 83% na ocorrência de sangramentos em crianças que receberam tratamento profilático quando comparadas àquelas tratadas sob demanda.[11]

Tratamento de pacientes com inibidores

O desenvolvimento de inibidores representa uma grave limitação à eficácia do tratamento de reposição com os fatores deficientes. Pacientes com títulos inferiores a 5U Bethesda geralmente respondem ao tratamento com o fator deficiente, desde que ele seja usado em doses muito superiores às usuais. Dessa forma, pacientes que mantêm títulos nessa faixa (até 5U Bethesda), apesar da exposição aos fatores VIII ou IX (inibidores de baixa resposta), devem ser tratados com a reposição do fator deficiente em altas doses. No entanto, pacientes com títulos acima de 5U Bethesda (inibidores de alta resposta) geralmente não respondem adequadamente à reposição desses fatores e devem ser tratados com os chamados agentes de *bypass*. O mesmo vale para pacientes que apresentam histórico de alta resposta, mas que, em razão da interrupção da exposição aos fatores VIII ou IX, apresentaram queda dos títulos de inibidor para valores inferiores a 5U.[1]

Os agentes de *bypass* são produtos capazes de induzir a hemostasia independentemente da função dos fatores VIII ou IX, agindo independentemente da presença dos títulos de inibidores. No entanto, esses agentes apresentam uma série de limitações em relação aos fatores VIII e IX, como:

- resposta hemostática menos previsível e, em algumas situações, inferior à dos fatores VIII e IX em pacientes sem inibidor;
- ausência de métodos adequados para monitoramento laboratorial dessa modalidade de tratamento, o que torna mais complexa sua utilização;
- acesso limitado em relação aos fatores VIII e IX, reduzindo modalidades terapêuticas importantes, como o tratamento domiciliar;
- limitação das evidências que permitiriam o tratamento profilático desses pacientes.

Assim, pacientes com inibidores frequentemente apresentam quadros mais graves de artropatia, com impacto evidente na qualidade de vida.[12]

O tratamento de pacientes com inibidores divide-se em duas estratégias, cujo objetivo principal é a erradicação dos inibidores por meio dos regimes de imunotolerância. Esses regimes consistem na utilização de doses elevadas de fatores VIII ou IX por tempos prolongados e são capazes de erradicar os inibidores em 70 a 80% dos pacientes.[13] A descrição desses regimes foge do escopo deste capítulo.

O segundo objetivo consiste no tratamento dos sangramentos agudos. Como mencionado anteriormente, pacientes com inibidores de alta resposta devem ser tratados com agentes de *bypass*. Atualmente, existem no mercado dois produtos usados com esse fim: concentrados de complexo protrombínicos ativados (FEIBA VH®, Baxter), de origem plasmática, e concentrados de fator VII ativado (NovoSeven®, Novo Nordisk), de origem recombinante. Os dois apresentam eficácia que varia entre 70 e 92% em sangramentos leves e moderados, com alterações conforme o estudo e a forma de avaliação da eficácia.[12] Ambos os produtos já foram usados com sucesso no contexto de cirurgias, sendo a experiência com o fator VII ativado recombinante bem mais extensa que aquela com os concentrados de complexos protrombínicos, especialmente no contexto de cirurgias ortopédicas e grandes cirurgias.[14]

O tratamento com concentrados de complexos protrombínicos geralmente é feito com doses de 75 a 100U/kg a cada 8 a 24 horas, respeitando a dose máxima diária de 200 U/kg. O uso de antifibrinolíticos deve ser evitado nesses pacientes em razão das incertezas quanto ao risco trombótico dessa associação. Já o fator VII ativado recombinante é normalmente usado em doses de 90 a 120 mg/kg a cada 2 a 3 horas.

Sangramentos leves a moderados são tratados, em média, com 2,2 doses.[1] Para sangramentos maiores ou cirurgias, a reposição deve ser mantida por mais tempo. Recentemente, foi demonstrado que uma dose de 270 mcg/kg apresenta a mesma eficácia que três doses de 90 mcg/kg para o tratamento de hemartroses, eliminando a necessidade de doses repetidas.[15]

Novos agentes de *bypass* estão sendo desenvolvidos com o intuito de aproximar o tratamento de pacientes com inibidores daquele disponível para pacientes sem inibidores, especialmente no que diz respeito ao aumento da eficácia e da meia-vida. Apesar da pequena experiência, programas de profilaxia com agentes de *bypass* têm se tornado cada vez mais frequentes.[16]

Tratamentos adjuvantes

Pacientes com hemofilia A leve que possuem níveis maiores de fator VIII residual podem se beneficiar do uso do DDAVP, um análogo de desmopressina que induz à liberação dos estoques endoteliais de fator VIII e fator de von Willebrand.

Outra estratégia frequentemente usada em pacientes com hemofilia são os antifibrinolíticos, entre os quais se destacam o ácido e-aminocaproico e o ácido tranexâmico. Esses agentes, disponíveis por via oral ou endovenosa, retardam a dissolução do coágulo, melhorando a hemostasia de pacientes com hemofilia. O impacto dessa melhora é limitado e insuficiente para o tratamento de sangramentos graves. No entanto, a estratégia é especialmente eficaz no tratamento de sangramentos orais ou nasais (usado por via sistêmica e/ou tópica).

A hematúria macroscópica é uma contraindicação clássica para o uso desses agentes em virtude do risco de obstrução da via urinária. Alguns autores utilizam esses agentes como adjuvantes à reposição de fatores durante cirurgias ortopédicas, quando o paciente é tratado com fator VII ativado recombinante.[17]

O tratamento da dor, seja ela decorrente de sangramentos agudos ou da artropatia crônica, é parte importante da assistência ao paciente com hemofilia e não deve ser negligenciado.

CONSIDERAÇÕES FINAIS

O tratamento do paciente hemofílico em CTIH constitui um fator crítico na abordagem da hemofilia. O acompanhamento nesses centros permite que os pacientes sejam tratados, treinados, orientados e reabilitados, com melhora da qualidade de vida e da sobrevida. Isso é particularmente importante no tratamento das complicações musculoesqueléticas decorrentes da doença em países que ainda não dispõem rotineiramente de tratamento profilático de longa duração, particularmente a profilaxia primária.

Novos desafios para os CTIH incluem o manejo das comorbidades associadas à hemofilia, como a artropatia, a dor crônica e as infecções em população mais idosa, que passam a apresentar também doenças relacionadas ao envelhecimento, como doença cardiovascular e neoplasias. Essas doenças geralmente requerem tratamento com drogas que interferem na hemostasia, aumentando o risco hemorrágico.

Até que seja possível o tratamento por meio da terapia gênica, diferentes estratégias estão sendo avaliadas no desenvolvimento de novas drogas, com o principal objetivo de prolongar a vida média do concentrado de fator infundido e, portanto, reduzir a frequência das infusões, o que, indubitavelmente, levará a uma melhoria na qualidade de vida das pessoas com hemofilia.

REFERÊNCIAS BIBLIOGRÁFICAS

1. Boggio LN, Kessler CM. Hemophilia A and B. In: Kitchens C, Alving BM, Kessler C (eds.). Consultative hemostasis and thrombosis. 2.ed. Filadélfia: Saunders Elsevier, 2007.
2. Oldenburg J, El-Maarri O. New insight into the molecular basis of hemophilia A. Int J Hematol 2006; 83:96-102.

3. Ljung RC. Intracranial haemorrhage in haemophilia A and B. Brit J Haematol 2008; 140:378-84.

4. Street AM, Ljung R, Lavery SA. Management of carriers and babies with haemophilia. Haemophilia 2008; 14(Suppl.3):181-7.

5. Franchini M, Mannucci PM. Co-morbidities and quality of life in elderly persons with haemophilia. Brit J Haematol 2010; 148:522-33.

6. Acharya SS. Hemophilic joint disease – current perspective and potential future strategies. Transfus Apher Sci 2008; 38:49-55.

7. Espandar R, Heidari P, Rodriguez-Merchan EC. Management of haemophilic pseudotumours with special emphasis on radiotherapy and arterial embolization. Haemophilia 2009; 15:448-57.

8. Oldenburg J, Dolan G, Lemm G. Haemophilia care then, now and in the future. Haemophilia 2009; 15(Suppl.1):2-7.

9. Soucie JM, Nuss R, Evatt B, Abdelhak A, Cowan L, Hill H et al. Mortality among males with hemophilia: relations with source of medical care. The Hemophilia Surveillance System Project Investigators. Blood 2000; 96:437-42.

10. Coppola A, Di Capua M, De Simone C. Primary prophylaxis in children with haemophilia. Blood transfusion. Trasfusione del Sangue 2008; 6(Suppl.2):s4-11.

11. Manco-Johnson MJ, Abshire TC, Shapiro AD, Riske B, Hacker MR, Kilcoyne R et al. Prophylaxis *versus* episodic treatment to prevent joint disease in boys with severe hemophilia. N Engl J Med 2007; 357:535-44.

12. Haya S, Moret A, Cid AR, Cortina V, Casana P, Cabrera N et al. Inhibitors in haemophilia A: current management and open issues. Haemophilia 2007; 13(Suppl.5):52-60.

13. Coppola A, Di Minno MN, Santagostino E. Optimizing management of immune tolerance induction in patients with severe haemophilia A and inhibitors: towards evidence-based approaches. Brit J Haematol 2010; 150:515-28.

14. Caviglia H, Candela M, Galatro G, Neme D, Moretti N, Bianco RP. Elective orthopaedic surgery for haemophilia patients with inhibitors: single centre experience of 40 procedures and review of the literature. Haemophilia 2011; 17(6):910-9.

15. Kavakli K, Makris M, Zulfikar B, Erhardtsen E, Abrams ZS, Kenet G. Home treatment of haemarthroses using a single dose regimen of recombinant activated factor VII in patients with haemophilia and inhibitors. A multi-centre, randomised, double-blind, cross-over trial. Thromb Haemost 2006; 95:600-5.

16. Young G, Auerswald G, Jimenez-Yuste V, Konkle BA, Lambert T, Morfini M et al. When should prophylaxis therapy in inhibitor patients be considered? Haemophilia 2011; 17(5):e849-57.

17. Giangrande PL, Wilde JT, Madan B, Ludlam CA, Tuddenham EG, Goddard NJ et al. Consensus protocol for the use of recombinant activated factor VII [eptacog alfa (activated); NovoSeven] in elective orthopaedic surgery in haemophilic patients with inhibitors. Haemophilia 2009; 15:501-8.

CAPÍTULO 4

Tratamento conservador *versus* cirúrgico de pacientes hemofílicos

AXEL SEUSER

INTRODUÇÃO

Apesar da disponibilização suficiente de fatores de coagulação e do conhecimento crescente sobre o assunto hemofilia, os sangramentos continuam a ser o problema principal enfrentado pelo hemofílico. Mesmo pequenas quantidades de sangue, que não provocam sintomas clínicos significativos, podem dar início a um processo de deterioração em articulações hemofílicas.[1,2]

O processo de artropatia hemofílica é difícil de se detectar no começo e, depois do primeiro sangramento, a causa natural dificilmente pode ser influenciada. Se não for possível interromper o processo, com o passar do tempo, a articulação se tornará uma articulação-alvo, perderá sua função e estará suscetível a mais sangramentos e perdas estruturais.[3]

Apesar das diversas modalidades de tratamento conservador, ainda é frequente a necessidade de procedimentos cirúrgicos nos casos de artropatia hemofílica terminal.[4] Até o momento, luta-se para criar um algoritmo que ajude a decidir até que ponto da artropatia hemofílica o tratamento conservador é justificado e que fatos convenceriam o médico a levar o paciente para o centro cirúrgico.

Para esclarecer essa decisão importantíssima, é necessário conhecer a estrutura e a função das articulações e todos os seus componentes em todos os estágios da artropatia hemofílica. Para tanto, devem-se reunir muitos fatos, com base em anamnese, exame clínico, ferramentas de diagnóstico estrutural (p.ex., ultrassonografia, radiografia, ressonância magnética ou tomografia computadorizada) e avaliação funcional das articulações (p.ex., análise de movimento em 3D ou eletromiografia – EMG – cinética de superfície).

BASES NEURAIS DE UMA REABILITAÇÃO

É preciso entender que cada articulação atua por meio do equilíbrio entre estabilidade e dinâmica. Assim, têm-se componentes passivos e ativos, organizados por controle motor no movimento e dependentes de motivação.

Realizar tratamento conservador significa considerar as alterações estruturais e funcionais e pensar todos os aspectos musculares e neuronais articulares específicos (Figura 1).[5]

Controle neuronal

Normalmente, encontra-se um estímulo aferente constante e preciso dos receptores mecânicos da articulação e das estruturas adjacentes a ela. Necessita-se da devida interpretação e de uma resposta motora individual do cérebro. Há diversas influências advindas do exterior e que intervêm nesse nível, o que pode levar a um estímulo alterado. As primeiras alterações ocorrem em nível assintomático

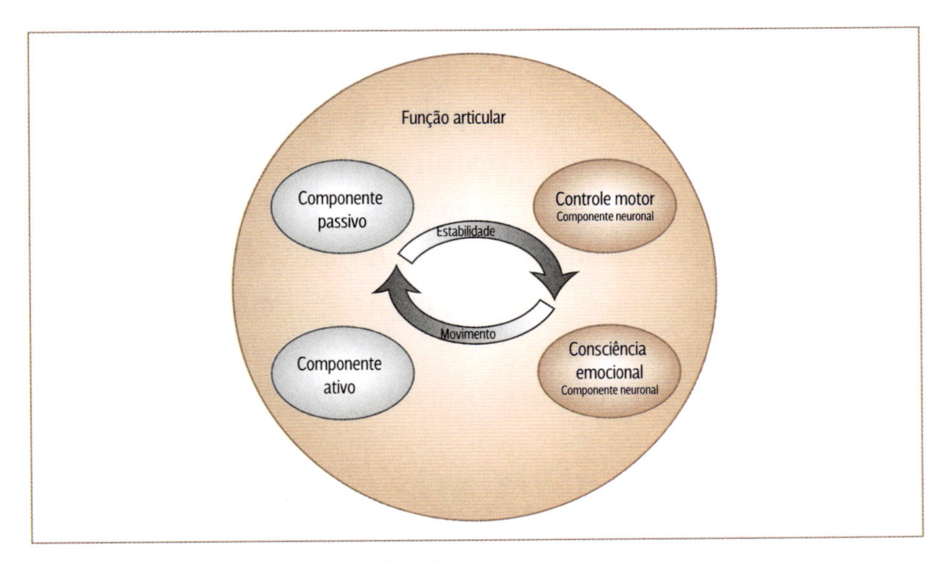

FIGURA 1 Modelo interativo da função articular.

Fonte: modificada de Lee, 2001 e Panjabi, 1992.[5]

e subclínico, mas podem ser identificadas por métodos precisos de medida cinética, como a análise do movimento tridimensional ou a EMG cinética de superfície.

Controle motor

A perfeita coordenação de todos os músculos ao redor da articulação é resultado desse estímulo neural (intermuscular). Ele leva à transferência adequada da carga nas estruturas de suporte na articulação (cartilagem/osso), na melhor área e com boa distribuição de forças.[6]

Fechamento por força

É a capacidade de um músculo produzir contração isométrica e isotônica contínua (intramuscular). Essa tarefa é realizada pela musculatura tônica com função mais estática e por músculos fásicos, para procedimentos mais dinâmicos.

Fechamento por forma

Refere-se ao nível estrutural. Requer ossos intactos e uma distribuição perfeita da espessura da cartilagem nas zonas de carga principais e secundárias, respectivamente. Precisa de tensão adequada e integridade estrutural dos ligamentos, da fáscia ou da cápsula.

Para entender como estrutura e função se combinam para estabilizar e mover uma articulação, deve-se pensar em como a plasticidade de um cérebro influencia o padrão de movimento.

BASES NEURAIS DO MOVIMENTO

Constantemente, o cérebro fornece ao sistema motor informações sensórias que permitem adaptação permanente do movimento corporal a influências externas. O movimento voluntário é sempre direcionado e segue uma programação criada nas regiões motoras do cérebro.

O sistema neural apresenta alta plasticidade e o treinamento de novas habilidades motoras altera o padrão neural e modifica pontos anatômicos no cérebro. O processo de aprendizado é subconsciente e segue determinadas regras.[7]

Rápido e impreciso

A velocidade e a precisão do movimento têm relação recíproca. Quanto mais rápido for o movimento, menos exata será a resposta motora. A função básica deve ser altamente eficaz, ou seja, regular, rítmica, circular e simétrica.

O ritmo básico é conferido por um gerador de ritmo central e cada movimento consiste em aceleração e desaceleração. Os problemas com circularidade ocorrem principalmente na mudança de direção do movimento. Todos esses itens diferentes são reunidos por uma rede que consiste em neurônios de diversas áreas do cérebro. Essa rede reconhece movimentos repetidos e gera um padrão de movimento rítmico, coordenando músculos extensores e flexores ipsi e contralaterais com todas as articulações vizinhas, além de melhorar a simetria entre os lados direito e esquerdo.

O gerador do padrão de movimento é afetado pelo retorno permanente de sinais aferentes, como dor, inflamação, edema e limitação da amplitude de movimento, que mudam o padrão e desestabilizam a função normal (Figura 2).[7]

APERFEIÇOAMENTO DO TRATAMENTO CONSERVADOR

Pode-se ter certeza de que a indicação de procedimento operatório está correta quando se fez todo o necessário para aperfeiçoar o tratamento conservador.

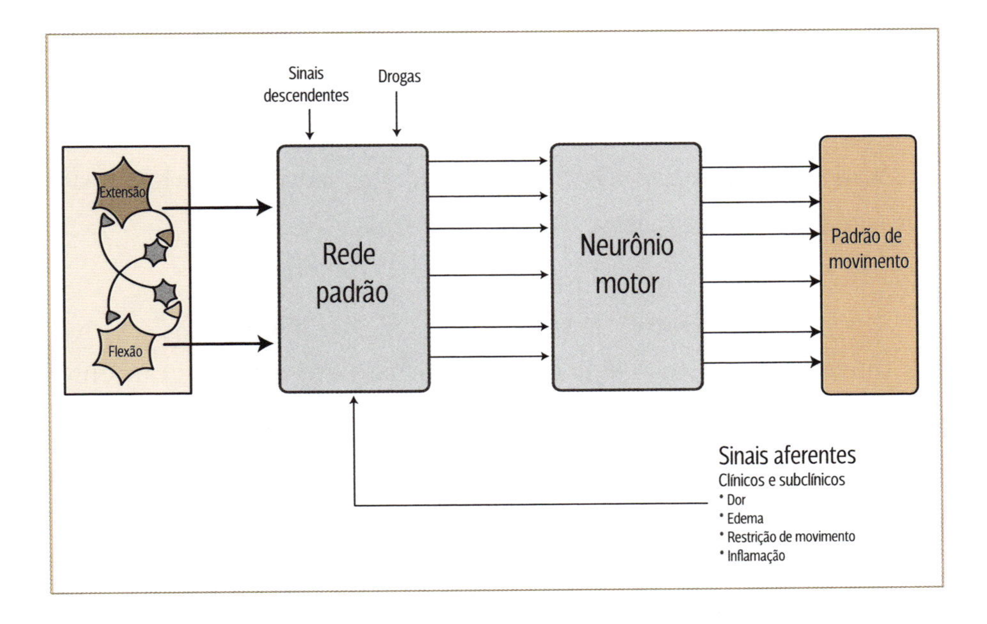

FIGURA 2 Gerador de padrão de movimento.

Fonte: modificada de Kandel et al., 2000.[7]

Tratamento conservador das diferentes estruturas envolvidas

Ossos, cartilagem, tendões, ligamentos, tecido conectivo, tecido sinovial e músculos estão envolvidos na artropatia hemofílica em diferentes graus. Os tempos de regeneração e cicatrização de estruturas diferentes divergem e o estímulo terapêutico conservador deve ser individualizado para cada estrutura (Figura 3).[8]

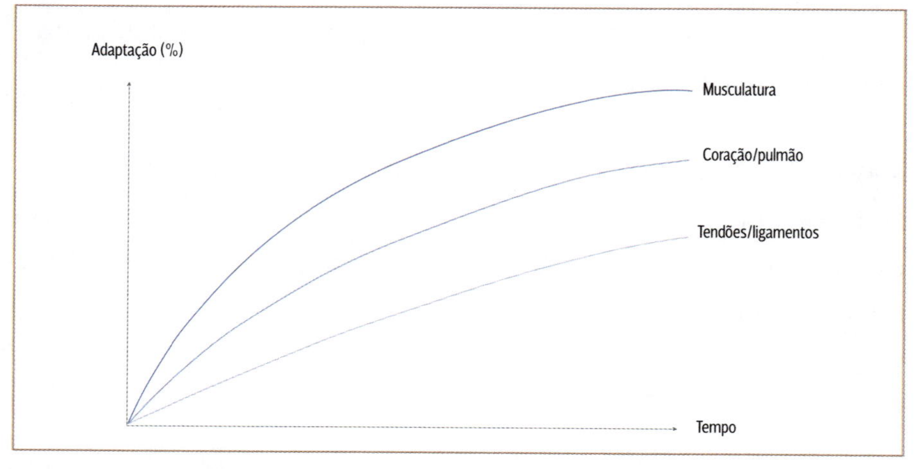

FIGURA 3 Adaptação de carga de diferentes estruturas. Primeiros resultados dos músculos depois de alguns minutos. O coração e os pulmões requerem dias a semanas. Estabilizadores passivos requerem semanas a meses.

Tratamento conservador dos músculos

Os músculos podem reagir de duas formas em um sangramento: com enfraquecimento e atrofia, como na maior parte dos músculos fásicos, e com aumento do tônus muscular e contração, como na maioria dos músculos estáticos. Isso pode começar logo no estágio inicial da artropatia hemofílica e é detectado por EMG cinética de superfície. A conduta terapêutica é simples: exercitar o músculo enfraquecido e alongar o músculo contraído.[8]

Tratamento conservador dos ligamentos

Os ligamentos estabilizam a articulação passivamente. Se o equilíbrio muscular for quebrado, a carga estabelecida sobre a cápsula e os ligamentos aumenta. Como não foram feitos para aguentar esse tipo de força, tem-se sobrecarga estrutural principalmente na parte em que o ligamento ou tendão se insere no osso ou onde o músculo se liga ao tendão.

A reação local é sempre de inflamação. O tratamento conservador é de natureza anti-inflamatória, com o uso de agentes anti-inflamatórios, exercício físico, fisioterapia e fricção profunda.[8]

Tratamento conservador dos sintomas

Estruturas diferentes produzem sintomas distintos. Esse é outro nível de indicação para tratamento conservador. Os sintomas são a expressão individual da artropatia hemofílica e constituem a unidade básica de uma saúde funcional desequilibrada: edema, atrofia, limitação do movimento e prejuízo da coordenação. Todos contam com terapia específica que permite suavizar os sintomas referidos anteriormente.

Desde que o relato do paciente e o exame clínico revelem a melhora dos sintomas, o tratamento conservador deve ser mantido.[8]

Tratamento da dor

A dor é um dos principais sintomas e seu tratamento precisa ser estabelecido logo no início das primeiras queixas. Deve-se lembrar que todo paciente hemofílico é um sofredor silencioso, sendo necessário utilizar todo o arsenal médico para reduzir a dor.[9]

A dor é uma influência importante sobre a função motora e destrói o movimento efetivo desde o começo. Os medicamentos para a dor mais comumente usados são os agentes anti-inflamatórios, não opiáceos e opiáceos, e os relaxantes musculares. A medicação deve ser associada a exercícios físicos e fisioterapia.

Assim como a terapia estrutural, o tratamento dos sintomas e a medicação contra dor ajudam a melhorar a condição do paciente sem a necessidade de cirurgia. Se não houver avanço e não for possível oferecer ao paciente uma solução conservadora melhor, deve-se pensar em alternativas. A primeira seria medir a perda da função e buscar algumas dicas novas sobre como continuar a terapia utilizando os dados resultantes de uma medida exata. Atualmente, existem diversas opções para fazê-lo.

QUANTIFICAÇÃO DO PREJUÍZO FUNCIONAL INDIVIDUAL

Para quantificar o prejuízo funcional individual, são necessárias medidas exatas da função, passíveis de reprodução. Atualmente, isso pode ser realizado com a EMG cinética de superfície e a análise tridimensional do movimento; por exemplo, com um sistema de ultrassonografia topométrica.

Eletromiografia cinética de superfície

Realizar EMG significa reunir sinais da placa motora terminal com eletrodos superficiais (Figura 4). Com a atividade de contração cada vez mais intensa no músculo, o impulso elétrico sob o eletrodo aumenta. Esse aumento depende da contração muscular local e da efetividade dos impulsos centrais no músculo. Imediatamente após um sangramento, a condição muscular na EMG é alterada individualmente. O resultado da EMG cinética de superfície leva a terapias funcionais mais precisas para os grupos musculares avaliados.

São medidas relevantes o tônus básico, a contração isométrica máxima e as contrações musculares passíveis de reprodução em movimento típico para esse músculo (exercício isotônico). Os parâmetros para descrever a função muscular são a altura absoluta da resposta elétrica, os valores médios de uma contração isométrica ou isotônica e a simetria entre os lados direito e esquerdo.

Observam-se a qualidade das contrações e o período de descontração e de impulso elétrico durante a mudança de direção do movimento. Todos os dados precisam ser documentados. A terapia resultante é fácil de ser colocada em prática, sendo necessário excitar o músculo com alto sinal de disparo no EMG, realizar exercícios de fortalecimento para o lado que mostra menos intensidade elétrica e melhorar a fase de descontração com relaxamento pós-isométrico (Figura 5).

Se houver um aumento do disparo elétrico da musculatura tônica, a terapia deve consistir no alongamento desses músculos para melhorar a ação intramuscular no treinamento excêntrico dos músculos tônicos. Treino excêntrico é aconselhado. Para a musculatura fásica, é recomendado o fortalecimento dos grupos musculares mais fracos. Dependendo do resultado da EMG, o foco da terapia pode estar nas fases concêntrica, excêntrica ou naquela em que o movimento muda (Figura 6).

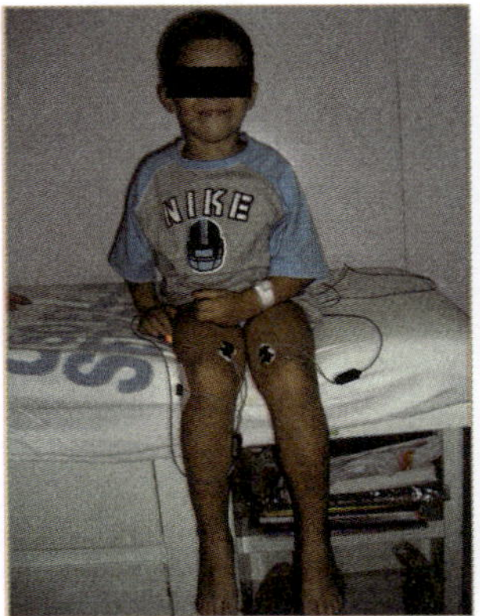

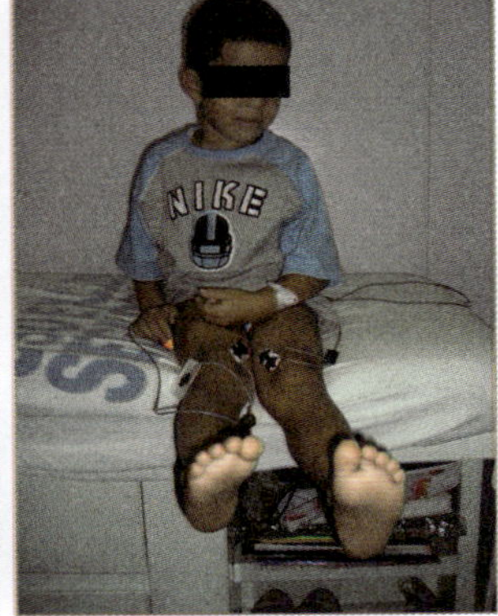

Figura 4 Paciente hemofílico durante flexão e extensão das articulações do joelho. Para medir a atividade elétrica, um eletrodo superficial é colocado sobre o músculo vasto medial nos dois joelhos e um eletrodo neutro é posicionado sobre a fíbula direita.

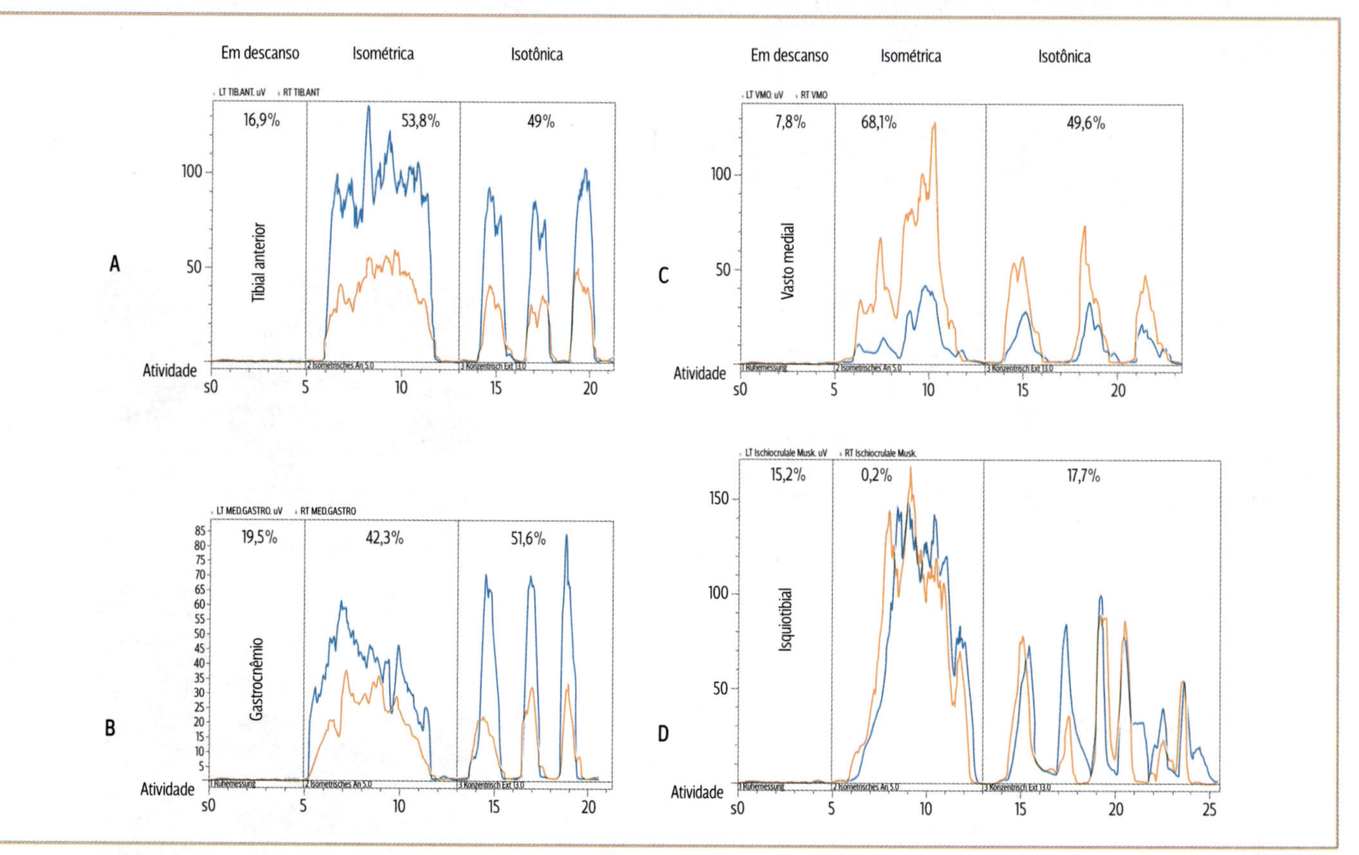

FIGURA 5 EMG do paciente H.J. A: tibial anterior esquerdo. B: gastrocnêmio esquerdo. C: vasto medial direito. D: isquiotibial direito. Linha azul: lado direito. Linha laranja: lado esquerdo. As diferenças em ativação muscular (força) nos dois lados são indicadas no campo respectivo em porcentagem. Diferenças significativas nas laterais a partir de 20%. Observam-se perdas significativas no lado esquerdo para o músculo tibial anterior e gastrocnêmio no tornozelo. O resultado foi equilibrado para a musculatura isquiotibial. Distúrbios no controle da atividade muscular no exame isométrico foram mais relevantes para o vasto medial direito do que para o vasto medial esquerdo (68,1%). Ver análise detalhada nas Figuras 3 e 6.

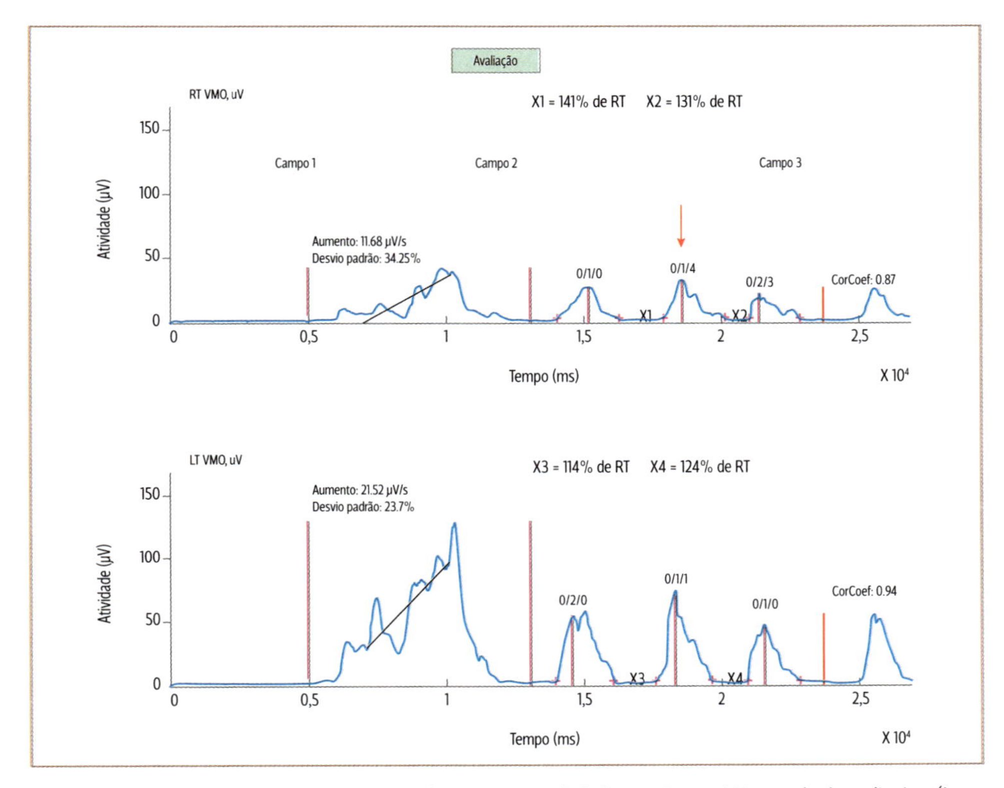

Figura 6 Análise detalhada do músculo vasto medial do paciente H.J. nos lados direito (imagem acima, RT VMO) e esquerdo (LT VMO). Fase isométrica, campo 2: em ambos os lados, aumento mais forte no lado direito do que no esquerdo, sem formação de platô, com queda acentuada e aumento de quase 35% de desvio-padrão do lado direito. O controle da atividade muscular é melhor do lado esquerdo que do direito. Campo 3: fase ativa com indicação de distúrbios no controle da atividade muscular/fase de mudança de direção/fase de liberação (0/1/4) do segundo movimento no lado direito (seta vermelha). X1, X2 (direita) e X3, X4 (esquerda) mostram o valor entre as fases ativas (fase de repouso) em porcentagem de tônus muscular no repouso (RT, campo 1). Isso não é completamente atingido em ambos os lados, sendo menos do lado direito que do esquerdo. A última curva é a soma das três outras e o coeficiente de correlação (CorCoef) indica a precisão de repetição dos três testes ativos. Em 0,87, fica pior do que no lado esquerdo e pior do que para o músculo tibial anterior ou gastrocnêmio em ambos os lados.

A reavaliação após a terapia mostra se os padrões alterados de movimento na EMG podem ser influenciados pela terapia aconselhada. Se a resposta for afirmativa, a terapia conservadora deve ser mantida. Se não houver alteração ou melhora durante o intervalo de 4 a 6 semanas de terapia, o tratamento cirúrgico deve ser considerado.[10-12]

Controle de qualidade da função pela análise 3D do movimento com ultrassonografia

A análise 3D do movimento é mais precisa para descrever a função articular do que a EMG, com precisão de menos de 1 mm no espaço tridimensional. Dois ou três transmissores de ultrassonografia são fixados acima e abaixo da articulação que se quer verificar e, então, a análise do movimento é feita. Pode ser a análise da marcha na esteira elétrica, para coordenação, ou durante um treino, para controle do movimento articular sob condições de carga (Figura 7).[13]

Os parâmetros são o ângulo da articulação, a velocidade angular e a aceleração angular, que é prerrogativa da carga articular (força = massa × aceleração). Para a distribuição da carga, pode-se analisar o mecanismo de rolamento/deslizamento ou a distribuição da carga sobre a superfície do quadril por análise de vetores.[14]

A IDEIA BÁSICA DE MOVIMENTO EFICAZ

Todo movimento eficiente tem ritmo regular, circular e simétrico. Essa é a eficácia perfeita da unidade artroneuromuscular e todo desvio dessa regra exige mais energia de um passo. Toda alteração de ritmo, regularidade ou circularidade é tratada com terapias específicas (Figura 8).[15,16]

DISTRIBUIÇÃO DA CARGA NA ARTICULAÇÃO

É necessária uma distribuição ideal da pressão por superfície, o que depende da direção e da distribuição da carga e do equilíbrio dessa distribuição a cada passo. A carga ideal é sempre perpendicular, o que é necessário por estar sob a influência da gravidade. A anatomia cartilaginosa humana lembra uma arquitetura em colunas e também requer carga perpendicular.

A espessura da cartilagem está ligada às principais zonas fisiológicas de carga (Figura 9). É aqui que se encontram morfologia e função. Toda carga sagital afeta a superfície cartilaginosa. As alterações na distribuição da carga são resultado de inibição e/ou contração muscular, como descrito anteriormente, e podem ser neutralizadas com fisioterapia, terapia de treinamento clínico e exercícios físicos (Figura 10).[17]

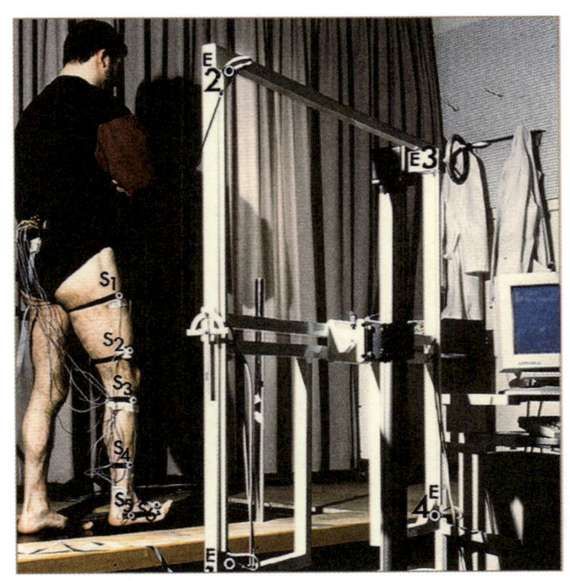

FIGURA 7 Análise de marcha do joelho direito sobre a esteira ergométrica com ultrassonografia topométrica.

S: transmissores de ultrassonografia; E: receptores de ultrassonografia.

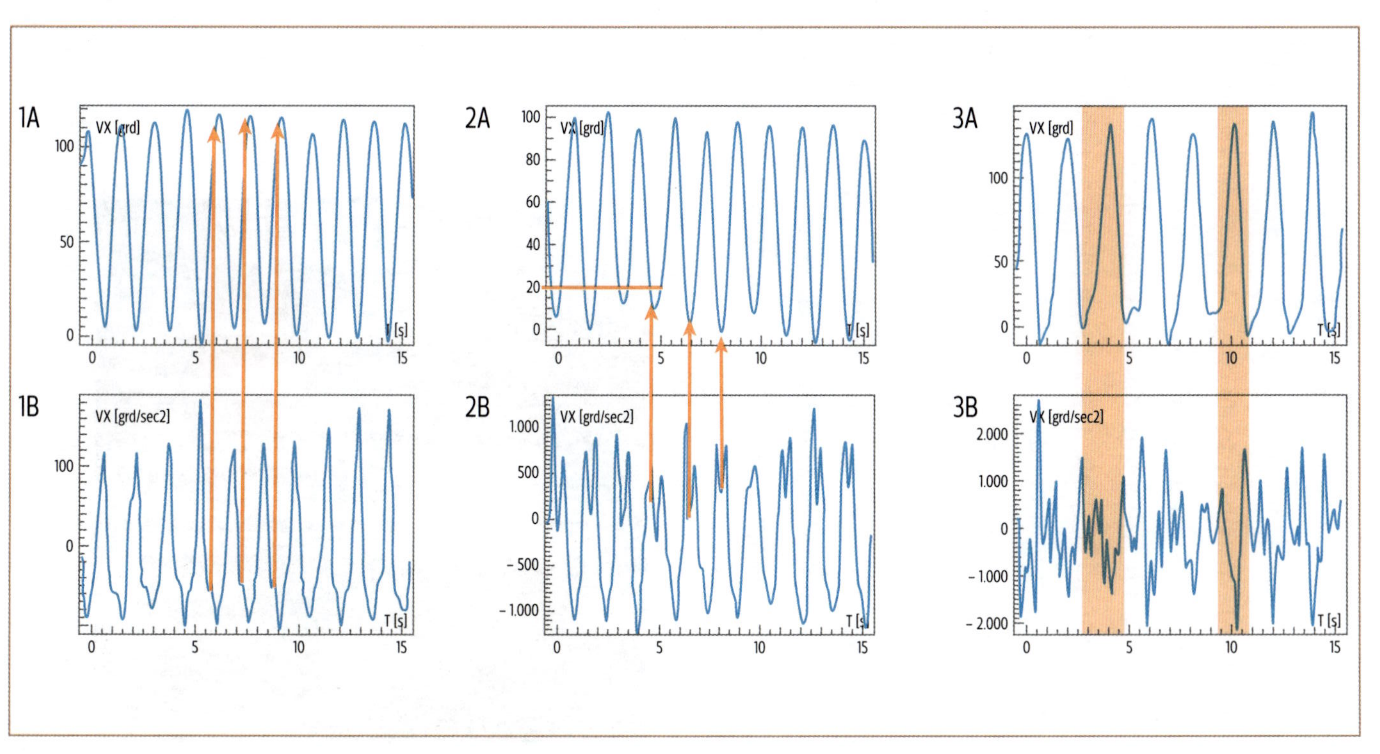

FIGURA 8 Análise de movimento do joelho direito (visão lateral) de três crianças hemofílicas realizando agachamentos. 1A: curva do ângulo do joelho quase perfeita na criança 1; 1B: pequenos desvios na curva de aceleração angular, com retorno regular em 110° de flexão (setas); 2A: ângulo regular do joelho na criança 2; 2B: picos de aceleração adicionais entre 20° de flexão e extensão (setas); 3A: curva de ângulo alterada na criança 3; 3B: picos de aceleração contínua através de toda a amplitude de movimento (colunas laranjas).

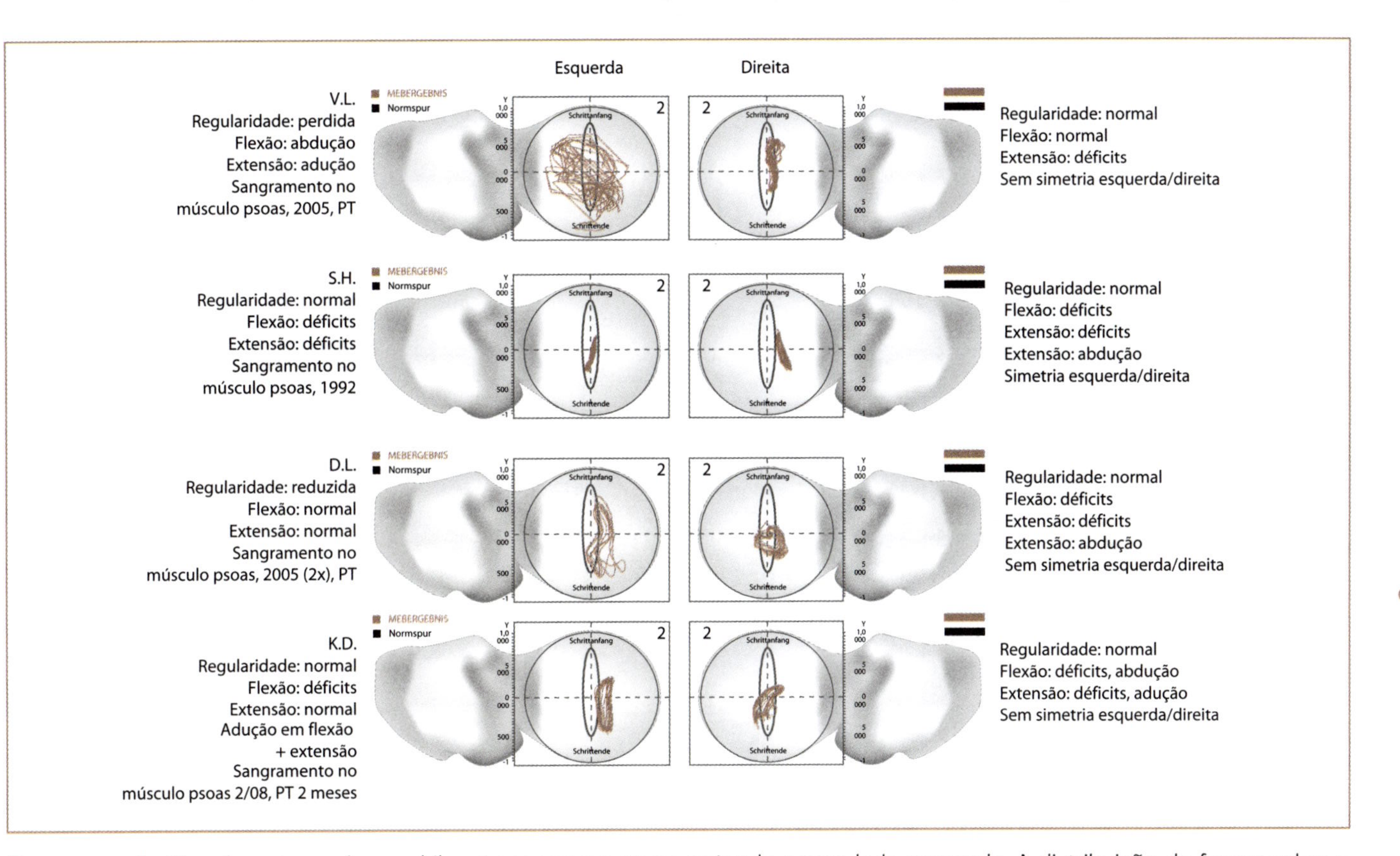

FIGURA 9 Análise de vetores do quadril após sangramento no músculo psoas, lado esquerdo. A distribuição de forças sobre a cabeça do fêmur é mostrada (curva vermelha) em comparação com a distribuição ideal (curva cinza). Todos os resultados são diferentes e requerem abordagens terapêuticas diversificadas. Às vezes, o lado não acometido mostra-se mais alterado e também requer terapia (paciente D.L.). Os déficits medidos devem ser tratados com exercícios de fortalecimento. Desvios de abdução e adução devem ser tratados com exercícios de alongamento.

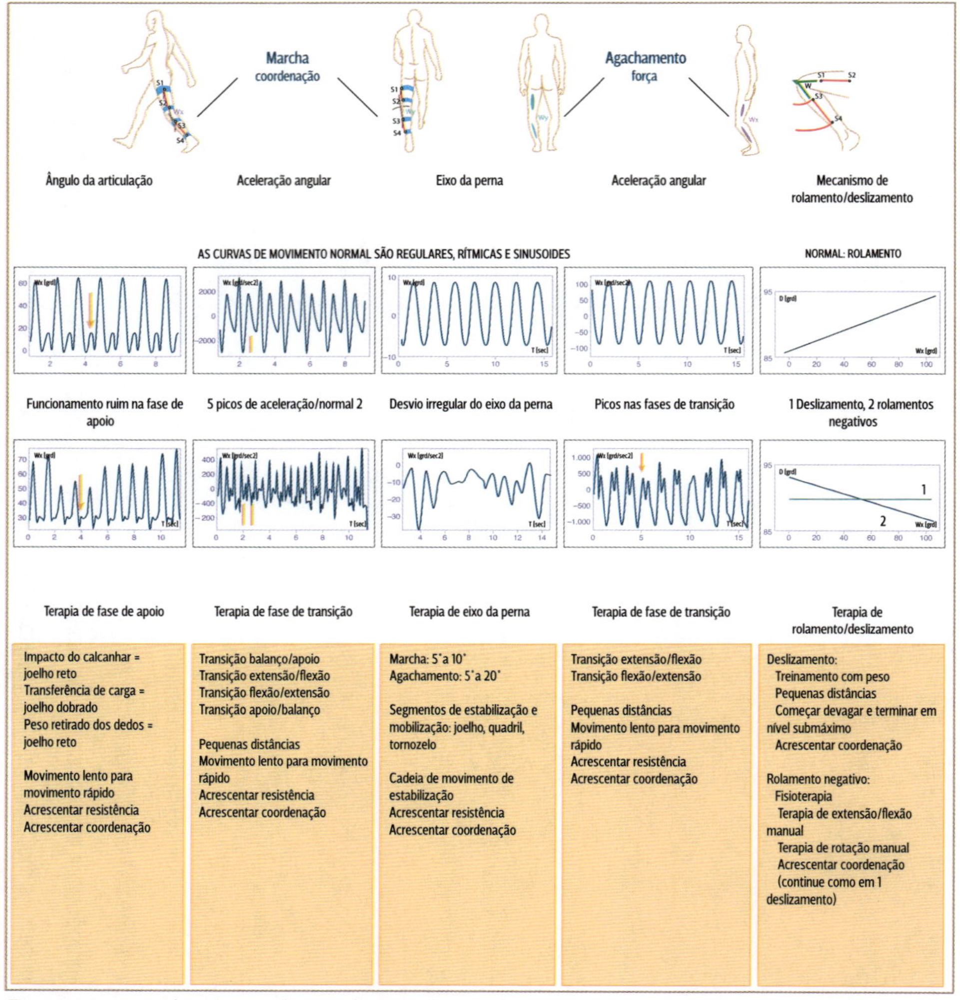

FIGURA 10 Algoritmo de análise tridimensional de movimento e terapia do joelho hemofílico.

CONCLUSÕES

Existem parâmetros que indicam o sucesso do tratamento conservador. O parâmetro principal e mais importante é usar todas as possibilidades no arsenal de tratamento conservador de modo correto.[18]

1. Começar logo que possível e com a intensidade praticável.
2. Adaptar o tratamento conservador às necessidades individuais durante o intervalo de tratamento.
3. Ter em mente que estruturas diferentes requerem terapias diferentes.
4. Tratar todas as estruturas envolvidas ao mesmo tempo.
5. Com um exame clínico cuidadoso, encontrar todos os sintomas e tratá-los devidamente.
6. Utilizar abordagem polipragmática:
   - boa combinação da medicação necessária para tratar a inflamação e a dor e relaxar o músculo;
   - exercícios físicos com eletroterapia, treinamento, terapia mecânica e ultrassonografia;
   - fisioterapia com tratamento manual e treinamento de coordenação, tonificação e relaxamento muscular;
   - terapia de treinamento médico para aperfeiçoar a cadeia de músculos com exercícios específicos e individuais de fortalecimento e coordenação com aparelhos.
7. Utilizar medidas cinéticas, como EMG ou ultrassonografia topométrica em 3D, ajuda a encontrar déficits individuais de função.

A fisioterapia é utilizada para aperfeiçoar os déficits.[19] Além disso, é um mecanismo de controle de qualidade que informa se o plano terápico cumpre seu papel e se encaixa às necessidades das estruturas, dos sintomas e dos problemas funcionais do paciente.

Um intervalo normal de adaptação ao tratamento conservador leva, no mínimo, 4 a 6 semanas. Se a condição do paciente não melhorar nesse intervalo, é possível tentar acrescentar injeções (infiltrações). Se isso não ajudar e o paciente continuar a se queixar de dor intensa, limitação grave do movimento e não conseguir recuperar a função e a atividade habitual, mostrando perda permanente na qualidade de vida, o tratamento cirúrgico deve ser considerado.

São indicações relativas para o tratamento cirúrgico a perda da coordenação e a possibilidade maior de tropeçar e cair, com aumento do risco de fratura. Como a substituição da articulação melhorou muito ao longo dos anos, tornando-se um procedimento padrão, a deterioração do eixo da perna sem muitos sintomas pode ser uma indicação relativa para cirurgia, pois a operação pode ser muito mais invasiva, se demorar demais para ser realizada. A perda estrutural do eixo da perna não pode ser compensada com tratamento conservador.

Outro argumento que deve ser considerado é a condição em que o paciente se encontra. Quanto mais jovem, maior deve ser a ênfase no tratamento conservador. Ao se tratar pacientes idosos, deve-se considerar a condição cardiopulmonar. Em pacientes portadores de hepatite C e HIV, o tratamento conservador frequentemente é a melhor solução.

Atualmente, considerando-se que os pacientes hemofílicos envelhecem, é necessário avaliar conceitos das opções de tratamento conservador e cirúrgico, que devem ser estritamente individuais e altamente precisos. Pode-se sempre contar com a plasticidade do cérebro e dos músculos. Certamente, a função vence a estrutura. A questão é como detectar o ponto sem volta com toda a equipe do centro de atenção integral, envolvendo todos os parâmetros relacionados aos desejos do paciente.

Ao principiar a análise do movimento nas fases iniciais da vida, pode-se diagnosticar a perda da função antes do acometimento das estruturas articulares. A prevenção dos problemas articulares é a melhor solução. Talvez, essa seja a forma correta de evitar a necessidade de cirurgia, o que permite manter o tratamento conservador com sucesso durante toda a vida.[20]

REFERÊNCIAS BIBLIOGRÁFICAS

1. Jansen NWD, Roosendaal G, Bijlsma JWJ, Degroot J, Lafeber FP. Exposure of human cartilage tissue to low concentrations of blood for a short period of time leads to a prolonged cartilage damage: an *in vitro* study. Arthritis Rheum 2007; 56:199-207.
2. Manco-Johnson MJ, Abshire TC, Shapiro AD, Riske B, Hacker MR, Kilcoyne R et al. Prophylaxis *versus* episodic treatment to prevent joint disease in boys with severe hemophilia. N Engl J Med 2007; 357:535-44.
3. Seuser A, Oldenburg J, Brackmann HH. Pathogenese, diagnose und orthopädische therapie der hämophilen Gelenkarthropathie. In: Müller-Berghaus G, Pötzsch B (eds.). Hämostaseologie: molekulare und zelluläre Mechanismen, Pathophysiologie und Klinik. Berlin: Springer, 1999.
4. Luck JV, Kasper CK. Surgical management of advanced hemophilic arthropathy. Clin Orthop 1989; 242:60-82.
5. Lee D. An integratedmodel of "joint" function and its clinical application. 4th Interdisciplinary World Congress on Lowand Back and Pelvic Pain. Montreal, 2001.
6. Herbsleb M, Puta C, Hilberg T. Hemophilia and Exercise Project (HEP) conception and contents of a "Programmed Sports Therapy" for hemophilic patients. In: Scharrer I, Schramm W (eds.). 37rd Hemophilia Symposium Hamburg, 2006. Berlin: Springer-Verlag, 2008. p.45-59.
7. Kandel ER, Schwartz JH, Jessel TM (eds.). Principles of neural science. Nova York: McGraw-Hill, 2000.
8. Seuser A, Wallny T, Oldenburg J (eds.). Hemophilia and pain. Weller Verlag, 2008. Neckargemünd/ San Lucas Medical Oxford, 2010.
9. Wallny T, Hess L, Seuser A, Zander D, Brackmann HH, Kraft CN. Pain status of patients with severe haemophilic arthropathy. Haemophilia 2001; 7:453-8.

10. Kadaba MP, Wootten ME, Gainey J, Cochran GVB. Repeatability of phasic muscle activity: performance of surface and intramuscular wire electrodes in gait analysis. J Orthop Res 1985; 3:350-9.

11. Gottlieb GL, Agarwal GC. Dynamic relationship between isometric muscle tension and electromyogramm in man. J Appl Physiol 1971; 30:345-51.

12. Auerswald G, Navarete M, Chaverri Saenz M, Wendel M, Seuser A. Pain therapy in developing countries as seen in Costa Rica in hemophilia and pain. In: Seuser A, Wallny T, Oldenburg J (eds.). Weller Verlag San Lucas Medical, 2008.

13. Seuser A, Schumpe G, Schuhmacher M, Lehmacher K, Oldenburg J, Berdel P. Haemophilia and knee function. Hämostaseologie 2009; 1:69-73.

14. Seuser A. The young haemophilic knee – A 3D motion analysis multi centre study. Haemophilia 2004; 10(3):79-87.

15. Seuser A, Schumpe G, Brackmann HH, Wallny T, Dombrowski E. Algorithmic threedimensional analysis of movement and therapy of the haemophilic knee. In: Caviglia H, Perez Bianco R, Tezanos Pintos M (eds.). Therapeutic algorithms of muscular skeletal complications of hemophilia. Buenos Aires: Libreria Akadia Editoral, 2006.

16. Seuser A, Schumpe G, Brackmann HH, Wallny T. Functional disorders and treatment modalities in hemophilic children. 34th Hemophilia Symposium. Hamburg, 2003. Nova York: Springer Medizin Verlag, 2004.

17. Seuser A. Impact of hemophilic bleeding and contracture on lower limb function and joint progression. In: Sohail MT, Shamsi T (eds.). Orthopedic management of patients with hemophilia in developing countries. Lahore: Ferozsons, 2010.

18. Seuser A, Wallny T, Kurth A, Berdel P. Conservative treatment in haemophilia – improving effectivity and establishing standards. Hämostasiologie 2010; 20(Suppl.1):81-8.

19. Seuser A, Schulte-Overberg U, Wallny T, Schumpe G, Brackmann HH, Dregger B. Functional analysis as a basis for optimizing physiotherapy in hemophilic children. 33rd Hemophilia Symposium. Hamburg, 2002.

20. Petrini P, Seuser A. Haemophilia care in adolescents – Compliance and lifestyle issues. Haemophilia 2009; 15:15-9.

CAPÍTULO 5

Fisiopatologia dos problemas musculoesqueléticos da hemofilia

EMÉRITO-CARLOS RODRÍGUEZ-MERCHÁN

HORTENSIA DE LA CORTE-RODRÍGUEZ

INTRODUÇÃO

As manifestações musculoesqueléticas da hemofilia são consequência direta de seu sintoma principal, a hemorragia intra-articular (hemartrose) ou intramuscular (hematoma muscular). A frequência e a intensidade dos sangramentos estão relacionadas aos níveis de fator sanguíneo da coagulação circulante e a uma variabilidade na tendência hemorrágica de cada paciente, que parece estar associada a variáveis genéticas, moleculares e físicas. Os pacientes com hemofilia grave sem tratamento adequado apresentam sangramentos espontâneos em idade precoce e desenvolvem artropatia no início da idade adulta. Aqueles com hemofilia moderada costumam apresentar sangramentos secundários a traumatismos e também podem desenvolver artropatia, embora isso seja menos frequente e incapacitante. Os pacientes com hemofilia leve costumam ser diagnosticados tardiamente, depois de algum sangramento pós-traumático excessivo.

É frequente que os sangramentos sejam maiores durante a infância e melhorem depois da adolescência. As manifestações clínicas são iguais nos pacientes com hemofilia A e B, dentro do mesmo grau de gravidade. As alterações do aparelho locomotor são a maior causa de morbidade nos pacientes hemofílicos, tendo um grande impacto em sua qualidade de vida.

O objetivo deste capítulo é revisar os conceitos básicos sobre a fisiopatologia dos problemas musculoesqueléticos da hemofilia, fundamentalmente a sinovite crônica hemofílica, as lesões da cartilagem articular, os hematomas musculares, os pseudotumores e a densidade mineral óssea.

CONCEITOS BÁSICOS

As hemorragias articulares constituem a patologia musculoesquelética mais importante, uma vez que representam 75 a 85% de todos os sangramentos que ocorrem no paciente com hemofilia.

O sangramento intra-articular vem da membrana sinovial, tendo origem no plexo subsinovial. Sem tratamento, qualquer paciente com hemofilia grave sofrerá hemorragia intra-articular ou hemartrose a partir de 2 a 5 anos de idade e desenvolverá artropatia na terceira década de vida. Não há diferenças clínicas entre pacientes com hemofilia A e B, as quais, em suas formas graves e sem tratamento, podem ocasionar de 30 a 35 hemartroses por ano. O tratamento profilático (profilaxia primária) precoce demonstrou que pode melhorar o quadro, mas não eliminar a doença.

Qualquer articulação diartroidal das extremidades pode sofrer hemartrose. O joelho, o cotovelo e o tornozelo são as articulações mais afetadas, nessa ordem de frequência, constituindo, todas elas, 80% das hemartroses em pacientes com hemofilia grave. O quadril, o ombro e o punho são menos afetados, e o sangramento das pequenas articulações de mão ou pé é pouco frequente. Não se sabe ao certo a razão de algumas articulações serem mais afetadas do que outras. Já foi sugerido, a esse respeito, que os fatores biomecânicos e os microtraumatismos que passam despercebidos podem ser importantes.

As hemartroses espontâneas, secundárias a microtraumatismos sobre a membrana sinovial, são mais comuns nas articulações complexas, uma vez que o tecido sobre a sinovial é originário do sangramento. As amplas superfícies sinoviais presentes no joelho e no cotovelo, junto às forças de rotação, provocariam o sangramento. As articulações com tendência a sangramentos recorrentes são definidas como articulações-alvo, ou seja, aquelas que apresentam maior frequência de sangramentos e maior dano articular, destacando-se cotovelos, joelhos e tornozelos.

Foi comprovado que há pacientes com lesões articulares nos quais não se detectou qualquer hemartrose ou que receberam esse diagnóstico poucas vezes, mas que, mesmo assim, desenvolveram artropatia. Assim, parece que existem hemorragias subclínicas que passam despercebidas e são responsáveis pelo dano articular.

As manifestações clínicas das hemartroses são dor, inflamação, distensão articular e impotência funcional (Figura 1). Muitos pacientes descrevem uma "aura" prodrômica, com leve incômodo e sensação de formigamento, seguida de uma leve limitação articular que pode durar até 1 hora. Geralmente, a hemorragia afeta uma única articulação, embora, em certas ocasiões, possam sangrar duas ou mais simultaneamente.

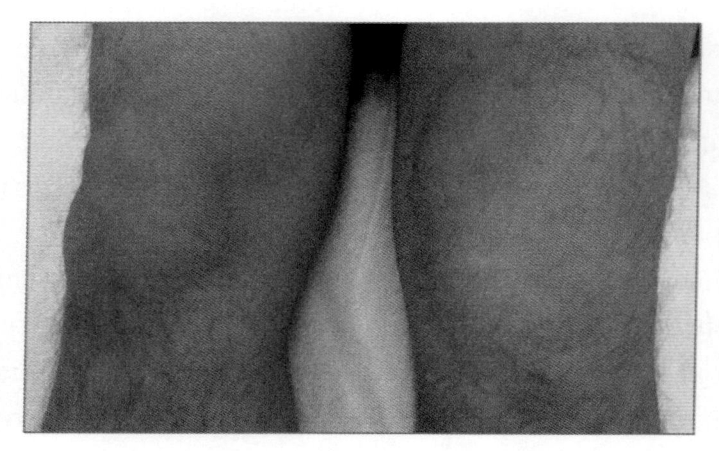

Figura 1 Hemartrose de joelho esquerdo. Nota-se a diferença de volume em relação ao joelho contralateral.

A artropatia hemofílica (AH) é a consequência de repetidos sangramentos nas cavidades articulares e caracteriza-se por dois traços fundamentais: a sinovite crônica e a destruição da cartilagem, isto é, a AH apresenta características inflamatórias e degenerativas em comum com a artrite reumatoide (AR) (Tabela 1).[1-3] Utilizando-se o microscópio eletrônico, foram observados depósitos de ferro em 75% das células da camada íntima em pacientes com AH; o mesmo foi observado em apenas 25% dos pacientes com artropatia reumática (AR), sendo uma das características diferenciais mais importantes entre as doenças.

TABELA 1 Artropatia hemofílica e artropatia reumática, duas doenças com características similares

	Artropatia hemofílica	Artropatia reumática
Origem	Sangramento local	Autoimune
Genética	Sim	Não, mas possui papel parcial do HLA DR4/1
Inflamação	Reativa	Mediação imune
Infiltração de células T	Possível	Sim
Defeitos mesenquimais tardios	Sim	Sim
Citocinas	Possíveis	Certamente (TNF e outras)
Depósito de ferro	Abundante	Escasso
Tratamento	Local	Inicialmente sistêmico, depois local

TNF: fator de necrose tumoral; HLA: antígeno leucócito humano.

A exposição a mínimas quantidades de sangue é suficiente para causar dano articular. As complicações ortopédicas são mais graves em pacientes com hemofilia que tenham desenvolvido inibidor do que naqueles que não desenvolveram.

Quando a artropatia já é evidente, podem aparecer cistos subcondrais, que estão ligados ao espaço articular e são similares aos da artrose degenerativa (Figuras 2 e 3). Esses cistos costumam se expandir para a articulação, destruindo a cartilagem, mas, às vezes, vão em direção à metáfise, causando lesões osteolíticas e fraturas patológicas. Sua presença é mais frequente no membro inferior, onde costumam aparecer na tíbia proximal e na tíbia distal, afetando as articulações do joelho e do tornozelo (Figura 3). No que se refere ao membro superior, podem aparecer no olécrano, afetando o cotovelo ou a cabeça umeral no ombro.

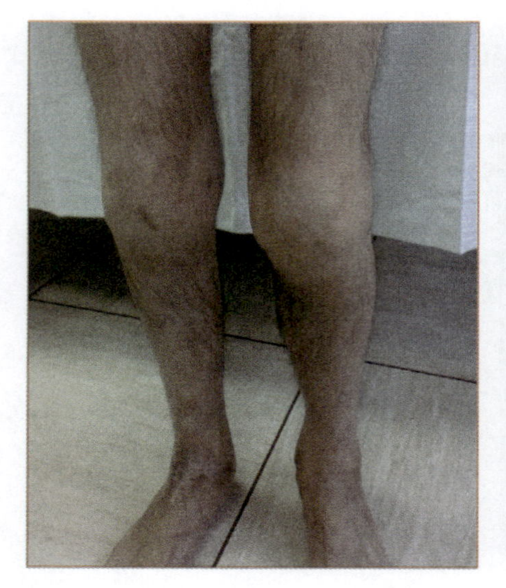

FIGURA 2 Artropatia hemofílica em ambos os joelhos, mais intensa no joelho esquerdo (deformidade em flexo).

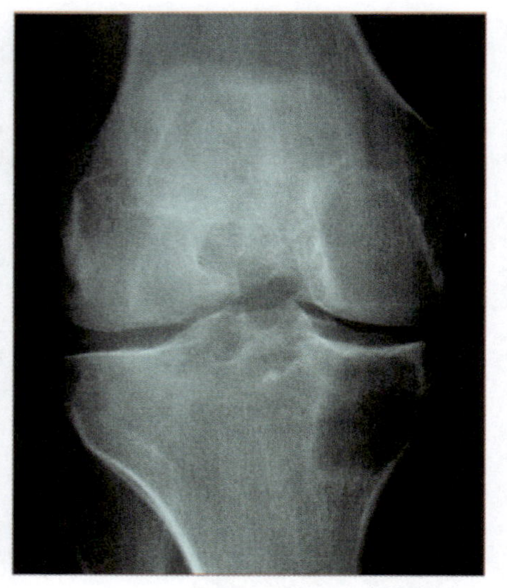

FIGURA 3 Artropatia hemofílica de joelho. Notam-se mudanças radiográficas degenerativas e cisto subcondral na tíbia proximal, típico de hemofilia.

Outro achado de artropatia evoluída é a presença de deformidade articular, com alteração das linhas de carga do membro. Nas crianças, lesões aparentemente banais podem alterar não apenas a funcionalidade da articulação, mas também a estrutura do osso, causando deformidade por alongamento ósseo, em razão de um sobrecrescimento epifisário, ou por encurtamento ósseo, em decorrência de uma fusão epífise-metafisária. Por outro lado, as hemartroses crônicas podem causar deformidade articular fixa, por causa de uma posição antiálgica persistente (Figura 2).

Os mecanismos biológicos pelos quais ocorre o dano articular a partir das hemartroses não são completamente conhecidos, embora a participação do ferro pareça ser fundamental. Em linhas gerais, uma vez controlado o problema hemostático, o infiltrado leucocitário e a reabsorção do líquido na articulação causam menor proliferação de vasos neoformados e diminuição da hipertrofia e da hiperplasia sinovial.

No estabelecimento da cronicidade, são especialmente importantes os depósitos de ferro secundários às hemartroses de repetição. Como esses depósitos não podem ser eliminados, armazenam-se nos sinoviócitos da membrana sinovial, em forma de hemossiderina, aumentando a resposta inflamatória (que é o início da destruição articular). Nas zonas de contato com a cartilagem hialina, a sinovial transforma-se em tecido de granulação, que invade e destrói progressivamente a cartilagem, dando lugar à AH.

SINOVITE CRÔNICA HEMOFÍLICA

A membrana sinovial faz parte da cobertura interna da cápsula sinovial articular. É um tecido formado por uma camada subíntima e uma camada íntima, sendo que a primeira apresenta tecido colágeno e vasos sanguíneos e linfáticos e a segunda apresenta sinoviócitos A (macrófagos) e B ou fibroblastos. Essas células são encarregadas de sintetizar e segregar componentes do líquido sinovial que intervêm na nutrição e na lubrificação articular. Nos sinoviócitos tipo A, condensa-se a hemossiderina procedente do sangue, reabsorvida depois das hemartroses, enquanto os sinoviócitos tipo B possuem maior atividade metabólica.

A sinovite crônica é uma das complicações mais precoces da hemofilia, e a sinovite hemofílica é um transtorno proliferativo do tecido sinovial. Poucas horas depois do sangramento em uma articulação, ocorre a distensão da cápsula articular, seguida por uma reação aguda do tecido sinovial, com infiltração de leucócitos polimorfonucleares (PMN) e, posteriormente, de monócitos e linfócitos (Figura 4). Os episódios agudos de hemartrose costumam ser resolvidos em 1 semana, quando o sangue é progressivamente eliminado da articulação pelas células sinoviais e pelos macrófagos. Contudo, após repetidas hemartroses, a capacidade de eliminar o sangue é menor e, por isso, ele permanece por mais tempo na articulação. Isso leva à formação de um depósito de ferro, proveniente das hemácias, na membrana sinovial.

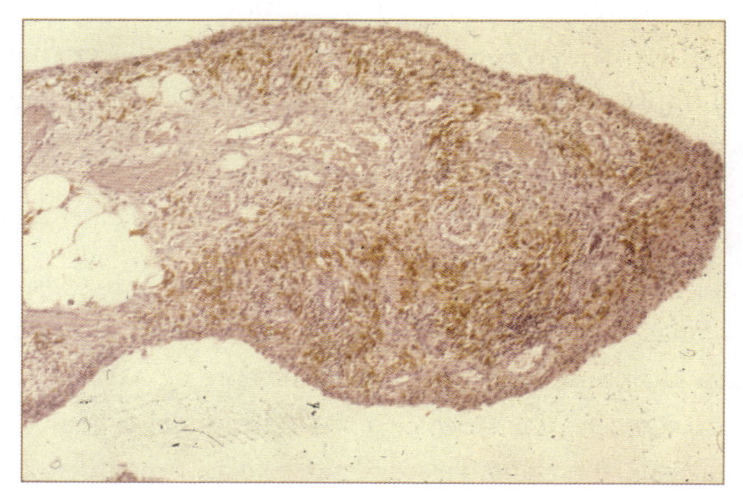

Figura 4 Imagem microscópica de tecido sinovial de um paciente hemofílico. Observam-se infiltrado de células inflamatórias e depósitos de ferro, característicos da sinovite hemofílica.

Após sucessivas hemorragias, ocorre uma acumulação progressiva de ferro em forma de hemossiderina fagocitada e não eliminada. Acredita-se que essa hemossiderina é um desencadeante maior da sinovite crônica, estando o ferro envolvido na proliferação tanto das células sinoviais quanto na das células vasculares. Embora uma membrana sinovial normal seja fina e majoritariamente avascular, a proliferação da sinovial e a neovascularização da camada subíntima causam um tecido sinovial inflamado, viloso, friável e muito vascularizado, o que o torna mais suscetível a posteriores hemorragias decorrentes de mínimos estímulos. Assim, começa o círculo vicioso hemartrose-sinovite-hemartrose, que faz com que uma sinovite aguda se cronifique.

Dados recentes destacam o papel do ferro no desenvolvimento da AH, principalmente na indução das mudanças sinoviais. A presença de depósitos de ferro, que é claramente detectável por ressonância magnética (RM) nas articulações de pacientes com hemofilia, é indicativa da gravidade da AH. Em pacientes com hemofilia operados do joelho, os depósitos de ferro estão em zonas localizadas da sinovial, mostrando infiltração linfocítica difusa e neovascularização nas camadas subíntimas. Quando esses tecidos são cultivados *in vitro*, eles sintetizam maiores quantidades de citocinas pró-inflamatórias, como as interleucinas 1 (IL-1) e 6 (IL-6) e o fator de necrose tumoral alfa (TNF-alfa), do que os tecidos sinoviais sãos.

É possível que o ferro atue por meio da indução de genes envolvidos na proliferação de células sinoviais e na síntese de citocinas inflamatórias. O ferro pode ser responsável pela expressão aberrante dos oncogenes *c-myc* e *mdm2*, resultando em mudanças proliferativas patológicas *in vitro*, além de aumentar a expressão do proto-oncogene *c-myc* e a proliferação de células sinoviais humanas de forma dose-dependente.[4]

O ferro também induz à expressão de *mdm2*, que diminui a atividade da proteína p-53 ligada ao supressor tumoral, resultando na anulação da apoptose das células sinoviais (Figura 5). É importante destacar que a proteína p-53 ligada ao supressor tumoral ajuda as células a manter sua integridade genômica e coordena a resposta celular ao dano do ácido desoxirribonucleico (ADN), induzindo a detenção do ciclo celular ou a apoptose. A desativação da p-53 é um dos acontecimentos mais frequentes que levam à transformação neoplásica.

Contudo, o ferro não é o único elemento responsável pela proliferação das células sinoviais. Quando são cultivadas células sinoviais primárias com hemoglobina, sangue total ou em meio padrão (controle), observa-se um aumento de 56% no número de células no grupo da hemoglobina e de 118% no grupo de sangue total. Assim, além da hemoglobina (enzimas ou citocinas produzidas pelos leucócitos), existem outros fatores no sangue total que podem estar envolvidos no desenvolvimento da sinovite hemofílica.

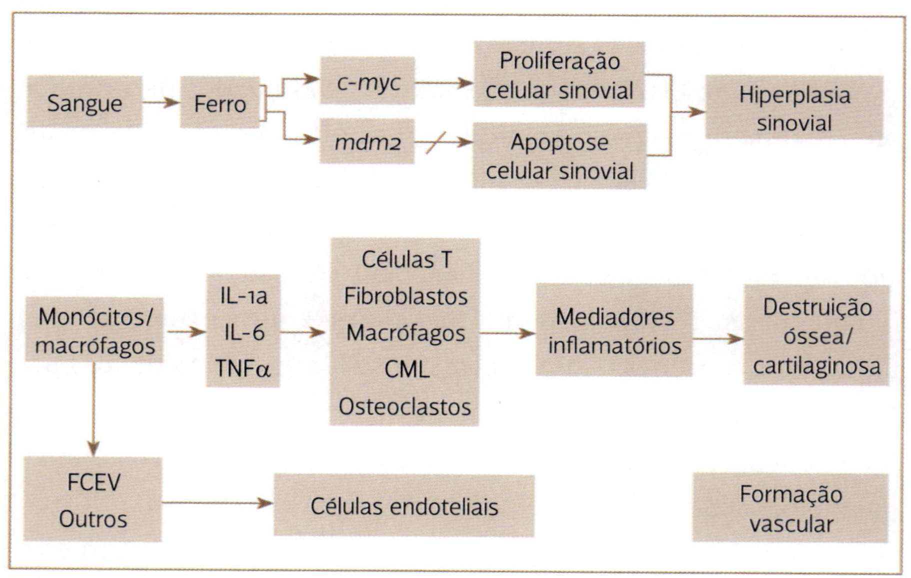

FIGURA 5 Biopatologia da artropatia hemofílica.[4]

CML: células musculares lisas; TNF: fator de necrose tumoral; FCEV: fator de crescimento endotelial vascular.

As mudanças microscópicas incluem a hiperplasia dos sinoviócitos tipo B, uma marcada reação angiomatosa e a fibrose subintimal. Macroscopicamente, o abundante depósito de ferro sinovial intra e extracelular causa um aspecto de cor marrom (hemossiderótica) desse tecido. Em geral, a imagem morfológica da sinovial difere segundo a idade do paciente e provavelmente está relacionada ao número de hemartroses, sendo vilosa e hiperêmica em jovens e fina e fibrosa em adultos. Parece que o excesso de coágulos intra-articulares não pode ser resolvido totalmente pelo sistema fibrinolítico, e sua organização faz com que surjam aderências fibróticas. Assim, a membrana sinovial passa progressivamente de um tecido hiperêmico para um tecido fibroso. Frequentemente, a sinovite hemofílica é detectada entre 6 e 16 anos de idade, manifestando-se clinicamente como uma massa consistente palpável que corresponde à sinovial engrossada (Figura 6).

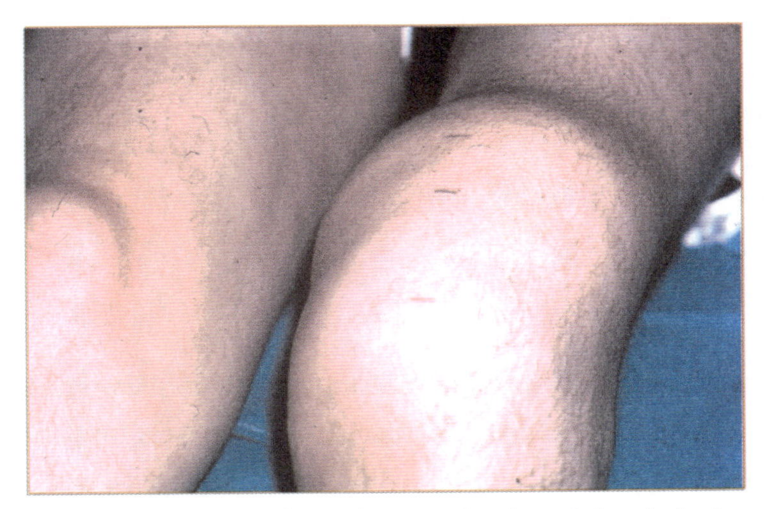

Figura 6 Imagem clínica de uma sinovite crônica de joelho esquerdo em uma pessoa com hemofilia. Observam-se o tamanho do joelho esquerdo e a massa consistente que corresponde à sinovial engrossada em comparação ao joelho contralateral.

É importante conhecer as características clínicas que diferenciam a sinovite crônica da hemartrose. Fazer um correto diagnóstico diferencial é fundamental para estabelecer pautas de tratamento adequadas (Tabela 2).

TABELA 2 Diagnóstico diferencial entre sinovite crônica e hemartrose

	Hemartrose	Sinovite crônica
Instauração	Aguda	Crônica
Dor	Intensa	Mínima
Exploração	Quente, branda, sensível	Quente, consistente, instável
Mobilidade articular	Marcada limitação	Normal ou levemente diminuída nos limites do percurso (principalmente na flexão máxima)
Contratura	Em flexão (posição antiálgica)	Sem
Balanço muscular	Inferior a 3	Praticamente normal
Resposta ao tratamento	Responde rapidamente à administração de tratamento hematológico substitutivo. Escassa resposta à medicação analgésica ou anti-inflamatória	Não responde rapidamente ao tratamento hematológico substitutivo. Responde a corticosteroides ou anti-inflamatórios

Um modelo experimental de sinovite hemofílica em um rato constatou que essa sinovite caracteriza-se por seis mudanças histológicas principais: hiperplasia sinovial, vascularização, alteração da coloração pela hemossiderina, presença de sangue (eritrócitos), formação de vilosidades e erosão da cartilagem.[4]

Quatorze dias depois de um sangramento massivo articular, ele se resolve mesmo que os tecidos continuem mostrando uma cor marrom (em virtude da hemossiderina) e que o espaço articular se encha de infiltrado celular inflamatório denso, basicamente formado por células mononucleares. Também é evidente hiperplasia vascular. A superfície articular é irregular, com formação de *pannus*. O osso subjacente é, além disso, dismórfico.

Após 30 dias, ocorre marcada erosão da cartilagem e do osso subcondral. Esses traços indicam que as mudanças a longo prazo, tipicamente observadas nos pacientes com AH avançada, podem ser evidentes depois de uma única hemartrose massiva.

DESTRUIÇÃO DA CARTILAGEM ARTICULAR

As hemartroses recorrentes na hemofilia levam à destruição articular. Contudo, não se conhece uma relação direta entre o número de hemartroses objetivas e a gravidade da artropatia, uma vez que não existe evidência indicando a quantidade de sangue ou quantos sangramentos são necessários para desenvolver esse dano articular nem que papel desempenham as hemartroses subclínicas. A destruição da cartilagem resulta da produção de enzimas e citocinas pelas células inflamatórias que infiltraram a membrana sinovial. Além disso, o quadro é favorecido pela distensão mecânica da cápsula articular e pelo aumento da pressão intra-articular causada pela presença de sangue, o que induz à apoptose dos condrócitos e à inibição da síntese de proteoglicanos. A cartilagem é, então, incapaz de restaurar a síntese de matriz cartilaginosa, levando a um dano articular de longa duração.

Os conhecimentos atuais indicam que a destruição da cartilagem articular aparentemente se desencadeia por um duplo mecanismo: os produtos da inflamação sinovial e o efeito lesivo direto sobre os condrócitos. Por um lado, os depósitos de ferro na sinovial como produto de degradação têm a capacidade de atrair células inflamatórias que produzem enzimas e citocinas capazes de destruir a cartilagem articular e inibir a formação de matriz cartilaginosa. Por outro, também foi sugerido que o sangue tem um efeito lesivo direto sobre o metabolismo dos condrócitos, independentemente das mudanças sinoviais. Assim, o dano na cartilagem e a sinovite crônica podem coexistir.

Estudos recentes *in vitro* mostraram mudanças irreversíveis na atividade metabólica dos condrócitos depois de uma curta exposição ao sangue. Essa exposição sanguínea de cerca de 4 dias (tempo que leva uma reabsorção natural em uma articulação humana) causa uma inibição transitória (de aproximadamente 16 dias) da síntese de proteoglicanos e um desequilíbrio no *turnover* da matriz extracelular. Por outro lado, a cartilagem imatura é mais suscetível que a madura ao dano produzido pelo sangue. Inicialmente, o que ocorre é uma perda progressiva da cartilagem hialina, fundamentalmente no nível das margens articulares. Conforme a doença avança, ocorre estreitamento do espaço articular, osteofitose, esclerose subcondral, cistos ósseos e deformidade articular. Com o tempo, desenvolve-se uma artrose incapacitante que tem como resultado final uma articulação fibrótica e destruída. Clinicamente, aparece uma articulação volumosa, dolorosa, com limitação do arco de movimento articular e, em certas ocasiões, deformidade tipicamente acompanhada de hipotrofia muscular. Outras complicações a longo prazo são: deformidade articular, necrose avascular, condrocalcinose e artrose precoce. Não existe relação entre a clínica manifesta e as alterações radiográficas.

Inicialmente, pensava-se que as mudanças sinoviais precediam o dano articular. Entre as descobertas que apoiam esse conceito, aponta-se que as enzimas lisossômicas e as citocinas produzidas pelo tecido sinovial inflamado causam dano à cartilagem. Contudo, descobertas experimentais recentes indicam que o sangue intra-articular pode ter um efeito nocivo direto sobre a cartilagem, prévio e independente de qualquer dano sinovial, ou seja, o dano articular pode ocorrer antes da inflamação sinovial.

A seguir, será demonstrado um resumo das descobertas experimentais *in vitro* e *in vivo* que apoiam esse último conceito.

Dados *in vitro*

Já foram demonstrados uma inibição da formação da matriz cartilaginosa (valorada pela síntese de proteoglicanos) e um aumento da liberação dos componentes da matriz (avaliada pela liberação de glicosaminoglicanos) dependentes da concentração de sangue total e do tempo de exposição ao mesmo. Esses efeitos, que se mantêm durante mais de 10 dias, aparecem quando a concentração de sangue total é de 10% ou superior ou quando o tempo de exposição ao sangue é de 2 dias ou mais (sendo máximos quando essa concentração é de 50% durante 4 dias). A adição de hemácias ou células mononucleares (isoladas) induz efeitos similares aos do sangue total, embora de forma mais discreta. Todos esses efeitos adversos são parcialmente prevenidos pela N-acetilcisteína, o que sugere o envolvimento de metabólitos de oxigênio no processo.

A apoptose dos condrócitos parece ser responsável por sua incapacidade de restaurar a síntese de proteoglicanos durante a recuperação, após um período curto de exposição ao sangue, levando, finalmente, à degeneração e à destruição articular. De fato, uma exposição curta da cartilagem ao sangue total ou a células mononucleares mais hemácias triplica o aumento da apoptose de condrócitos (em relação ao normal).

A apoptose condrocítica explica-se pela ação complementar das células vermelhas (sangue direto) e mononucleares (células inflamatórias). O que ocorre é uma transformação dos metabólitos de oxigênio produzidos pelos condrócitos (mediada pelas citocinas) em radicais hidroxila tóxicos, catalisada pelo ferro das hemácias, o que leva à morte dos condrócitos.

Dados *in vivo*

Para confirmar os dados *in vivo*, os joelhos direitos de cães foram injetados duas vezes com sangue autólogo nos dias 0 e 2. No dia 4, observaram-se uma redução do conteúdo e da síntese de proteoglicanos na matriz cartilaginosa, além de aumento da liberação de proteoglicanos e uma grande quantidade de colágeno desnaturalizado (em comparação aos joelhos esquerdos, que serviram de controle). No dia 16, a síntese e a liberação de proteoglicanos aumentaram significativamente, apesar de permanecerem baixos. Contudo, nunca mais foi detectado efeito positivo sobre o colágeno. O tecido sinovial mostrou sinais de inflamação tanto no dia 4 quanto no dia 16.[5] Considerando que as mudanças da cartilagem já eram evidentes no dia 4, o efeito direto do sangue sobre a cartilagem parece preceder o efeito indireto que ocorre via inflamação sinovial.

Todos os dados experimentais demonstram que o sangue produz um efeito daninho direto sobre a cartilagem, porém esses dados não contradizem o conceito de que o dano cartilaginoso também pode ser induzido pela sinovial. Embora o número de episódios hemorrágicos requeridos para causar um dano irreversível na cartilagem não seja conhecido, os resultados experimentais corroboram as descobertas clínicas de que um pequeno número de hemorragias, e possivelmente um único episódio na infância, antes de começar o tratamento profilático, possam causar dano articular depois de uma década ou mais. Portanto, a artropatia parece ser multifatorial e estar mediada pela inflamação sinovial e pela degeneração cartilaginosa. Ambos os processos são concomitantes e, apesar de influenciarem um ao outro, provavelmente não são dependentes.

HEMATOMAS MUSCULARES E PSEUDOTUMORES

Os hematomas musculares são bastante habituais e aparecem em diferentes localizações, com a seguinte ordem de frequência: gêmeos, quadríceps, glúteos e antebraços, também podendo estar localizados em iliopsoas e dorsais. Manifestam-se clinicamente com dor e impotência funcional.

A ecografia é o exame mais útil para diagnosticar o hematoma muscular, uma vez que permite sua localização, delimita seu tamanho e determina a fase evolutiva em que se encontra. Esse exame permite também estabelecer o diagnóstico diferencial, por exemplo, entre um hematoma de psoas e uma hemartrose de quadril e/ou do reto anterior.

Esses hematomas podem causar complicações, como infecção, encurtamento musculotendinoso, atrofia muscular, paralisia nervosa periférica, ressangramento, síndrome compartimental e pseudotumor hemofílico. Por exemplo, os hematomas dos gêmeos podem dar lugar a equinismo por encurtamento do tríceps sural; já os hematomas de psoas podem provocar paralisia do nervo femoral em 37% dos casos.

Os pseudotumores hemofílicos são uma complicação pouco frequente da hemofilia, tendo sido observados em 1 a 2% dos hemofílicos A e B graves. Consiste em uma coleção de sangue encapsulada que aparece em partes moles, periósteo ou osso e que cresce em razão do sangramento recorrente e da pressão consequente em seu interior (Figura 7). Nesse sentido, podem destruir estruturas adjacentes.[6] Sua complicação mais frequente é a fratura patológica, razão pela qual devem ser tratados, mesmo que sejam assintomáticos, até seu total desaparecimento.

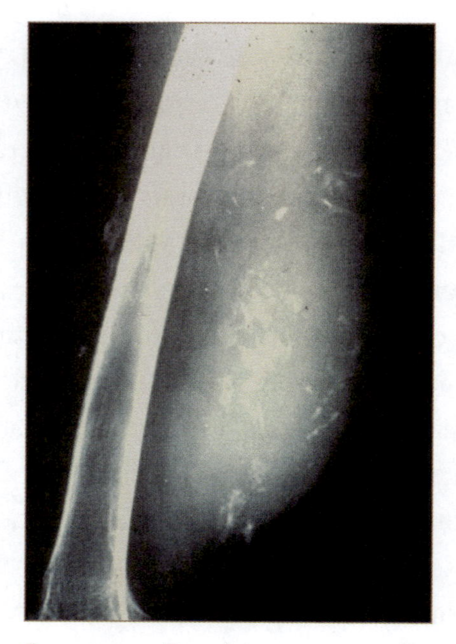

FIGURA 7 Pseudotumor na região femoral de um paciente hemofílico. Observa-se massa ovoide com calcificações na zona posterior do fêmur.

DENSIDADE MINERAL ÓSSEA EM HEMOFILIA

A redução da densidade mineral óssea é um problema de saúde usual nos pacientes com hemofilia moderada e grave.[7] A diminuição da mobilidade articular e da atividade física, a presença de inibidor, a deficiência de vitamina D e as infecções pelo vírus da hepatite C (HCV) ou pelo vírus da imunodeficiência humana (HIV) são os fatores de risco mais frequentes.[8]

Um estudo que analisou a densitometria de 62 pacientes hemofílicos concluiu que 43,5% deles apresentavam osteopenia e 25,8% apresentavam osteoporose. A menor densidade mineral óssea do colo do fêmur foi relacionada ao maior número de articulações afetadas e/ou à gravidade da artropatia, que condiciona inatividade por amiotrofia e menor função articular.[9]

Alguns autores acreditam que o uso de profilaxia com fator desde a infância pode preservar a densidade mineral óssea normal em pacientes com hemofilia grave. O nível de atividade física, em termos de intensidade e duração, parece desempenhar papel menos importante.[10]

CONSIDERAÇÕES FINAIS

A exposição a mínimas quantidades de sangue é suficiente para causar dano articular em pessoas com hemofilia. As complicações musculoesqueléticas e seu impacto sobre a qualidade de vida são mais graves nos pacientes com inibidor do que naqueles sem inibidor. Os processos biológicos pelos quais é causado o dano articular a partir das hemartroses não são completamente conhecidos, embora a participação do ferro pareça ser fundamental. Em linhas gerais, uma vez controlado o problema hemostático, o infiltrado leucocitário e a reabsorção do líquido na articulação causam menor proliferação de vasos neoformados e diminuição da hipertrofia e da hiperplasia sinovial.

No estabelecimento da cronicidade, têm especial importância os depósitos de ferro, que são secundários às hemartroses de repetição e não podem ser eliminados, armazenando-se, portanto, nos sinoviócitos da membrana sinovial, em forma de hemossiderina, e aumentando a resposta inflamatória, que é o princípio da destruição articular. Nas zonas de contato com a cartilagem hialina, a sinovial transforma-se em tecido de granulação, que invade e destrói progressivamente a cartilagem, provocando a AH.

Quando a artropatia já é manifesta, podem aparecer cistos subcondrais. Esses cistos costumam se expandir para a articulação, destruindo a cartilagem, ainda que, às vezes, se dirijam à metáfise, causando lesões osteolíticas e fraturas patológicas. A presença desses cistos é mais frequente no membro inferior.

Outra descoberta de artropatia evoluída é a presença de deformidade articular, com alteração das linhas de carga do membro. Nas crianças, lesões aparentemente banais podem alterar não apenas a funcionalidade da articulação, mas também a estrutura do osso, causando deformidade por alongamento ósseo, em função de um sobrecrescimento epifisário, ou por encurtamento ósseo, em decorrência de uma fusão epífise-metafisária. Por outro lado, as hemartroses crônicas podem causar deformidade articular fixa pela posição antiálgica mantida.

Finalmente, quase metade das pessoas com hemofilia apresenta osteopenia e aproximadamente 25% dos pacientes hemofílicos sofrem de osteoporose.

REFERÊNCIAS BIBLIOGRÁFICAS

1. Rodríguez-Merchán EC. The destructive capabilities of the synovium in the haemophilic joint. Haemophilia 1988; 4:506-10.

2. Rodríguez-Merchán EC. Effects of hemophilia on articulations of children and adults. Clin Orthop Rel Res 1966; 328:7-13.

3. Rodríguez-Merchán EC. Pathogenesis, early diagnosis, and prophylaxis for chronic hemophilic synovitis. Clin Orthop Rel Res 1997; 343:6-11.

4. Valentino LA, Hakobyan N, Rodriguez N, Hoots WK. Pathogenesis of haemophilic synovitis: experimental studies on blood-induced joint damage. Haemophilia 2007; 13(Suppl.3):10-3.

5. Roosendaal G, TeKoppele JM, Vianen ME, van den Berg HM, Lafeber FP, Bijlsma JW. Blood-induced joint damage: a canine in vivo study. Arthritis Rheum 1999; 42:1033-9.

6. Rodríguez-Merchán EC. Haemophilic cysts (pseudotumours). Haemophilia 2002; 8:393-401.

7. Mansouritorghabeh H, Rezaieyazdi Z, Rezai J. Reduced bone density in individuals with combined factor V and VIII deficiency. Haemophilia 2007; 13:340-3.

8. Gerstner G, Damiano ML, Tom A, Worman C, Schultz W, Recht M et al. Prevalence and risk factors associated with decreased bone mineral density in patients with haemophilia. Haemophilia 2009; 15:559-65.

9. Wallny TA, Scholz DT, Oldenburg J. Osteoporosis in haemophilia – an underestimated comorbility? Haemophilia 2007; 13:79-84.

10. Khawaji M, Astermark J, Kesson KA, Berntorp E. Physical activity for prevention of osteoporosis in patients with severe haemophilia on long-term prophylaxis. Haemophilia 2010; 16:495-501.

CAPÍTULO 6

Cuidados pré e pós-operatórios em pacientes hemofílicos com HIV e hepatite

JAIME LUÍS LOPES ROCHA

INTRODUÇÃO

O objetivo deste capítulo é trazer aos profissionais médicos e fisioterapeutas, bem como aos estudantes, um olhar clínico e infectológico de cuidados pré e pós-operatórios dos pacientes hemofílicos, que muitas vezes estão cronicamente infectados com HIV, hepatite B e/ou hepatite C. Em alguns momentos, as questões relacionadas diretamente ao manejo da hemofilia serão deixadas de lado para se fazer uma abordagem da prática assistencial clínica diretamente ligada às questões infectológicas. Maior ênfase será dada a questões sobre complicações infecciosas, medidas preventivas e ajustes ou cuidados com outras doenças crônicas.

Muitos autores já enfatizaram as dificuldades de se realizar artroplastia e as altas taxas de complicações nesses pacientes, além da necessidade de tratamento multidisciplinar.[1] Entretanto, a literatura mais moderna aponta que havia diversos vieses nos estudos anteriores, como maior demora em indicar artroplastia, realização em centros sem preparo ou estrutura adequada, cuidados clínicos e fisioterápicos insuficientes, e preconceito e medo de intervenção em pacientes com doenças infectocontagiosas.[2] Vale lembrar que, nas últimas três décadas, as hepatites B e C e principalmente o HIV passaram por muitas mudanças de conceitos, tratamento e prognóstico.

COMPLICAÇÕES INFECCIOSAS

A taxa de infecções profundas no pós-operatório de próteses de joelho e quadril é de aproximadamente 1 a 2% e inferior a 1%, respectivamente, nos pacientes sem hemofilia. Existe, contudo, grande variabilidade entre diferentes serviços.[3] Somente para caráter comparativo, a sobrevida de próteses de joelho em pacientes com artrite reumatoide é de cerca de 90% após 10 a 15 anos.[4,5]

Em virtude de todas as características do paciente hemofílico, já existe um aumento na taxa de complicações no pós-operatório de artroplastias, independentemente do *status* sorológico para HIV. No paciente soropositivo para HIV com CD4 inferior a 200/mm³, há dados mais antigos que sugerem taxas de infecção de até 10%.[6]

Entre as inúmeras complicações associadas à artroplastia, podem-se destacar:

- infecções tardias: infecção após as primeiras 4 a 8 semanas de pós-operatório. Há pouca chance de retenção dessa prótese em longo prazo e, muitas vezes, deve-se discutir a troca do material em um ou dois tempos, conforme características individuais e microbiológicas de cada caso.[7,8] De uma forma bastante simplista, se houver a possibilidade de se reduzir o número de intervenções sem prejuízo do resultado final, este deve ser um objetivo a se perseguir nos hemofílicos;

- infecções hematogênicas: infecção que habitualmente surge após 12 meses de sucesso incial e está associada à bacteremia de outro foco, como infecções urinárias, prostáticas, de pele, dentárias, etc. Existe a possibilidade de se tentar um tratamento com debridamento, troca dos componentes móveis e retenção da prótese, acompanhado de antibioticoterapia adequada, mas também há critérios específicos que devem ser bem avaliados para evitar esforços e gastos inúteis;[7,8]
- não infecciosas: complicações não infecciosas já foram descritas em outros capítulos, como hemartrose, luxação, fratura e outras formas de sangramento, mas as solturas assépticas (sem a presença de infecção), que são de diagnóstico muito difícil, sempre ficarão na lista de diagnósticos diferenciais das solturas por infecção.

Entre os fatores que mais contribuem com infecção pós-operatória nos pacientes hemofílicos, certamente se destacam os sangramentos periarticulares, o que justifica a importância de se tratar o paciente de forma multidisciplinar.

Não é o objetivo deste capítulo revisar os antibióticos que devem ser usados no tratamento dos casos de infecção, mas recomenda-se ser bastante agressivo no diagnóstico, lançando mão de todos os métodos de imagem e culturas de punções, para que sejam econômicos e seguros no tratamento.

Os estudos clínicos de resultados de artroplastia total do joelho (ATJ) em pacientes com hemofilia apresentaram resultados muito variados em relação à prevalência de infecção no pós-operatório

(0 a 17%) e as taxas de sobrevida do implante em 5 anos são de aproximadamente 90%.[9] Na literatura mais recente, essas taxas parecem ter sido reduzidas, com uma média de 6,9%.[10-13] No mesmo sentido, a sobrevida das próteses também parece estar melhor, chegando a 94% em 20 anos, no estudo de Goddard et al., que considerou não somente as solturas sépticas, mas também as assépticas, como *endpoint*.[13] A variabilidade nos resultados tem diversas explicações. O viés histórico (momentos diferentes da medicina em relação à hemofilia, ao HIV, à artroplastia, etc.) é a principal, mas também é possível citar diversidade de centros, recursos e critérios diagnósticos utilizados, de cirurgiões, entre outras.

Em recente estudo, a prevalência de infecção foi de 7%, o que ainda é muito superior a 1 a 2%, habitualmente observado nos pacientes sem hemofilia submetidos à ATJ. Esse mesmo grupo publicou resultados muito superiores, com taxa de 2,8%, e atribuiu a diferença às infecções tardias (variável importante na avaliação dos estudos – tempo de seguimento).[14]

PACIENTES HIV POSITIVOS

Mesmo antes de toda a evolução nos esquemas de tratamento e com a extrema melhora na qualidade de vida e na longevidade dos pacientes HIV positivos, já havia indicação para artroplastia nos pacientes com dor e incapacidade funcional (as mesmas indicações dos HIV negativos não hemofílicos). Dados mais recentes apontam que os pacientes HIV positivos bem assistidos apresentam complicações em taxas semelhantes aos HIV negativos, o que aumentou muito o otimismo das equipes cirúrgicas.[15,16]

Os riscos de complicações inerentes à imunossupressão associada ao HIV são diretamente proporcionais ao grau de imunossupressão e, nesses pacientes, os riscos de complicações por infecções oportunísticas e relacionadas ao procedimento ainda são elevados.[11] Em um trabalho com número limitado (66) de pacientes com CD4 inferior a 200, Ragni et al.[2] encontraram taxa de infecção de 13% nos primeiros 6 meses de pós-operatório. O germe mais comum nesse trabalho foi o *Staphylococcus aureus*.

Apesar dos riscos inerentes ao procedimento e às características dos pacientes, a melhora da qualidade de vida alcançada no pós-operatório justifica o risco. É importantíssimo, nesse contexto, compartilhar todas as informações e os riscos com o paciente no pré-operatório.[6,11] Eventualmente, aguarda-se, quando possível, a melhora do quadro imunológico do HIV para se realizar a artroplastia em um momento melhor.

Vale reforçar uma informação para evitar que se atrase ou desista da cirurgia nos pacientes HIV positivos: os estudos com resutados ruins são do início da epidemia de Aids e da era pré-HAART (tratamento antirretroviral altamente efetivo). Graças à qualidade do tratamento desde meados da década de 1990, atualmente a presença de HIV não é mais um empecilho ao tratamento.[12] Destaca-se, nesse item, o primeiro estudo a questionar se realmente o *status* sorológico frente ao vírus HIV alterava o prognóstico de sobrevida das próteses. Foi publicado em 2005, após mais de 200 articulações por ano de seguimento, que a incidência de infecção primária foi de 1,46 *versus* 0,98 (por 100 articulações/ano) entre HIV positivos e negativos ($p = 0,66$). Dessa forma, apesar do número limitado de pacientes acompanhados, apontava-se algo novo: não há diferença na taxa de infecção pós-prótese no paciente hemofílico com ou sem HIV.[3]

Mesmo nesses pacientes, os germes mais prevalentes repetem-se nos diferentes estudos, apontando sempre entre os mais prevalentes os *Staphylococcus aureus* e coagulase negativos, seguidos dos *Streptococci* e depois dos bacilos Gram-negativos.[6,7,14] Algumas diferenças apontadas devem ser mais bem estudadas, como o tempo para início da infecção. Diferentemente do que se poderia supor, os pacientes HIV positivos aparentemente apresentam início mais tardio que pacientes HIV negativos.[3-6]

Vale lembrar que, por uma questão de classificação, que também tem cunho prático para decisões sobre a possibilidade de se reter/salvar a prótese *versus* trocá-la (seja em um ou dois tempos), infecções que ocorrem em até 24 meses após a cirurgia costumam estar associadas ao procedimento cirúrgico e podem ser classificadas em precoces (menos de 4 a 8 semanas) ou tardias. Por outro lado, as que ocorrem após 24 meses costumam ser resultado de disseminação hematogênica.[7,8]

PACIENTES HCV POSITIVOS

As infecções pelo vírus da hepatite C (HCV) a partir de concentrado de fatores nas décadas de 1970 e 1980 ainda são um sério problema de saúde para pacientes com discrasias sanguíneas. Considera-se com a infecção quase 100% dos pacientes que receberam concentrados de fator antes das técnicas de diagnóstico e atenuação viral, independentemente da fonte do plasma.[17,18] Os pacientes tratados, na época, com crioprecipitado ou plasma fresco congelado, apesar do risco mais baixo, apresentavam altas taxas de infecção, mesmo com um único episódio de transfusão.

Alguns pontos precisam ser mais esclarecidos no quesito hepatite C e hemofilia. Cerca de 20% dos pacientes evoluem com erradicação espontânea do vírus – a sorologia continua positiva, porém técnicas moleculares, como PCR (carga viral qualitativa), não apontam a presença do vírus.[19] Já os pacientes que não evoluíram para a cura espontânea apresentaram infecção crônica pelo HCV que pode ficar silenciosa por décadas ou estar associada a sinais e sintomas inespecíficos (mal-estar, letargia, artrites recorrentes). A inflamação crônica do fígado pode levar à fibrose progressiva e, eventualmente, à cirrose. Cerca de 30% dos pacientes hemofílicos infectados cronicamente com HCV já desenvolveram fibrose progressiva, alcançando cirrose em estágio terminal e/ou hepatocarcinoma (HCC).[20]

Assim, fica claro que os principais objetivos são a erradicação do HCV e a prevenção da progressão da doença. Idealmente, busca-se a cura antes que a cirrose esteja instalada, não somente para se prevenir a doença hepática em fase terminal, mas também para reduzir a incidência de HCC. Não é surpresa que um número significativo de hemofílicos se apresenta coinfectado com HIV e HCV, mas talvez seja surpresa para muitos profissionais da saúde a informação de que, hoje, graças ao excelente controle do HIV pelo HAART, as doenças hepáticas são a principal causa de morte desses pacientes coinfectados. Nos últimos anos, houve também grandes avanços na investigação e no tratamento dos pacientes com HCV. Esses avanços podem ser verificados nas diretrizes e nos *guidelines* recentes, nacionais e internacionais.[21,22]

Resumidamente, pode-se dizer que o tratamento da HCV nos pacientes hemofílicos segue os mesmos princípios dos demais pacientes, sendo habitualmente composto por ribavirina em associação com interferon peguilado. Métodos não invasivos de avaliação da presença de fibrose/cirrose são mais utilizados, evitando-se a biópsia hepática em muitos casos. Uma metanálise do tratamento de HCV em pacientes hemofílicos apresentou taxas de cura em torno de 61% para pacientes HIV negativos (45% para genótipo 1 e 79% para genótipo não 1).[23]

Outro ponto muitas vezes esquecido pelo profissional de saúde é o fato de as indicações de transplante hepático em pacientes com hemofilia infectados com HCV serem as mesmas dos pacientes sem hemofilia. Igualmente, pacientes com HIV controlado também podem ser candidatos para transplante, apesar do prognóstico menos favorável para esse cenário.[24]

OUTRAS HEPATITES

De forma muito simplista, pode-se dizer que a hepatite B costuma ser um problema secundário nos pacientes de artroplastia com hemofilia, devido à menor prevalência e também ao bom controle terapêutico. A menor prevalência decorre de políticas de longa data de vacinação e de triagem dos fatores de coagulação. Outro ponto digno de nota é a alta taxa de "cura" (soroconversão) dos pacientes adultos infectados com hepatite B e o controle com medicamentos. É fundamental lembrar que os eventuais portadores crônicos podem vir a fazer um *flare* (reagudização) do quadro em virtude do uso de corticosteroides e outros imunossupressores.

A hepatite A não é uma hepatite crônica e todos os pacientes devem ser vacinados em caso de sorologia desconhecida ou negativa.

ACIDENTES COM MATERIAIS BIOLÓGICOS

Um ponto ao qual todo profissional de saúde deve dar atenção é sua segurança pessoal. Basta lembrar que se trabalha com risco biológico e que já houve, no passado, casos de aquisição de HIV e hepatite B e/ou C por meio de acidentes com materiais biológicos.

O primeiro relato de HIV adquirido durante o exercício da profissão é de 1984, sendo que a grande maioria resulta da exposição perfurocutânea a sangue contaminado. Alguns estudos prospectivos estimaram o risco de transmissão de HIV após exposição percutânea a sangue contaminado em 0,3% (intervalo de confiança 95% = 0,2 a 0,5%). O risco após exposição da mucosa é inferior e estimado em 0,09% (intervalo de confiança 95% = 0,006% a 0,5%).

Apesar de a maioria dos profissionais preocupar-se somente com HIV, é importante saber que o risco de aquisição de hepatites nesses acidentes é muito superior. Para se ter uma ideia geral do assunto, a estimativa de risco de aquisição de hepatite B é de 6 a 30% e a de hepatite C é de 3 a 10%. Em um estudo nacional com mais de 1.300 casos reportados, dos quais 90% foram lesões percutâneas com agulhas, percebe-se grande associação ao descarte inadequado de agulhas e ao hábito inadequado de recapá-las.[25]

Guidelines de atendimento dessas situações vão além do objetivo deste capítulo, mas, de forma sucinta e direta, aconselha-se:

- verificar o *status* sorológico contra hepatite B e atualizar a carteira de vacinação;
- em caso de acidente, suspender as atividades imediatamente e seguir as orientações preventivas da instituição, que, habitualmente, incluem limpeza do local, avaliação do risco, coleta de exames, tratamento preventivo e seguimento sorológico.

OUTROS ASPECTOS CLÍNICOS E INFECTOLÓGICOS

Mesmo antes de se considerar os aspectos das doenças descritas (hemofilia, HIV, hepatites), deve-se ter em mente que existe uma pessoa com outros riscos potenciais por trás de cada um dos pacientes que será submetido à artroplastia. Deve-se avaliar o paciente de forma holística, sem esquecer dos riscos cardiológicos, vasculares, pulmonares, etc. Um ponto importante é avaliar a qualidade da pele no sítio cirúrgico e tentar melhorá-la ao máximo. Também se deve pensar que toda cirurgia é uma oportunidade para atualizar o calendário vacinal do paciente, com destaque especial para vacinas contra gripe, pneumococo e tétano.

Não existe diferença no esquema de antibioticoprofilaxia, na droga, na dose ou no esquema para o paciente em questão, independentemente do seu *status* de hemofílico, portador de HIV ou HCV. O que pode existir é uma maior atenção à condição de colonização por germes multirresistentes e, nesse caso, deve-se proceder com ajustes no esquema de profilaxia (p.ex., *swab* nasal para pesquisa de portador de MRSA com descolonização prévia ou paciente com histórico recente de infecção ou colonização por Gram-negativo multirresistente). O uso de cimento com antibióticos continua muito controverso como uma política de prevenção.

Acima de tudo, deve-se aderir de forma incondicional à técnica adequada de lavagem de mãos em todos os momentos e seguir as orientações locais de medidas de controle de infecção hospitalar.

CONSIDERAÇÕES FINAIS

- Os pacientes hemofílicos têm taxas discretamente aumentadas de infecção no pós-operatório de artroplastias quando comparados aos pacientes não hemofílicos;
- atualmente, hemofílicos HIV positivos e negativos têm prognóstico e riscos semelhantes para artroplastia, desde que o HIV esteja bem manejado;
- hemofílicos HCV positivos e negativos têm prognóstico semelhante para artroplastias;
- as indicações de cirurgia não se modificam pelo *status* sorológico do paciente;

- a equipe multidisciplinar deve estar atenta ao *status* sorológico do paciente para, na eventualidade de um acidente, buscar atendimento imediatamente. No entanto, isso não modifica os cuidados e o carinho necessários com o paciente.

REFERÊNCIAS BIBLIOGRÁFICAS

1. Vastel L, Courpied JP, Sultan Y, Kerboull M. Knee replacement arthroplasty in hemophilia: results, complications and predictive elements of their occurrence. Rev Chir Orthop Reparatrice Appar Mot 1999; 85(5):458-65.
2. Ragni MV, Crossett LS, Herndon JH. Postoperative infection following orthopaedic surgery in human deficiency virus-infected hemophilics with cd4 counts < 200/mm3. J Arthropl 1995; 10:716-21.
3. Powell DL, Whitener CJ, Dye CE, Ballard JO, Shaffer ML, Eyster ME. Knee and hip arthroplasty infection rates in persons with haemophilia: a 27 year single center experience during the HIV epidemic. Haemophilia 2005; 11:233-9.
4. Duffy GP, Trousdale RT, Stuart MJ. Total knee arthroplasty in patients 55 years old or younger, 10 to 17 year results. Clin Orthop 1998; 356:22-7.
5. Rodriguez JA, Saddler S, Edelman S, Ranawat CS. Long-term results of total knee arthroplasty in class 3 and 4 rheumatoid arthritis. J Arthroplasty 1996; 11:141-5.
6. Rodríguez-Merchán EC. Aspects of current management: orthopaedic surgery in Haemophilia. Haemophilia 2012; 18:8-16.
7. Zimmerli W, Trampuz A, Ochsner PE. Current concepts: prosthetic joint infections. N Engl J Med 2004; 351:1645-54.
8. Giulieri SG, Graber P, Ochsner PE, Zimmerli W. Management of infection associated with total hip arthroplasty according to a treatment algorithm. Infection 2004; 32:222-8.
9. Rodríguez-Merchán EC. Total knee replacement in haemophilic arthropathy. J Bone Joint Surg Br 2007; 89:186-8.
10. Rodríguez-Merchán EC. Total joint arthroplasty: the final solution for knee and hip when synovitis could not be controlled. Haemophilia 2007; 13(Suppl.3):49-58.

11. Rodríguez-Merchán EC. Total knee arthroplasty in patients with haemophilia who are HIV-positive. J Bone Joint Surg Br 2002; 84:170-2.

12. Solimeno LP, Mancuso ME, Pasta G, Santagostino E, Perfetto S, Mannucci PM. Factors influencing the long-term outcome of primary total knee replacement in haemophiliacs: a review of 116 procedures at a single institution. Brit J Haematol 2009; 145:227-34.

13. Bae DK, Yoon KH, Kim HS, Song SJ. Total knee arthroplasty in hemophilic arthropathy of the knee. J Arthroplasty 2005; 20:664-8.

14. Rodríguez-Merchán EC, Gomez-Cardero P, Jimenez-Yuste J. Infection after total knee arthroplasty in haemophilic arthropathy with special emphasis on late infection. Haemophilia 2011; 17:e831-e848.

15. Habermann B, Eberhardt C, Hovy L, Zichner L, Scharrer I, Kurth AA. Total hip replacement in patients with severe bleeding disorders. A 30 years single center experience. Int Orthop 2007; 31:17-21.

16. Miles J, Rodríguez-Merchán EC, Goddard NJ. The impact of haemophilia on the success of total hip arthroplasty. Haemophilia 2008; 14:81-4.

17. Alter HJ. Post transfusion hepatitis: clinical features, risk and donor testing. Prog Clin Biol Res 1985; 182:47-61.

18. Aymard JP, Janot C, Gayet S, Guillemin C, Canton P, Gaucher P et al. Post transfusion non-A, non-B hepatitis after cardiac surgery. Vox Sanguis 1986; 51:236-8.

19. Lee CA. Hepatitis C infection and its management. Haemophilia 2000; 6:133-7.

20. Posthouwer D, Makris M, Yee TT, Fischer K, van Veen JJ, Griffioen A et al. Progression to end-stage liver disease in patients with inherited bleeding disorders and hepatitis C: an international, multicenter cohort study. Blood 2007; 109:3667-71.

21. Wilde JT, Mutimer D, Dolan G, Millar C, Watson HG, Yee TT et al. UKHCDO guidelines on the management of HCV in patients with hereditary bleeding disorders. Haemophilia 2011; 17:e877-e83.

22. Brasil. Ministério da Saúde. Secretaria de Vigilância em Saúde. Departamento de DST, Aids e Hepatites Virais. Protocolo clínico e diretrizes terapêuticas para hepatite viral c e

coinfecções. Disponível em: http://portal.saude.gov.br/portal/arquivos/pdf/protclinicodiretrizesterahepatitec.pdf. Acessado em: 20/6/2012.

23. Franchini M, Mengoli C, Veneri D, Mazzi R, Lippi G, Cruciani M. Treatment of chronichepatitis C in haemophilic patients with interferon and ribavirin: a meta-analysis. J Antimicrob Chemother 2008; 61:1191-200.

24. Duclos-Vallee JC, Feray C, Sebagh M. THEVIC Study Group Survival and recurrence of hepatitis C after liver transplantation in patients coinfected with human immunodeficiency virus and hepatitis C virus. Hepatology 2008; 47:407-17.

25. Grande Gimenez Marino C, El-Far F, Barsanti Wey S, Servolo Medeiros EA. Cut and puncture accidents involving health care workers exposed to biological materials. Braz J Infect Dis 2001; 5(5):235-42.

CAPÍTULO 7

Cirurgia ortopédica em pacientes com anticorpos inibidores: uma perspectiva do hematologista

PAUL L. F. GIANGRANDE

INTRODUÇÃO

Os avanços no tratamento da hemofilia nas últimas décadas levaram a um aumento significativo da expectativa de vida, que agora se aproxima da observada na população geral em países desenvolvidos. Após o perigo de doenças infecciosas, como o vírus da imunodeficiência humana (HIV) e a hepatite, ter sido eliminado, o risco de desenvolvimento de anticorpos inibidores passou a ser visto, de modo geral, como a consequência mais grave associada à terapia de reposição.

Os pacientes com inibidores também foram beneficiados pelos avanços no tratamento. Em um estudo do Reino Unido, o risco cumulativo de desenvolver anticorpos inibidores entre as idades de 5 e 75 anos foi de 16 e 36%, respectivamente, para a hemofilia A grave.[1] O desenvolvimento de inibidores foi associado ao dobro da mortalidade para indivíduos sem HIV no período de 1977 a 1992. Por outro lado, a presença desses anticorpos deixou de ser associada ao aumento da mortalidade no período de 1993 a 1999.

Os autores desse estudo sugerem que essa redução na mortalidade provavelmente foi uma consequência da disponibilização de tratamentos melhores para os episódios de sangramento, assim como da tolerância imunológica. Embora atualmente os pacientes com hemofilia complicada por anticorpos inibidores vivam mais tempo, essa boa notícia é anulada pelo ônus relevante da doença articular, que está associada a um impacto negativo sobre a qualidade de vida.

Uma pesquisa multicêntrica que incluiu 52 pacientes italianos com anticorpos inibidores documentou problemas como sinovite, instabilidade articular, atrofia muscular e contraturas em flexão em uma proporção significativa dos pacientes.[2] Isso se traduziu em um impacto adverso significativo no cotidiano: 55% referiram problemas em atividades habituais, 67% tiveram problemas com mobilidade, 75% apresentaram queixa de dor/desconforto e 33% relataram problemas com o cuidado próprio. Assim, foi observada uma clara relação inversa entre a condição ortopédica e a qualidade de vida medida segundo os questionários genéricos EQ-5D e SF-36.[3] Um estudo internacional rendeu resultados semelhantes, com 9/38 (24%) dos homens hemofílicos em idade de 14 a 35 anos com anticorpos inibidores e dependentes de cadeira de rodas.[4]

Até pouco tempo atrás, era consenso a opinião de que a presença de anticorpos contra os fatores VIII ou IX constituía contraindicação para as cirurgias eletivas. Embora esteja claro que este deixou de ser o caso, uma revisão crítica da literatura também torna evidente o fato de a cirurgia, nessas situações, não ser de todo obrigatória e sem risco. Os primeiros dados publicados sobre cirurgias bem sucedidas em pacientes com anticorpos inibidores envolveram, na verdade, procedimentos muito simples, como a sinovectomia radioativa, e não artroplastias ou outros tipos de cirurgias de grande porte. Também é verdadeiro dizer que, em vários desses primeiros casos, foram usadas doses muito baixas de agentes agudos de desvio (agentes de *bypass*), o que ajuda a explicar a incidência relativamente mais alta de problemas relatados nesses trabalhos.[5,6] A experiência mais recente com FEIBA® (Baxter) e fator VIIa recombinante ativado foi muito mais positiva.[7-11] Assim, é importante que somente os regimes de tratamento mais modernos sejam usados ao se planejar cirurgias em pacientes com anticorpos inibidores.

ESCOLHA DE PRODUTOS

De modo geral, não é viável realizar cirurgias com concentrados convencionais de fator VIII em pacientes com anticorpos inibidores ativos ou história pregressa de inibidores. Mesmo que o título de anticorpos seja inicialmente baixo ou até indetectável, é provável que se observe uma resposta anamnésica rápida, com elevação significativa dos títulos após poucas doses, e, por essa razão, recomenda-se o uso de um agente agudo de desvio. Tanto os concentrados de complexo de protrombina ativada, como o FEIBA®, quanto o fator VII recombinante ativado (NovoSeven®, Novo Nordisk) podem ser usados para suprir procedimentos cirúrgicos em pacientes com inibidores. Dados publicados sugerem segurança e eficácia comparáveis para o controle de sangramentos, embora seja igualmente claro que alguns pacientes possam responder melhor a um ou outro agente.[12]

A resposta clínica anterior ao tratamento deve ser considerada ao se planejar uma cirurgia e deve haver boa resposta clínica documentada ao produto escolhido. Por ser um produto recombinante, o rFVIIa não apresenta risco de contaminação com patógenos humanos. Já o FEIBA®, embora seja um produto derivado do plasma, é submetido a tratamento com calor e nanofiltragem e tem uma boa reputação de segurança. Ambos apresentam vantagens e desvantagens.

Uma limitação do rFVIIa é sua curta duração, ligada a uma meia-vida de cerca de 3 horas, enquanto o FEIBA® age por cerca de 6 a 9 horas. Foram relatadas complicações trombóticas com o uso de ambos, FEIBA® e rFVIIa, mas os riscos são questionavelmente mais baixos com rFVIIa, de cerca de 4/100.000 infusões, em comparação a um número duas vezes maior com FEIBA®.[13,14]

O ácido tranexâmico pode ser administrado com segurança em associação ao rFVIIa para melhorar sua eficácia, mas não deve ser usado com FEIBA®, pois pode exacerbar o risco de tromboembolismo. O uso de FEIBA® pode provocar um aumento anamnésico do título de anticorpos, pois contém traços de fator VIII. Essa não é uma consequência importante no cenário cirúrgico, embora possa ser problemática quando se espera usar concentrados de fator VIII posteriormente por qualquer razão (p.ex., indução de tolerância imunológica). Esse fenômeno não é observado com rFVIIa. O FEIBA® não deve ser usado nos raros pacientes com anticorpo contra fator IX, pois pode provocar reações alérgicas graves.

O custo total dos dois agentes agudos de desvio para suprir esse tipo de cirurgia é realmente muito alto; tipicamente, somas da ordem de 400 mil dólares precisam ser levantadas. Frequentemente, esse gasto financeiro inicial bastante significativo é a principal barreira na prática médica para a realização de cirurgias eletivas em pacientes com anticorpos inibidores. No entanto, deve-se ter em mente que os custos podem ser recuperados, no devido tempo, pela redução subsequente de futuros episódios de sangramento. Um estudo farmacoeconômico independente calculou que o momento de "empate" (definido como o tempo após a cirurgia em que o custo é totalmente compensado pela economia resultante dos episódios de sangramento evitados) variou entre 5 e 9 anos.[15] O momento de empate foi mais sensível a alterações no índice de sangramentos anterior à cirurgia, o que sugere que os benefícios farmacoeconômicos da cirurgia ortopédica podem ser particularmente evidentes em pacientes com sangramentos relativamente frequentes.

É provável que novos agentes sejam disponibilizados nos próximos anos, como o fator VIII porcino e o fator VII recombinante ativado de ação prolongada (peguilado).

PLANEJAMENTO DA CIRURGIA ELETIVA

O papel crucial do hematologista é selecionar os pacientes certos para consideração de cirurgia eletiva pelo cirurgião ortopedista. Pode ser necessário considerar opções mais conservadoras como alternativas à cirurgia, as quais incluem o tratamento com agentes anti-inflamatórios inibidores da COX-2, como o rofecoxibe, a sinovectomia com radionuclídeos ou química e a embolização.[16] Intervalos curtos de profilaxia com agente agudo de desvio também podem ser úteis para controlar a sinovite e a frequência de sangramento em articulações-alvo.[17]

Em razão do alto custo dos produtos sanguíneos para suprir esse tipo de cirurgia, pode ser mais prático realizar dois procedimentos diferentes simultaneamente, embora isso provavelmente resulte em internação mais longa e em um programa de reabilitação mais rígido. Se os anticorpos inibidores apareceram somente há pouco tempo, deve-se considerar também o adiamento de cirurgias eletivas não urgentes até que se tenha tentado um curso terápico de indução de tolerância imunológica.

Os desafios impostos pela realização de uma cirurgia ortopédica eletiva em pacientes com hemofilia complicada por anticorpos inibidores ainda são enormes e não devem ser subestimados. Essas operações devem ser realizadas em centros de tratamento completos, que têm o requisito de experiência e instalações multidisciplinares. Também deve ser dada muita atenção a diversos fatores práticos ao se planejar procedimentos eletivos como oportunidade e níveis de recursos humanos. O ideal é que a cirurgia seja marcada para a manhã de um dia no início da semana.

A quantidade adequada de produtos deve ser encomendada antecipadamente e armazenada no local. A avaliação pré-operatória da hemostase deve incluir a pesquisa do título de anticorpos contra fator VIII, além da contagem plaquetária e do tempo de protrombina. Os níveis de outros fatores de coagulação podem ser analisados se houver evidências de prejuízo significativo da função hepática. A medicação deve ser revista para assegurar que anti-inflamatórios não esteroides não sejam usados no período perioperatório. Há relatos sobre diversos fitoterápicos que afetam a função plaquetária, o que justifica o teste de função plaquetária em caso de dúvida. Não há métodos laboratoriais atualmente validados para monitorar o tratamento com FEIBA® ou rFVIIa; porém, alguns grupos estão avaliando a tromboelastografia e o teste de geração de trombina nesse cenário.

CONDUTA PERIOPERATÓRIA

O protocolo típico para uso de FEIBA® emprega um bolo inicial de 50 a 100 mc/kg, seguido pela infusão, 2 vezes/dia, de até a dosagem máxima diária permitida, de 200 mc/kg. Se for tomada a decisão de usar rFVIIa, um bolo pré-operatório inicial de 120 a 180 mcg/kg deve ser infundido no início da cirurgia. A dose de FEIBA® e de rFVIIa não são afetadas pelo título de anticorpos contra fator VIII.

Apesar de estar claro que a infusão contínua de fatores VIII e IX em pacientes sem anticorpos inibidores pode resultar em economia considerável em decorrência da redução geral dos produtos usados, esse não é o caso com agentes agudos de desvio, que devem ser dados como injeções periódicas em bolo. É importante que o tempo programado para a administração das doses em bolo de rFVIIa seja precisamente obedecido, pois a omissão de uma dose pode resultar em sangramento. Algumas marcas de bombas de seringa ou controladores (*drivers* de seringa) podem ser usadas para aplicar doses em bolo. Devem ser dadas doses de acompanhamento de 90 mcg/kg em intervalos de 2 horas durante todo o tempo de cirurgia. Um bolo final intraoperatório deve ser dado imediatamente antes da redução final, em caso de artroplastia do quadril ou soltura do torniquete (quando usado) na artroplastia do joelho. A dosagem a cada 2 horas deve ser mantida pelo menos nas 48 horas seguintes; depois, esse intervalo de dosagem pode ser aumentado para 3 horas nas 48 horas seguintes, se o paciente tiver alcançado boa hemostase.

A aplicação tópica de um selante de fibrina durante a cirurgia pode ajudar a minimizar o extravasamento capilar. A maioria dos hematologistas não considera essencial administrar tromboprofilaxia química para tromboembolismo venoso nesses pacientes, mas parece razoável empregar métodos físicos, como meias de compressão. O paciente deve ser avisado, na orientação pré-operatória, sobre a importância da participação ativa no programa de fisioterapia/reabilitação, para ajudar a garantir um bom resultado cirúrgico. Ao mesmo tempo, é importante evitar sangramentos em outras articulações. Se usado, o movimento passivo contínuo (MPC) deve ser suave e realizado no início do período pós-operatório, de acordo com o cronograma prescrito de doses em bolo do agente agudo de desvio.

Em caso de extravasamento persistente ou sangramento inesperado após a cirurgia, deve-se verificar se o agente agudo de desvio foi administrado como prescrito. O membro deve estar em repouso e o programa de reabilitação deve ser suspenso. Devem ser feitos exames de sangue para verificar a condição de coagulação, bem como a contagem plaquetária e o nível de fibrinogênio. A infusão seguinte de tratamento pode ser antecipada e/ou a dosagem pode ser aumentada. Uma transfusão de plaquetas pode ser aconselhável se houver evidência de trombocitopenia (contagem plaquetária inferior a 50.000 × 109/L) ou função plaquetária anormal. Uma última opção é considerar a troca ou a associação de agentes agudos de desvio se os resultados das medidas não forem bons.

CONSIDERAÇÕES FINAIS

A expectativa de vida dos hemofílicos em países ricos, atualmente, é muito semelhante à observada na população geral. Essa boa notícia é compensada pelo fato de pacientes com anticorpos inibidores frequentemente apresentarem ônus significativo de incapacidade, com impacto adverso inevitável sobre a qualidade de vida.

A cirurgia ortopédica eletiva certamente pode ser realizada com bons resultados, embora isso requeira planejamento cuidadoso e deva ser feito somente em centros com a experiência necessária. A avaliação completa da hemostasia, incluindo testes de função plaquetária, deve ser realizada antes da cirurgia. Pacientes com doença hepática ou infecção por HIV também podem precisar de tratamento com plasma fresco congelado e/ou concentrados de plaquetas. Tanto o FEIBA® (Baxter) como o fator VIIa recombinante ativado (NovoSeven®, Novo Nordisk) foram amplamente usados para suprir cirurgias eletivas, com bom grau de sucesso. Os selantes de fibrina podem ajudar a reduzir a perda de sangue durante a cirurgia, e o ácido tranexâmico deve ser usado juntamente ao NovoSeven®.

O monitoramento laboratorial da terapia perioperatória geralmente não é necessário, mas diversos grupos têm procurado aplicar a tromboelastografia e o teste de geração de trombina. O custo desses dois produtos sanguíneos é muito alto, mas pode ser recuperado nos anos seguintes como consequência da redução da frequência de sangramentos.

REFERÊNCIAS BIBLIOGRÁFICAS

1. Darby SC, Keeling DM, Spooner RJD, Giangrande PLF, Collins PW, Hill FG. The incidence of factor VIII and factor IX inhibitors in the hemophilia population of the UK and their effect on subsequent mortality, 1977-99. J Thromb Haemost 2004; 2:1047-54.
2. Gringeri A, Mantovani L, Salone L, Mannucci PM. Cost of care and quality of life in hemophilia complicated by inhibitors: the COCIS study group. Blood 2003; 102:2358-63.
3. Scalone L, Mantovani LG, Mannucci PM, Gringeri A. COCIS Study Investigators: quality of life is associated to the orthopaedic status in haemophilic patients with inhibitors. Haemophilia 2006; 12:154-62.
4. Morfini M, Haya S, Tagariello G, Pollman H, Quintana M, Siegmund B et al. European study on orthopaedic status of haemophilia patients with inhibitors. Haemophilia 2007; 13:606-12.
5. Rodríguez-Merchán EC, Wiedel JD, Wallny T, Caviglia H, Hvid I, Bertorp E et al. Elective orthopaedic surgery for hemophilia patients: new opportunities. Sem Hematol 2004; 41(Suppl.1):109-16.

6. Tjonnfjord GE. Activated prothrombin complex concentrate (FEIBA) treatment during surgery in patients with inhibitors to FVIII/IX: the updated Norwegian experience. Haemophilia 2004; 10:41-5.

7. DiMichele D, Négrier C. A retrospective postlicensure survey of FEIBA efficacy and safety. Haemophilia 2006; 12:352-62.

8. Rangarajan S, Yee TT, Wilde J. Experience of four UK comprehensive care centres using FEIBA for surgeries in patients with inhibitors. Haemophilia 2011; 17:28-34.

9. Obergfell A, Auvinen MK, Mathew P. Recombinant activated factor VII for haemophilia patients with inhibitors undergoing orthopaedic surgery: a review of the literature. Haemophilia 2008; 14:233-41.

10. Giangrande PLF, Wilde JT, Madan, B, Ludlam CA, Tuddenham GD, Goddard NJ et al. Consensus protocol for the use of activated recombinant activated factor VII in elective orthopaedic surgery in haemophilic patients with inhibitors. Haemophilia 2009; 15:501-8.

11. Takedani H, Kawahara H, Kajiwara M. Major orthopaedic surgeries for haemophilia with inhibitors using rFVIIa. Haemophilia 2010; 16:290-5.

12. Astermark J, Donfield SM, DiMichele DM, Gringeri A, Gilbert SA, Waters J et al. A randomized comparison of bypassing agents in hemophilia complicated by an inhibitor: the FEIBA NovoSeven Comparative (FENOC) Study. Blood 2007; 109:546-51.

13. Aledort LM. FVIII inhibitor bypassing activity (FEIBA)-addressing safety issues. Haemophilia 2008; 14:39-43.

14. Abshire T, Kenet G. Safety update on the use of recombinant factor VIIa and the treatment of congenital and acquired deficiency of factor VIII or IX with inhibitors. Haemophilia 2008; 14:898-902.

15. Lyseng-Williamson KA, Plosker GL. Recombinant factor VIIa (eptacog alfa): a pharmacoeconomic review of its use in haemophilia in patients with inhibitors to clotting factors VIII or IX. Pharmacoeconomics 2007; 25:1007-9.

16. Pasta G, Mancuso ME, Perfetto OS, Solimeno LP. Synoviorthesis in haemophilia patients with inhibitors. Haemophilia 2008; 14(Suppl.6):52-5.

17. Perry D, Berntorp E, Tait C, Dolan G, Holme PA, Laffan M et al. FEIBA prophylaxis in haemophilia patients: a clinical update and treatment recommendations. Haemophilia 2010; 16:80-9.

CAPÍTULO 8

Anestesia em cirurgia ortopédica em pacientes hemofílicos

ALEXANDER FERRARI COCICOV

MELINA ROCHA MARTINS

INTRODUÇÃO

O objetivo deste capítulo é apresentar os aspectos anestesiológicos envolvidos no período pré-operatório e discutir as condutas perioperatórias e os cuidados pós-operatórios do paciente hemofílico que será submetido a um procedimento cirúrgico.

As condutas cirúrgicas e anestesiológicas mudaram drasticamente nos últimos 30 anos, graças ao desenvolvimento da engenharia farmacêutica e de novas tecnologias como o DNA recombinante, que permite a reposição do fator de coagulação deficiente a níveis plasmáticos necessários para a realização de diferentes procedimentos.[1]

Há, na prática, um total subestimado de pacientes hemofílicos em virtude da deficiência do sistema de saúde em estabelecer o diagnóstico ou do fato de esses pacientes se apresentarem assintomáticos até um primeiro procedimento cirúrgico ou trauma.

Cerca de 50% das cirurgias realizadas em pacientes hemofílicos são procedimentos ortopédicos necessários para o tratamento das consequências artríticas decorrentes principalmente de hemartroses.[2] Quando esses pacientes são submetidos a procedimentos cirúrgicos, é necessária uma equipe multidisciplinar, da qual o médico anestesiologista faz parte ativamente.

A hemofilia pode apresentar-se de diferentes formas, descritas a seguir.

HEMOFILIA A

Hemofilia tipo A ou clássica caracteriza-se pela deficiência do fator VIII da cascata de coagulação, representa 85% dos casos de hemofilia e sua incidência é de em 1:5.000 a 10.000 homens.[2] Um terço dos casos deve-se a mutações ocorridas no gene de um indivíduo que não possui história familiar da doença.

De acordo com a concentração plasmática do fator VIII, a hemofilia A pode ser classificada como:[3]

- leve: o nível plasmático do fator VIII encontra-se entre 5 e 30% da concentração normal. Em geral, o paciente é assintomático até que apresente um episódio hemorrágico em caso de trauma;[4,5]
- moderada: o nível plasmático do fator VIII encontra-se entre 1 e 5% da concentração normal. O paciente apresenta sangramentos após trauma ou em pequenas cirurgias e, eventualmente, podem ocorrer sangramentos espontâneos;[6]
- grave: o nível plasmático do fator VIII é menor que 1% da concentração normal. É frequente ocorrer diátese hemorrágica espontânea.[4]

HEMOFILIA B

A hemofilia tipo B ou doença de Christmas caracteriza-se pela deficiência do fator IX da cascata de coagulação.[7] Representa 15% dos casos de hemofilia e sua incidência é de 1:40.000 homens. A manifestação clínica é indistinguível da hemofilia A.

HEMOFILIA C

A hemofilia tipo C ou doença de Rosenthal caracteriza-se pela deficiência do fator XI da cascata de coagulação e representa menos de 1% dos casos de hemofilia.[6,8] É bem descrita em uma população específica, a dos judeus asquenazitas, na qual sua incidência é de 1:3.000 homens. Na população geral, é de 1:1.000.000 homens.

CONSIDERAÇÕES ANESTESIOLÓGICAS

A participação do médico anestesiologista na equipe multidisciplinar visa a abordar três tempos de fundamental importância: o pré-operatório, o perioperatório e o pós-operatório.

Considerações pré-operatórias

O objetivo principal na fase pré-operatória é ter diagnóstico estabelecido de hemofilia, tanto clínico quanto laboratorial, tendo o paciente apresentado alterações no coagulograma caracterizadas por tempo de tromboplastina parcial ativado (TTPa) prolongado e tempo de sangramento (TS) e de protrombina (TP) normais. O tipo de hemofilia será caracterizado pela quantificação e qualificação da concentração plasmática do fator de coagulação deficiente.[1] A adequada reposição de fatores será planejada de acordo com os níveis plasmáticos do fator deficiente, já que a gravidade da doença é diretamente proporcional à concentração desse fator.

O médico anestesiologista atua diretamente com o médico hematologista, o qual tem importante papel nessa fase, planejando a reposição do nível deficitário do fator, que deve ter seu valor conhecido no mínimo 48 horas antes da cirurgia. A concentração plasmática deve ser mantida entre 40 e 60% dos níveis normais no período pré-operatório para a realização de cirurgia de pequeno porte.[9] Nas cirurgias de grande porte, no momento imediatamente anterior ao procedimento cirúrgico, a concentração plasmática deve ser elevada para 80 a 100% dos valores normais e, assim, mantida no peri e no pós-operatório imediato, também por pelo menos 48 horas.[7]

Deve ser pesquisada a presença de anticorpos inibidores de fator, já que 10 a 20% dos pacientes com hemofilia A ou B desenvolvem um anticorpo que inativa o fator VIII ou IX deficitário reposto.[3,7,8] Quantificando-se a deficiência do fator, o volume plasmático do paciente e a atividade pró-coagulante necessária, de acordo com o porte cirúrgico, é possível programar, junto ao médico hematologista, a reposição adequada do fator deficitário. A otimização dos níveis de fatores de coagulação no pré, peri e pós-operatório visa a estabelecer a hemostasia adequada, evitando sangramento e suas complicações, como hemartroses, rigidez articular e risco aumentado de infecção.[9]

Ao realizar a visita pré-operatória, cabe ao médico anestesiologista uma anamnese completa, isto é, a investigação de comorbidades que o paciente possa apresentar. Deve-se questionar a história prévia de sangramentos espontâneos ou relacionados a trauma e cirurgias, assim como hábitos de vida (tabagismo, etilismo e uso de drogas) e alergias conhecidas a medicamentos. Os medicamentos de uso habitual devem ser anotados e aqueles que possuírem efeito antiplaquetário ou anticoagulante devem ser suspensos em tempo hábil. Atenção especial deve ser dada ao estado neurológico do paciente, principalmente se houver história pregressa de sangramento intracraniano.[1,7]

O exame físico é fundamental e, além de verificar os dados vitais, deve-se fazer avaliação cardiológica e respiratória. Deve-se examinar com cuidado o estado das articulações, os sinais de hematomas espontâneos, as condições de entubação traqueal, a existência de lesões orais e o estado geral dos dentes, com especial importância às outras necessidades inerentes ao estado do paciente.

É necessária uma interação com a equipe cirúrgica a fim de se determinar o porte do procedimento cirúrgico a ser realizado, a probabilidade de perda sanguínea e a previsibilidade de necessidade de transfusão. Deve-se ter conhecimento da técnica cirúrgica para cada procedimento, propiciando, assim, a preparação da sala de cirurgia em relação às necessidades especiais de posicionamento, evitando posições viciosas, compressão de proeminências ósseas e também extensões ou flexões excessivas nas articulações comprometidas por hemartroses pregressas.[1,3]

O médico anestesiologista deve discutir com a equipe multidisciplinar, em especial com o médico hematologista, possíveis condutas hematológicas intraoperatórias e estar atento quanto à adequada monitoração hemodinâmica e ao estado de coagulação.[1,3]

É favorável ao paciente e a toda a equipe que, em um mesmo momento operatório, seja realizado o maior número de procedimentos necessários. Desse modo, é possível diminuir os episódios de exposição à reposição e evitar as complicações inerentes aos concentrados de fator, também minimizando o risco de desenvolvimento de anticorpos inibidores de fator.[3]

Deve-se dar preferência ao agendamento da cirurgia do paciente hemofílico no início da semana e no primeiro horário da manhã, em virtude da maior facilidade de obtenção e acesso a exames laboratoriais, banco de sangue, atenção da equipe cirúrgica e acesso de toda a equipe multidisciplinar. Atualmente, também é fundamental a obtenção de um termo de consentimento informando sobre a parte cirúrgica e anestesiológica, com descrição detalhada do procedimento cirúrgico e de possíveis complicações peri e pós-operatórias.

Cabe ao médico anestesiologista verificar os valores laboratoriais do coagulograma e dos testes de função hepática para os pacientes hemofílicos que serão submetidos à cirurgia.[3] Aos pacientes que apresentam maior tempo de doença, cabe ressaltar um maior risco de comprometimento hepático ou a presença de doenças infectocontagiosas adquiridas pelas sucessivas transfusões ao longo do curso da evolução da doença. O uso atual de concentrado de fatores recombinantes obtidos por meio de engenharia farmacêutica minimizou consideravelmente esse risco.

Drogas e substâncias, mesmo as chamadas fitoterápicas (cápsulas de alho, *ginseng*, *ginkgo biloba*), comprometem a hemostasia ao aumentar o tempo de sangramento (TS), devendo ser suspensas em tempo hábil para a realização do procedimento.

É de fundamental importância um adequado acompanhamento psicológico e familiar junto ao paciente hemofílico, dadas as condições estressantes e de exaustiva manipulação do paciente com doença crônica e debilitante.[3]

Considerações perioperatórias

O consumo dos fatores de coagulação aumenta durante a cirurgia, pois expõe diferentes tecidos ao trauma cirúrgico. É adequado mensurar o nível plasmático do fator faltante em até 1 hora antes da cirurgia, com o objetivo de realizar o cálculo adequado para a reposição imediatamente antes do início do procedimento. Após a infusão da solução de reposição do fator, convém mensurar novamente a concentração plasmática do fator deficiente, a fim de assegurar correto nível plasmático para o início da intervenção anestesiológica e cirúrgica. A partir desse momento, deve-se estabelecer o intervalo para o início de nova reposição. Tem-se preconizado infusão contínua da solução de reposição do fator plasmático faltante durante todo o período operatório. O objetivo da infusão contínua é assegurar níveis plasmáticos constantes, pois, quando as infusões são realizadas em bolo, pode ocorrer viés na mensuração e gerar falso-positivo ou falso-negativo por causa dos picos ou vales nas concentrações.[4,5]

O médico anestesiologista deve garantir que o manejo anestesiológico não contribua com a possibilidade de hemorragia e ou hematomas fora do sítio cirúrgico.

É importante ressaltar algumas etapas no manuseio anestesiológico, descritas a seguir.

Acesso venoso

O acesso venoso é frequentemente um problema no paciente com hemofilia grave. Se possível, deve ser de grande calibre e obtido com anestesia prévia da pele do local a ser puncionado, preferencialmente na enfermaria, pelo próprio médico anestesiologista responsável. Se for necessário um acesso venoso central, pode-se optar pela inserção de um cateter central em uma veia periférica. Como segunda opção, pode-se optar pela veia jugular interna.

A punção de veia subclávia deve ser evitada em virtude da dificuldade de compressão em caso de acidente de punção. Se for optado pela punção de veia subclávia, esta deve ser feita no pré--operatório, com níveis séricos de fator normais.[3]

Posicionamento

O cuidado com o posicionamento cirúrgico é de responsabilidade de toda a equipe, cabendo ao médico anestesiologista sempre revisar e observar as limitações articulares e instituir cuidados com a proteção de proeminências ósseas, a fim de evitar isquemia dos tecidos e lesão por compressão. Evitar excesso de flexão ou extensão articular é fundamental.[1,3-5]

Indução da anestesia

A anestesia geral tem sido utilizada, há muito tempo, como a única opção elegível para o paciente hemofílico que necessita de cirurgia. Quando se opta por anestesia geral, é importante ressaltar a necessidade de indução anestésica sem grandes alterações hemodinâmicas, aguardando o tempo necessário para a ação e o efeito das drogas. O relaxante muscular succnilcolina deve ser evitado devido ao risco de hemorragia articular ou muscular pela fasciculação inerente à ação dessa droga.[1]

A escolha das demais drogas para indução anestésica deve respeitar a história médica pregressa e os exames de cada paciente.

Entubação e manuseio de vias aéreas

O manuseio da via aérea deve ser cuidadoso, evitando-se atrito com a mucosa oral e com os tecidos adjacentes. A entubação nasotraqueal é contraindicada.

As cânulas orotraqueais devem ser previamente lubrificadas, devendo haver também esse cuidado quando houver necessidade de inserção de sondas ou termômetro.[1,3]

Manutenção da anestesia

Hipertensão arterial e taquicardia devem ser evitadas, pois aumentam o sangramento em campo operatório. Técnicas de hipotensão controlada não são recomendadas, pois impedem o cirurgião de observar sangramentos em pequenos vasos, os quais se tornam fontes importantes de sangramento contínuo no pós-operatório. A hipotensão controlada também gera má perfusão periférica, favorecendo acidose dos tecidos e diminuição da disposição de oxigênio às células, ocasionando acidose e desviando a curva de dissociação da hemoglobina.[2,7]

As condições hemodinâmicas devem ser mantidas o mais próximas do normal, assegurando débito cardíaco adequado e boa perfusão de órgãos nobres, como cérebro, rins e fígado. Injeções intramusculares estão proscritas em virtude do risco de sangramento local.

É fundamental otimizar a reposição hídrica e assegurar meticulosa hemostasia pelo cirurgião. A perda sanguínea operatória deve ser reposta com concentrado de hemácias e plasma fresco congelado, quando necessário. Nesses casos, deve-se buscar a adequação dos níveis plasmáticos de fatores, já que a hemodiluição e as transfusões maciças diminuem ainda mais a concentração dos fatores de coagulação.[3,7]

Doença hepática e presença de anticorpos inibidores de fatores são grandes problemas a serem enfrentados pela equipe no período perioperatório. Ambos são responsáveis por diminuir a ação dos fatores de coagulação existentes, reduzindo, assim, a função das soluções de reposição.[3]

Recuperação da anestesia

A reversão do bloqueio neuromuscular é necessária e, sempre que possível, deve-se ter por objetivo uma extubação em plano anestésico, minimizando o reflexo de tosse. Cuidadosa aspiração deve ser realizada em razão do risco de lesão e sangramento à laringoscopia e à aspiração.

Anestesia regional

Durante muitos anos, a anestesia regional foi absolutamente contraindicada – tanto bloqueios de neuroeixo (raquianestesia e anestesia peridural) como bloqueios de nervos periféricos –, em virtude do risco de sangramento no local da punção. Esse sangramento pode gerar um hematoma muscular, no caso dos bloqueios de nervos periféricos, causando isquemia do mesmo (síndrome de Volkmann). O sangramento no espaço peridural após punção para bloqueio de neuroeixo pode causar hematoma peridural e comprimir diretamente a medula espinhal, gerando isquemia.

Com a evolução dos materiais usados nos bloqueios regionais (agulhas mais finas, técnicas de esterilização) e com as novas soluções de reposição de fator, começou a ser ponderada a atualização de bloqueios regionais.[10] Há estudos mostrando que, de 100 pacientes conhecidamente hemofílicos e adequadamente preparados com reposição de fator, nenhum apresentou hematoma ao realizar bloqueio neuroaxial. Há relatos, entretanto, de dois casos de hematomas quando o bloqueio foi realizado em pacientes que não tinham diagnóstico prévio de hemofilia.[3,9]

Ramprasad et al. relatam caso de um paciente submetido à cirurgia ortopédica no joelho, com realização de bloqueios femoral e isquiático com total êxito, não apresentando complicações e gerando alívio da dor por 16 horas no pós-operatório, sem solicitação de analgésicos e opioides pelo paciente.[9] Há autores que defendem priorizar bloqueios periféricos aos bloqueios de neuroeixo, mas esses casos devem ser adequadamente selecionados, haja vista a necessidade de colaboração e entendimento por parte do paciente.[10,11]

No serviço do Hospital das Clínicas da Universidade Federal do Paraná (HC-UFPR), 100% dos pacientes hemofílicos que passaram por procedimento cirúrgico ortopédico de membro inferior foram submetidos a bloqueio de neuroeixo ou de nervo periférico após adequada reposição dos fatores de coagulação com concentrados de fator recombinante. Todos os casos obtiveram êxito cirúrgico e anestesiológico e não houve complicações nem sangramentos nos locais de punção.

Dá-se preferência à utilização de agulhas de raquianestesia calibre 27G/29G, associada ao correto posicionamento, viabilizando a melhor forma de realização de punção única e pouco traumática.[10,11] Deve-se evitar ao máximo que a punção seja traumática ou que sejam realizadas múltiplas punções, pois isso aumenta o risco de sangramento. Técnicas de bloqueio de nervo periférico com o uso de agulhas de pequeno calibre e com auxílio do estimulador de nervo periférico têm favorecido a realização de procedimentos de grande porte. Técnicas assim realizadas garantem a correta localização do nervo a ser anestesiado, minimizando o risco de sangramento por múltiplas punções no caso de bloqueios difíceis. Atualmente, essas técnicas são utilizadas em associação a outras também para analgesia pós-operatória.

Para a realização de raquianestesia, deve-se considerar se há evidência clínica de sangramento, contagem plaquetária adequada e níveis seguros de fatores de coagulação, sempre pesando a correlação risco benefício do bloqueio do neuroeixo.[10,12]

O uso do aparelho de ultrassonografia e Doppler durante a realização do bloqueio periférico tem contribuído para diminuir o risco de punção vascular inadvertida. Essa técnica também tem sido extrapolada para os bloqueios neuroaxiais.[9]

A desinsuflação do garrote deve ser criteriosamente acompanhada quando utilizada no perioperatório, pois, ao reperfundir o membro previamente garroteado, podem surgir novos focos de sangramento, necessitando de revisão da hemostasia.

É contraindicada, mesmo com níveis plasmáticos de fatores de coagulação normais, a tentativa de bloqueio peridural e inserção de cateter peridural ou subdural. Quanto à contagem de plaquetas, há maior segurança com contagem maior que 50.000 células/mm^3. O risco de sangramento é irreversível caso a contagem plaquetária seja menor que 50.000 células/mm^3. A punção lombar para raquianestesia no hemofílico deve ser realizada com segurança somente quando o número de plaquetas for maior que 100.000 células/mm^3.[3,7,12]

É importante lembrar que a função plaquetária deve estar adequada e mensurada por meio de teste de atividade plaquetária.[2]

Terapia farmacológica

Visa à reposição do fator deficitário, orientada sempre pelo médico hematologista que acompanha o paciente.[1,3]

Plasma fresco congelado (PFC) é um hemocomponente que contém todos os fatores de coagulação, sendo utilizado desde a década de 1950 para tratamento da hemofilia.[1,3]

Crioprecipitado é rico em fator VIII, uma das soluções de reposição eleitas para hemofilia A. Possui alto risco de transmissão de vírus.[1,3]

O concentrado de fator VIII, solução purificada, estável e de fácil manuseio e armazenamento, possui quantidade padronizada de fator e menor probabilidade de transmissão de doenças infectocontagiosas. É preparado de um *pool* de plasma de vários doadores ou por meio de tecnologia de DNA recombinante. Esse concentrado é submetido a procedimento de atenuação viral, reduzindo significativamente o risco de transmissão de doenças infectocontagiosas, como hepatites e HIV. Cerca de 10 a 20% dos pacientes com hemofilia A moderada e grave que recebem reposição do concentrado de fator desenvolvem anticorpos inibidores do fator VIII, dificultando a obtenção de níveis plasmáticos favoráveis e tornando o paciente refratário à terapêutica. Na ausência de anticorpos inibidores, a meia-vida do fator VIII *in vivo* é de 6 a 12 horas. A primeira dose apresenta diminuição desse tempo, orientando-se, portanto, que a segunda dose seja dada em um intervalo de 6 horas.

Apesar do tratamento com o concentrado de fator VIII e de a atenuação viral ter menor risco de transmissão de vírus quando comparada ao criopreciditado, o concentrado de fator VIII recombinante não apresenta qualquer risco de transmissão viral. Contudo, em decorrência do uso de albumina em sua formulação, há risco de transmissão de príons. Concentrado de fator VIII recombinante livre de albumina elimina qualquer possibilidade de transmissão de doenças contagiosas.[3-5]

A desmopressina é um derivado do hormônio antidiurético (ADH) que aumenta a concentração sérica do fator VIII e do fator de von Willebrand ao aumentar sua liberação pelas células hepáticas, sendo uma alternativa para hemorragias menos graves em hemofilia A leve. Pode ser administrada por via endovenosa, subcutânea ou intranasal, que se tornou a apresentação mais adequada para o paciente hemofílico. Seu uso está associado a efeitos colaterais conhecidos, como rubor facial, hipotensão, taquicardia e cefaleia. O uso repetido induz à taquifilaxia.[2,3]

Concentrado de fator IX é utilizado na correção da deficiência de fator IX na hemofilia B. Apresenta meia-vida de 12 a 24 horas, o que requer menor frequência de dosagem laboratorial. Pode ser utilizado na forma de infusão contínua.[1]

O ácido epsilonaminocaproico e o ácido tranexâmico são exemplos de terapia antifibrinolítica, que tem por objetivo impedir a destruição do coágulo pelo sistema fibrinolítico ao impedir a lise da fibrina. É contraindicada na presença de hematúria e hemartrose ativas e em pacientes com inibidores do fator VIII, em função do risco de tromboembolismo, já que o coágulo formado torna-se difícil de ser lisado por um longo período.[2]

O complexo concentrado de protrombina possui fatores II, VII, IX e X, que são dependentes de vitamina K. É uma solução que, ao ser administrada, implica risco de transmissão de doenças infecto-contagiosas e ocorrência de coagulação intravascular disseminada (CIVD), por conter fatores de coagulação ativados.[7,8]

O fator VII ativado recombinante é utilizado nos algoritmos de reposição para pacientes que apresentam anticorpos inibidores de fator nas hemofilias A e B. Seu uso deve ser associado ao complexo concentrado de protrombina e resulta diretamente na ativação do fator X e produção de trombina.[8]

Considerações pós-operatórias

São necessários cuidados especiais no pós-operatório em relação à terapia homeostática. Níveis adequados de atividade de fator VIII ou IX devem ser mantidos no pós-operatório por um período de 7 a 10 dias ou até que passe o risco de sangramento. A concentração plasmática considerada segura nesses casos é de 50% do valor normal. A monitoração da concentração plasmática do fator VIII deve ser feita 1 a 2 vezes/dia, com realização de coagulogramas seriados e acompanhamento do TTPa. São aceitos valores de TTPa que não ultrapassem 1,2 vezes o normal.[2,3,11]

Há necessidade de adequado acompanhamento e manejo da dor pós-operatória. Bloqueios regionais periféricos geram analgesia por tempo prolongado de acordo com a droga e a massa anestésica utilizadas, podendo ultrapassar 12 horas. Bloqueios neuroaxiais podem ter benefício quando são usadas drogas adjuvantes, como os opioides de longa duração no espaço subaracnóideo, que geram analgesia pós-operatória por tempo prolongado, mas normalmente inferior a 12 horas.

A anestesia geral requer analgesia imediata com drogas endovenosas, como analgésicos fortes, opioides e, em algumas situações, anti-inflamatórios esteroidais (corticosteroides). Prioriza-se a combinação de bloqueios regionais, sempre que possível, para a obtenção de boa analgesia pós-operatória, principalmente nas artroplastias de membros.[11]

Náuseas e vômitos pós-operatórios são condições relevantes a serem evitadas. A terapêutica já se inicia no pré-operatório imediato.[9]

A titulação de drogas endovenosas de ação central (opioides) deve ser titulada adequadamente, a fim de propiciar contínuas avaliações do paciente em relação à gênese de hematoma epidural. O paciente que apresentar sinais de compressão medular deve ser precocemente avaliado por exames de imagem, como ressonância magnética ou mielografia. Caso seja confirmada, a descompressão medular deve ser rapidamente executada, geralmente na forma de laminectomia cirúgica.[11] A analgesia pós-operatória deve ser criteriosa para não mascarar manifestações neurológicas de compressão nervosa e medular, e avaliações neurológicas devem ser frequentes.[12]

A equipe médica deve manter contato com o paciente e seus familiares após a alta hospitalar, mesmo na ausência de sangramento. A instituição hospitalar sempre deve ter quantidade disponível do concentrado de fator no caso de emergência hemorrágica, tanto no peri quanto no pós-operatório.

CONSIDERAÇÕES FINAIS

A abordagem da equipe multidisciplinar é fundamental desde o preparo pré-operatório até o pós-operatório tardio. Em virtude da evolução das técnicas cirúrgicas, farmacêuticas e anestesiológicas, tornou-se possível a instituição de outras formas de anestesia além da anestesia geral. Bloqueios regionais propiciam menor repercussão hemodinâmica e boa analgesia pós-operatória, sem acarretar aumento do risco de complicações. É sempre necessária uma ampla colaboração do paciente e de seus familiares para o êxito do procedimento.

Todos os tipos de cirurgia podem ser realizados com segurança no paciente hemofílico, desde que haja planejamento em relação à obtenção e à manutenção de níveis plasmáticos adequados do fator deficiente.

Novos horizontes na terapêutica do paciente hemofílico certamente trarão outras formas de abordagem e recursos mais eficientes, assim como menores riscos ao paciente hemofílico submetido a procedimento cirúrgico.

Mais importante que tratar as complicações do paciente hemofílico é estudar novas alternativas e tratamentos que propiciem melhor progressão da doença. O ideal é conduzir a evolução do paciente para prevenir o aparecimento de complicações e sequelas, assegurando melhor qualidade de vida e também com o intuito de evitar procedimentos invasivos e cirúrgicos.

REFERÊNCIAS BIBLIOGRÁFICAS

1. Flores RPG, Bagatini A, Santos ATL. Hemofilia e anestesia. Rev Bras Anestesiol 2004; 54(6):865-71.
2. Slaughter TF. Coagulation. In: Miller RD (eds.). Miller's anesthesia. 7.ed. Nova York: Elsevier, 2009. p.1767-780.
3. Taqi A, Sibtain A, Usmani A. Anesthesia for pacients with hemophilia. In: Sohail MT, Shamsi T (eds.). Orthopedic manegement of patients with hemophilia in developing countries. Pakistan: Ferozsons, 2010. p.239-47.
4. Mancuso MA, Santagostino E. Peri-operative and post-operative management of hemophiliac patient without inhibitors. In: Caviglia HA, Solimeno LP (eds.). Orthopedic surgery in patients with hemophilia. Assago: Springer, 2008. p.47-50.
5. Santagostino E, Mancuso MA. Peri-operative and post-operative management of hemophiliac patient with inhibitors. In: Caviglia HA, Solimeno LP (eds.). Orthopedic surgery in patients with hemophilia. Assago: Springer, 2008. p.51-5.
6. Maxwell LG, Goodwin SR. Systemic disorders. In: Davis PJ, Cladis FP (eds.). Smith's anesthesia for infants and children. 8.ed. Nova York: Elsevier, 2011. p.1098-182.
7. Roisen MF, Fleisher LA. Anesthetic implications of concurrent diseases. In: Miller RD (eds.). Miller's anesthesia. 7.ed. Nova York: Elsevier, 2009. p.1067-150
8. Rinder C. Hematologic disorders. In: Hines RL, Marschall KE (eds.). Anesthesia and co-existing disease. 5.ed. Philadelphia: Elsevier, 2008. p.407-36.
9. Sripada R, Reys JJ, Sun R. Peripheral nerve blockes for intraoperative management in patients with hemophilia A. J Clin Anesth 2009; 21:120-3.
10. Choi S. Neuroaxial techiques in obstetric and non-obstetric patients common bleeding diatheses. Anesth Analg 2009; 109(2):648-60.
11. Sharma SK. Hematologic and coagulation disorders. In: Chestnut DH, Polley LS (eds.). Obstetric anesthesia, principles and practice. 4.ed. Nova York: Elsevier, 2009. p.943-60.
12. van Veen JJ, Nokes TJ, Makris M. The risk of spinal haematoma following neuraxial anaesthesia or lumbar puncture in thrombocytopenic individuals. Br J Haematol 2010; 148(1):15-25.

CAPÍTULO 9

Assistência de enfermagem nas cirurgias ortopédicas decorrentes das artropatias hemofílicas

FRANCINE TAPOROSKY ALPENDRE

INTRODUÇÃO

O enfermeiro, juntamente com a equipe técnica de enfermagem, tem atuação direta e contínua na prestação de cuidados às pessoas submetidas a tratamento cirúrgico decorrente de sequelas ortopédicas ocasionadas pela hemofilia. O trabalho desenvolvido na unidade de internação do Serviço de Traumatologia e Ortopedia e no Ambulatório de Ortopedia e Coagulopatias Hemofílicas do Hospital de Clínicas da Universidade Federal do Paraná (HC-UFPR) melhorou a qualidade do cuidado prestado aos pacientes com artropatias hemofílicas. O Serviço de Traumatologia e Ortopedia e o Ambulatório de Ortopedia e Coagulopatias Hemofílicas do HC-UFPR (Figura 1) têm a finalidade de atender crianças, adolescentes, jovens e adultos com artropatias hemofílicas que necessitem de tratamento ambulatorial e/ou cirúrgico com a atuação de uma equipe

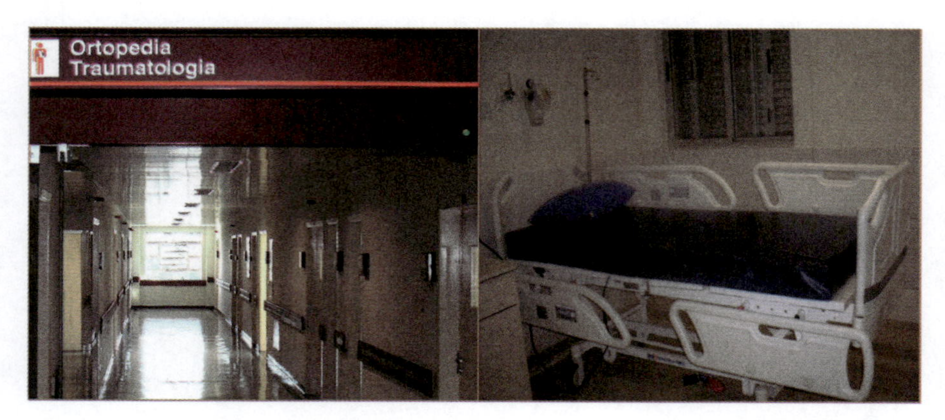

FIGURA 1 Unidade de internação do Serviço de Ortopedia e Traumatologia do HC-UFPR.

multiprofissional de saúde e de cuidados de enfermagem especializados nos períodos pré, trans e pós-operatório.

TÉCNICAS DE TRATAMENTO DE ENFERMAGEM

Durante a internação das pessoas com hemofilia que serão submetidas a tratamento ortopédico cirúrgico, medicações coagulantes, como o ácido aminocaproico, são administradas na noite anterior do procedimento e concentrados de fator de coagulação específicos são administrados imediatamente antes do início da cirurgia (no centro cirúrgico) e durante o período de pós-operatório, conforme orientação do hematologista. O período de pós-operatório varia de 5 a 10 dias; após a alta hospitalar, os fatores de coagulação são administrados em regime ambulatorial.

Muitos indivíduos com doenças ortopédicas causadas pela hemofilia necessitam ser submetidos a tratamento cirúrgico para restaurar ou melhorar a função articular, que costuma estar muito danificada. A enfermagem do Serviço de Ortopedia do HC-UFPR está se aperfeiçoando nesse tipo de atendimento por meio da prática diária, com a finalidade de realizar um cuidado mais qualificado, individual, eficiente e eficaz.

O papel do enfermeiro é de fundamental importância para o alcance dos resultados esperados, pois abrange a responsabilidade de liderar, treinar e supervisionar a equipe técnica de enfermagem e prestar assistência direta de 24 horas durante o período de internação e também após a alta hospitalar, em regime ambulatorial. São de fundamental importância o desenvolvimento técnico-científico sobre a hemofilia e os cuidados de enfermagem ortopédica para que seja possível fazer o planejamento assistencial, a prestação de cuidados especializados, a supervisão e a avaliação constante dos resultados obtidos.

O enfermeiro precisa atuar durante todo o período de internação hospitalar, coordenar a assistência prestada, trabalhar na realização da educação permanente da equipe de enfermagem e fornecer orientações aos integrantes da equipe multiprofissional e aos pacientes e seus familiares. A meta principal é prevenir complicações pós-operatórias, objetivando a recuperação, a reabilitação e a manutenção da saúde, proporcionando qualidade e nova vida aos indivíduos atendidos.

OBJETIVOS

Objetivo geral

Contribuir para o aperfeiçoamento da assistência de enfermagem prestada aos pacientes hemofílicos submetidos a procedimento cirúrgico, melhorando a qualidade do cuidado na prática assistencial.

Objetivos específicos

São funções da equipe de enfermagem:

- prestar cuidados de enfermagem nos períodos pré e pós-operatório;
- administrar concentrados de fator VIII ou IX específicos e demais medicações coagulantes, conforme prescrição médica do hematologista;
- atuar juntamente com os médicos anestesiologistas integrantes da equipe de dor aguda na administração de anti-inflamtórios, anti--heméticos e analgésicos potentes no pós-operatório;
- administrar medicações prescritas, como antibióticos e soluções salinas e glicosadas para hidratação;
- fazer crioterapia local por períodos de 20 a 30 min, 4 a 5 vezes/dia, em conjunto com a equipe de fisioterapia;
- realizar curativos com técnica asséptica no sítio cirúrgico;
- prevenir traumas e identificar sangramentos;
- promover a reabilitação precoce dos pacientes operados, atentando para os aspectos de higiene, mobilização no leito, retirada precoce do leito para poltrona de conforto e incentivo à deambulação precoce, conforme orientações do serviço de fisioterapia.

Ao enfermeiro, cabe:

- coordenar a equipe de enfermagem e planejar a assistência durante todo o período de internação;
- supervisionar os atendimentos prestados e fornecer treinamento à equipe de enfermagem para a execução de cuidados especializados;
- fazer parte da equipe multiprofissional de saúde responsável pelo atendimento, interagindo com os demais profissionais, trocando informações e seguindo protocolos de tratamento padronizados;

- orientar pacientes e familiares para a prevenção de complicações pós-operatórias no âmbito hospitalar e ensinar os cuidados a serem tomados no âmbito domiciliar.

METODOLOGIA ASSISTENCIAL DE TRATAMENTO

A metodologia utilizada para assistência de enfermagem aos pacientes com artropatias hemofílicas é baseada na metodologia assistencial de Wanda de Aguiar Horta, que inclui as seguintes ações:

- histórico de enfermagem e exame físico;
- diagnóstico de enfermagem;
- planejamento assistencial de enfermagem;
- prescrição de enfermagem;
- prestação de cuidados especializados;
- avaliação contínua do processo de cuidar nos períodos pré e pós-operatório.

CUIDADOS DE ENFERMAGEM

Durante todo o período de assistência ao paciente, cabe ao enfermeiro prescrever os cuidados de enfermagem para sua equipe técnica, além de realizar e supervisionar a assistência de enfermagem. À equipe técnica de enfermagem, cabe prestar os cuidados com excelência, conforme as prescrições do enfermeiro responsável do serviço. Com a finalidade de prestar assistência de enfermagem especializada aos pacientes submetidos a tratamento cirúrgico, são realizadas as ações descritas a seguir.

Pré-operatório

- Realizar a internação do paciente e fornecer orientações sobre a rotina da instituição, bem como esclarecer dúvidas sobre o tratamento;

- verificar, registrar e informar a equipe médica, no momento da internação, sobre as condições físicas, psicológicas, emocionais, sociais, nutricionais e de higiene do paciente, como também complicações de pele ou infecções ativas que possam inviabilizar a cirurgia;
- confirmar a liberação para o procedimento cirúrgico por meio da ficha de avaliação anestésica, preenchida antes da internação;
- avisar ao médico de plantão sobre a evolução clínica, a prescrição de medicação, o fornecimento de orientações sobre a cirurgia e a aquisição da assinatura no termo de consentimento informado para realização da cirurgia;
- fazer o diagnóstico de enfermagem e planejamento assistencial após realização do exame físico;
- fazer a prescrição de enfermagem computadorizada e individual;
- realizar a consulta de enfermagem e registrar as informações em formulário específico da visita de enfermagem pré-operatória;
- fazer a coleta pré-operatória de amostra sanguínea para exame laboratorial;
- providenciar a prescrição médica específica realizada pela hematologia, pois o paciente é submetido a uma avaliação prévia antes da internação;
- encaminhar o paciente ao serviço de radiologia para realizar as radiografias de controle pré-operatório e planejamento da conduta cirúrgica;
- fornecer as orientações quanto ao início do horário de jejum, salientando que não será permitida a ingestão hídrica ou alimentar de qualquer espécie;

- no dia agendado para a cirurgia, realizar o "*check-list* da cirurgia segura" antes de encaminhar o paciente ao centro cirúrgico;
- administrar ácido aminocaproico e concentrado de fator VIII e IX, conforme prescrição do hematologista (é indicado que seja feita pelo cirurgião, o mais próximo possível da incisão, no centro cirúrgico);
- encaminhar o paciente ao centro cirúrgico.

Na internação, é realizado o histórico de enfermagem com uma consulta que envolve o histórico de saúde do paciente e a realização de exame físico, iniciando-se a relação enfermeiro-paciente-família. Essa relação é fundamental para que ocorra um intercâmbio de informações, considerando que o paciente e seus familiares já possuem conhecimentos prévios importantes. O paciente e sua família são extremamente orientados em relação ao diagnóstico prévio de hemofilia e sobre os cuidados gerais de saúde que devem ser tomados desde o diagnóstico inicial, o qual geralmente é detectado no período de pré-deambulação. Quando os familiares permanecem e acompanham o período de internação, são incentivados a participar ativamente na assistência geral, sempre sob a supervisão do enfermeiro. A promoção do autocuidado pelo paciente, respeitando suas limitações e o envolvimento da família nesse processo, torna fácil o cuidado após a alta hospitalar, no âmbito domiciliar ou nas casas de apoio.

O médico hematologista faz o planejamento de todas as doses, dos números de frascos das medicações e os respectivos intervalos de administração de forma específica para cada paciente. As prescrições dos concentrados de fator de coagulação e das medicações coagulantes dependem de idade, peso, tipo de hemofilia, porte da cirurgia e da existência ou não de inibidores de fator VIII ou IX.

No *check-list*, são registradas as seguintes informações sobre o paciente:

- presença da pulseira de identificação e da liberação escrita do anestesista;
- conferência da higiene adequada, realizada com sabão antisséptico degermante;
- jejum de 12 horas, para adultos, ou de 6 horas, para crianças;
- verificação da retirada de todos os acessórios, como próteses dentárias, óculos, joias, esmaltes das unhas e roupas íntimas;
- presença do termo de consentimento livre esclarecido (TCLE) sobre a cirurgia e se o mesmo está preenchido e assinado pelo médico e pelo paciente;
- confirmação da localização do sítio cirúrgico e da marcação com caneta própria pelo médico;
- conferência da presença do prontuário e dos exames de imagem no posto de enfermagem.

Durante o exame físico, frequentemente são observadas dificuldades para deambular com apoio apenas da ponta dos pés, claudicação e limitação da flexibilidade dos joelhos, por apresentar joelhos rígidos em flexão. Todas essas complicações causam dificuldades para o paciente realizar suas atividades básicas cotidianas. Também podem ser encontrados outros achados importantes que necessitam de intervenção, como equimoses, problemas de pele ou ferimentos abertos e sangramentos ativos em outras articulações não previstas para cirurgia, mas que também precisam de intervenção médica imediata.

Pós-operatório imediato

- No retorno do centro cirúrgico para a unidade de internação, a equipe de enfermagem recebe informações sobre os principais fatos ocorridos no período transoperatório e do pós-operatório imediato passado na REPAI (sala de recuperação pós-anestésica);
- o enfermeiro informa os familiares sobre o procedimento cirúrgico realizado, o tipo de anestesia, os medicamentos administrados, as posições a serem mantidas no leito e as demais informações sobre os cuidados imediatos;
- administração de medicações prescritas, como concentrados de fatores de coagulação, medicações coagulantes, analgésicos, anti-heméticos, anti-inflamatórios e antibioticoterapia profilática;
- administração de fator de coagulação: 6 horas após o término da cirurgia e, depois, a cada 8 horas;
- o controle rigoroso do sangramento é realizado pela equipe de enfermagem a partir da observação direta e conforme a observação ou solicitação da família;
- para evitar sangramento e promover diminuição do edema e analgesia, a equipe de enfermagem faz crioterapia com aplicação de bolsa de gelo sobre a área operada 4 a 5 vezes/dia, por 30 minutos.

Nos dias subsequentes, a região operada é continuamente observada durante os cuidados diversos, como higiene, mudanças de decúbito, controle dos sinais vitais e administração de medicamentos.

Pós-operatório

Cabe ao enfermeiro a prescrição, supervisão e orientação da assistência de enfermagem, permanecendo atento para que a equipe técnica execute integralmente os cuidados necessários, promovendo a breve recuperação do paciente. Esses cuidados incluem:

- observação frequente da perfusão tecidual de extremidades;
- monitoração dos sinais vitais a cada 8 horas, para identificação precoce de intercorrências como sangramentos internos e distúrbios metabólicos;
- administração de fatores de coagulação e coagulantes prescritos. Geralmente, a administração de fatores de coagulação é feita da seguinte forma: a partir do primeiro dia de pós-operatório (1° PO), com intervalos de 8 horas, e após o terceiro dia de pós-operatório (3° PO), com intervalos de 12 horas;
- administração de analgésicos potentes de acordo com a prescrição da equipe de dor aguda e conforme os intervalos de ação de cada medicamento, sendo repetida a dose após esse intervalo mesmo que o paciente não esteja apresentando dor naquele momento. O objetivo é que o paciente não sinta dor e que seja avaliado por meio do chamado quinto sinal vital, pela verificação e mensuração da dor aguda pós-operatória (nota de 1 até 10). Com o passar dos dias, as medicações endovenosas, como os opioides potentes, vão sendo substituídas por opioides de ação mais leve e anti-inflamatórios via oral, preparando o paciente para a alta hospitalar;
- encaminhamento para a higiene em maca específica de banho de aspersão no 1º PO e, posteriormente, em cadeira higiênica;
- deixar o joelho operado elevado para diminuir o edema e melhorar o retorno venoso;

- manter o joelho operado em extensão e prevenir a posição de rotação externa e semiflexionada;
- tomar medidas preventivas para evitar luxação de prótese total de quadril, como manter almofada de abdução, não cruzar as pernas, não realizar flexão do quadril acima de 90° e realizar mudança de decúbito em bloco, com dois travesseiros entre os membros inferiores, mantendo sempre a abdução (Figura 2);
- incentivo à deambulação precoce e aos exercícios de dorso-flexão dos pés para prevenção de tromboembolismo venoso de membros inferiores;
- proteção de todas as proeminências ósseas, principalmente dos calcâneos e da região sacra;
- cuidado durante a realização de punções venosas, utilizando agulhas de pequeno calibre, evitando traumatismos e sangramentos;
- utilização de técnicas de conforto e preventivas de traumas diversos, colocando proteção nas laterais da cama, mantendo grades forradas e elevadas e mantendo o ambiente seguro;
- mudança de decúbito frequente;
- realização de curativos com técnica asséptica em sítio cirúrgico, utilizando solução fisiológica (Figura 3);
- integração com a equipe multiprofissional;
- treinamento da equipe de enfermagem por meio da educação continuada (palestras, aulas teórico-práticas);
- esclarecimento de dúvidas à medida que forem surgindo durante a assistência ao paciente, sempre de modo verbal e com demonstrações práticas das técnicas corretas;
- preparação do paciente e de seus familiares para a alta hospitalar por meio do fornecimento de orientações sobre os cuidados pós-operatórios e de agendamento do retorno ambulatorial para reavaliação clínica, radiológica e retirada de pontos.

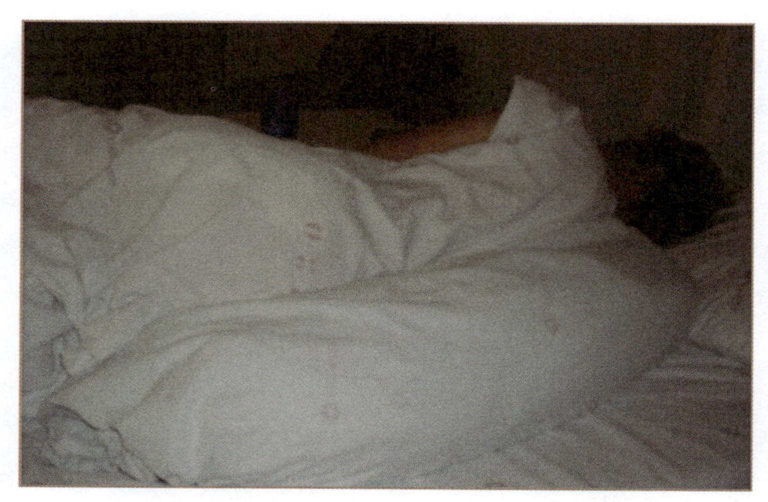

FIGURA 2 Medidas de conforto, com colocação de apoio nas costas após mudança de decúbito.

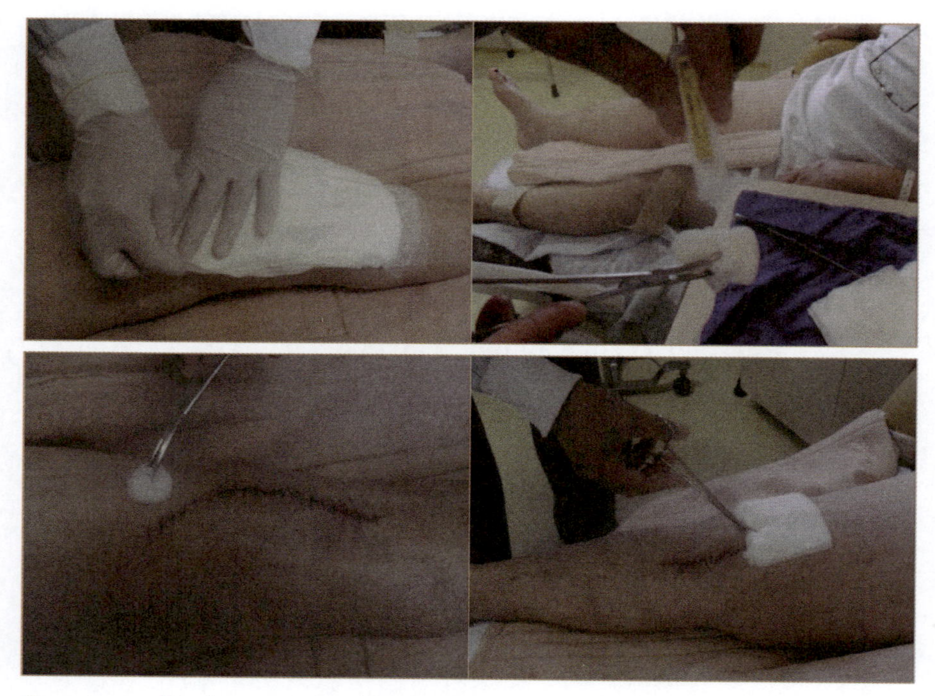

FIGURA 3 Técnica asséptica de curativos em sítio cirúrgico.

As orientações iniciam-se desde o primeiro dia de internação hospitalar e incluem: prevenção de traumas físicos e emocionais, administração das medicações prescritas, crioterapia no sítio cirúrgico 3 a 4 vezes/dia, reforço das orientações feitas pelo serviço de fisioterapia em relação aos exercícios de reabilitação, deambulação e uso adequado de muletas, informações sobre o curativo no sítio cirúrgico e constante observação de sinais e sintomas, como hipertermia, hiperemia, rubor, edema ou drenagem de secreção pela incisão. Na ocorrência desses sinais e sintomas, os familiares são orientados a retornar com o paciente ao hospital, mesmo em data anterior ao agendamento, para a reavaliação médica.

BIBLIOGRAFIA

1. Antunes SV. Hemophilia in the developing world: the Brazilian experience source: hemophilia. Haemophilia 2002; 8(3):199-204.
2. Boscheinen-Morryn J, Conolly WB, Davey V. A mão. Bases da terapia. 2.ed. Barueri: Manole, 2002.
3. Brackmann HH, Effenberger W, Schwaab R, Hess L, Hanfland P, Oldenburg J. Quality management and quality assurance in haemophilia care: a model at the Bonn haemophilia centre. Haemophilia 2002; 8(3):6-211.
4. Brunner BG, Suddarth DS. Tratado de enfermagem médico cirúrgica. 11.ed. Rio de Janeiro: Guanabara Koogan, 2009.
5. Caio VM, Silva RBP, Magna LA, Ramalho AS. Genética comunitária e hemofilia em uma população brasileira. Cad Saúde Púb RJ 2001; 17(3):2001.
6. Carapeba RAP. Características epidemiológicas dos portadores de hemofilia no Estado de Mato Grosso. [Tese de Mestrado]. Cuiabá: Universidade Federal do Mato Grosso, 2006.
7. Bucerius J, Wallny T, Brackmann HH, Joe AY, Roedel R, Biersack HJ et al. Rhenium-186 hydroxyethylidenediphosphonate (186e HEDP) for the treatment of hemophilic arthropathy: first results. Clin J Pain 2007; 23(7):612-8.
8. De Carlo MMRP, Luzo MCM. Terapia ocupacional – Reabilitação física e contextos hospitalares. São Paulo: Roca, 2004.

9. Falcão RP, Pasquini R, Zago MA. Hematologia: fundamentos e prática. São Paulo: Atheneu, 2001.

10. Hoffman R, Silberstein L, Benz EJ. Hematology: basic principles and practice. 3.ed. Filadélfia: Churchill, 2000.

11. Hood GH, Dincher JR. Fundamentos e prática de enfermagem. 8.ed. Porto Alegre: Artes Médicas, 1995.

12. Leape L, Berwick D, Clancy C, Conway J, Gluck P, Guest J et al. Transforming healthcare: a safety imperative. Qual Saf Health Care 2009; 18:424-8.

13. Lee CA, Goddard NJ, Rodriguez-Merchan EC. Musculoskeletal aspects of haemophilia. USA: BlackwellScience, 2000.

14. Lorenzi TF. Manual de hematologia – Propedêutica e clínica. Rio de Janeiro: Medsi, 2003. p.513-20.

15. Marques RRC. Déficit de autocuidado em hemofílico: proposta de intervenção em enfermagem/Self-care deficit in hemophiliacs: proposal of nursing intervention. [Tese de Mestrado]. João Pessoa: Universidade Federal da Paraíba, 1997.

16. Matta MAP, Silva JBJ. A fisioterapia no contexto de tratamento do paciente hemofílico. Disponível em: http://www.hemocam.hpg.ig.com.br/nfisio.htm. Acessado em: 12/8/2004.

17. Nettina SM. Prática de enfermagem. 6.ed. Rio de Janeiro: Guanabara Koogan, 1998.

18. Santos EG, Portes LL, Santana AG, Santos Neto ET. Deformidades e incapacidades dos hemofílicos. Rev Ter Ocup Univ São Paulo 2007; 18(2):86-94.

19. Thomas S, Silva CP, Assi PE, Gabriel MC, Perri MLP, Pereira AM et al. Yttrium 90 in 47 hemophilic joint s in Brazil. Haemophilia 2004; 10(Suppl.3):81.

20. Ventura MF, Faro ACM, Onoe EKN, Utimura M. Enfermagem ortopédica. São Paulo: Ícone, 1996.

21. World Federation of Hemophilia. WFH Treatment Guidelines Working Group. Guidelines for the Manegement of Hemophilia, 2005.

22. World Federation of Hemophilia. Global treatment centre directory: passport. Canadá, 2003. Disponível em: http://www.wfh.org.

23. Zago MA, Falcão RP, Pasquini R. Hemofilias. In: Hematologia: fundamentos e prática. São Paulo: Atheneu, 2001. p.798-830.

CAPÍTULO 10

Hemartrose aguda

ROBERTO BERNAL-LAGUNAS

INTRODUÇÃO

A hemartrose é a manifestação mais comum de afecção do sistema musculoesquelético no paciente com hemofilia. Apresenta-se a partir da primeira infância e tanto a frequência quanto a gravidade dos sangramentos articulares estão intimamente relacionadas à gravidade da hemofilia. Os pacientes com hemofilia grave podem sangrar espontaneamente, enquanto naqueles com afecção moderada ou leve o sangramento é desencadeado geralmente em decorrência de um trauma.

As hemartroses costumam tornar-se mais frequentes depois dos 5 anos de idade, quando o paciente passa a ser mais ativo.[1,2] Em um estudo, foi documentada uma frequência de sangramentos articulares de até 1 vez/semana. As articulações mais afetadas são, em primeiro lugar, o joelho, seguido, em frequência, por cotovelo, tornozelo, ombro, quadril, articulações interfalângicas, etc. (Quadro 1).

QUADRO 1 Fatores que influenciam na apresentação da hemartrose
Gravidade da hemofilia
Idade do paciente
Traumatismos
Atividade física

DEFINIÇÃO

A hemartrose aguda é o sangramento articular que se apresenta de maneira súbita associado à dor intensa em função de distensão capsular tanto em pacientes que sangram pela primeira vez quanto em uma articulação que sangra com escassa frequência.[2]

Quando as hemartroses se apresentam de maneira repetitiva (sinovite crônica), os sangramentos costumam ser menos sintomáticos (hemartrose subaguda):

- aguda: ocorre em uma articulação sã;
- subaguda: ocorre em uma articulação afetada previamente.

SINAIS E SINTOMAS

Habitualmente, o paciente que inicia com um episódio de hemartrose aguda refere sensação de desconforto articular reportada como "formigamento" (aura) e aumento da pressão articular antes do evento de sangramento, o que permite iniciar o tratamento do evento imediatamente. Nem todos os pacientes reportam sintomas ou aura de algum tipo, o que pode retardar o início do tratamento.

A dor aguda é o principal sintoma, provocada pela distensão dos tecidos articulares, principalmente da cápsula. A deformidade articular é observada de maneira imediata, com aumento da tensão e da temperatura local. Associam-se, também, incapacidade funcional e contratura muscular adjacente.

Se a hemartrose é grave, a dor pode ser intensa, principalmente se o paciente não for atendido de modo imediato.[3,4]

ETIOLOGIA

Na maioria dos casos, a hemartrose aguda tem o antecedente de um traumatismo leve a moderado, mas pacientes com hemofilia grave podem sangrar por um esforço leve ou mesmo em repouso.

DIAGNÓSTICO

O diagnóstico é clínico. O antecedente do tipo de hemofilia e de um traumatismo local, geralmente leve, associado aos sinais e sintomas clínicos, é suficiente para definir o diagnóstico.

DIAGNÓSTICO DIFERENCIAL

Artrite séptica

Patologia de origem infecciosa cuja característica principal é a presença de febre, tumefação e aumento da temperatura local. De modo geral, existe o antecedente de infecção de vias aéreas superiores antes do início dos sintomas. As seguintes alterações nos estudos de laboratório confirmam o diagnóstico: leucocitose, anemia e velocidade de hemossedimentação aumentada. O diagnóstico de certeza é feito por meio de artrocentese, obtendo a secreção purulenta.

Exames radiográficos

A radiografia simples (Figura 1) mostra aumento da densidade das partes moles articulares nos casos em que a hemartrose aguda se apresenta pela primeira vez.[1-4]

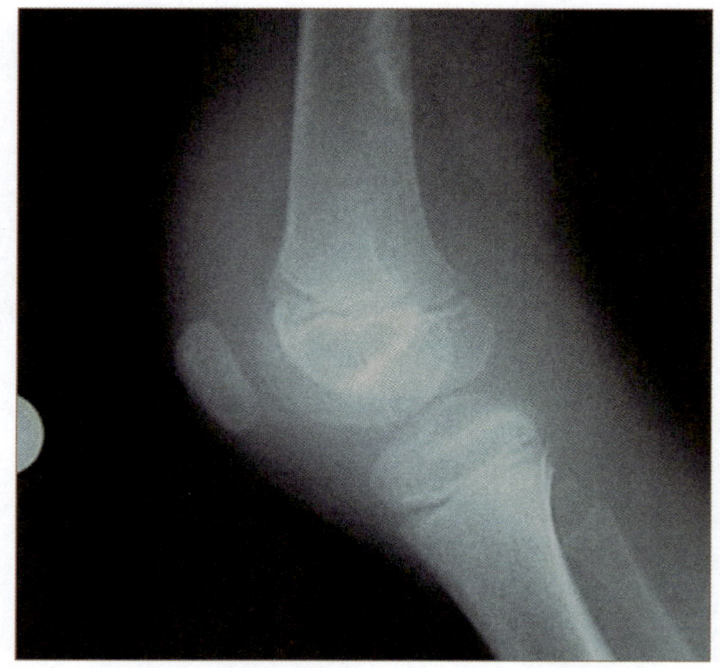

FIGURA 1 Radiografia simples. Hemartrose aguda do joelho. Aumento da densidade de partes moles.

CLASSIFICAÇÃO

Arnold e Hilgartner[5] consideram a hemartrose aguda uma artropatia grau I na classificação clinicorradiográfica da artropatia hemofílica, visto que, desde a primeira hemartrose, há risco de dano articular permanente.

Atualmente, estudos de imagem, como a ultrassonografia e a ressonância magnética, permitem detectar mudanças articulares causadas a partir dos primeiros sangramentos articulares.[6] A ultrassonografia demonstrou ter definição e sensibilidade altas na confirmação de afecção da cartilagem, o que não era possível observar no estudo radiográfico simples.[6]

TABELA 1 Classificação de Arnold e Hilgartner

Artropatia leve	Grau I: hemartrose aguda
	Grau II: sinovite crônica
Artropatia moderada	Grau III: cistos subcondrais
Artropatia grave	Grau IV: artrose grave
	Grau V: ancilose

Um episódio de hemartrose aguda pós-traumática em uma articulação sã é resolvido em um prazo de 14 a 21 dias. Depois desse tempo, a articulação recupera sua normalidade. Não ocorre, portanto, nos casos em que a hemartrose se repete, pondo em risco a integridade articular.

FISIOPATOLOGIA DA ARTROPATIA HEMOFÍLICA

O risco de dano articular por hemartroses recorrentes acontece em decorrência do depósito dos elementos de degradação (hemossiderina) do sangue sobre a articulação sinovial, provocando uma intensa resposta inflamatória nela. As mudanças alteram a composição do líquido sinovial, causando dano à nutrição da cartilagem hialina. Conforme o processo avança, a fibrose da articulação sinovial provoca a formação de *pannus* sobre a cartilagem articular, o que agrava a já precária nutrição da cartilagem e que, associado à ação das enzimas proteolíticas, contribui para as suas fragmentação e degradação, originando, assim, a artropatia hemofílica.

TRATAMENTO

O tratamento da hemartrose aguda requer rápida intervenção. Idealmente, deve ser iniciado no momento em que o paciente descreve a sensação (aura) de que está começando um quadro de sangramento articular. Nesse momento, deve-se iniciar terapia substitutiva do fator deficiente para alcançar um mínimo de 30% de nível plasmático.

Caso não exista qualquer sintoma prévio, no momento de constatar o quadro clínico de uma hemartrose aguda, deve-se iniciar a administração do fator deficiente, associado à aplicação de frio local, repouso, bandagem e férula para imobilização temporária (48 a 72 horas).[1,2]

Se o paciente apresentar inibidores de baixa ou alta resposta, deverá ser mantido sob vigilância estreita e ser tratado em conjunto com o hematologista, para determinar se devem ser utilizados concentrados de fator em doses altas. Para alcançar níveis plasmáticos mínimos inferiores a 50%, utiliza-se complexo protrombínico ativado (CCPa) ou fator VII recombinado ativado (rFVIIa), dependendo do caso.[3,7]

Durante o período de repouso e imobilização, o paciente deve evitar o apoio se a articulação afetada for a extremidade inferior, além de realizar exercícios isométricos de todos os músculos periféricos da zona afetada. Se a resposta for satisfatória e o paciente não estiver mais sangrando, deve continuar com exercícios ativos e ser enviado a um serviço de medicina física e reabilitação que conte com pessoal capacitado e com experiência na área de hemofilia para desenvolver um tratamento exaustivo por meio de exercícios de fortalecimento muscular, recuperação de mobilidade ativa, recuperação da marcha, etc.[8]

O paciente recebe alta quando alcança recuperação funcional e aspecto normal da articulação.

Punção articular (artrocentese)

Nos casos de hemartrose aguda, a artrocentese (Figura 2) para evacuação articular tem indicações precisas e não deve ser realizada em todos os casos, uma vez que não está isenta de riscos. Antes do procedimento, deve-se administrar terapia substitutiva do fator deficiente necessário para alcançar níveis plasmáticos mínimos de 30%.

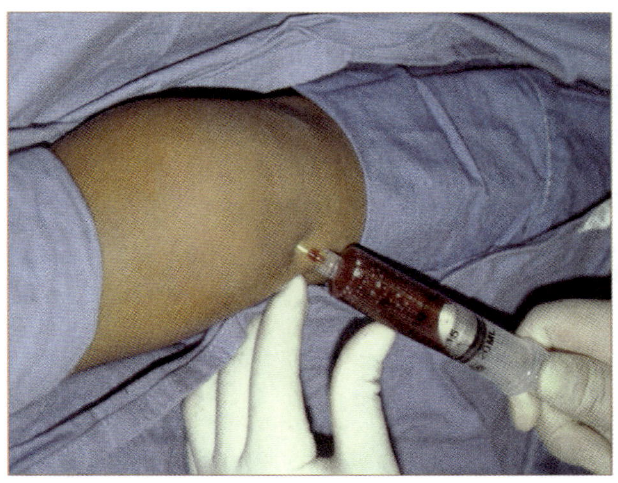

FIGURA 2 Artrocentese de joelho esquerdo.

Está indicada quando o paciente refere dor intensa sem alívio, geralmente originada por um hematoma grave que distende a cápsula em grau importante. Devem ser realizadas em um lugar apropriado, para evitar a possibilidade de infecção articular secundária, prévias assepsia e antissepsia da região.

É indicada também quando não há resposta ao tratamento e a dor persiste. Nesse caso, aproveita-se a artrocentese para realizar o esvaziamento e a administração de esteroide articular, assim como nos casos com risco de comprometimento vascular ou da cobertura cutânea.[1-3,9]

Em pacientes com inibidor de alta ou baixa resposta, é necessário seguir as indicações previamente mencionadas antes de realizar a punção (Figura 3).

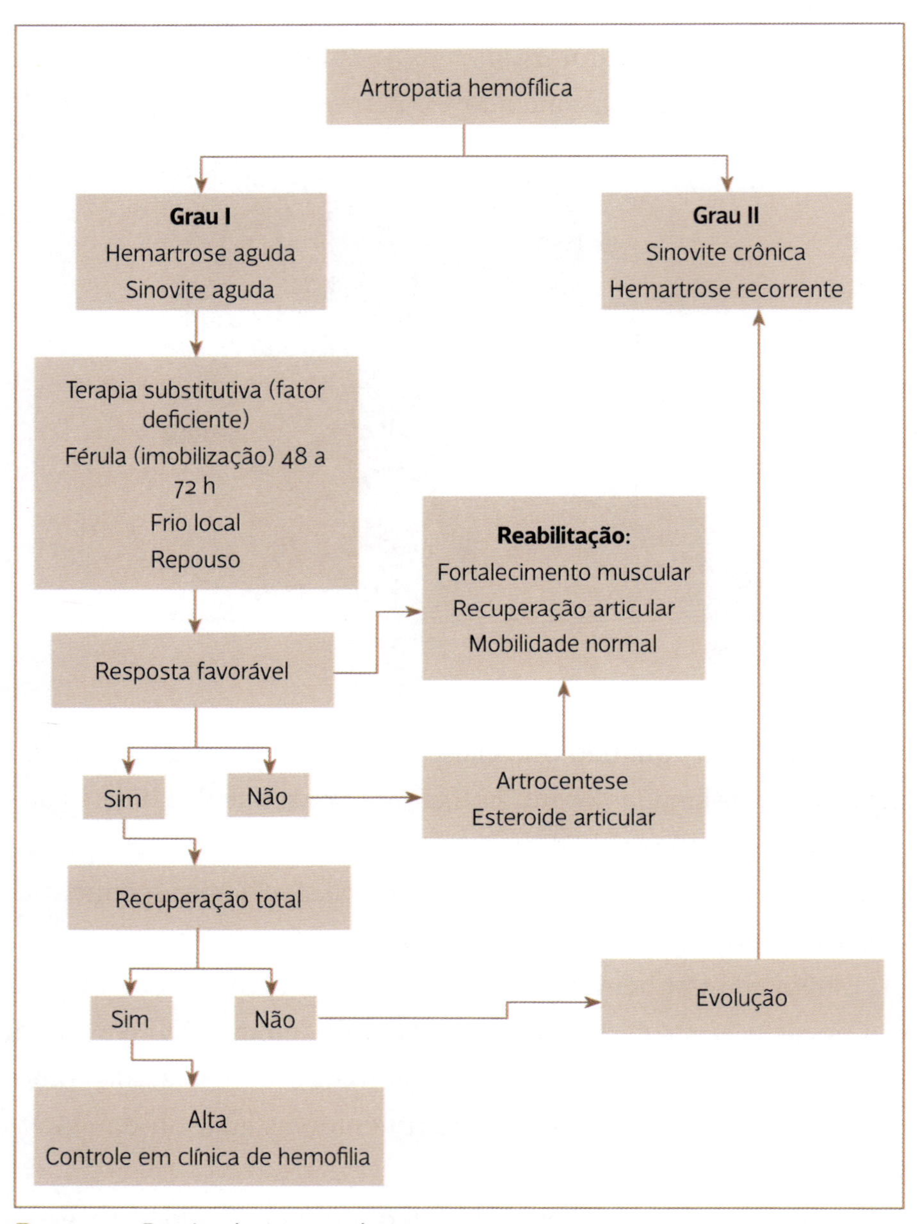

FIGURA 3 Roteiro de acompanhamento.

PROGNÓSTICO

O prognóstico é bom quando se consegue atingir o objetivo principal do tratamento da hemartrose aguda, que é a recuperação de 100% da articulação afetada em um prazo curto (3 a 4 semanas), sem recidiva. Ao contrário, a presença de sangramentos recorrentes impede a recuperação e favorece o desenvolvimento de sinovite crônica (artropatia grau II).

PREVENÇÃO

A prevenção da hemartrose envolve a realização de diversas ações, desde a administração profilática do fator deficiente até medidas educativas, tanto dos familiares quanto do próprio paciente, como:[10,11]

- profilaxia primária: administração do fator deficiente de maneira regular (2 a 3 vezes por semana), idealmente iniciada antes dos 2 anos de idade e da primeira hemartrose;
- profilaxia secundária: administração do fator deficiente no momento em que aparece a aura e/ou no momento do aparecimento dos sintomas e durante a permanência do quadro hemorrágico, mesmo em casos com sangramentos subclínicos. Os pacientes e seus familiares frequentemente minimizam um episódio de hemartrose, já que os sintomas são leves (subclínico), e não administram a terapia substitutiva, acreditando que se trata de um simples "entorce" e não de um sangramento;
- utilização permanente de protetores em zonas de risco, como cotovelos e joelhos, a partir do momento em que o paciente começa a andar;
- fortalecimento muscular geral das extremidades, sob responsabilidade do paciente e dos familiares e supervisionado por médico reabilitador;
- avaliação ortopédica periódica da criança durante seu crescimento/desenvolvimento para detectar a presença de desvios axiais

articulares (varo ou valgo) em joelhos ou pés que alterem a mecânica articular e possam favorecer o aparecimento de hemartrose.

REFERÊNCIAS BIBLIOGRÁFICAS

1. Tariq Sohail M, Fernandez Palazzi F. Haemarthrosis: management in areas of limited resources. In: Tariq Sohail M, Heijnen L (eds.). Comprehensive haemophilia care in developing countries. Pakistan: Ferozsons, 2001. p.110-4.
2. Bernal-Lagunas R. Hemartrosis aguda. En: Fernandez Palazzi F (eds.). Manual latino americano de atención al paciente con hemofilia. Caracas: Ven. Editorial Ateproca, 2008. p.65-70.
3. Caviglia H, Perez Bianco R, Tezanos Pinto M. Algoritmos terapéuticos de las complicaciones musculoesqueléticas en hemofilia. Buenos Aires: Editorial Acadia, 2006.
4. Fernandez Palazzi F, Caviglia H, Bernal-Lagunas R. Problemas ortopédicos del niño hemofílico. Rev Ortop Traumatol 2001; 2:144-50.
5. Arnold WD, Hilgartner MW. Hemophilic arthropathy. Current concepts of pathogenesis and management. J Bone Joint Surg Am 1977; 59-A:287-305.
6. Doria AS. State-of-art imaging techniques for the evaluation of haemophilic arthropathy: present and future. Haemophilia 2010; 16(Suppl.5):107-14.
7. Rodríguez-Merchán EC. Articular bleding (hemarthrosis) in hemophilia. Treatment of hemophilia. World Federation of Hamophilia 2000; 23:8-11.
8. Blamey G, Forsyth A, Zourikian N, Short L, Jankovic N, De Kleijn P et al. Comprehensive elements of a physioterapy exercise programme in haemophilia – a global perspective. Haemophilia 2010; 16(Suppl. 5):136-45.
9. Bernal-Lagunas R. Arthrocentesis. In: Caviglia HÁ, Solimeno LP (eds.). Orthopedic surgery in patients with hemophilia. Italy: Springer-Verlag, 2008. p.63-8.
10. Manco-Johnson MJ, Abshire TC, Shapiro AD, Riske B, Hacker MR, Kilcoyne R et al. Prophylaxis versus episodic treatment to prevent joint disease in boys with severe hemophilia. N Engl J Med 2007; 537:535-44.
11. Blanchette VS. Prophylaxis in the haemophilia population. Haemophilia 2010; 16(Suppl.5):181-8.

CAPÍTULO 11

Hematomas musculares: diagnóstico e tratamento

GUSTAVO GALATRO

CARLA DAFFUNCHIO

NOEMÍ GRACIELA MORETTI

INTRODUÇÃO

Os hematomas musculares representam 10 a 25% de todos os episódios de sangramento nos pacientes com hemofilia grave, ocupando o segundo lugar em incidência de hemorragias do sistema musculoesquelético.[1,2]

A presença de repetidos hematomas durante a primeira infância costuma ser a principal causa de assistência médica que fornece suspeitas diagnósticas da doença. Esses hematomas se localizam na testa, na cabeça (Figura 1) ou nos glúteos e ocorrem quando as crianças começam a engatinhar, ficar em pé ou andar.

Nos pacientes com hemofilia grave, os hematomas superficiais ocorrem por traumatismos leves, apresentando extensa equimose. Os hematomas profundos são associados a traumatismo direto grave.

Injeções intramusculares representam outra causa, sendo contraindicadas nesses pacientes (Figura 2).

Embora os hematomas possam aparecer em qualquer músculo, destacam-se os músculos flexores de antebraço, o gastrocnêmio e o iliopsoas, por sua frequência, sua gravidade e seu prognóstico inicial.

A profilaxia permitiu a incorporação das crianças a diversos esportes, expondo-as a riscos de lesão durante a prática. A injúria

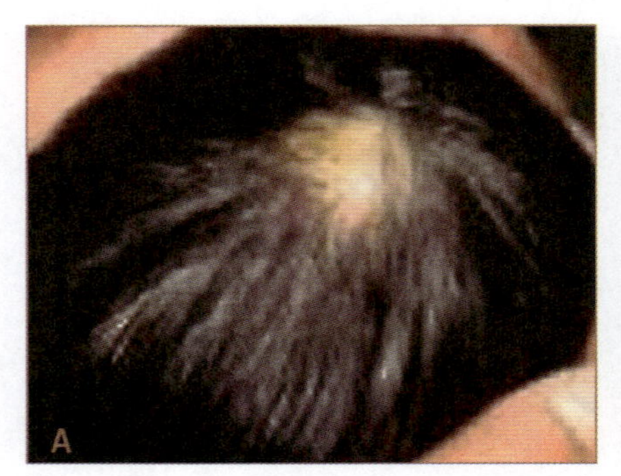

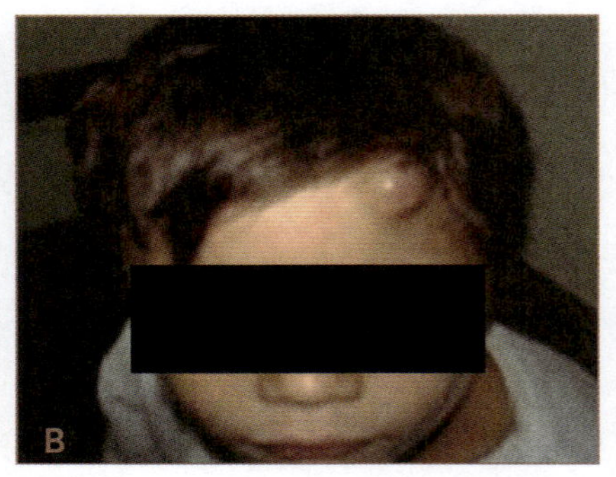

FIGURA 1 Hematoma em cabeça (A) e testa (B).

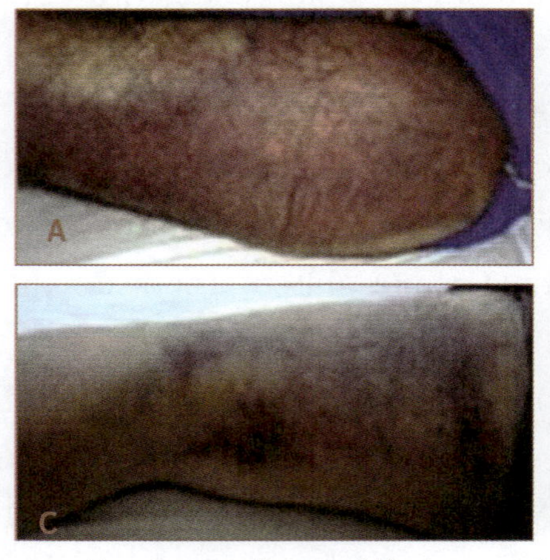

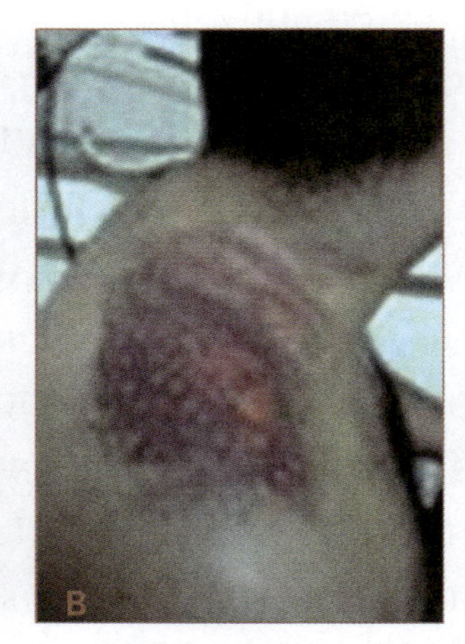

FIGURA 2 Hematoma de coxa (A), de trapézio superior (B) e de isquiotibiais (C).

muscular é uma das principais lesões que ocorrem no esporte, com incidência que varia entre 10 e 55%.[3]

A lesão muscular pode ser causada por contusão, distensão ou laceração. Essa última é a menos comum, sendo que mais de 90% das lesões musculares relacionadas ao esporte correspondem a contusões e distensões.

A contusão muscular ocorre quando o músculo é sujeito a uma repentina e potente força compressiva, como um golpe direto. Esse tipo de trauma é mais comum em esportes de contato, ao passo que as atividades com salto são associadas a distensões (quando uma excessiva força tênsil leva a uma superextensão da miofibrila e a uma ruptura perto da união miotendinosa). De modo geral, ocorre nos músculos superficiais que trabalham sobre duas articulações, como o reto femoral, o semitendinoso e o gastrocnêmio.

FISIOPATOLOGIA DA LESÃO MUSCULAR

A cura da lesão muscular é um processo de reparação. A maioria dos tecidos do corpo que sofre injúria se repara com uma cicatriz de tecido diferente do anterior.

A cura do tecido muscular lesado segue um padrão constante independentemente da causa (contusão, tensão ou laceração) da lesão. Identificam-se três fases nesse processo:

- fase de destruição: caracterizada por ruptura e posterior necrose da miofibrila, pela formação do hematoma entre os feixes musculares rompidos e por reação inflamatória celular;
- fase de reparação: consiste na fagocitose do tecido necrosado, na regeneração das miofibrilas, na produção de tecido conjuntivo cicatricial, bem como no crescimento capilar dentro da área lesada;

- fase de remodelação: consiste na maturação das miofibrilas regeneradas, na contração e reorganização do tecido cicatricial e na recuperação da capacidade funcional do músculo.

As duas últimas fases, de modo geral, estão associadas ou se sobrepõem.[3,4]

Nos pacientes com hemofilia, o sangue espalha-se dentro das fibras musculares, em consequência da hemorragia, e detém-se quando a pressão intramuscular se iguala à intravascular dos vasos lesados, ocasionando isquemia e necrose das fibras musculares.

Quanto maior for o tamanho do hematoma, maior será o número de fibras musculares afetadas e o tamanho do tecido cicatricial formado entre os feixes lesados, ocasionando mais tecido fibroso, fazendo com que o músculo perca extensão e elasticidade.

A aplicação precoce do fator substitutivo VIII ou IX permite diminuir o tamanho do hematoma, minimizando o dano às fibras musculares.

DIAGNÓSTICO

O diagnóstico baseia-se na história de produção da lesão e no exame físico, que inclui inspeção, palpação, avaliação da capacidade de mobilidade ativa e passiva, teste de força muscular e avaliação nervosa da sensibilidade e da função motora. Os estudos de diagnóstico por imagem que servem para esses casos são a ultrassonografia, a tomografia computadorizada (TC) e a ressonância nuclear magnética (RNM).

A ultrassonografia, de modo geral, é o método não invasivo mais efetivo e de baixo custo que permite determinar o tamanho, a forma, a localização, a consistência e a evolução do hematoma.

Sua desvantagem é que depende da experiência do operador. A TC e a RNM são os métodos de eleição, pois permitem uma detalhada caracterização da lesão muscular e oferecem informações sobre os diferentes estágios do sangramento; no entanto, têm a desvantagem de serem invasivas, por conta da dose de radiação a que se expõe o paciente, e de terem um custo elevado.

A RNM é escolhida quando existe uma discrepância entre os sintomas do paciente, a avaliação clínica e a ultrassonografia, particularmente nos casos de lesão muscular na região inguinal ou próxima à união miotendinosa. Nas etapas iniciais, observa-se o sangue coagulado com um aumento da densidade (Figura 3). À medida que se produz a reabsorção do hematoma, a densidade assemelha-se à do músculo normal.

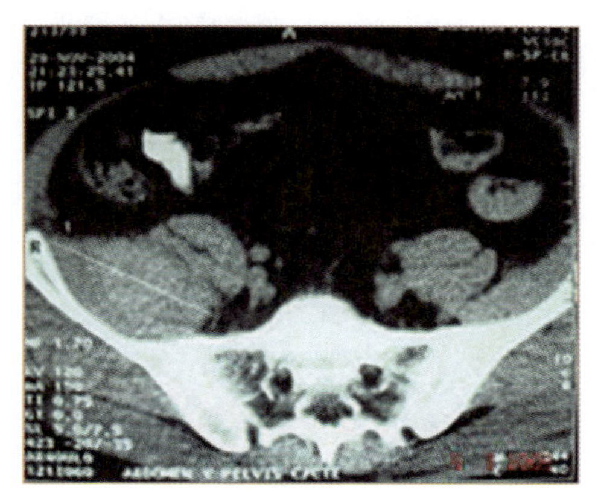

FIGURA 3 Hematoma do psoas.

CLÍNICA

A dor produzida pelo hematoma muscular depende da tensão do músculo em sua fáscia, sendo de menor intensidade que a dor da hemartrose. O músculo que pode se distender é capaz de tolerar hemorragias maiores que aqueles que têm pouca distensão, nos quais a dor se manifesta de forma precoce. No início, o paciente pode sentir um simples desconforto e a dor levar entre 48 e 72 horas para atingir sua máxima intensidade. O membro afetado adota uma posição antiálgica por causa da contratura muscular e o alongamento do músculo afetado produz dor intensa.

É preciso determinar a extensão e a consistência do hematoma (Figura 4). No início, a tumefação é dura e dolorosa ao tato; posteriormente, ela flutua. Deve-se avaliar se o hematoma está ou não aderido a outras estruturas mais profundas.

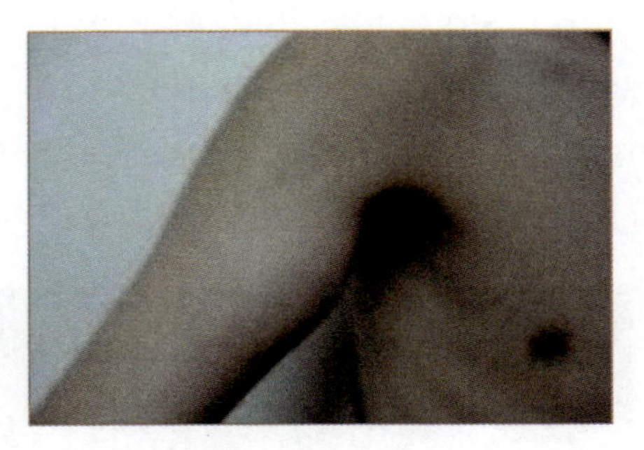

FIGURA 4 Hematoma do bíceps.

Dependendo da localização e da extensão do hematoma, ele pode ser causa local de lesões mais graves, como alterações nervosas, síndrome compartimental, impotência funcional e diminuição da mobilidade articular (Figura 5).

Em uma pesquisa realizada por Beyer et al.[5] em 2010, com 22 médicos de diversos centros de atendimento a pacientes com hemofilia, os autores reportaram um número de 492 hematomas musculares anuais, principalmente associados a trauma. Os hematomas de iliopsoas (55%), gastrocnêmio (18%) e coxa (18%) foram os mais sérios. A solução da dor foi considerada o principal indicador clínico de detenção do sangramento comparado à diminuição do edema e à melhora da capacidade de mobilidade articular.

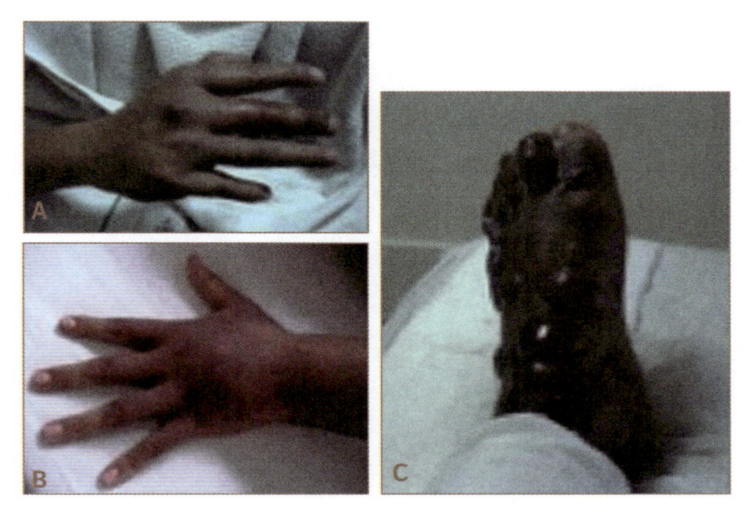

FIGURA 5 Hematomas de mãos (A e B) e pé (C).

Os autores concluíram que existe um consenso limitado sobre as estratégias de diagnóstico e tratamento do hematoma muscular em pacientes com hemofilia.[1]

TRATAMENTO

Os objetivos do tratamento do hematoma muscular são: controle do sangramento, diminuição da dor, restauração da função articular, da força e da extensão do músculo afetado, recuperação do equilíbrio muscular e prevenção de sequelas. Para tanto, procede-se a:

- controle do sangramento: no período agudo, deve ser realizado mediante a aplicação de fator substitutivo, de forma imediata, para minimizar o tamanho do hematoma e acelerar sua dissolução. Dependendo da extensão e da localização, prossegue-se com terapia substitutiva, de forma profilática, até a recuperação total da mobilidade;

- imobilização: é feita na posição de repouso do músculo sangrador, com a utilização de talas ou tipoia na extremidade superior. Como, em geral, há atitudes viciosas em flexão, estas devem ser de curta duração para não limitar a mobilidade das articulações adjacentes;
- crioterapia: utilizada como agente analgésico e anti-inflamatório, e realizada por 20 a 30 min, a cada 2 ou 3 horas;
- elevação do membro afetado: eleva-se acima do nível do coração, visto que isso produz uma diminuição da pressão hidrostática e, consequentemente, reduz o acúmulo de líquido intersticial.

É importante destacar que nunca se deve aspirar um hematoma muscular. O tratamento inclui mobilização protegida, restauração da capacidade de mobilidade articular sem dor, exercícios de alongamento e fortalecimento, correção da disfunção do movimento e reabilitação funcional para um gradual retorno as atividades normais.[5]

Deve ser iniciado quando o sangramento foi controlado, a dor diminuiu e o exame de ultrassonografia informou diminuição do tamanho inicial do hematoma. Realiza-se após a aplicação do fator correspondente.

A mobilização precoce induz rápida e intensiva neovascularização dentro da área afetada, melhor regeneração da fibra muscular e orientação em paralelo da miofibrila regenerada. Inicia-se de forma suave e lenta, seguindo a regra da não dor para ir alongando o músculo afetado. Dessa maneira, a fibrose subsequente será feita com o menor encurtamento muscular.

Estudos experimentais demonstraram que, quando a mobilização ativa ou mesmo o uso leve do músculo lesado começa imediatamente após a lesão, ocorre um grande crescimento de tecido conjuntivo cicatricial, o que afeta a penetração das fibras musculares sobre o tecido cicatricial e causa nova ruptura no local original da lesão. Nesses casos, ou quando o trauma muscular é grande, a cicatriz pode criar uma barreira que retarda ou até restringe completamente a regeneração da miofibrila em virtude da fissura que se produz após a lesão.[3,4,6] Além dessas mudanças histológicas, a mobilização produz uma rápida recuperação da força muscular e evita as posições viciosas articulares. No entanto, deve ser controlada para não produzir efeitos adversos e evitar o ressangramento.

Para a reabsorção do hematoma, utilizam-se magnetoterapia e ultrassonografia. A primeira é feita em forma pulsante de baixa frequência, entre 10 e 50 HZ, durante 30 min. O efeito bioelétrico age sobre o restabelecimento do potencial de membrana, estimulando a bomba de sódio e aumentando a disponibilidade do oxigênio tissular. A ultrassonografia deve ser aplicada em doses de 0,5 a 1,5 w/cm^2, dependendo da profundidade do músculo a tratar, durante 5 a 8 min. A ação terapêutica é uma consequência de sua ação mecânica, visto que produz uma micromassagem de alta frequência nos tecidos irradiados. Além de sua propriedade fixotrópica de transformar os géis em sóis, também facilita a eliminação do hematoma.

É possível utilizar eletroestimulação no músculo afetado se este apresentar apenas contrações visíveis ou palpáveis, visto que se trata de uma corrente de baixa frequência que gera contração muscular sem tensão articular. É aplicada durante 30 min com intensidades baixas no início, que aumentam conforme a tolerância do paciente e a resposta muscular.

Aplicam-se as correntes russas quando o músculo é capaz de realizar contração ativa. São de frequência média e o tempo de aplicação é de 30 min, com intensidades de acordo com a tolerância do paciente.

O plano de exercícios deve ser realizado com supervisão do fisioterapeuta. Primeiro, realizam-se exercícios isométricos do músculo afetado, continuando com exercícios ativos, sem resistência, e depois com carga progressiva, até obter a força e a flexibilidade anteriores à lesão. Também se pode utilizar o cinesiotape neuromuscular (Figura 6), técnica criada por Kenzo Kase[7] no Japão, na década de 1970, que teve uso amplamente difundido nos últimos anos. Os efeitos terapêuticos atribuídos a essa técnica são normalizar a função muscular, aumentar o fluxo sanguíneo e linfático, reduzir o edema local (diminuindo as substâncias exsudativas), diminuir a dor e proporcionar um estímulo de posição através da pele, do músculo ou da fáscia.[8] No caso particular dos hematomas, em função dos efeitos descritos anteriormente, pode, ainda, colaborar em sua reabsorção.

As complicações mais frequentes são alterações da função articular por rigidez muscular, que conduzem a uma artropatia secundária, as lesões nervosas por compressão do hematoma ou o desenvolvimento de cistos ou pseudotumores (Figura 7). Nesse último caso, a melhor terapia é a prevenção mediante o correto tratamento dos hematomas musculares.

HEMATOMA DO ILIOPSOAS

É uma afecção frequente que se apresenta majoritariamente entre a primeira e a segunda década da vida. Clinicamente, o paciente apresenta dor referida na virilha e na parte baixa do abdome, contratura em flexão do quadril, posição antiálgica, inclinação lateral para o lado afetado e lordose lombar compensatória. A palpação é dolorosa e permite, em alguns casos, delimitar uma massa profunda na inserção muscular no trocanter menor (Figura 8).

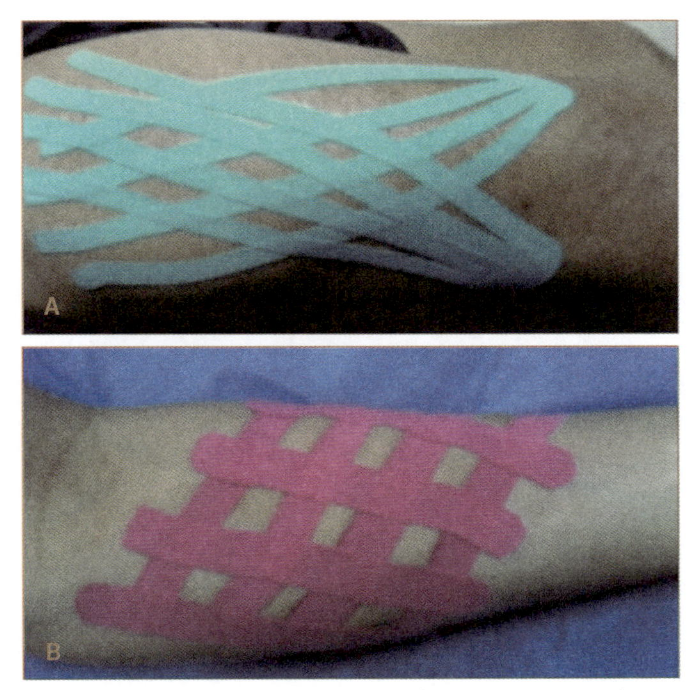

FIGURA 6 Cinesiotape neuromuscular em coxa e antebraço.

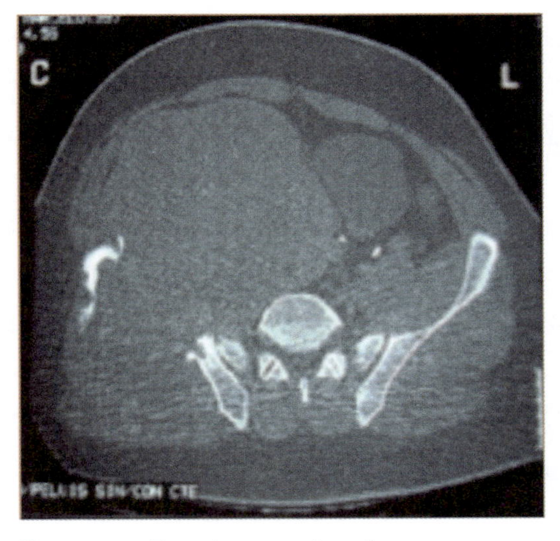

FIGURA 7 Pseudotumor de pelve.

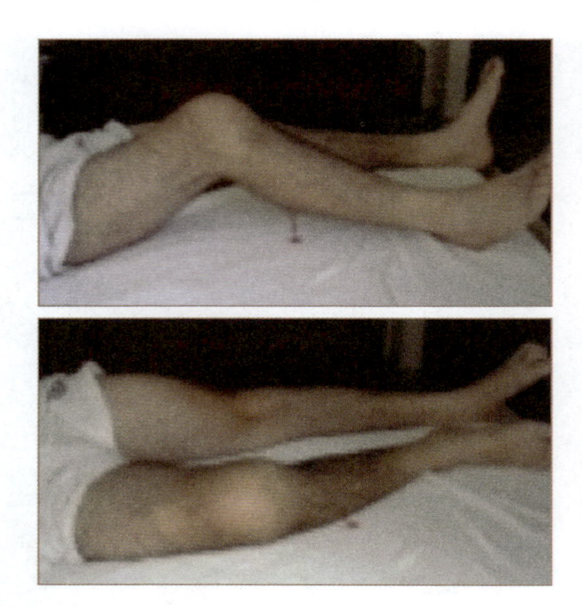

FIGURA 8 Hematoma da coxa.

É comum a compressão do nervo crural, com paresia ou paralisia do músculo quadríceps, hiporreflexia ou arreflexia patelar e parestesia ou anestesia na parte anterior da coxa, que pode se estender para a parte interna da perna. Pode causar neuropraxia ou axonotmese, dependendo da intensidade e da velocidade com que se desenvolveu o hematoma e da pressão que gerou no nervo. É mais frequente a lesão incompleta, com recuperação que costuma ser rápida. Quando a lesão é completa, sua recuperação costuma ser lenta, demorando 6 meses ou mais para se resolver.[9-12]

Deve-se proceder ao diagnóstico diferencial com hemartrose de quadril e, no caso de se apresentar no lado direito, com apendicite. No hematoma do psoas, são possíveis rotações de quadril sem dor, estando bloqueados todos os movimentos da articulação em caso de hemartrose (Figura 9). O estudo por ultrassonografia informa sobre alterações em órgãos abdominais.

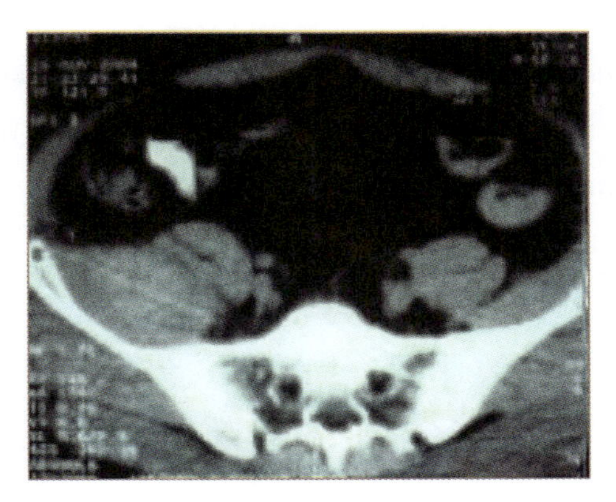

FIGURA 9 Hematoma do psoas.

É um hematoma com recidiva frequente, visto que, diferentemente de outros nos quais a cicatriz fibrosa estrangula o vaso sangrador, aqui ela se retarda ou é incompleta, em decorrência da dificuldade de imobilizar totalmente a região lombar. Por essa razão, o tratamento substitutivo é prolongado para evitar o risco de recidiva ou evolução para um cisto ou pseudotumor. Para confirmar o diagnóstico, utiliza-se ultrassonografia, TC ou RNM.

No período agudo, entre 2 e 7 dias do surgimento do hematoma, o objetivo é deter o sangramento e diminuir a dor. Dependendo da severidade, pode requerer internação. O tratamento inclui a aplicação de uma adequada terapia substitutiva e o repouso absoluto na cama até que comece a se resolver a contratura em flexão do quadril. Pode-se realizar crioterapia entre 20 e 30 min, a cada 2 a 3 horas, por conta de sua ação analgésica e anti-inflamatória. Nesse momento, é importante manter a mobilidade e a força nos membros superiores e no membro inferior contralateral.

A reabilitação começa antes da aplicação do fator correspondente, quando o paciente já melhorou sua sintomatologia de dor e contratura em flexão. No exame físico, costuma apresentar hipotrofia do quadríceps, alteração da sensibilidade na parte anterior da coxa, persistência de certo grau de flexão do quadril e lordose lombar, sem apoio do membro inferior afetado.

O objetivo da reabilitação é:

- evitar a deformidade articular em flexão por conta da contratura muscular persistente;
- restabelecer o equilíbrio muscular;
- restabelecer a função do membro inferior afetado, a postura e a marcha;
- prevenir o ressangramento e as sequelas.[13-17]

Pode-se utilizar magnetoterapia para ajudar na reabsorção do hematoma, mas não se deve usar ultrassonografia, por conta da profundidade do músculo a ser tratado.

O tratamento para a hipotrofia muscular do quadríceps consiste na aplicação de eletroestimulação ou correntes russas mais exercícios isométricos. Prossegue-se com exercícios ativos a favor e contra a gravidade, primeiro sem resistência e, depois, com resistência progressiva, com acompanhamento do fisioterapeuta.

O restabelecimento do equilíbrio muscular entre os músculos flexores e extensores de quadril é obtido alongando-se os músculos retraídos – nesse caso, o psoas – e utilizando técnicas de terapia miofascial, energia muscular e alongamento analítico.

No caso dos glúteos, os músculos extensores de quadril estão, de modo geral, fracos, em razão da inibição sobre seus antagonistas que a contratura do psoas produz. Pode ocorrer que, ao alongar primeiro os músculos contraídos, a força dos antagonistas debilitados melhore espontaneamente, em alguns casos imediatamente, às vezes depois de alguns dias, sem qualquer tratamento adicional. No caso de persistir a debilidade dos glúteos, indicam-se exercícios com a mesma modalidade de tratamento descrita anteriormente.

Os alongamentos para obter a extensão de quadril e joelho devem ser realizados de forma suave, primeiro em períodos curtos e, depois, aumentando progressivamente, observando a sintomatologia referida pelo paciente, a fim de evitar aumento da dor e a ocorrência de um novo sangramento. Consiste em tratamento postural intermitente em decúbito ventral, inicialmente sem carga, e, caso haja aumento da lordose lombar, permite-se colocar suplementos para que a tensão não seja máxima. Depois, esses suplementos vão sendo retirados e coloca-se carga sobre o calcanhar, para favorecer a extensão do quadril e do joelho (Figura 10).

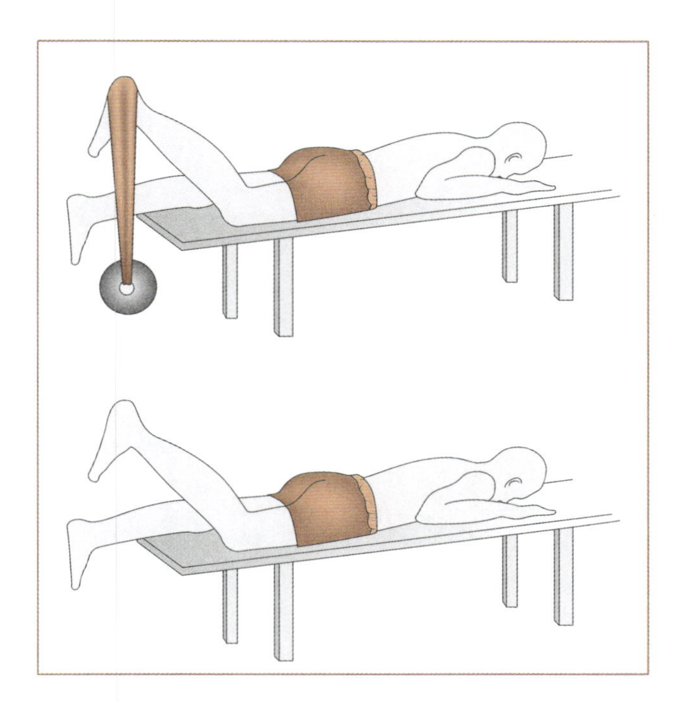

FIGURA 10 Paciente em decúbito ventral para utilização de extensores de joelho e quadril.

Autoriza-se a carga parcial do peso com muletas quando a flexão de quadril atinge 20 a 30° e o quadríceps é capaz de estabilizar a flexão do joelho em bipedestação e durante a marcha. Retiram-se as muletas à medida que a força muscular aumenta e não se observa claudicação na marcha.

Indicam-se exercícios globais de coluna para a correção postural da lordose lombar. Prossegue-se com a reabilitação até se obter extensão completa do quadril, boa postura sem aumento da lordose lombar, recuperação da força dos músculos quadríceps e glúteos e carga total do peso corporal sem claudicação na marcha. A presença de joelho flexo (Figura 11) ou diferença no comprimento das pernas pode predispor ao desenvolvimento de hemorragias no psoas.

O joelho flexo leva à flexão do quadril e à posição em equino do pé, além de escoliose compensatória da coluna, já que o membro inferior afetado fica encurtado. Essa posição leva ao encurtamento do psoas, dos isquiotibiais e dos gastrocnêmios e à inibição

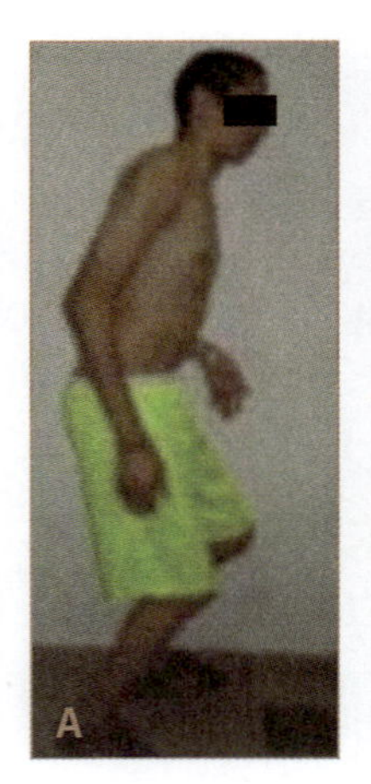

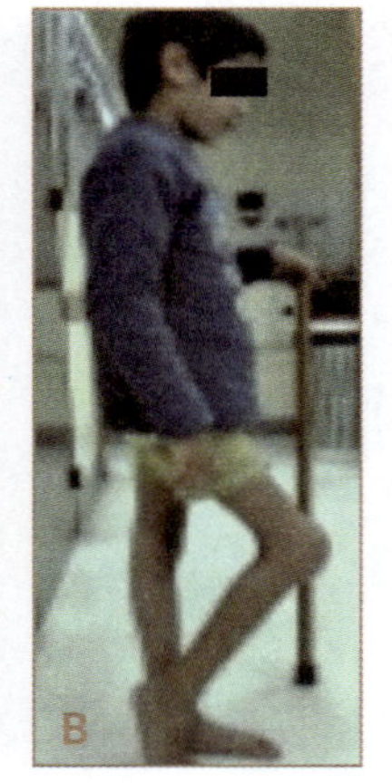

FIGURA 11 Pacientes com joelho flexo (A) e alteração da postura (B).

dos glúteos e quadríceps, que se acentua à medida que essa postura se prolonga no tempo. Nesses pacientes, pode ocorrer hematoma decorrente de esforço mínimo nas atividades da vida diária (p.ex., subir ou descer escadas, entrar em um veículo, dar um passo maior para ultrapassar um obstáculo), por causa de alongamento brusco do psoas ou por solicitação mecânica maior do que o músculo pode suportar.

Um músculo curto não é necessariamente forte, visto que a tensão exercida por ele depende da extensão de repouso. Se esta for menor, a tensão que poderá desenvolver também será menor. Deve-se avaliar se existem diferenças no comprimento das pernas em razão do estímulo dos centros de crescimento ao redor do joelho, que sofre hemorragias mais frequentemente. Isso leva a uma inclinação pélvica que modifica o ângulo de tração muscular. O mau alinhamento e a tensão desigual resultantes podem precipitar uma hemorragia nas articulações ou hematomas musculares. Por essa razão, é preciso indicar o realce adequado.

HEMATOMA EM GASTROCNÊMIOS

Quando o sangramento ocorre na inserção proximal dos gastrocnêmios (Figura 12), afeta a articulação do joelho, que adota uma posição antiálgica em flexão. Quando se localiza em sua porção média ou inserção distal, o pé adota uma posição em flexão plantar. Coloca-se tala de repouso na melhor posição que o paciente tolere e controla-se a pressão do compartimento para evitar o comprometimento das estruturas vásculo-nervosas.

O tratamento com terapia substitutiva e a reabilitação buscam evitar a incapacidade a longo prazo em relação a uma deformidade em flexão de joelho ou equino do pé permanente.

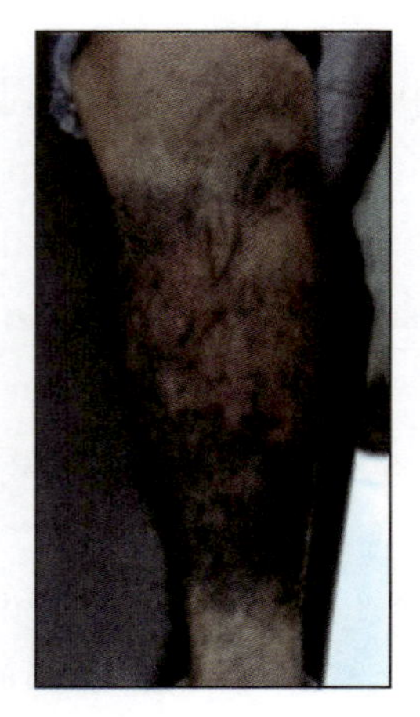

FIGURA 12 Hematoma de gastrocnêmios.

O músculo deve recuperar sua extensão normal, visto que são necessários 10° de flexão dorsal para se ter um padrão de marcha normal. Inicia-se a deambulação quando o apoio do pé pode ser plantígrado, pois as posições em flexão de joelho e equino do pé oferecem risco de produzir hemartrose nessas articulações.

Os alongamentos são feitos primeiro de forma ativa, assistidos com faixas elásticas, e depois em bipedestação. Podem ser utilizados os alongamentos em cadeia muscular, como as posturas descritas por Souchard, que têm a vantagem de trabalhar globalmente, incluindo todos os músculos da cadeia posterior (isquiotibiais e espinhais) (Figuras 13 a 15).

Se o que predomina for a flexão do joelho, devem-se fazer alongamentos em decúbito ventral, como descrito no tópico do hematoma do iliopsoas. Indicam-se exercícios ativos de flexão dorsal de tornozelo e extensão do joelho, acompanhados ou não de eletroestimulação ou correntes russas, segundo a força muscular.

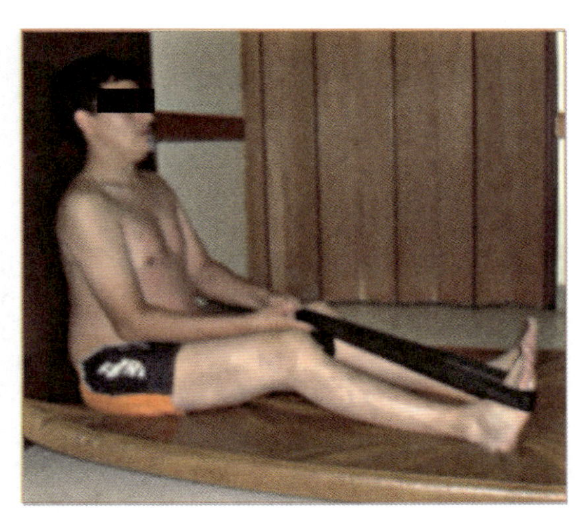

FIGURA 13 Exercício de alongamento com faixa elástica.

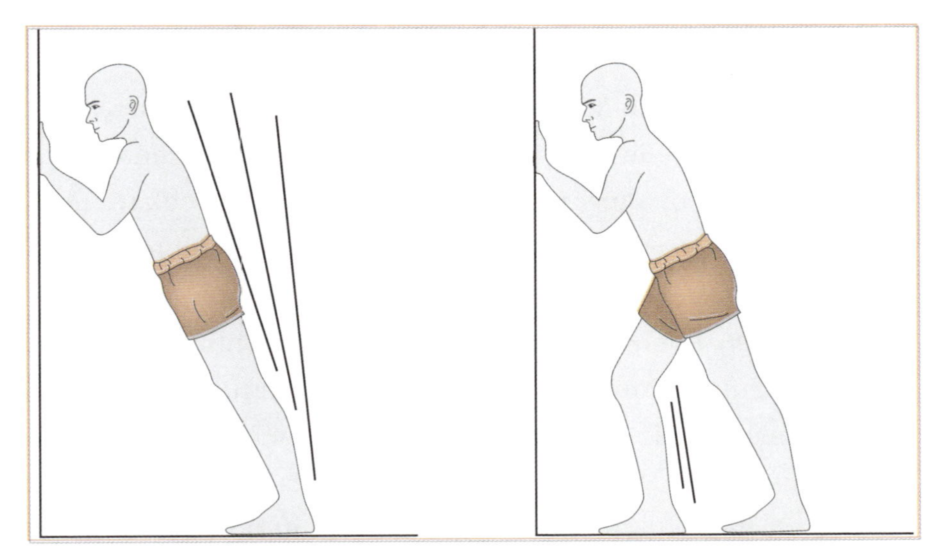

FIGURA 14 Exercício de alongamento de gastrocnêmios e isquiotibiais em bipedestação.

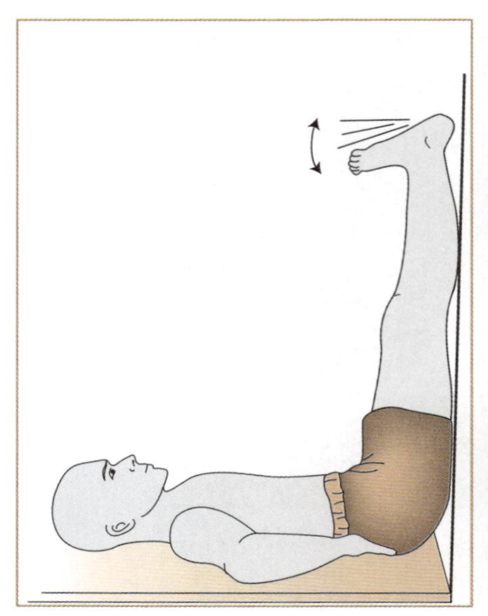

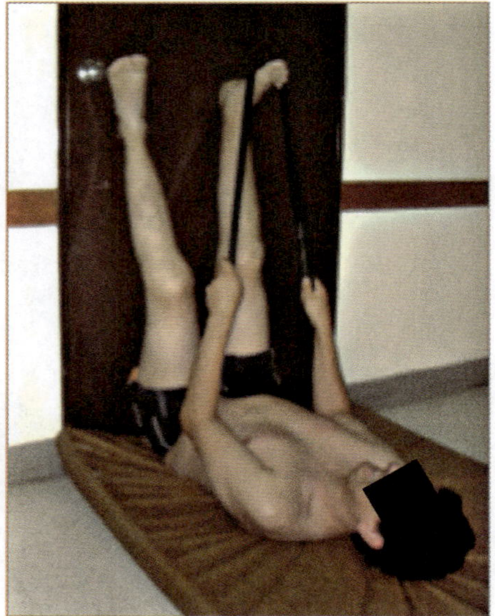

FIGURA 15 Exercício de alongamento em cadeia muscular.

CORE STABILITY

Os exercícios de estabilidade de tronco (*core stability*) são uma parte fundamental para incorporar a reabilitação dos pacientes com hemofilia, seja por sangramentos articulares ou musculares. Mostraram ser efetivos para prevenção de lesões em membros inferiores e/ou superiores em atletas.[18,19]

Core stability é definido como a habilidade de controlar a posição e o movimento do tronco sobre a pelve para permitir ótimas produção, transferência e controle da força e do movimento para os segmentos distais. Seu objetivo é dar estabilidade proximal para a mobilidade distal dos membros superiores e inferiores.

A musculatura do *core* inclui os músculos transverso do abdome, multífido, do assoalho pélvico e do diafragma, além dos músculos superficiais, como retos do abdome, oblíquos, glúteos e proximais das extremidades superiores e inferiores. Bouisset defende que a estabilização da pelve e do tronco é necessária para todos os movimentos das extremidades. Hodges e Richardson observaram atividade dos músculos do tronco antes de se produzir atividade nos músculos das extremidades inferiores.

O tronco, *core* ou região média, pode ser reabilitado utilizando-se diversos tipos de exercícios, como os que são citados a seguir:

- Exercício 1:
  - posição inicial: deitado, com os braços nas laterais do corpo e ambas as pernas flexionadas, mantendo o alinhamento do corpo, levantar a pelve o mais alto possível;
  - nível básico: realizar o exercício com as duas pernas;
  - nível intermediário: realizar o exercício com uma só perna. A outra permanece estendida;
  - nível avançado: incluir uma atividade com membros superiores.

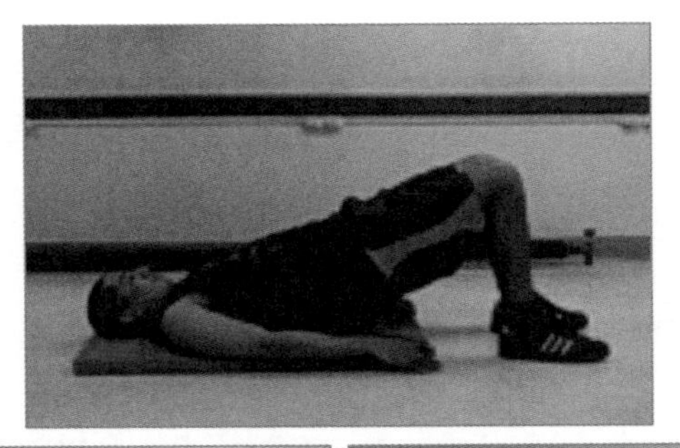

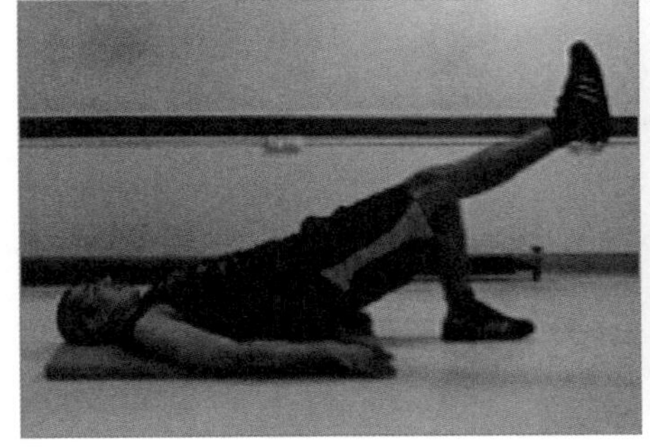

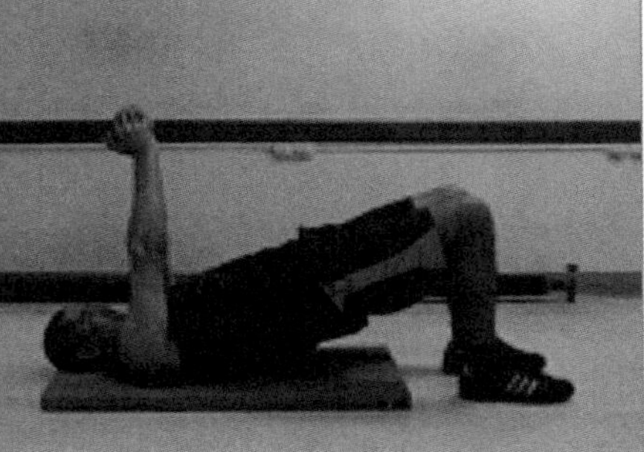

- Exercício 2:
    - posição inicial: em decúbito ventral, apoiar-se nos antebraços e pés, com os cotovelos diretamente abaixo dos ombros. Levantar o corpo (tronco, pelve e pernas) até formar uma linha reta da cabeça aos pés. Contrair os músculos abdominais e os glúteos e manter a posição por 20 a 30 segundos. Importante: não balançar nem arquear as costas e não levantar os glúteos;
    - nível básico: apoiado nos joelhos;
    - nível intermediário: apoiado nas pontas dos pés;

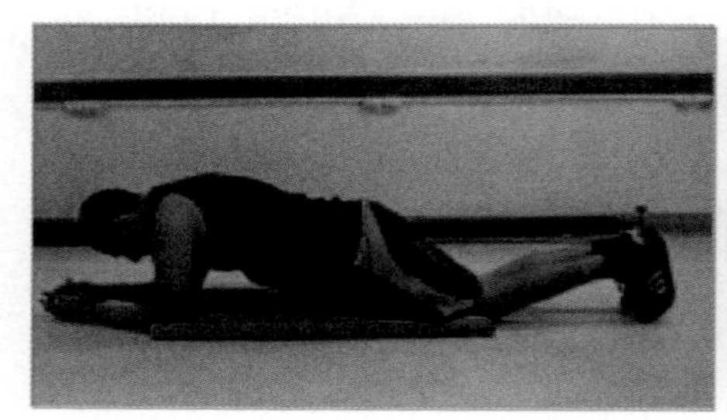
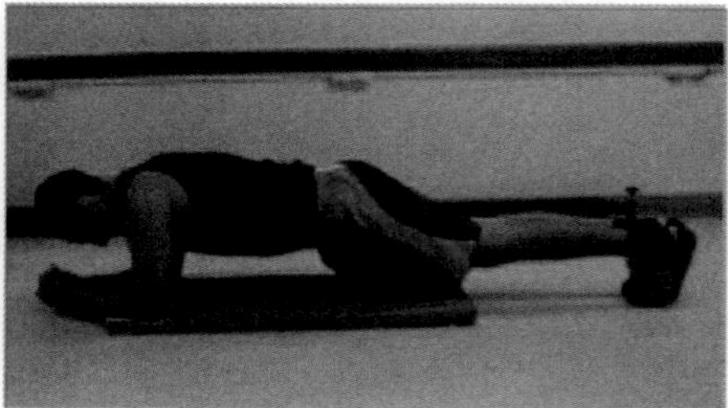

- Exercício 3:
    - posição inicial: em quatro apoios, manter as costas retas, a pelve e os ombros alinhados;
    - nível básico: estender uma perna ou um braço alternadamente;
    - nível avançado: estender uma perna e o braço contrário.

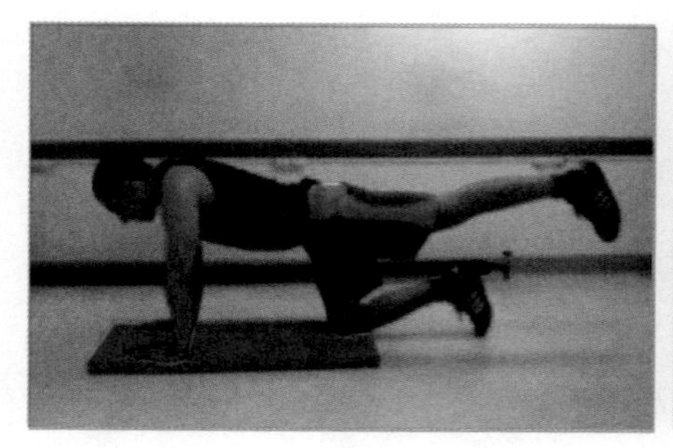
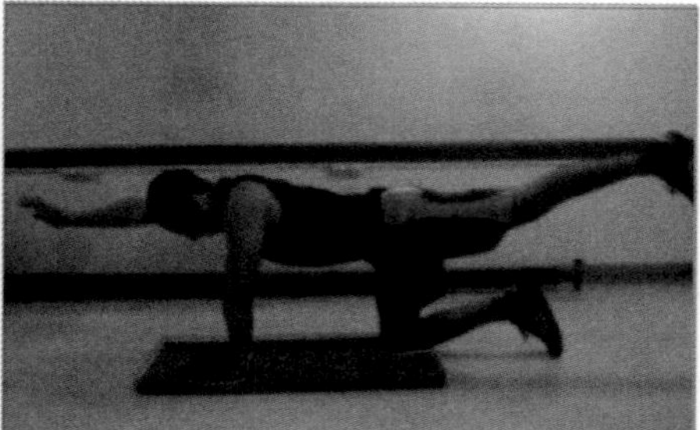

- Exercício 4:
  - Com o paciente em pé ou sentado sobre uma bola, com as costas retas, realizar exercícios de membros superiores com faixa elástica.

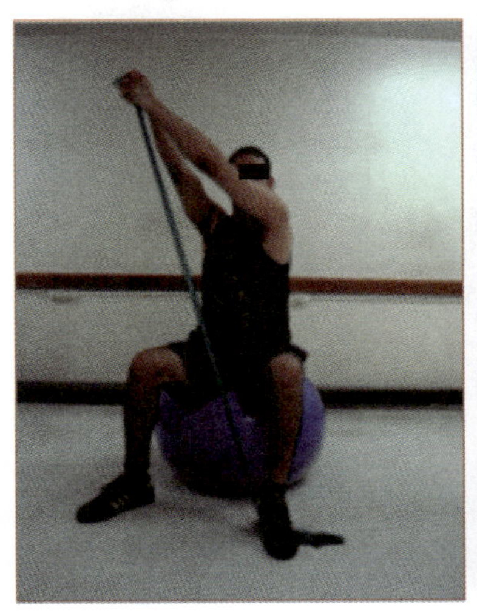
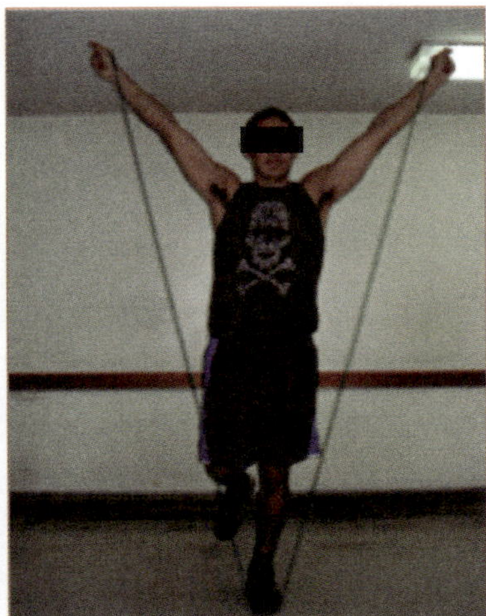

HEMATOMA DE MÚSCULOS DO ANTEBRAÇO

Os músculos do antebraço encontram-se em compartimentos fasciais fechados, tendo pouco espaço para se expandir em razão do aumento de volume ocasionado por uma hemorragia. Por essa razão, o hematoma pode produzir neuropatias por compressão dos nervos cubital ou mediano, insuficiência vascular causadora de necrose isquêmica e contraturas (Figura 16). O punho e os dedos adotam uma posição em flexão. Os músculos extensores de punho e dedos estão inibidos por conta da contratura dos flexores.

Deve-se colocar uma tala na melhor posição funcional possível, para dar maior conforto e evitar posições viciosas, e trocá-la à medida que a mobilidade melhora, além de fazer eletroestimulação

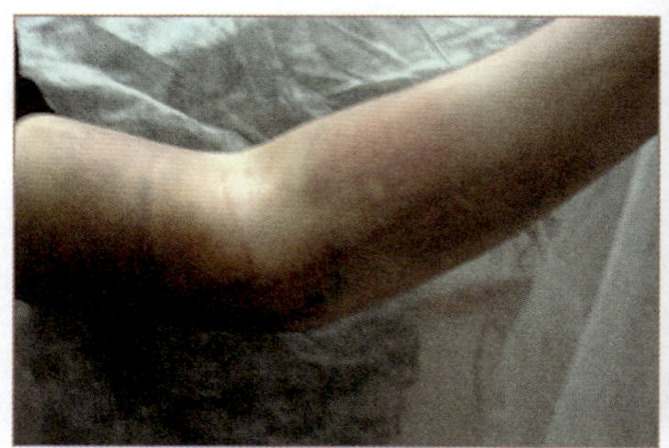
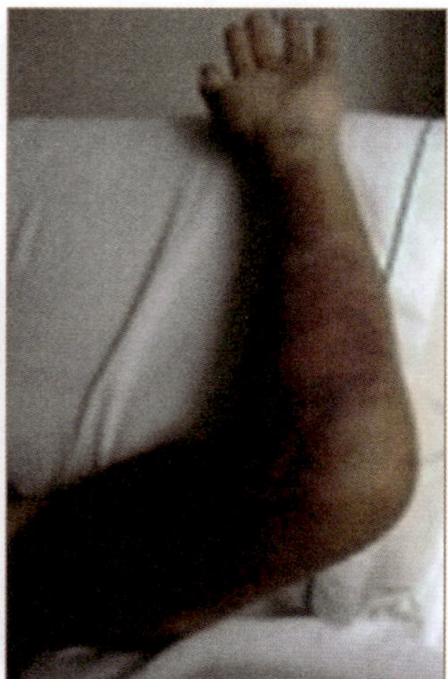

FIGURA 16 Hematoma de antebraço.

nos músculos extensores e exercícios ativos voltados à recuperação da função normal de punho e mão (Figura 17). A sequela é uma mão em garra, com impossibilidade de abrir os dedos quando o punho está em extensão (Figura 18).

É frequente que esse hematoma seja decorrente de venopuntura realizada por profissional não especializado. A complicação mais grave é a síndrome de Volkman, considerada uma urgência que requer a descompressão imediata. A rápida aplicação do fator correspondente e adequada reabilitação evitam deformidade permanente.

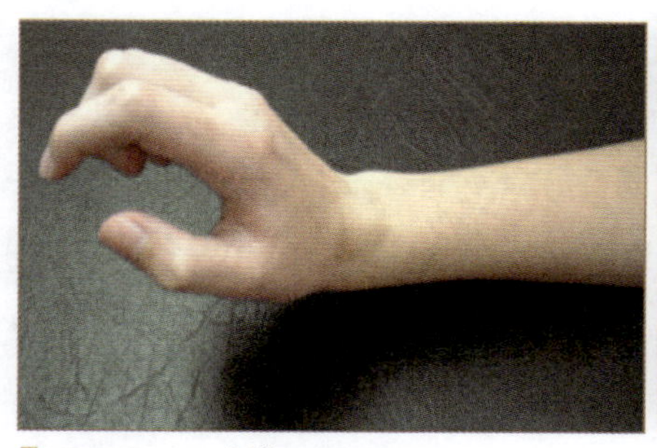
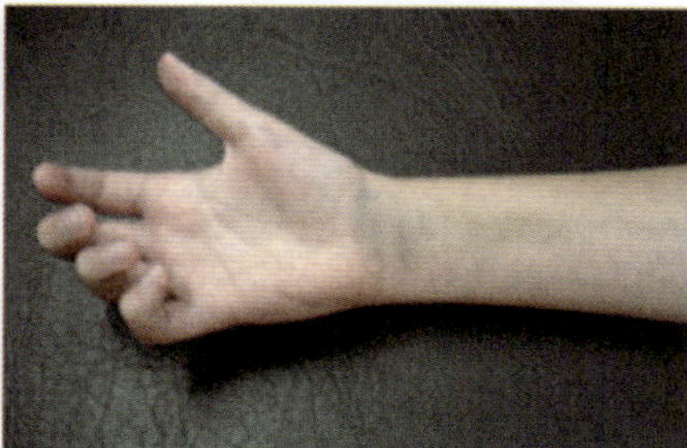

FIGURA 17 Mão em garra.

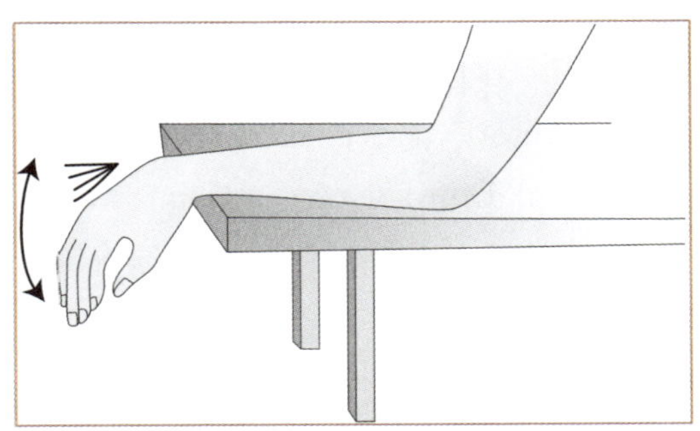

FIGURA 18 Exercício livre para extensão de punho e dedos.

SÍNDROME COMPARTIMENTAL

Nos pacientes hemofílicos que apresentam hematomas, por conta da tensão que se localiza em região de risco decorrente da presença dos compartimentos musculares, como a mão, o antebraço, a perna e, eventualmente, a coxa, é necessário realizar a medição da pressão intracompartimental mesmo que não se encontrem sinais de comprometimento neurovascular presentes.

Os sinais incipientes da síndrome compartimental são diminuição do enchimento capilar e dor associada à mobilidade passiva dos tendões do compartimento afetado. A diminuição do pulso, a dor isquêmica persistente e o déficit neurológico são sinais tardios.

Se, na medição do compartimento, a pressão intracompartimental for maior que 45 mm de mercúrio, indica-se a fasciotomia. Se mostrar valores entre 30 e 45 mm de mercúrio, monitora-se a pressão, para acompanhar sua evolução e definir o tratamento. Se a pressão intracompartimental for normal e não se apresentar déficit neurológico, realiza-se tratamento de reabilitação convencional. Se a pressão for normal, mas houver comprometimento neurológico, a lesão será secundária a uma compressão direta do hematoma sobre o nervo, caracterizando, portanto, uma neuropraxia.

A evolução habitual é o restabelecimento da função com tratamento substitutivo adequado. Deve-se colocar tala de repouso em posição funcional até a reabilitação completa.

CONCLUSÕES

É importante realizar um correto diagnóstico inicial, com tratamento precoce do hematoma muscular e apropriada reabilitação, para um gradual retorno à atividade normal, evitando o desenvolvimento de complicações. Um tratamento deficiente pode levar à incapacidade em longo prazo.

REFERÊNCIAS BIBLIOGRÁFICAS

1. Beyer R, Ingersley J, Serensen B. Current practice in the management of muscle haematomas in patients with severe haemophilia. Haemophilia 2010; 16(6):926-31.
2. Alcalay M, Deplas A. Rheumatological management of patients with haemophilia. Part II: muscle hematomoas and pseudotumors. Joint Bone Spine 2002; 69:556-9.
3. Jarvinen TA, Jarvinen TL, Kääriäinen M, Äärimaa V, Vaittinen S, Kalimo H et al. Muscle injuries: optimising recovery. Best Pract Res Clin Rheumatol 2007; (2):317-31.
4. Jarvinen TA, Jarvinen TL, Kalimo H, Jarvinen M. Muscle injuries: biology and treatment. Am J Sports Med 2005; 33(5):745-64.
5. Beyer R, Ingerslev J, Sorensen B. Muscle bleeds in professional athletes – diagnosis, classification, treatment and potential impact in patients with haemophilia. Haemophilia 2010; 16(6):858-65.
6. Kannus P, Parkkari J, Jarvinen TL, Jarvinen TA, Jarvinen M. Basic science and clinical studies coincide: active treatment approach is needed after a sports injury. Scand J Med Sci Sports 2003; 13(3):150-4.
7. Kase K, Wallis J. The latest kinesio taping method. Tóquio: Ski-Journal, 2002.
8. Sijmonsma J. Kinesiotaping neuromuscular manual. 2.ed. Portugal: Aneid Press, 2007.

9. Fernández-Palazzi F, Rivas Hernández S, De Bosch N, De Saez A. Hematomas within the iliopsoas muscles in hemophilic patients. Clin Orthopaed Relat Res 1996; 328:19-24.

10. Ashranj AA, Osip J, Christie B, Key NS. Iliopsoas haemorrhage in patients with bleeding disorders-experience from one centre. Haemophilia 2003; 9(6):721-6.

11. Dauty M, Sigaud M, Trossaërt M, Fressinaud E, Letenneur J, Dubois C. Illiopsoas hematoma in patients with hemophilia; a single-center study. Joint Bone Spine 2007; 74(2):179-83.

12. Balkan C, Kavakli K, Karapinar D. Iliopsoas haemorrhage in patients with haemophilia: results from one centre. Haemophilia 2005; (5):463-7.

13. Beeton K, Alltree J, Cornwall J. La rehabilitación de la disfunción muscular en la hemofilia. Federação Mundial de Hemofilia, 2001.

14. Querol F, Haya S, Aznar J. Lesiones musculoesqueléticas en hemofilia: hematomas musculares. Rev Iberoameric Tromb Hemost 2001; 14:111-7.

15. Querol F. Tratamiento rehabilitador de la hemofilia. Valencia: Jornadas Latinoamericanas de Coagulopatías Congénitas, 1998.

16. Almendáriz Juárez A, Altisent Roca C. Guía de rehabilitación en hemofilia. Congresso Mundial de Sevilha, 2002.

17. Heijnen L. Recent advances in rehabilitation in haemophilia. Medical Education Network, 1995.

18. Kibler W, Press J, Sciascia A. The role of Core stability in athletic function. Sports Med 2006; 36(3):189-98.

19. Leetun D, Ireland M, Willson J, Ballantyne B, Davis I. Core Stability measures as risk factors for lower extremity injury in athletes. Med Sci Sports Exerc 2004; 36(6):926.

CAPÍTULO 12

Condroprotetores e corticoterapia intra-articular

LUCIANO DA ROCHA LOURES PACHECO
JUAN RODOLFO VILELA CAPRIOTTI

INTRODUÇÃO

É consenso que tanto o tratamento quanto as consequências da artropatia hemofílica podem apresentar diferenças significativas quando se consideram os caminhos que se trilham desde a oportunidade do diagnóstico até as opções e os recursos de tratamento, que envolvem orientação, educação e centros de referência para amparo do paciente hemofílico.

A artropatia crônica do paciente hemofílico é consequência de repetidos sangramentos articulares, contraturas e deformidades angulares e rotacionais, associados ao resultado de hiperplasia sinovial, hipervascularização, formação de vilosidades e erosão da cartilagem. Assim, a melhor forma de tratar a artropatia crônica é preveni-la, evitando sua progressão. Algumas drogas, como os corticosteroides e o ácido hialurônico, podem ser utilizadas em injeções intra-articulares, mas não induzem a esclerose da sinovial, como os isótopos radioativos utilizados nas radiossinoviorteses, embora possam ser de grande valor em função de suas características anti-inflamatórias e condroprotetoras, respectivamente.

TERAPIA INTRA-ARTICULAR COM ÁCIDO HIALURÔNICO

O termo "ácido hialurônico" foi inicialmente utilizado em 1936, a partir de pesquisas realizadas na Universidade de Columbia, Estados Unidos, envolvendo pacientes com artrite reumatoide e sendo caracterizado como a parte ativa do fluido isolado em articulações edemaciadas. Desde então, a linha de pesquisa evoluiu até o presente momento, tendo como destaque a aprovação da Food And Drug Administration (FDA) em 1997, permitindo a viscossuplementação como terapia no tratamento de osteoartrite. Como as alterações da artropatia hemofílica são semelhantes às da artropatia degenerativa, bem como os objetivos do tratamento, pode-se, seguramente, usar a terapia de viscossuplementação.

O ácido hialurônico é eficaz na redução da dor por melhorar a elasticidade e a viscosidade do líquido sinovial, podendo ser usado também em articulações com grave comprometimento da cartilagem. A utilização ocorre em aplicações semanais (de 3 a 5), promovendo seu efeito por 3 a 6 meses. Atualmente, também existe em dose única, podendo ser repetida a cada 6 meses ou 1 ano.

O ácido hialurônico está associado a efeitos anti-inflamatórios na artrite degenerativa e pode ser comparado à infiltração com metilprednisolona na dose de 40 mg por 3 semanas ou à injeção única de triancinolona na dose de 20 mg, ainda apresentando efeito residual, mesmo que o tratamento seja interrompido.

Indicações

A viscossuplementação está indicada para casos moderados de artropatia degenerativa (até grau IV da classsificação de artropatia hemofílica de Arnold e Hilgartner) em pacientes que não apresentam resposta satisfatória aos métodos não invasivos e que têm arco de movimento razoável da articulação comprometida.

Contraindicações

A viscossuplementação não está indicada na presença de artrite inflamatória, rigidez articular e artropatia hemofílica grave (grau V da classificação de artropatia hemofílica de Arnold e Hilgartner).

Princípios cirúrgicos

A injeção intra-articular do ácido hialurônico deve ser tratada como procedimento cirúrgico e, portanto, é preciso respeitar as considerações adequadas nos cuidados de assepsia e antissepsia. Por ser procedimento que gera solução de continuidade, o paciente hemofílico deve ser prudentemente tratado em relação a fatores anticoagulantes.

As articulações mais acometidas pela artropatia hemofílica são os joelhos, os tornozelos e os cotovelos. No caso do joelho, posiciona-se o paciente em posição supina. Para a infiltração, utilizam-se como referência a patela, os pontos peripatelares e a linha intra-articular; para a via anterolateral, o joelho pode ser posicionado em extensão; e, para a via anteromedial, a 90°.

Em condições assépticas, realiza-se anestesia local. O ácido hialurônico vem em seringas próprias e deve ser aplicado no mesmo local em que foi aplicada a anestesia. Curativo compressivo é feito após o procedimento, podendo ser removido em 24 horas.

Para o tornozelo, a abordagem deve ser feita entre o extensor longo do hálux e o maléolo medial (Figura 1). Para o cotovelo, a abordagem deve ser feita entre o triângulo formado pela cabeça do rádio, pelo olécrano e pelo epicôndilo (Figura 2).

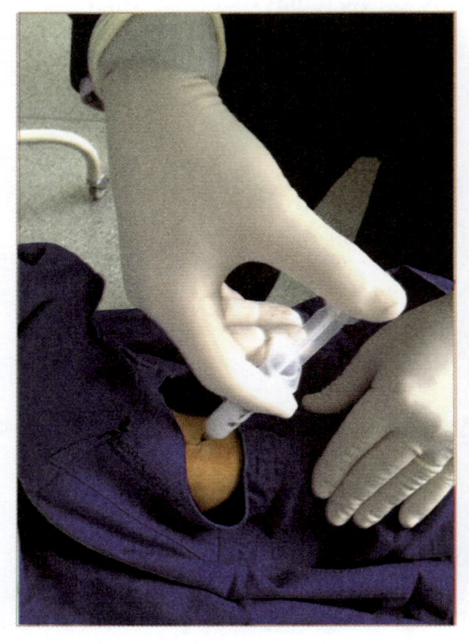

FIGURA 1 Infiltração com ácido hialurônico no tornozelo.

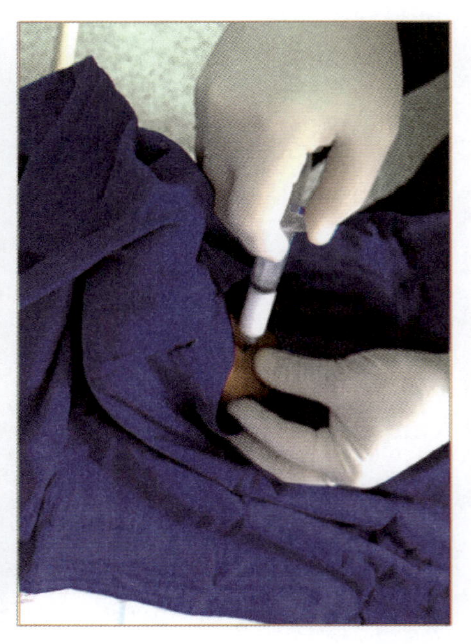

FIGURA 2 Infiltração com corticosteroide no cotovelo.

Reabilitação

O paciente pode apoiar normalmente o membro infiltrado logo após o procedimento e iniciar exercícios contra a resistência o quanto antes. Nessa fase, a fisioterapia exerce função importante para controle da dor e estímulo do arco de movimento. Os princípios da fisioterapia devem ser preservados, objetivando isometria e isotonia, bem como alongamento muscular, para prevenir contraturas e melhorar a propriocepção.

TERAPIA INTRA-ARTICULAR COM CORTICOSTEROIDES

A sintomatologia mais comum na hemofilia é o sangramento que compromete as articulações e os músculos. Proporcionalmente ao comprometimento das articulações, existem classificações que as diferenciam em agudas, subagudas e consequentes a alguns episódios de hemartrose aguda e crônica, caracterizando a soma de hemartroses agudas e subagudas por um período maior que 6 meses.

Assim, a injeção intra-articular de corticosteroides tem bons resultados em melhora da qualidade de vida, redução da dor e reabilitação multidisciplinar, além de promover relativa proteção articular, sempre lembrando da relação com a extensão do estadiamento da lesão articular. No Hospital de Clínicas da Universidade Federal do Paraná (HC-UFPR), realiza-se uma infiltração a cada 3 semanas, podendo ser repetida após 6 meses a 1 ano.

Indicações

A terapia intra-articular com corticosteroides tem lugar bem reservado em comprometimentos graus II e III da classificação de artropatia hemofílica de Arnold e Hilgartner, sendo indicada como medida paliativa nos graus IV e V. Pode ser usada como recurso para reduzir a dor e evitar a reatividade promovida em sinoviorteses.

Contraindicações

Não se indica em artrite séptica, pacientes febris e com alergias prévias associadas ao uso de corticosteroides.

Princípios cirúrgicos

Uma completa avaliação clínica e radiológica do paciente, além da exposição do seu problema para controlar as expectativas do método, é essencial nessa terapia. Devem-se esclarecer ao paciente os eventuais efeitos colaterais, como exacerbação inicial da dor, artrite séptica, atrofia tecidual, despigmentação, choque anafilático, necrose avascular e calcificação heterotópica.

O procedimento deve ser realizado em condições adequadas de antissepsia e assepsia. O ponto corretamente marcado para a infiltração deve ser anestesiado, favorecendo a punção no local e a aspiração inicial do líquido articular, para somente depois se realizar infiltração com corticosteroide.

Reabilitação

Após infiltrar, pode-se enfaixar o local, aplicar gelo nas primeiras 24 horas e iniciar com o protocolo de fisioterapia. Em alguns casos, pode-se manter o enfaixamento por mais de 3 dias, apesar de não serem comuns sangramentos ou queixas álgicas associadas. Esse procedimento pode ser usado de forma segura.

A prevenção da sinovite crônica na patologia hemofílica é a chave para o tratamento adequado da patologia articular, mas é importante contar com esse método paliativo e eficiente na redução da intensidade álgica articular.

BIBLIOGRAFIA

1. Athanassiou-Metaxa M, Koussi A, Economou M, Tsagias I, Badouraki M, Trachana M et al. Chemical synoviorthesis with rifampicine and hyaluronic acid in haemophilic children. Haemophilia 2002; 8(6):815-6.
2. Caviglia H. Tratamiento ortopédico no quirúrgico del paciente hemofílico. 2008. p.119.
3. Fernandez-Palazzi F. Treatment of acute and chronic synovitis by non-surgical means. Haemophilia 1998; 4(4):518-23.

4. Fernandez-Palazzi F, Viso R, Boadas A, Ruiz-Sáez A, Caviglia H, De Bosch NB et al. Intra articular hyaluronic acid in the treatment of haemophilic chronic arthropathy. Haemophilia 2002; 8(3):375-81.

5. Gark VK. Intra-articular hyaluronic acid therapy. In: Caviglia HA, Solimeno LP (eds.) Orthopedic Surgery in patients witer hemophilia. New York: Springer, 2008. p.69-71.

6. Gupta AD. Treatment protocol in haemophilic arthropathy – comprehensive haemophilia care in developing countries. Lahore: Ferozsons, 2001. p.133.

7. National Hemophilia Foundation. Caring for your child with hemophilia, 1998. p.2.

8. Rodríguez-Merchán EC, Goddard NJ. The technique of synoviorthesis. Haemophilia 2011; 7(2):11-5.

9. Schved JF, Codine P, Asencio J, Sohail MT. The management of chronic synovitis and hemophilic arthropathy in developing countries. 2010. p.41.

10. Shrirastava MP, Bhattarai A. Intra-articular corticosterid therapy. In: Caviglia HA, Solimeno LP (eds.). Orthopedic surgery in patients witer hemophilia. New York: Springer, 2008. p.79.

11. Wallny T, Brackmann HH, Semper H, Schumpe G, Effenberger W, Hess L et al. Intra articular hyaluronic acid in the treatment of haemophilic arthropathy of the knee. Clinical, radiological and sonographical assessment. Haemophilia 2000; 6(5):566-70.

12. World Federation of Hemophilia. Facts for health care professional. Haemophilia 1996; 2.

13. World Federation of Hemophilia. What is hemophilia. 2004; p. 1.

CAPÍTULO 13

Sinovectomia radioativa

SYLVIA THOMAS

LUCIANO DA ROCHA LOURES PACHECO

INTRODUÇÃO

As hemartroses correspondem a cerca de 80% dos episódios hemorrágicos nos pacientes com hemofilia. A sinovite ocasionada pelas hemartroses recorrentes é uma condição altamente incapacitante, demandando estratégias de tratamento apropriadas para cada caso.[1]

A sinovectomia radioativa (SR), introduzida recentemente no Brasil, já tem uso consagrado há mais de cinco décadas, demonstrando ser um importante recurso terapêutico na sinovite crônica da hemofilia.[1]

DADOS EPIDEMIOLÓGICOS

Figuram no cadastro do Ministério da Saúde do Brasil 10.026 pacientes com hemofilia, correspondendo à terceira maior população mundial de pacientes com essa patologia.[2] Até 2012, os pacientes no

Brasil eram tratados em regime de demanda, podendo evoluir com sinovite em algumas de suas articulações ao longo da vida.[3]

FISIOPATOLOGIA

As hemartroses que se repetem em uma mesma articulação (articulação-alvo) deflagram um processo fisiopatológico multifatorial que cursa com hiperplasia sinovial e sinovite.[4] A sinovite desencadeia novos sangramentos, ocorrendo, concomitantemente, o comprometimento das demais estruturas da articulação, incluindo a cartilagem, o osso subcondral, os meniscos e os ligamentos.[4] A consequência desse processo é a artropatia hemofílica, que, em geral, tem início na infância, tendo impacto altamente negativo na qualidade de vida do paciente.[1,4]

QUADRO CLÍNICO E DIAGNÓSTICO

O quadro clínico da sinovite inclui calor local, dor de intensidade variável e aumento do volume articular, que, se muito pronunciado, pode acarretar restrição da amplitude dos movimentos.[1,4] A história de três ou mais hemartroses na mesma articulação em período de 3 a 6 meses, associada ao exame clínico característico, sugere o diagnóstico de sinovite crônica.[1,4] Para complementação do diagnóstico, podem ser utilizados exames de imagem, como ressonância nuclear magnética (RNM), ultrassonografia articular e cintilografia óssea trifásica.[5]

TRATAMENTO

O tratamento da hemofilia baseia-se principalmente na reposição dos fatores da coagulação deficientes, administrada em demanda (na vigência de um sangramento) ou de forma profilática (antes do surgimento das hemorragias), que pode ser primária ou secundária.[4,6]

A profilaxia primária consiste na administração regular do fator deficiente logo após a primeira hemartrose ou em torno dos 2 anos de idade.[6] Essa forma de tratamento demonstrou ser capaz de prevenir a artropatia hemofílica e, portanto, a sinovite crônica.[6]

A profilaxia secundária, ou seja, iniciada após os 2 anos de idade ou após duas ou mais hemartroses, é a primeira linha de tratamento da sinovite na tentativa de conter o processo de hemartroses recorrentes.[1,7] Embora esse recurso traga evidentes benefícios na qualidade de vida dos pacientes e possibilite um tratamento fisioterápico mais intenso, nem sempre atinge o objetivo de evitar a progressão das lesões articulares instaladas.[4,6,8]

SINOVECTOMIA

Denomina-se sinovectomia a remoção da sinóvia hipertrofiada e inflamada encontrada na sinovite crônica. A sinovectomia está indicada nos pacientes com hemofilia que não apresentam resposta satisfatória ao tratamento conservador, feito com profilaxia secundária associada a medidas fisioterápicas.[1,7,8]

A sinovectomia pode ser cirúrgica ou não cirúrgica. A abordagem cirúrgica pode ser aberta (atualmente quase em desuso) ou artroscópica, menos agressiva e mais eficaz na redução da frequência de hemartroses.[1,8] A artroscopia, assim como a cirurgia aberta, requer hospitalização sob ampla reposição de fatores de coagulação, além de fisioterapia intensiva.[1,7,8]

As sinovectomias não cirúrgicas, ou sinoviorteses, podem ser químicas ou radioativas, atuando na diminuição do volume e da atividade do tecido sinovial. São realizadas por meio da injeção intra-articular de diversas substâncias e, por serem minimamente invasivas, possuem ampla indicação nos pacientes com hemofilia.[1,7,8]

A sinovectomia química com rifampicina (Rifocina®) foi extensamente utilizada, demonstrando resultados satisfatórios. Entretanto, desde 2003, a apresentação injetável deixou de ser produzida no Brasil. Essa sinovectomia é considerada menos eficaz que a radioativa, principalmente em joelhos, e necessita de repetidas aplicações, as quais são dolorosas.[1,8]

A SR é a injeção de fármacos radioativos (radiofármacos) intra-articulares.[8] É também conhecida como sinoviortese radioativa, radiossinoviortese ou sinovectomia radioisotópica.[8,9] A SR é considerada por vários autores o tratamento de eleição da sinovite hemofílica não responsiva ao tratamento conservador.[1,7,8] Inicialmente utilizada na artrite reumatoide, o primeiro relato da SR em língua inglesa foi de Ansell, em 1963, que utilizou ouro radiativo (Au198).[8] No Brasil, a SR começou a ser empregada em 2003.[5] Até então, o tratamento não conservador da sinovite hemofílica restringia-se a sinovectomias artroscópicas ou abertas, realizadas em poucos centros.[12]

Radiofármacos utilizados na sinovectomia radioativa

Os radiofármacos mais usados atualmente para SR em hemofilia são o ítrio (^{90}Yttrium), o disprósio (^{165}Dysprosium), o fósforo (^{32}Phosphorus), o rênio (^{186}Rhenium) e, mais recentemente, o samário (^{153}Samarium).[9]

O ^{90}Yttrium, emissor beta puro, é amplamente utilizado na Europa, além de Israel, Turquia, Brasil e outros países. Sua principal aplicação é nas sinovites em joelhos, embora também já tenha sido utilizado com sucesso em outras articulações.[5,7,8]

O fósforo é utilizado nos países da América do Norte, na Argentina e na Colômbia, não tendo uso autorizado na Europa.[9]

O ^{153}samarium-hidroxiapatita tem sido utilizado para SR com diferentes resultados. Sua eficácia em joelhos não está bem estabelecida, parecendo ser inferior à do ítrio nessa articulação. É utilizado em pacientes com hemofilia, mostrando benefícios principalmente em articulações de médio porte.[10] As características desses radiofármacos estão descritas na Tabela 1.[9]

TABELA 1 Características dos radiofármacos usados para sinovectomia radioativa

Radiofármaco	Meia-vida (dias)	Tipo de radiação	Energia (MeV)	Tamanho da partícula	Penetração média e máxima (mm)
^{153}Sm	1,95	β - γ	0,70 a 0,08	0,8 mm	0,8/2,5
^{186}Re	3,75	β - γ	1,07 a 0,14	5 a 10 mcm	3,7
^{32}P	14,3	β	1,70	6 a 20 mcm	7,9
^{165}Dy	1,36	β - γ	1,30 a 0,09	3 a 5 mcm	5,7
^{90}Y	2,7	β	2,28	10 a 20 mcm	4 a 10/11

Fonte: adaptada de Clunie e Fisher, 2003.[9]

Sm: Samarium; Re: Rhenium; P: Phosphorus; Dy: Dysprosium; Y: Yttrium.

Modo de ação da sinovectomia radioativa na sinovite hemofílica

Os radiofármacos para injeção intra-articular são utilizados na forma coloide, ligados a citrato, sulfato, hidróxido férrico e outros carregadores, como a hidroxiapatita.[11] O tamanho das partículas é crítico para a ação da SR: deve ser pequeno o suficiente para permitir uma distribuição homogênea na articulação e ser fagocitado, mas grande o bastante para não ser absorvido pela drenagem venosa e linfática, o que levaria à irradiação indesejável fora da articulação. O tamanho ideal está entre 2 e 5 mcm.

Ao serem injetadas no interior da articulação, as partículas de radiofármacos são fagocitadas pelos sinoviócitos presentes na sinóvia inflamada, causando irradiação local.[11] Os efeitos da SR devem-se a interações diretas dos radiofármacos sobre os tecidos e à liberação de radicais de oxigênio, causando a destruição das membranas celulares e apoptose dos sinoviócitos. Assim, é observada uma redução do volume das vilosidades da sinóvia inflamada, culminando com sua necrose e fibrose.

Esse processo leva à diminuição do tecido inflamatório hipertrofiado (*panus*) dentro de poucas semanas. Adicionalmente, ocorre a oclusão dos capilares superficiais da sinóvia, ocasionando melhora da atividade inflamatória.[11] Na hemofilia, esse processo resulta na diminuição das hemartroses e da dor.[7,8]

Resultados da sinovectomia radioativa

O principal efeito da SR, atingido por diversos radiofármacos, é a diminuição da frequência de hemartroses. De forma menos evidente, notam-se também a diminuição da dor e a melhora da amplitude de movimentos. Destacam-se os relatos de redução do número de hemartroses entre 75 e 80% com ^{32}Phosphorus, ^{90}Yttrium e ^{186}Rhenium.[7,8]

No Brasil, utilizando ^{90}Yttrium, a experiência foi de redução na frequência média de hemartroses de 19,8/ano, antes da SR, para 2,6, após o primeiro ano de tratamento, mantendo-se no segundo ano a média de 2,2 hemartroses.[5] Dos pacientes tratados, 11 que haviam sido anteriormente tratados com sinovectomia química com rifampicina, com falha na resposta, apresentaram melhora com a SR.[5]

Um grupo espanhol estudou as influências que as diversas variáveis poderiam ter no desfecho da SR com ^{90}Yttrium e concluiu que o tratamento é efetivo em todos os grupos de pacientes, independentemente da presença de inibidores, do tipo de articulação, do grau de hipertrofia sinovial e da presença de artropatia.[7] Conclusões semelhantes foram obtidas no estudo brasileiro com ítrio.[5]

A SR em pacientes com hemofilia com ^{153}samarium-hidroxiapatita demonstrou ser eficaz para médias articulações (cotovelos e tornozelos), porém menos eficaz para joelhos, sendo relatados resultados bons em 75% dos cotovelos, 87,5% dos tornozelos e 40% dos joelhos.[10] Destaca-se que, pelo fato de esse radiofármaco ser produzido no Brasil, a SR com esse material apresenta boa relação custo-efetividade.

Riscos potenciais e efeitos adversos da sinovectomia radioativa

O extravasamento acidental de radiofármacos para pele e tecido subcutâneo, com consequente necrose desses tecidos, é raramente descrito.[11] Essa complicação é potencialmente evitada com medidas de radioproteção, bem como com a administração de doses adequadas dos radiofármacos, que deve ser decidida caso a caso. A inflamação aguda da sinóvia, ocasionada pela irradiação, a sinovite actínica, pode ocorrer na primeira semana da SR. Essa complicação deve ser tratada com repouso articular, analgésicos e anti-inflamatórios orais, além de ter acompanhamento médico e fisioterápico.[8] Em geral, os pacientes relatam melhora após essas medidas.[5]

Embora a SR seja vastamente utilizada, há poucos relatos de casos de pacientes que apresentaram neoplasias malignas após o procedimento. Até o momento, foram descritos quatro casos de pacientes com artrite reumatoide tratados com ouro radioativo e um com ^{90}Yttrium, além de dois casos de leucemia linfoide aguda em crianças com hemofilia utilizando ^{32}Phosphorus radioativo. Esses eventos foram considerados não relacionados à SR.

PROTOCOLOS DE SINOVECTOMIA EM HEMOFILIA NO BRASIL

Protocolo de SR com ^{90}Yttrium (citrato ou hidroxiapatita)[5]

Foi utilizado para a SR em todas as articulações tratadas com citrato de ítrio (C-^{90}Y) de 2003 a 2008 e, a partir de então, passou-se a utilizar hidroxiapatita ítrio (HA-^{90}Y).[5] O procedimento é ambulatorial e as atividades utilizadas são:

- joelhos: 5 mCi (milicuries) em adultos e 2 a 3 mCi em crianças com menos de 20 kg;
- tornozelos e cotovelos: 3 mCi em adultos e 1 a 2 mCi em crianças com menos de 20 kg;
- ombros: 4 mCi em adultos, sendo que 1 mCi = 37 mega-becquerel (MBq).

O critério de inclusão foi o diagnóstico de hemofilia ou de doença de von Willebrand associado ao diagnóstico clínico de sinovite crônica em que o tratamento conservador não foi efetivo no controle das hemartroses. O diagnóstico clínico foi complementado por exames de imagem, sendo utilizadas RNM, ultrassonografia articular e/ou cintilografia óssea trifásica, de acordo com a indicação e a disponibilidade desses exames. Os critérios de exclusão foram: doença articular avançada e com indicação para correção cirúrgica, história pessoal de neoplasias malignas e de uso de quimio ou radioterapia, gravidez ou lactação e sinais de infecção no local da punção articular. As pacientes do sexo feminino são orientadas a evitar a gestação por pelo menos 4 meses após a SR.

O número máximo de aplicações permitidas em cada articulação é três, com intervalo mínimo de 6 meses entre elas. As doses de fatores de coagulação utilizadas antes e após a SR são ajustadas para elevar a 50% o nível do fator imediatamente antes do procedimento e a 30% em 24 a 48 horas após. Os pacientes com inibidor de alto título são tratados com CCPa ou rFVIIa, conforme a resposta a cada um desses produtos, e as doses utilizadas são de 75 UI/kg de CCPa imediatamente antes do procedimento e 24 horas após ou 90 mcg/kg de rFVIIa imediatamente antes e 2 e 4 horas após o procedimento.

Após a injeção do radiofármaco, utilizando-se a mesma punção, injeta-se corticosteroide, com o objetivo de minorar uma possível sinovite actínica (Figura 1). É medida a gaze utilizada na compressão do local da punção, com um contador Geiger-Müller, com o intuito de detectar e prevenir extravasamento do material radioativo para a pele. A articulação é imobilizada com atadura elástica por 48 horas e o paciente é orientado a manter repouso nesse período. É feita cintilografia na gama-câmara, com o objetivo de averiguar a distribuição do material radioativo. Depois de retirada a imobilização, os pacientes são orientados a iniciar fisioterapia sob orientação especializada (Figuras 2 e 3).

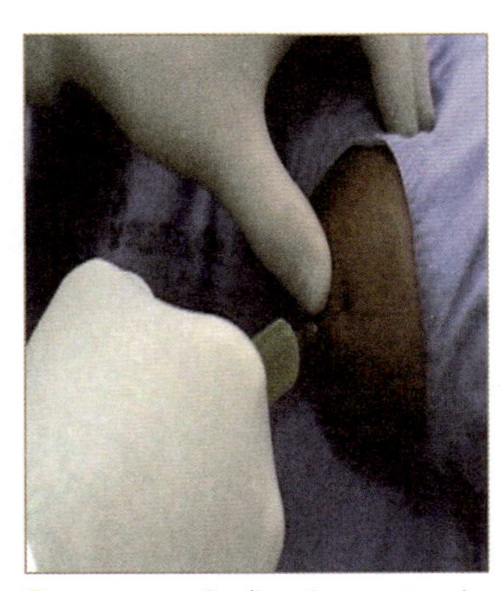

FIGURA 1 Radiossinovectomia.

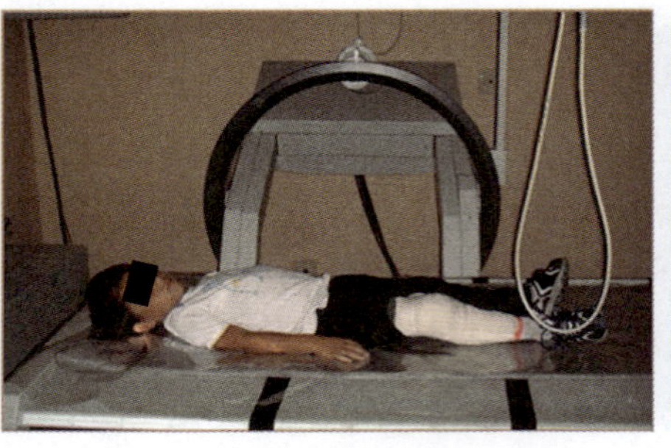

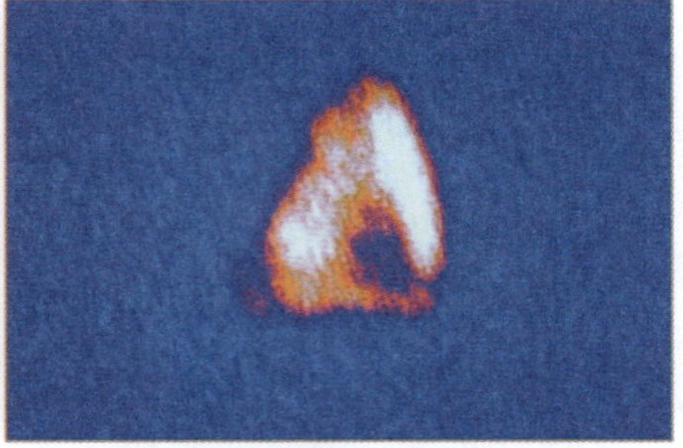

FIGURAS 2 E 3 Cintilografia pós-radiossinovectomia do joelho.

Protocolo de SR com ^{153}samarium-hidroxiapatita[10]

Os autores utilizaram para a SR, em todas as articulações, a atividade fixa de 185 MBq (5 mCi) de ^{153}samarium-hidroxiapatita.[10] Os critérios de inclusão foram: hemofilia com artropatia decorrente de sinovite crônica e de hemorragia de repetição em articulações; ausência de outras doenças osteoarticulares, como artrite reumatoide, lúpus eritematoso e síndrome de Sjögren; e ausência de processo infeccioso articular ou da pele periarticular. Os critérios de exclusão foram: hemofilia sem artropatia, hemartrose muito grande, pacientes gestantes ou em aleitamento, presença de limitação de mobilidade e deformidade definitiva das articulações e ruptura de cisto de Baker, no caso do joelho.

A seringa com material residual e o penso de algodão utilizado do local da punção foram medidos em calibrador de doses. A homogeneidade ou não do material intra-articular, bem como seu escape da cavidade, foram monitorados por varredura em gama-câmara após a injeção do radiofármaco.

Não é recomendada a imobilidade articular do paciente além da própria restrição funcional já existente.

CONSIDERAÇÕES FINAIS

A sinovite e a artropatia hemofílica ainda representam as condições de maior morbidade no contexto de uma população não tratada rotineiramente com profilaxia, como é o caso do Brasil. Assim, é frequente que o indivíduo tenha no mínimo uma articulação com artropatia grave em alguma época da vida.

Algumas particularidades despertaram muito interesse e popularidade da SR no Brasil. Entre elas, destacam-se o grande número de pacientes a ser atendido e o difícil acesso ao tratamento domiciliar de forma ampla, bem como à profilaxia primária e secundária. Além disso, há dificuldades na implementação das modalidades mais agressivas e mais complexas de tratamento da sinovite, como artroscopias, principalmente em tornozelos e cotovelos. Como condição favorável à introdução e à disseminação da SR no Brasil, destaca-se a existência de uma instituição pública como principal produtor e importador de radiofármacos, o Instituto de Pesquisas Energéticas e Nucleares (IPEN), em São Paulo.

Embora a SR tenha demonstrado benefícios no tratamento da sinovite por ser um procedimento de uso recente no país, deve ser, idealmente, conduzido no escopo de protocolos controlados. Aconselha-se que os pacientes sejam permanentemente monitorados quanto aos resultados benéficos e também quanto aos eventuais efeitos adversos que essa terapia pode acarretar.

A busca do radiofármaco ideal para a SR tem motivado vários esforços e pesquisas. Nesse sentido, o radiofármaco deve ter boa distribuição, sem extravasamento, e uma dose adequada aplicada à sinóvia, sem provocar dano à cartilagem articular.

Existem ainda considerações sobre quais seriam as doses ideais aplicadas para cada articulação, já que atualmente são utilizadas atividades com base em enfoques históricos. Essas e outras questões aguardam estudos futuros para serem respondidas.

REFERÊNCIAS BIBLIOGRÁFICAS

1. Llinas A. The role of synovectomy in the management of a target joint. Haemophilia 2008; 14(Suppl.3):177-80.

2. World Federation Hemophilia. WFH Report on the Annual Global Survey 2009. Quebec: World Federation Hemophilia, 2011. Disponível em: http://www.wfh.org/2/docs/Publications/Statistics/2007-Survey-Report.pdf. Acessado em: 11/9/2011.

3. Rezende SM, Pinheiro K, Caram C, Genovez G, Barca D. Registry of inherited coagulopathies in Brazil: first report. Haemophilia 2009; 15:142-9.

4. Hoots WK, Rodriguez N, Boggio L, Valentino LA. Pathogenesis of haemophilic synovitis: clinical aspects. Haemophilia 2007; 13(Suppl.3):S4-9.

5. Thomas S, Gabriel MB, Assi PE, Barboza M, Perri MLPP, Land MGP et al. Radioactive synovectomy with Yttrium90 citrate in haemophilic synovitis: Brazilian experience. Haemophilia 2011; 17:e211-6.

6. Manco-Johnson MJ, Abshire TC, Shapiro AD, Riske B, Hacker MR, Kilcoyne R et al. Prophylaxis *versus* episodic treatment to prevent joint disease in boys with severe hemophilia. N Engl J Med 2007; 357(6):535-44.

7. Rodríguez-Merchán EC. Aspects of current management: orthopaedic surgery in haemophilia. Haemophilia 2011; 1-9 DOI: 10.1111/j.1365-2516.2011.02544.x

8. World Federation Hemophilia. Chronic hemophilic synovitis: the role of Radiosynovectomy. Quebec: World Federation Hemophilia, 2004. Disponível em: http://www.wfh.org/2/docs/Publications/Musculoskeletal_Physiotherapy/TOH-33_English_Synovectomy.pdf. Acessado em: 11/9/2011.

9. Clunie G, Fisher M. EANM procedure guidelines for radiosynovectomy. Eur J Nucl Med Mol Imaging 2003; 30:BP12-6.

10. Calegaro JU, Machado J, de Paula JC, Almeida JSC, Casularis LA. Clinical evaluation after 1 year of 153-samarium hydroxyapatite synovectomy in patients with haemophilic arthropathy. Haemophilia 2009; 15:240-6.

11. Kampen WU, Brenner S, Kroeger S, Sawula JA, Bohuslaviski KH, Henze E. Long term results of radiation synovectomy: a clinical follow up study. Nucl Med Commun 2001; 22:239-46.

12. Pacheco LRL. Sinovectomia artroscópica do joelho em pacientes hemofílicos. [Tese de Doutorado]. Departamento Cirurgias do Hospital de Clínicas. Curitiba: Universidade Federal do Paraná, 2006.

CAPÍTULO 14

Artropatia hemofílica do ombro

MUHAMMAD TARIQ SOHAIL

INTRODUÇÃO

O acometimento hemofílico da articulação do ombro é comparativamente incomum e frequentemente negligenciado. Duthie revisou uma série de 366 casos de hemartrose em 113 pacientes, e o ombro foi acometido em somente 2% dos casos. Gilbert alcançou um número comparável de cerca de 2% para a artropatia hemofílica do ombro.[1]

O ombro é uma articulação que não sustenta peso e é submetida a pouco estresse e a uma quantidade menor de forças aplicadas contra a superfície articular, mas possui muito tecido sinovial. Uma vez acometido pela artropatia hemofílica, pode se tornar uma articulação-alvo, com compressão dolorosa e atrito do manguito rotador com consequente perda da função.

A evolução patológica da artropatia hemofílica é semelhante à de outras articulações acometidas. Reconhecimento precoce, conduta conservadora e tratamento com sinoviortese química ou radioativa e fisioterapia são os pilares do tratamento. O objetivo é manter a função e a amplitude do movimento sem dor e minimizar a proliferação sinovial. A cirurgia é raramente indicada, mas a artroscopia parece produzir melhores resultados.

CONSIDERAÇÕES ANATÔMICAS

A articulação do ombro é inerentemente instável, com uma cavidade glenoide rasa e a cabeça do úmero comparativamente maior. A estabilidade é mantida pelo labrum glenoidal e pelo manguito musculotendinoso incorporado à cápsula da articulação (Figura 1).

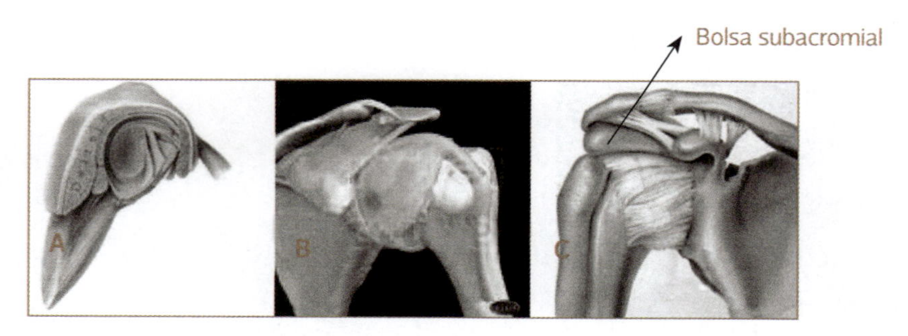

FIGURA 1 A: cavidade glenoide; B: articulação do ombro; C: bolsa subacromial.

A articulação é alinhada por uma grande quantidade de tecido sinovial e estende-se ao longo dos tendões que se inserem intra-articularmente. Existe também uma prega sinovial que se estende à área infraglenoide. Essa cápsula redundante e a cápsula sinovial ajudam a realizar a abdução total. O deslizamento adicional é facilitado pela bolsa subacromial, que pode ser um ponto inicial para os sintomas de artropatia hemofílica (Figuras 2 e 3).

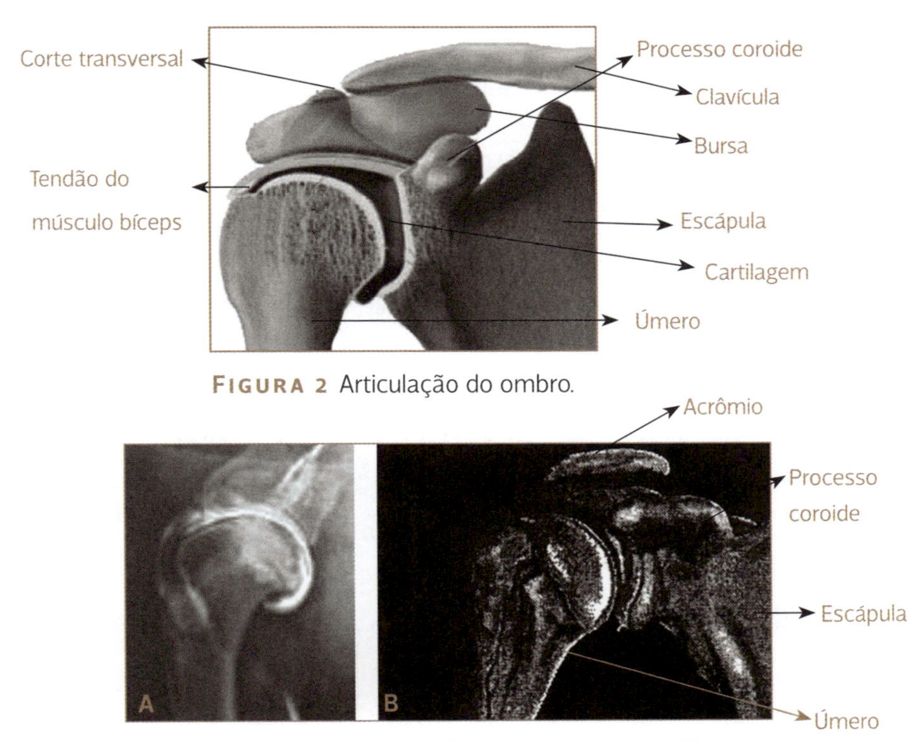

FIGURA 2 Articulação do ombro.

FIGURA 3 Artropatia hemofílica do ombro. A: raio X; B: ressonância magnética.

APRESENTAÇÃO CLINICOPATOLÓGICA

O processo patológico da hemartrose é de proliferação sinovial com acometimento secundário da superfície articular, o que resulta em destruição da cartilagem, destruição óssea subcondral e formação de cistos. A evolução patológica é semelhante à das articulações que sustentam peso, mas existe uma janela mais ampla de transição de um grau de artropatia para o outro. Isso tem implicação clínica e permite que médico e paciente mantenham o tratamento conservador por períodos mais longos.

Clinicamente, esses pacientes se apresentam com dor, restrição da amplitude de movimento e edema difuso da articulação do ombro em função da hemartrose. Esse edema pode ser intumescido em um paciente com hipertrofia sinovial hemofílica persistente. Também pode haver acometimento precoce do manguito rotador, que entra em atrito com o acometimento secundário da bolsa subacromial.

O paciente mostra limitação dos movimentos de abdução e rotação no início da artropatia. Depois, com o acometimento global da articulação, ocorre uma redução brutal de toda a amplitude de movimento, que é parcialmente compensada pelo movimento escapulotorácico.

O acometimento concomitante de outras articulações dos membros superiores, como os cotovelos ou os punhos, pode comprometer ainda mais a função da extremidade das articulações do cotovelo e do ombro, compensando uma à outra em certos graus de movimento. O acometimento simultâneo das articulações do ombro e do cotovelo afeta adversamente a capacidade funcional de um paciente.

Episódios repetidos de pinçamento do ombro juntamente com aprisionamento do tecido sinovial hipertrófico agravam a artropatia existente. O tecido sinovial hipertrófico pode causar atrito dos tendões do bíceps e resultar em ruptura e prejuízo da capacidade funcional dos membros superiores.

AVALIAÇÃO E EVOLUÇÃO

A avaliação clínica isolada não é suficiente, devendo o estado do paciente ser analisado por meio de exames de imagem. Radiografias simples são tiradas regularmente e mostram osteopenia e osteoporose periarticular e redução do espaço articular com formação de cistos subcondrais. A articulação do ombro pode parecer subluxada, principalmente em um indivíduo que perdeu uma quantidade significativa de tônus, força e volume da musculatura do ombro.

Ocasionalmente, a articulação desloca-se proximalmente e encosta no acrômio. Isso é resultado do forte atrito e da ruptura do manguito rotador.

CLASSIFICAÇÃO RADIOGRÁFICA

A classificação radiográfica da artropatia hemofílica implica a Classificação Modificada de Arnold-Hilgartner, mostrada na Tabela 1.

TABELA 1 Classificação modificada de Arnold-Hilgartner

Grau	Descrição
I	Abundância de tecidos moles indicando edema e espessamento sinovial Também apresenta osteopenia justa-articular
II	Alargamento epifisário, superfícies irregulares: pequenas erosões Espaço articular normal
III	Espaço articular reduzido Extensa erosão da superfície articular Presença de cistos ósseos
IV	Igual ao estágio III + perda total do espaço articular Superfície irregular marcada Esclerose reativa e subluxação

Da mesma forma, a articulação pode ser classificada por método clínico. Embora originalmente descrito para a articulação do joelho, também pode ser aplicado nos membros superiores.

Ribbans descreveu o método combinado de avaliação radiográfica e clínica baseado em sua experiência no Royal Free Hospital, em Londres, Reino Unido.

A ressonância magnética é uma ferramenta muito melhor para a avaliação radiográfica e pode ser associada ao exame clínico para uma análise mais ampla.

TRATAMENTO

Antes de qualquer intervenção, seja física, química ou cirúrgica, o paciente é avaliado com atenção, principalmente do ponto de vista hematológico, sendo definido o nível de deficiência de fatores, a presença ou ausência de inibidores e a condição viral e imunológica. A essência do processo patológico básico é a artropatia hemofílica com proliferação e hipertrofia sinovial, que, às vezes, inflama e sangra espontaneamente. Na hemartrose aguda, o tratamento inclui repouso (com imobilizador), compressas frias para reduzir a vasodilatação, reposição de fatores de coagulação e analgésicos.

Assim que o sangramento cessar e o paciente estiver comparativamente sem dor, ele deve ser incentivado a iniciar a fisioterapia para evitar qualquer perda da função ou da amplitude de movimentos. Manter a força muscular e a amplitude de movimento minimiza novos episódios de sangramento.

Sinoviortese

Apesar do bom controle da hemartrose aguda, a sinovite hipertrófica persistente resulta em episódios repetidos de sangramento e mais danos da cartilagem articular e do osso subcondral. Assim, é importante minimizar a proliferação e a hipertrofia sinovial, evitando o sangramento e a lesão progressiva da articulação. Isso pode ser alcançado por sinoviortese, com injeção de vários agentes farmacológicos que podem ser divididos em dois grupos: agentes de sinoviortese química e agentes de sinoviortese radioativa.

Acredita-se que o mecanismo se deve a efeitos proteolíticos que provocam fibrose subsinovial, reduzindo a inflamação e o elemento hiperêmico da proliferação sinovial. A sinovectomia química usa injeções intra-articulares de rifampicina e oxitetraciclina. O resultado clínico publicado por Tariq Sohail e Fernandez Palazzi mostrou bons resultados em 85% de todas as articulações injetadas, com aumento da amplitude de movimento e redução da dor e do sangramento, além da desaceleração geral do processo degenerativo.

A sinoviortese radioativa usa principalmente emissores beta. Essas partículas emitem raios beta que penetram de 4 a 6 mm em profundidade, destruindo o tecido sinovial hipertrófico e apresentando um resultado clínico tão bom quanto o obtido com a sinoviortese química. Não há relatos de alterações pré-malignas/malignas. Os isótopos usados para sinoviortese radioativa são:

- ouro: Au-198;
- ítrio [15]: ^{90}Yttrium;
- rênio [16]: ^{186}Rhenium;
- disprósio: ^{165}Dysprosium;
- fósforo [17,18]: ^{32}Phosphorus (fosfato crômico).

Sinovectomia cirúrgica

Apesar do tratamento conservador e da sinoviortese, o paciente pode apresentar uma quantidade significativa de tecido sinovial ou recidiva, necessitando, portanto, de ablação cirúrgica. Essa sinovectomia é mais bem realizada por artroscopia e resulta em redução da dor, com aumento da amplitude de movimento e redução ou cessação dos episódios de sangramento.

A repetição da sinovectomia é raramente necessária. A sinovectomia aberta é necessária muito ocasionalmente e apresenta todos os problemas de grandes procedimentos cirúrgicos.

Alguns pacientes podem apresentar dano articular maciço ou degeneração articular significativa persistente com perda maciça da função. Nestes, pode-se realizar artrodese ou artroplastia.

Luck e Kasper relataram bom resultado funcional em um acompanhamento de 6 anos de casos de hemiartroplastia. Da mesma forma, Dalzell[7] relatou dois casos com bom resultado funcional depois de realizar uma reabilitação extensiva.

A artrodese do ombro é especialmente indicada para áreas com recursos limitados. A fixação em três planos da articulação coracoumeral, glenoumeral e acromioumeral melhora o índice de consolidação em comparação à fixação em dois planos com pinos. A técnica de artrodese com uma placa longa do acrômio ao úmero e outro pino glenoumeral talvez seja melhor que as demais. A posição funcional ideal deve ser de 30° em flexão para frente, 20 a 30° na abdução e 30 a 40° para rotação interna. Com essa amplitude funcional, é possível alcançar a cabeça e a região sacral.

PSEUDOTUMORES DA CABEÇA DO ÚMERO

Complicação rara da hemofilia, o sangramento em osso esponjoso subcondral gera osteólise, que se apresenta como uma lesão cística dolorosa. Outro fator etiológico é a herniação subcondral da sinovite hipertrófica.

O pseudotumor é mais bem diagnosticado por tomografia computadorizada simples, mas a ressonância magnética é muito útil para o diagnóstico e a detecção de recidivas.

Os melhores tratamentos para os pseudotumores são a curetagem percutânea e o preenchimento dos cistos com substitutos ósseos.

REFERÊNCIAS BIBLIOGRÁFICAS

1. Cahlon O, Klepps S, Cleeman E, Flatow E, Gilbert M. A retrospective radiographic review of hemophilic shoulder arthropathy. Clin Orthop Relat Res 2004; 106-11.
2. Dalzell R. Shoulder hemiarthroplasty to manage hemophilic arthropathy; two case studies. Hemophilia 2004; 10:649-54.
3. Doria AS, Babyn PS, Lundin B. Expert MRI Working Group of the International Prophylaxis Study Group. Reliability and construct validity of the compatible MRI scoring system for evaluation of hemophlic knees and ankles of hemophlic children. Hemophilia 2006; 12(5):503-13.
4. Epps Jr CH. Painful hematologic conditions affecting the shoulder. Clin Orthop 1983; 173:38-43.
5. Gilbert MS, Klepps S, Cleeman E, Cahlon O, Flatlow E. The shoulder: a neglected joint. Int Monitor Hemophilia 2002; 10:3-5.
6. Heim M, Horoszowski H, Martinowitz U. Hemophilic arthropathy resulting in a locked shoulder. Clin Orthop 1986; 202:169-72.
7. Hogh J, Ludlam CA, Macnicol MF. Hemophilic arthropathy of the upper limb. Clin Orthop Relat Res 1987; 225-31.
8. MacDonald PB, Iocht RC, Lindsay D, Levi C. Hemophilic arthropathy of the shoulder. J Bone Joint Surg Br 1990; 72:470-1.
9. McCuskey WH. Subluxation of the humeral head associated with hemarthrosis in a patient with hemophilia. AJR Am J Roentgenol 1991; 157:648.
10. Pettersson H, Ahlberg A, Nilsson IM. A radiologic classification of hemophilic arthropathy. Clin Orthop 1980; 149:153-9.

CAPÍTULO 15

Tratamento artroscópico da artropatia hemofílica do ombro

GIANLUIGI PASTA

LUIGI PIERO SOLIMENO

INTRODUÇÃO

O ombro nunca foi considerado uma articulação-alvo em pacientes hemofílicos, embora muitos adultos portadores da doença sofram com sintomas nessa articulação.

Sangramentos articulares repetidos provocam hipertrofia e hipervascularização sinovial. Quase simultaneamente, o sangramento intra-articular produz enzimas proteolíticas, citocinas e metabólitos oxigenados que geram lesão direta na cartilagem articular. Os processos degenerativos sinoviais e articulares influenciam um ao outro e contribuem para a artropatia hemofílica terminal. O quadro clínico da hemartrose é caracterizado por dor, edema e abdução limitada.

As lesões no manguito rotador e os sinais positivos consequentes de impactação mecânica são um componente comum da artropatia hemofílica do ombro, embora o edema e a dor incapacitante constituam indicação cirúrgica para artroscopia do ombro.

DIAGNÓSTICO

Geralmente, a radiografia simples possibilita a avaliação correta do acometimento articular e permite o uso de um sistema de graduação, mas a radiografia em arco também costuma ser usada.

Incongruência articular e migração superior da cabeça do úmero são os melhores indicadores radiográficos de ruptura do manguito. É necessário realizar exame de imagem por ressonância magnética para a detecção correta de rupturas de manguito rotador e hipertrofia sinovial.

TRATAMENTO

O tratamento conservador pode ser considerado no início. Recomendam-se o tratamento profilático e um programa de reabilitação para reduzir a frequência das hemartroses e preservar a função articular.

O sangramento repetido não responsivo ao tratamento conservador pede sinovectomia artroscópica.

TÉCNICA CIRÚRGICA

Os níveis de fator de coagulação são mantidos em 100% para o procedimento operatório e em aproximadamente 80% entre os dias 1 e 5 do pós-operatório. O paciente é colocado em posição de decúbito lateral e 10 a 15 libras são aplicadas por tração na pele.

Uma vez que o paciente foi posicionado, preparado e enfaixado, os marcos anatômicos ósseos e pontos propostos para portais são identificados e apontados com uma caneta de marcação da pele. Os pontos ósseos marcados são os cantos ou as bordas anteriores, laterais e posteriores do acrômio, a crista da escápula, a clavícula distal e a articulação acromioclavicular, além do processo coracoide. Para avaliar as articulações glenoumeral e subacromial, o procedimento artroscópico é realizado através dos portais anterior, posterior e superior.

Um artroscópio de 4 mm e 30° é utilizado. O portal posterior é o principal ponto de entrada para artroscopia do ombro, mas, para um exame diagnóstico completo, é essencial um portal anterior. Geralmente, estabelece-se o portal anterior usando o método retrógrado com uma haste de Wissinger. As porções superior e anterior da articulação são alcançadas com instrumentos cirúrgicos inseridos através do portal anterior, enquanto o artroscópio é inserido no portal posterior.

Normalmente, a sinovectomia é realizada com um dispositivo de radiofrequência e/ou *shaver* sinovial motorizado. Às vezes, adiciona-se uma ampola de epinefrina à bolsa de 3 L de artroscopia, para impedir que o sangue obscureça a visão artroscópica.

TRATAMENTO PÓS-OPERATÓRIO

O braço é colocado em uma tipoia e exercícios de movimentação passiva são iniciados no dia seguinte à sinovectomia. A tipoia é descartada assim que o conforto permitir.

Exercícios assistidos ativos de amplitude de movimento e de fortalecimento isométrico para o deltoide e o manguito rotador são iniciados na primeira semana. Exercícios com pouca resistência e com tubos elásticos são iniciados na segunda semana.

RESULTADOS

A dor e a frequência das hemartroses diminuem consideravelmente, com consequente melhora da amplitude de movimento. Quaisquer complicações devem ser registradas.

CONCLUSÕES

A sinovectomia artroscópica do ombro propicia diminuição das hemartroses, sem melhora ou com leve melhora da função articular. A diminuição da dor é considerada satisfatória em todos os pacientes.

Os achados são compatíveis com os encontrados na literatura internacional atual sobre evidências radiográficas de interrupção da degeneração articular.

BIBLIOGRAFIA

1. Gilbert MS, Klepps S, Cleeman E, Cahlon O, Flatow E. The shoulder: a neglected joint. Int Monitor Haemophilia 2002; 10:3-5.
2. Hogh J, Ludlam CA, Macnicol MF. Hemophilic arthropathy of the upper limb. Clin Orthop 1987; 218:225-31.
3. Luck Jr JV, Kasper CK. Surgical management of advanced hemophilic arthropathy. Clin Orthop 1989; 242:60-82.
4. MacDonald PB, Locht RC, Lindsay D, Levi C. Haemophilic arthropathy of the shoulder. J Bone Joint Surg 1990; 72(B):470-1.
5. Pettersson H, Ahlberg A, Nilsson IM. A radiological classification of hemophilic arthropathy. Clin Orthop 1980; 149:153-9.
6. Wiedel JD. Arthroscopic synovectomy: state of the art. Haemophilia 2002; 8(3):372-4.

CAPÍTULO 16

Tratamento artroscópico da artropatia hemofílica de cotovelo

EMÉRITO-CARLOS RODRÍGUEZ-MERCHÁN

INTRODUÇÃO

A importância da artroscopia do cotovelo aumentou bastante nos últimos anos. Graças às melhores condições técnicas existentes, os conhecimentos adquiridos sobre essa articulação permitiram compreender melhor seus problemas. As possibilidades terapêuticas da artroscopia do cotovelo vão desde a artrólise, no caso de uma artrose primária ou secundária, até o tratamento de uma artrofibrose pós-traumática.[1-4] Com uma correta intervenção cirúrgica, podem-se minimizar as possíveis complicações derivadas da grande proximidade das vias vasculares e nervosas, desde que se utilize uma técnica padronizada e se respeitem as marcas anatômicas.

Uma artrólise ampla normalmente implica extração de corpos livres articulares, ressecção de osteófitos, desbridamento articular de tecidos moles mediante sinovectomia, alisamento de cartilagem, liberação muscular do tríceps e capsulotomia anterior completa. No caso dos pacientes reumáticos, a sinovectomia artroscópica do cotovelo também tem grande importância.

Outra indicação da artroscopia do cotovelo é a osteocondrite dissecante em seus diversos estágios. As lesões da cartilagem articular também podem ser tratadas mediante procedimentos artroscópicos, como as perfurações, as microfraturas e a condroplastia por desbridamento. As fraturas também podem se beneficiar de assistência artroscópica, conseguindo-se melhor avaliação das lesões da cartilagem e, portanto, melhores resultados.

O objetivo deste capítulo é analisar, com base na experiência dos autores e em uma revisão da bibliografia, qual é o papel da artroscopia de cotovelo na artropatia hemofílica dessa articulação.

ARTROPATIA HEMOFÍLICA DE COTOVELO

Os problemas articulares do paciente hemofílico representam quase 90% do total e começam normalmente na infância. As hemartroses (hemorragias articulares) no cotovelo têm tendência a se repetirem, apesar da capacidade da membrana sinovial (sinoviócitos) de reabsorver o sangue. Quando há muito sangue na articulação, a membrana sinovial hipertrofia-se para tentar reabsorvê-lo, tornando-se mais propensa a sangrar de novo; assim, forma-se um ciclo vicioso de hemartrose-sinovite-hemartrose. Além disso, o sangue articular causa diretamente a morte (apoptose) dos condrócitos da cartilagem articular.

A dor articular provocada pelos fenômenos anteriormente citados ocasiona uma deformidade em flexão (antiálgica) do cotovelo, que inicialmente será reversível, mas que se tornará definitiva (deformidade fixa). A reação hiperêmica em decorrência da hemartrose produz hipertrofia assimétrica das epífises de crescimento, que acaba causando uma deformidade axial da extremidade superior (em varo ou em valgo). Tanto a hiperemia quanto a deformidade conduz a um dano articular que evolui, em poucos anos, para a destruição da articulação (artropatia hemofílica, Figuras 1 e 2).[5]

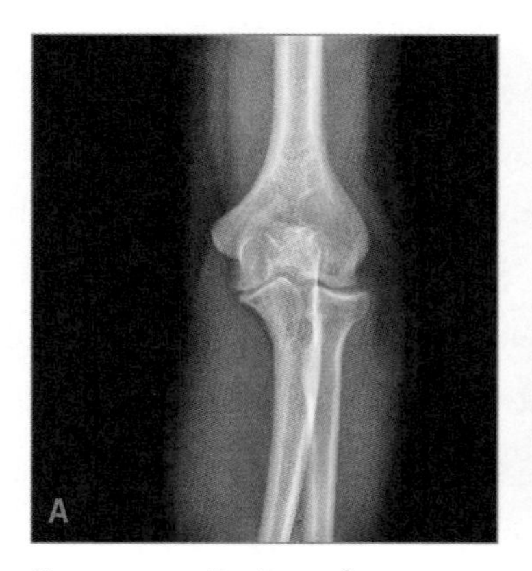

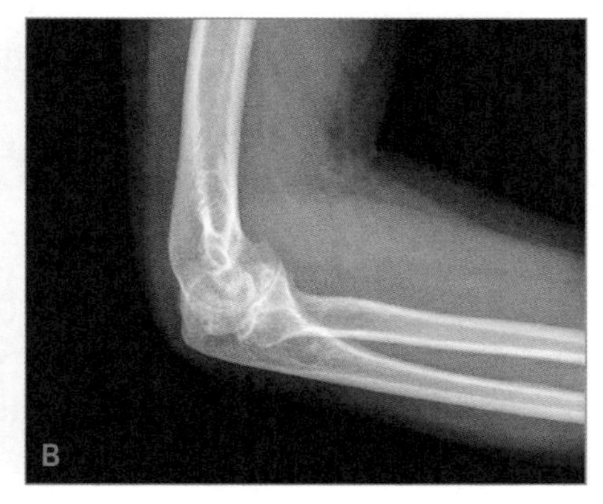

Figura 1 Radiografias anteroposterior (A) e lateral (B) do cotovelo de um adulto com artropatia hemofílica avançada.

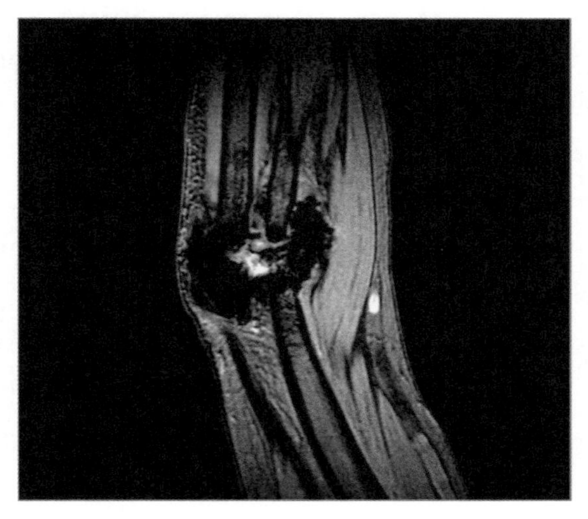

Figura 2 Ressonância magnética nuclear de paciente hemofílico mostrando intensa sinovite de cotovelo.

HEMARTROSE

Com um tratamento profilático dos 2 aos 18 anos de idade, pode-se transformar uma hemofilia grave em moderada, reduzindo de forma considerável os problemas musculoesqueléticos.[6]

O tratamento correto da hemartrose deve incluir diagnóstico precoce, tratamento hematológico adequado, evacuação do sangue articular (artrocentese), fisioterapia e prevenção de novos sangramentos.[7,8] O diagnóstico clínico deverá ser confirmado mediante ultrassonografia e também deverão ser feitas radiografias para descartar (ou constatar) algum possível sinal radiográfico de artropatia.[8] Até pouco tempo, a hemartrose era tratada mediante a injeção intravenosa de 20 a 30 UI/kg de peso do fator deficitário da coagulação sob controle hematológico, repouso de curta duração e imobilização em posição antiálgica por meio de bandagens, tala de gesso e analgésicos.

A aspiração articular (evacuação da hemartrose ou artrocentese) continua sendo um tema controverso. Até pouco tempo, era considerada muito perigosa por conta do alto risco de novo sangramento e infecção (artrite séptica). Hoje, porém, se considera de grande eficácia em hemofilia nos casos agudos e quando é volumosa. Contudo, a punção articular deve ser feita sob estrito controle hematológico e em condições de máxima assepsia.

Depois da artrocentese, recomenda-se imobilizar a articulação durante 3 a 5 dias mediante uma faixa compressiva e uma tala posterior braquial. Posteriormente, o paciente inicia um período de fisioterapia controlada, posto que a reabilitação é fundamental para evitar, dentro do possível, o surgimento de sinovite crônica.[7] A duração da fisioterapia depende do tempo necessário para recuperar completamente a mobilidade articular e a força muscular. É preciso evitar os sangramentos recorrentes durante o período de recuperação e ver os pacientes a cada 3 meses para avaliar sua evolução de forma cuidadosa.

SINOVITE CRÔNICA

O principal objetivo no cuidado da hemofilia é evitar a hemartrose o máximo possível, para que não surja a sinovite. Uma vez que esta aparece, o objetivo é tratá-la da forma mais precoce e agressiva possível. Deve-se confirmar o diagnóstico mediante ultrassonografia ou ressonância nuclear magnética (RNM). Quando o tratamento conservador – ou seja, terapia substitutiva do fator deficitário da coagulação e fisioterapia associada – não for capaz de quebrar o ciclo vicioso de hemartrose-sinovite-hemartrose, deve-se indicar um procedimento destrutivo da sinovial.[9] Entre eles, destacam-se a sinovectomia médicamentosa (química ou radiativa) e a sinovectomia cirúrgica (a céu aberto ou por artroscopia).

Sinovectomia médicamentosa

A sinovectomia medicamentosa é simplesmente a injeção intra-articular de uma substância com o objetivo de "estabilizar" a membrana sinovial articular. A membrana sinovial normal tem células chamadas sinoviócitos, cuja missão principal é produzir um líquido lubrificante (líquido sinovial) que favorece a boa função articular. Os sinoviócitos também têm a capacidade de reabsorver certa quantidade do sangue na articulação, em caso de sua presença. A sinovectomia medicamentosa (ou sinovectomia não cirúrgica) é assim chamada por conta de seu efeito "estabilizador" similar à extirpação cirúrgica da sinovial.

Assim, deduz-se que a principal razão para realizar uma sinovectomia de qualquer tipo é a presença de excessiva quantidade de membrana sinovial em determinada articulação (sinovite hemofílica). Nos dias atuais, parece amplamente aceita a ideia de que a sinovectomia medicamentosa é o procedimento de eleição diante de um caso de sinovite hemofílica com hemartrose de repetição e de que a sinovectomia cirúrgica deve ser utilizada somente em caso de fracasso repetido da sinovectomia medicamentosa, a qual pode ser empregada mesmo em pacientes com inibidores, em virtude de sua eficácia e de seu risco mínimo.[10]

O diagnóstico diferencial entre sinovite e hemartrose deve ser feito por meio de ultrassonografia e/ou RNM. A radiologia simples é útil para avaliar o grau de artropatia existente em cada paciente no momento de se cogitar uma sinovectomia. É evidente pensar que quanto maior for o grau de sinovite, mais difícil será resolvê-la mediante sinovectomia. Na realidade, em casos de sinovites graves, pode ser necessário realizar diversas sinovectomias medicamentosas consecutivas e até mesmo uma sinovectomia cirúrgica.[11,12]

A indicação fundamental de uma sinovectomia medicamentosa é a presença de um quadro de sinovite hipertrófica crônica hemofílica, causadora de hemartrose de repetição, que não responde ao tratamento hematológico. A sinovectomia medicamentosa consiste na injeção intra-articular de uma substância capaz de diminuir o grau de hipertrofia sinovial e, portanto, o número e a frequência de hemartrose. Atualmente, destacam-se as sinovectomias químicas (rifampicina, oxitetraciclina) e as sinovectomias isotópicas ou radiossinovectomias (com ^{90}Yttrium, ^{32}Phosphorus ou ^{186}Rhenium). Em geral, a eficácia da sinovectomia medicamentosa é de 70% e sua finalidade fundamental é diminuir o número e a intensidade das hemartroses e o dano cartilaginoso que o sangue provoca na articulação em médio e longo prazos.

Se a primeira injeção fracassar, a radiossinovectomia pode ser repetida até 3 vezes, com intervalos de 6 meses, se forem utilizados isótopos radiativos, ou semanalmente, até 10 a 15 vezes, se for utilizada rifampicina ou oxitetraciclina. Após 37 anos de uso da radiossinovectomia, na experiência dos autores, não houve evidência de qualquer dano relacionado diretamente aos isótopos radiativos (a dose de radiação empregada é mínima). Assim, a radiossinovectomia com rênio é o procedimento de escolha, desde que os mencionados isótopos estejam disponíveis, sendo a rifampicina ou a oxitetraciclina fármacos alternativos caso não se disponha de isótopos (são necessárias várias injeções semanais bastante dolorosas para uma eficaz sinovectomia química). É importante enfatizar que, na radiossinovectomia, é possível injetar em várias articulações em um único ato médico, posto que não é raro que mais de uma articulação esteja afetada.

Sinovectomia cirúrgica

A sinovectomia cirúrgica no cotovelo pode ser realizada a céu aberto ou por artroscopia, mas, cada vez mais, impõe-se a sinovectomia artroscópica.[1-4] Após a maturidade esquelética, pode ser indicada a ressecção da cabeça radial a fim de melhorar a prono-supinação do cotovelo. Com ajuda de um equipamento motorizado, realiza-se a máxima ressecção sinovial possível. Após a intervenção, coloca-se uma faixa compressiva durante 3 dias e estimula-se o paciente a mover progressivamente a articulação.

As técnicas artroscópicas mais realizadas no cotovelo na população geral são a sinovectomia, o desbridamento das aderências e das superfícies articulares, a extirpação de osteófitos, a artroscopia diagnóstica, a extração de corpos livres e as técnicas capsulares.[7] A taxa de complicações da artroscopia de cotovelo vai de 1,6 a 11%; porém, complicações sérias ou permanentes são raras, destacando-se a infecção superficial de algum dos portais artroscópicos, as contraturas menores persistentes de 20° ou menos e as paralisias nervosas transitórias (nervo cubital, nervo radial superficial, paralisia do nervo interósseo posterior, do nervo cutâneo antebraquial medial e do interósseo anterior).[7] Todas as complicações menores mencionadas costumam resolver-se sem sequelas, exceto as contraturas menores. O fator de risco mais importante para que ocorra uma paralisia nervosa temporária é a contratura.

Os benefícios da sinovectomia artroscópica de cotovelo são a diminuição significativa dos episódios de sangramento articular e a melhora significativa da dor, do arco de mobilidade articular e da função do cotovelo. O fator preditivo fundamental do resultado após a intervenção é o grau de degeneração articular preexistente.[13] A sinovectomia artroscópica de cotovelo tem boa relação custo-benefício no manejo de pacientes com hemofilia.[14]

Em um período de 10 anos, Journeycake et al.[15] realizaram cinco sinovectomias de cotovelo em pacientes hemofílicos, o que fez diminuir significativamente as hemorragias intra-articulares. A principal conclusão dos autores foi que a sinovectomia artroscópica deve ser considerada em pacientes hemofílicos jovens com sinovite crônica de cotovelo.

Em um período de 12 anos, Dunn et al.[16] realizaram 21 sinovectomias artroscópicas de cotovelo em pacientes em idade pediátrica, com idade média de 10 anos. Os cotovelos mostraram diminuição na frequência de sangramento de 84%.

Entre 1975 e 2011, foram realizadas, no Hospital La Paz, em Madrid, 427 artroscopias de cotovelo, mas somente duas em pacientes hemofílicos (sinovectomias). Sessenta e quatro pacientes hemofílicos com sinovite de cotovelo (94 cotovelos) foram tratados no referido período mediante diversos tipos de sinovectomia. Em 77 cotovelos (47 pacientes), realizou-se uma radiossinovectomia; em 15 pacientes, uma sinovectomia aberta parcial com ressecção associada da cabeça radial; e, em dois pacientes, sinovectomias artroscópicas. A idade média foi de 23,3 anos (intervalo: 7 a 45 anos). As radiossinovectomias de cotovelo são realizadas no hospital La Paz com ^{186}Rhenium, com dose entre 56 a 74 MBq (megabecquerels), cujo poder de penetração terapêutica é de 1 mm.

Atualmente, no Hospital La Paz, sempre se escolhe a radiossinovectomia de cotovelo com ^{186}Rhenium como primeira opção, de modo que, se após três radiossinovectomias com 6 meses de intervalo não se consegue controlar o quadro de sinovite, se indica uma sinovectomia cirúrgica (preferencialmente artroscópica em crianças ou em adultos que não necessitem de extirpação da cabeça radial).

DEFORMIDADES E CONTRATURAS ARTICULARES

Quando o grau de comprometimento articular progride diante da impossibilidade de controlar os sangramentos articulares, os pacientes desenvolvem determinadas deformidades e contraturas articulares. Às vezes, um cúbito valgo produz sintomas de neuropatia de nervo cubital por extensão, tornando necessária a simples liberação cirúrgica do nervo.[5] No cotovelo, é frequente a hipertrofia da cabeça radial, a contratura em flexão e uma perda de mobilidade acentuada (tanto em flexão-extensão como em pronação-supinação).

As contraturas em flexão do cotovelo hemofílico são frequentes e difíceis de resolver quando se tornam fixas. A contratura é inicialmente antiálgica e está relacionada a uma hemartrose, de forma que durante as primeiras semanas a contratura pode ser eliminada com o tratamento apropriado (tratamento hematológico e reabilitação). Posteriormente, a deformidade se tornará fixa e terá consequências funcionais muito negativas, que podem, inclusive, exigir cirurgia.

ARTROPATIA HEMOFÍLICA AVANÇADA

Entre a segunda e quarta década de vida, muitos pacientes hemofílicos apresentam grave destruição articular (artropatia avançada). Nesse momento, os possíveis tratamentos são a ressecção da cabeça radial, o desbridamento artroscópico e a prótese total de cotovelo. No cotovelo, a ressecção da cabeça radial costuma reduzir o número de hemartroses e melhorar o grau de prono-supinação do cotovelo (Figura 3).

As artroplastias apresentam alto risco de infecção em aproximadamente 10% dos pacientes HIV positivos com CD4 inferior a 200. Esse número contrasta com a taxa de infecção na população geral não imunodeprimida, que é de 1 a 2%. As demais cirurgias ortopédicas, ou seja, as não protéticas, não apresentam números tão altos de risco de infecção nos pacientes imunodeprimidos: aproximadamente 5% em comparação a 1% na população saudável.

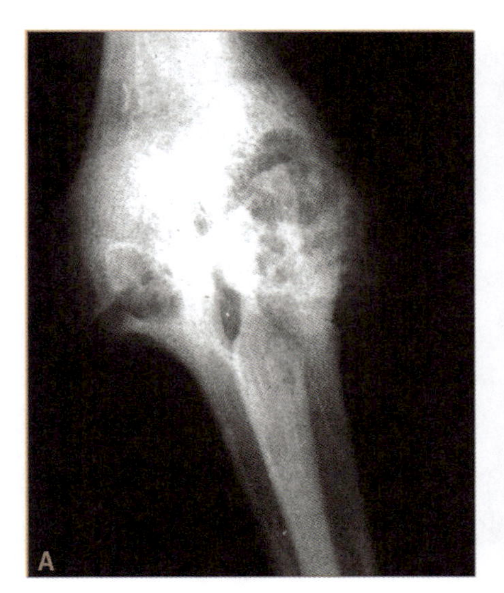

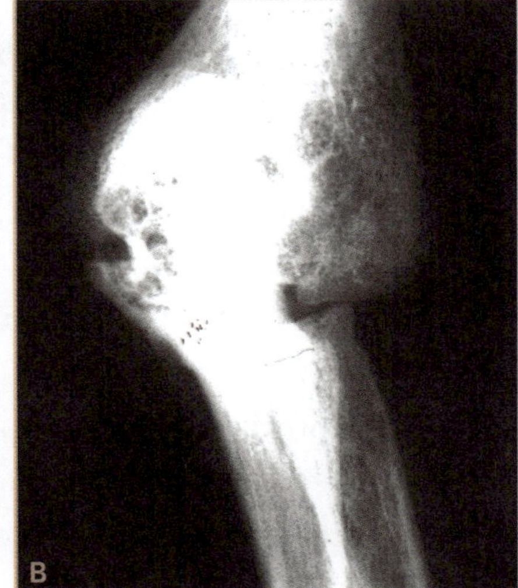

FIGURA 3 Paciente hemofílico adulto que sofreu ressecção da cabeça radial associada à sinovectomia a céu aberto, com resultado satisfatório. A indicação cirúrgica foi feita por causa da grande limitação da pronação-supinação do cotovelo associada à sinovite crônica hemofílica. A: imagem pré-operatória mostrando grande hipertrofia da cabeça radial; B: radiografia feita 1 ano depois.

CONCLUSÕES

A estreita colaboração entre cirurgiões ortopédicos e hematologistas é fundamental para obter resultados satisfatórios na cirurgia ortopédica do cotovelo em pessoas que sofrem de hemofilia. A profilaxia com o fator deficitário de coagulação dos 2 até os 18 anos de idade (e até mesmo depois) parece ser o único método capaz de minimizar as hemorragias (hemartroses) e as deformidades articulares características do cotovelo hemofílico na vida adulta.

Entre as intervenções de cirurgias ortopédicas mais frequentes no cotovelo, destacam-se as punções articulares (artrocenteses), as radiossinovectomias e as sinovectomias a céu aberto associadas à ressecção da cabeça radial (em pacientes adultos com grande limitação da pronação-supinação do cotovelo). Menos frequentes são as sinovectomias artroscópicas, os desbridamentos articulares (artrólise) artroscópicos e as artroplastias totais de cotovelo. Com os tratamentos hematológicos atuais em pessoas com hemofilia, pode-se realizar qualquer uma das intervenções cirúrgicas ortopédicas mencionadas com alto grau de segurança do ponto de vista da hemostasia.

A cirurgia artroscópica de cotovelo no paciente hemofílico é pouco frequente. Além disso, normalmente é complexa e apresenta risco de complicações não desprezível. Por isso, em casos de sinovite hemofílica de cotovelo no Hospital La Paz, em Madrid, sempre se indica radiossinovectomia com ^{186}Rhenium antes de se considerar sinovectomia artroscópica ou a céu aberto (associada à ressecção da cabeça radial). Finalmente, o papel da artroscopia de cotovelo na artropatia hemofílica de cotovelo no momento ainda é muito limitado.

REFERÊNCIAS BIBLIOGRÁFICAS

1. Nemoto K, Arino H, Yoshihara E, Fujikawa K. Arthroscopic synovectomy for the rheumatoid elbow: a short-term outcome. J Shoulder Elbow Surg 2004; 13:652-5.

2. Dodson CC, Nho SJ, Williams RJ, Altchek DW. Elbow arthroscopy. J Am Acad Orthop Surg 2008; 16:574-85.

3. Kang HJ, Park MJ, Ahn JH, Lee SH. Arthroscopic synovectomy for the rheumatoid elbow. Arthroscopy 2010; 26:1195-202.

4. Chalmers PN, Sherman SL, Raphael BS, Su EP. Rheumatoid synovectomy: does the surgical approach matter? Clin Orthop Relat Res 2011; 469:2062-71.

5. Rodríguez-Merchán EC. El codo hemofílico. [Tese de Doutorado.] Madri: Universidade Complutense de Madri, 1990.

6. Rodríguez-Merchán EC. Aspects of current management: orthopaedic surgery in haemophilia. Haemophilia 2012; 18:8-16.

7. Buzzard BM. Physiotherapy for prevention and treatment of chronic haemophilic synovitis. Clin Orthop Relat Res 1997; 343:42-6.

8. Rodríguez-Merchán EC, Jimenez-Yuste V, Aznar JA, Hedner U, Knobe K, Lee CA et al. Joint protection in haemophilia. Haemophilia 2011; 17(Suppl.2):1-23.

9. Rodríguez-Merchán EC. Prevention of the musculoskeletal complications of hemophilia. Adv Prev Med 2012; 201-71.

10. De la Corte-Rodriguez H, Rodríguez-Merchán EC, Jimenez-Yuste V. Radiosynovectomy in patients with chronic haemophilic synovitis: when is more than one injection necessary? Eur J Haematol 2011; 86:430-5.

11. De la Corte-Rodriguez H, Rodríguez-Merchán EC, Jimenez-Yuste V. Radiosynovectomy in hemophilia: quantification of its effectiveness through the assessment of 10 articular parameters. J Thromb Haemost 2011; 9:928-35.

12. De la Corte-Rodriguez H, Rodríguez-Merchán EC, Jimenez-Yuste V. What patient, joint and isotope characteristics influence the response to radiosynovectomy in patients with haemophilia? Haemophilia 2011; 17:e990-8.

13. Rodríguez-Merchán EC, Goddard NJ. Chronic haemophilic synovitis. In: Rodríguez-Merchán EC, Goddard NJ, Lee CA (eds.). Musculoskeletal aspects of haemophilia. Blackwell: Oxford, 2000.

14. Löfqvist T, Petersson C, Nilsson IM. Radiative synoviorthesis in patients with hemophilia with fator inhibitor. Clin Orthop Relat Res 1997; 343:37-41.

15. Journeycake JM, Miller KL, Anderson AM, Buchanan GR, Finnegan M. Arthroscopic synovectomy in children and adolescents with hemophilia. J Pediatr Hematol/Oncol 2003; 25:726-31.

16. Dunn AO, Busch MT, Wyly JB, Sullivan KM, Abshire TC. Arthroscopic synovectomy for hemophilic joint disease in a pediatric population. J Pediatr Orthop 2004; 24:414-26.

CAPÍTULO 17

Artroplastia total do quadril em pacientes hemofílicos

LUCIANO DA ROCHA LOURES PACHECO
JUAN RODOLFO VILELA CAPRIOTTI

HEMARTROSES

Os sangramentos articulares são comuns em pacientes hemofílicos, mas, na articulação do quadril, apesar de essa ser uma das menos afetadas pela hemofilia, são mais incapacitantes. Quando se iniciam as hemartroses, as radiografias são normais, sendo a ultrassonografia uma arma de grande valor na avaliação diagnóstica.

Por causa da dor e do aumento de volume intra-articular, o quadril afetado adquire uma posição de flexão, pois tem sua capacidade volumétrica aumentada. A aspiração articular, além de ser de difícil execução, ainda é uma controvérsia. Normalmente, nos casos agudos, o tratamento fica por conta dos hematologistas.

SINOVITE CRÔNICA E ARTROPATIA HEMOFÍLICA

Depois de várias hemartroses, a articulação pode sofrer um aumento de volume residual, com dor menor que na fase aguda. O diagnóstico de sinovite crônica pode ser confirmado por ultrassonografia ou ressônancia nuclear magnética (RNM), já que a radiografia apresenta poucas alterações.

Nessa fase, está indicada a sinovectomia, que pode ser artroscópica ou radioativa. Se não realizada, a evolução é rápida para uma artropatia hemofílica, afetando significativamente as cartilagens articulares. As radiografias dos quadris já apresentam alterações, como cistos subcondrais, diminuição do espaço articular e deformidade da cabeça femoral, que podem ocorrer com alargamento e até subluxação, levando a incongruência articular e limitação dos movimentos, principalmente rotação interna. A flexão do quadril leva a um encurtamento tanto real como aparente do membro inferior afetado. Quando chega a esse estágio e a dor fica incontrolável, a artroplastia total do quadril (ATQ) está indicada.

ARTROPLASTIA TOTAL DO QUADRIL

Apesar de a artropatia hemofílica do quadril ser considerada uma das maiores complicações articulares, não é a mais frequente. O quadro de degeneração articular inicia-se precocemente, com sinais radiográficos de diminuição do espaço articular, formação de cistos subcondrais e osteófitos similares aos encontrados na osteoartrose. A presença de hemartrose de repetição dá lugar à hipertrofia da membrana sinovial e à liberação de diversos mediadores que induzem à destruição da cartilagem articular, como as enzimas hemossiderina, citoquinas e metabólitos do oxigênio.

Depois de iniciada a destruição articular, as queixas mais frequentes são dor progressiva aos esforços, dor noturna e limitação da amplitude de movimentos articulares, como flexão, abdução e rotação interna. Os achados radiográficos iniciais são impressionantes, podendo mimetizar quadros de artropatia neuropática, artropatia inflamatória, sequela de artrite séptica, doença de Perthes, osteonecrose da cabeça femoral e osteoartrose idiopática. Achados microscópios fazem o diagnóstico definitivo, mostrando depósitos de hemossiderina com marcada destruição da cartilagem articular e do osso subcondral na cabeça femoral e no acetábulo. A RNM mostra aumento da densidade e do tamanho da cápsula articular, hipertrofia da membrana sinovial e grande destruição da estrutura óssea (Figuras 1 a 3).

Por outro lado, o diagnóstico é feito com um exame físico adequado, associado ao exame radiográfico simples de frente e de perfil das articulações coxofemorais. A ATQ é o tratamento de escolha

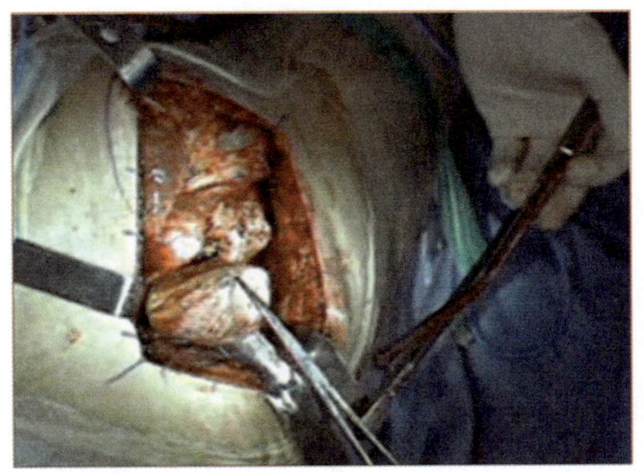

Figura 1 ATQ – acesso posterior ao quadril. Cabeça femoral deformada.

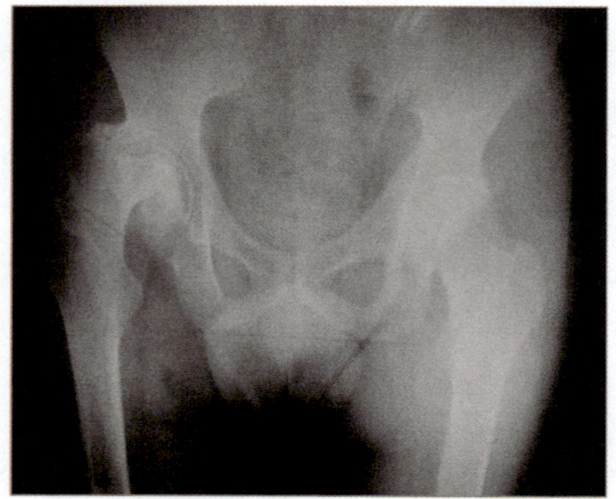

FIGURA 2 Radiografia dos quadris – artropatia hemofílica com subluxação no quadril direito (pré-operatório).

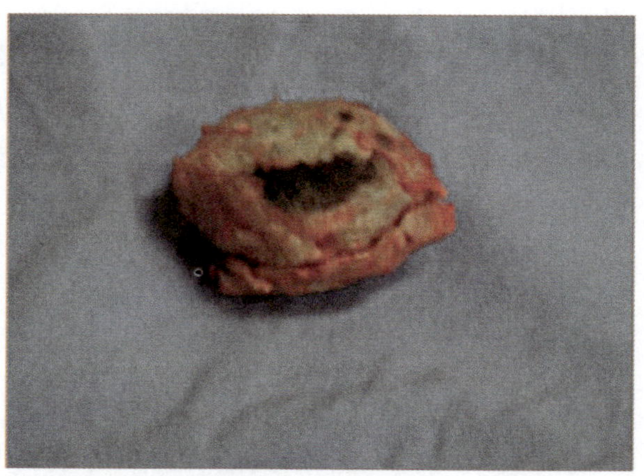

FIGURA 3 Cabeça femoral deformada impregnada com hemossiderina.

para os casos de artropatia hemofílica que apresentem destruição articular, limitação funcional e dor incapacitante. Os objetivos das substituições articulares em pacientes hemofílicos são: melhora na qualidade de vida, pelo alívio da dor, e melhora da mobilidade articular, com otimização da função da articulação do quadril. Não se deve esquecer que pacientes hemofílicos podem apresentar algumas complicações, como anemia, hepatite, HIV positivo, desenvolvimento de inibidores contra os fatores de coagulação e até trombose venosa profunda. Outras complicações inerentes aos procedimentos cirúrgicos são: formação de hematomas, infecção profunda (mais frequente em pacientes HIV positivo), hemorragia pós-operatória, soltura séptica e asséptica dos componentes da prótese e luxação coxofemoral da prótese.

A equipe médica que assiste o paciente deve analisar os prós e contras antes de indicar uma ATQ. Como em todo tratamento cirúrgico em um paciente hemofílico, é imperativo que seja realizado por uma equipe multidisciplinar, composta por cirurgião ortopedista, hematologista, anestesista, fisioterapeuta, enfermeiro, assistente social, dentista e psicólogo. Sempre devem ser solicitados exames pré-operatórios de rotina, além dos exames hematológicos específicos para pacientes hemofílicos, principalmente a pesquisa da presença de inibidores. Deve-se fazer uma avaliação com o dentista para verificar se não há focos infecciosos dentários que devem ser tratados antes da cirurgia, além de avaliação psicológica e social, inclusive com a participação do paciente e de seus familiares, e orientação fisioterápica, que deve ser iniciada antes da cirurgia e acompanhada no pós-operatório.

Durante uma ATQ, todos os cuidados com a administração dos fatores de coagulação específicos (VIII ou IX) e com a medicação antifibrinolítica devem ser indicados e avaliados por um hematologista com experiência. O uso de antibióticos profiláticos por 3 dias é imperativo e a necessidade de transfusões sanguíneas frequentes, dependendo do hematócrito no pós-operatório, é de 2 a 3 bolsas de concentrado de hemácias. Se o paciente tiver indicação de mais de uma artroplastia, deve-se considerar a possibilidade de realizá-las em um mesmo tempo cirúrgico.

Deve-se ter muito cuidado na administração da anestesia quando se utilizam bloqueios com punção lombar, como raquidiana, pelo risco de sangramento no canal medular, dando-se preferência à anestesia geral. A posição do paciente na mesa cirúrgica pode ser em decúbito dorsal, para as abordagens anterolaterais e laterais, ou decúbito lateral, para as abordagens posterolaterais e posteriores – nesse último caso, o paciente deve ser bem fixado à mesa para que não haja erro na hora da colocação do componente acetabular. Cuidados especiais devem ser observados após a anestesia, como proteger bem as eminências ósseas e as articulações, principalmente os cotovelos, para não provocar hemartrose por manipulação intempestiva.

No Hospital de Clínicas da Universidade Federal do Paraná (HC-UFPR), utiliza-se a abordagem posterior. A escolha da abordagem e do tipo de prótese está relacionada à experiência do cirurgião. As próteses podem ser cimentadas, não cimentadas e híbridas, quando o componente acetabular é cimentado e o femoral não. O uso ou não de cimento com antibióticos ainda é controverso, normalmente utilizando-se próteses não cimentadas. Quando se utilizam próteses cimentadas, porém, prefere-se cimento com antibiótico.

Vários fatores estão relacionados à longevidade das próteses totais do quadril, desde a experiência do cirurgião até a escolha do tipo e da qualidade da prótese. A superfície de contato entre os componentes das próteses também tem participação importante no resultado a longo prazo. O atrito entre os componentes, principalmente entre a cabeça femoral e o polietileno do acetábulo, produz resíduos chamados de *debris*, os quais, por um processo biológico, produzem osteólise ao redor da prótese, que, se não tratada precocemente, pode levar a um afrouxamento dos componentes e até a uma fratura periprotética. As superfícies com maior atrito, em ordem decrescente, são: metal-polietileno, metal-cerâmica, cerâmica-cerâmica e metal-metal, todos ainda com restrições pela falta de estudos a longo prazo dos efeitos dos íons metálicos no organismo humano (Figuras 4 e 5).

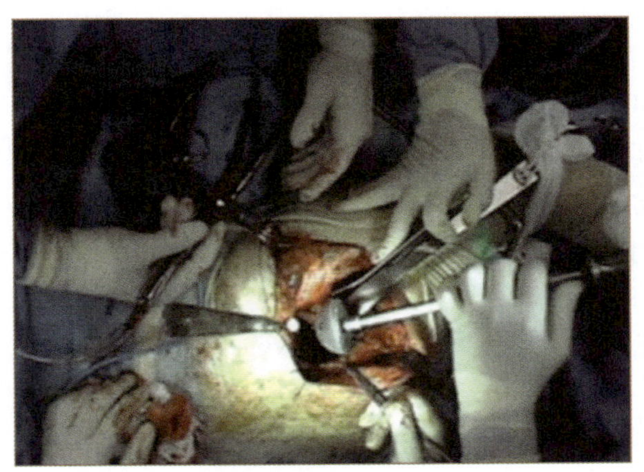

FIGURA 4 Colocação da prótese acetabular não cimentada.

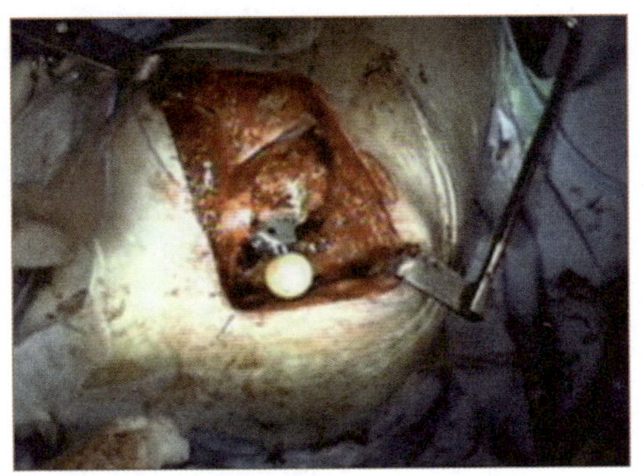

FIGURA 5 Prótese femoral não cimentada com cabeça de cerâmica.

O tamanho da cabeça femoral também tem influência no desgaste: quanto maior for a cabeça, maior será o atrito, que hoje é minimizado pelas superfícies de contato de cerâmica-cerâmica e metal-metal, que possuem um desgaste muito menor. A orientação e a colaboração do paciente no pós-operatório também têm papel importante na durabilidade da cirurgia.

Cuidados perioperatórios também devem ser tomados, como evitar manobras intempestivas, lesar músculos e cauterizar vasos grandes, sendo mais indicado amarrá-los, a fim de evitar sangramentos no pós-operatório. O uso de selantes de fibrina é muito útil na hemostasia das superfícies ósseas e musculares (Figura 6).

O pós-operatório é igual ao de pacientes não hemofílicos submetidos à ATQ, isto é, eles devem ser levantados no dia seguinte à cirurgia e deambular com auxílio de andador ou par de muletas, sempre sob orientação da equipe de fisioterapia. Os cuidados de enfermagem são importantes, como troca de curativo, proteção dos calcanhares, manter os membros inferiores afastados (evitando

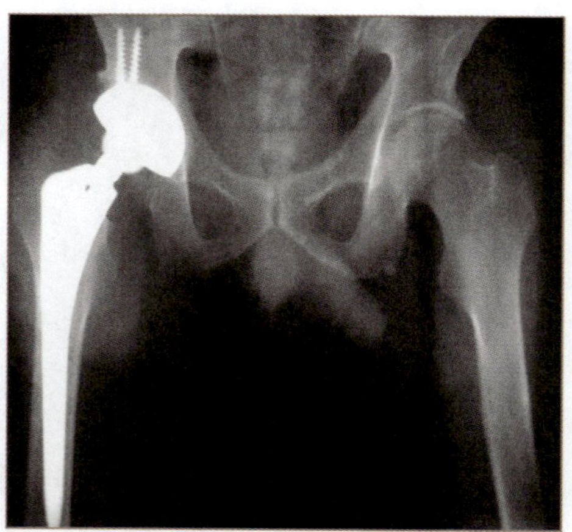

FIGURA 6 Radiografia pós-operatória de ATQ direita não cimentada.

cruzar as pernas), troca de decúbito e, principalmente, controle rigoroso do horário de aplicação dos fatores de coagulação.

BIBLIOGRAFIA

1. Beeton K, Rodríguez-Merchán EC, Alltrees J. Total joint arthroplasty in haemophilia. Haemophilia 2000; 6:474-81.

2. Charnley J. Low-friction arthroplasty of the hip: theory and practic. New York: Spring-Verlag, 1979.

3. Heeg M, Meyer K, Smid WM, Van Horn JR, Van Der Meer J. Total knee and hiparthroplasty in haemophilic patients. Haemophilia 1998; 4:474-51.

4. Hope B, Halliday B. Orthopaedic manifestations of the hip in haemophilia – Impactation bone grafting used in revisiontotal hip arthroplasty in a haemophilic patient. Haemophilia 2005; 11:175-7.

5. Lofqvist T, Sanzen L, Petersson C, Nilsson IM. Total hip replacement in patients with hemofilia. Acta Orthop Scand 1996; 67:321-4.

6. Pacheco LRL. Manual de reabilitação na hemofilia: abordagem ortopédica na hemofilia. Brasília: Ministério da Saúde 2011; (5):51-3.

7. Pacheco LRL. Sinovectomia artroscópica do joelho em pacientes hemofílicos. [Tese de Doutorado]. Curitiba: Universidade Federal do Paraná, 2006.

8. Pacheco LRL, Alencar PGC, Yoshiasu GA, Veiga MTA. Cirurgia ortopédica em pacientes hemofílicos. Rev Bras Ortop 2002; 37(4):108-13.

9. Rodríguez-Merchán EC. Managment of orthopaedic complications of haemophilia. J Bone Joint Surg (Br) 1998; 80B:191-6.

10. Rodríguez-Merchán EC. Orthopaedic surgery of haemophilia in the 21st century. Haemophilia 2002; 8:360-8.

11. Rodríguez-Merchán EC. Pathogenesis, early diagnosis, and prophylaxis for chronic hemofilic synovits. Clinc Orthop 1997; 343:6.

12. Rodríguez-Merchán EC. The Haemophilic joints: new perspectives. Haemophilia 2004; 10:114-5.

13. Rodríguez-Merchán EC, Goddard NJ, Lee CA. Musculoskeletal aspects of haemofilia. Oxford: Blackwell Science, 2000.

14. Stein H, Duthie RB. The patoghenesis of chronic haemofilic arthropaty. J Bone Joint Surg Br 1989; 63:601.

CAPÍTULO 18

Tratamento do joelho hemofílico

EMÉRITO-CARLOS RODRÍGUEZ-MERCHÁN

HORTENSIA DE LA CORTE-RODRÍGUEZ

INTRODUÇÃO

Há muito tempo, vem sendo comentado entre os hematologistas que os cirurgiões ortopedistas logo deixarão de ser necessários no tratamento das pessoas com hemofilia. O que esses comentários realmente mostram é um grande desejo de acabar com as complicações ortopédicas da hemofilia, desejo este que, lamentavelmente, ainda não se tornou realidade.

Em alguns países, os problemas ortopédicos diminuíram desde a introdução da profilaxia da doença dos 2 aos 18 anos de idade. Dessa maneira, conseguiu-se que uma hemofilia grave se transformasse em uma de tipo moderado com a condição de que o nível de fator fosse superior a 1% durante todo esse tempo.[1] Essa conquista não é simples, não apenas em decorrência do imenso problema econômico que representa, mas também pela dificuldade de conseguir vias intravenosas (infecção de cateteres, punções venosas repetitivas a partir da primeira infância, etc.). Já outros países desenvolvidos não utilizam a mencionada profilaxia em sua forma primária (ou seja, começando aos 2 anos de idade, antes mesmo da primeira hemartrose), mas na secundária, começando, segundo a escolha de cada hematologista, em uma idade um pouco posterior, quando já ocorreram algumas hemartroses.

O grande gasto econômico que a profilaxia primária representa faz com que 70 a 80% da população hemofílica mundial não tenha acesso a esse tratamento. Mais que isso, algumas regiões do mundo sequer têm acesso ao tratamento por demanda, ou seja, à terapia substitutiva do fator deficitário quando ocorre um episódio hemorrágico. Vivem em um mundo no qual se sabe bastante sobre o tratamento ideal da doença, mas onde ele não pode ser realizado.

Na Espanha, as autoridades sanitárias não colocam entraves ao tratamento das pessoas com hemofilia, de modo que as crianças hemofílicas atuais mostram uma situação musculoesquelética muito melhor do que a das crianças de 25 anos atrás. Contudo, as que então eram crianças são, agora, adultos que, apesar da sorte de terem sobrevivido à epidemia do HIV, sofrem graves sequelas articulares, necessitando com frequência de cuidados do cirurgião ortopedista.

Na hemofilia, é fundamental realizar um tratamento individualizado para cada pessoa. Em caso de intervenção cirúrgica, a pauta hematológica deve ser extremamente cuidadosa, sendo missão do hematologista avaliar a conveniência do tratamento em bolo ou infusão contínua. Em outras palavras, a equipe multidisciplinar, formada basicamente por hematologista, cirurgião ortopedista, médico reabilitador, pediatra, psicólogo, fisioterapeuta e enfermeiro, é essencial para o correto tratamento dos problemas musculoesqueléticos do hemofílico, os quais permanecem depois de quase 30 anos e representam aproximadamente 80% das queixas que as pessoas com hemofilia fazem ao longo de sua vida. Assim, o papel do cirurgião ortopedista continua sendo imprescindível no contexto de uma equipe multidisciplinar, que, idealmente, deve também tratar os problemas do joelho do paciente hemofílico.

Entre as técnicas cirúrgicas mais frequentes que o cirurgião ortopedista deve realizar nos joelhos das pessoas com hemofilia, destacam-se as artrocenteses (aspiração do líquido ou sangue articular), as radiossinovectomias (RS), as sinovectomias artroscópicas (SA), os alongamentos dos tendões da região poplítea, os desbridamentos articulares artroscópicos, as osteotomias corretoras e/ou extensoras e as próteses articulares. Em certas ocasiões, pode ser recomendável realizar uma dupla ou tripla cirurgia em um único procedimento cirúrgico, a fim de resolver o problema funcional do paciente de maneira global, já que a patologia costuma ser poliarticular. Não há dúvida de que isso aumenta o risco anestésico, mas, por outro lado, pode economizar fator de coagulação e evitar procedimentos cirúrgicos repetitivos.[2]

Toda cirurgia é realizada com profilaxia antibiótica intravenosa durante 24 a 48 horas e sob supervisão e tratamento de um hematologista que controla a hemostasia de maneira correta.

A seguir, serão explicadas normas gerais que, se bem aplicadas, podem proporcionar uma satisfatória recuperação funcional do joelho do paciente hemofílico do ponto de vista musculoesquelético.

ARTROCENTESE

A punção articular de joelho normalmente é um procedimento simples que, muitas vezes, pode ser realizado em uma consulta externa ou na cama do paciente. As punções articulares geralmente são realizadas para evacuar uma hemartrose, reduzir a tensão ou injetar uma substância destrutora da sinovial (RS) nos casos de sinovite intensa.[3-6]

RADIOSSINOVECTOMIA E SINOVECTOMIA ARTROSCÓPICA

Após as hemartroses de repetição, o joelho do paciente hemofílico alcança um estado de sinovite crônica (hipertrofia sinovial) que, por sua vez, perpetua a tendência a novos sangramentos. Nessas circunstâncias, deve-se indicar a ressecção sinovial hipertrófica por meio de procedimentos não cirúrgicos (RS) ou cirúrgicos (SA). O objetivo de ambos os métodos é diminuir a frequência e a intensidade das hemartroses.

Em geral, é recomendável realizar uma RS antes de indicar a SA, dada a maior simplicidade e facilidade da RS (com eficácia similar). Após a RS, não é necessário um tratamento de reabilitação específico. Depois de um período de 24 horas em repouso relativo com bandagem compressiva, os pacientes iniciam a atividade física regular de modo progressivo. Classicamente, diz-se que a SA traz consigo certo risco de perda de mobilidade pós-operatória na articulação afetada. Contudo, atualmente, com a cobertura de fator adequada e uma reabilitação pós-operatória apropriada, essa complicação não é tão frequente.

Costuma-se argumentar que, no joelho, a sinovectomia artroscópica é menos agressiva que a aberta. No entanto, ressecar toda a sinovial por meios artroscópicos não é tarefa fácil e, na verdade, a quantidade de sinovial ressecada geralmente é muito maior quando a intervenção é feita a céu aberto.

Em resumo, pode-se dizer que a RS é um dos métodos mais eficazes e, ao mesmo tempo, um dos mais simples para controlar as hemartroses de repetição. Deve ser realizada de forma muito precoce, normalmente na infância, com o objetivo de frear o desenvolvimento das lesões articulares e cartilaginosas próprias da artropatia hemofílica. Recomenda-se a RS com ^{90}Yttrium no joelho, que pode ser repetida até 3 vezes com intervalos de 6 meses entre elas. Se depois de três RS as hemartroses continuarem, indicada-se a SA.

ALONGAMENTOS TENDINOSOS

Nos pacientes com contraturas em flexão do joelho, sempre que a articulação estiver conservada (ou seja, que não tenha uma artropatia marcada), é recomendável realizar um alongamento tendinoso que permita a adequada extensão articular e, portanto, melhore a função da articulação afetada. Os alongamentos tendinosos mais frequentemente realizados em pessoas com hemofilia são os dos tendões da região poplítea (*hamstring release*) associados a uma capsulotomia posterior nas contraturas em flexão do joelho.[3]

Esses procedimentos devem ser realizados quando as contraturas forem de grau moderado e o tratamento conservador tiver fracassado. No joelho, esse tratamento conservador envolve a utilização de uma tração extensora, seguida da colocação de uma órtese de extensão progressiva e de exercícios de reabilitação adequados.

DESBRIDAMENTO ARTICULAR ARTROSCÓPICO

O desbridamento articular do joelho costuma ser realizado em pacientes adultos que sofrem de artropatia grave do joelho e que são considerados jovens demais para receber prótese total do joelho (PTJ), já que esses implantes têm duração de 10 a 15 anos, sendo necessário trocá-los após esse tempo. Trata-se de um procedimento que pode aliviar a dor articular e os sangramentos durante alguns anos, mas que atrasa a intervenção protética primária.

Um desbridamento articular consiste em extirpar a sinovial e "curetar" a cartilagem articular dos côndilos femorais, platôs tibiais e rótula. Alguns autores não acreditam muito na eficácia do procedimento e consideram que, em casos de artropatia grave de joelho, é melhor passar diretamente para a PTJ, mesmo em pacientes muito jovens.

Em caso de fracasso do desbridamento, sempre será possível realizar a PTJ.[3] A reabilitação pós-operatória é fundamental, uma vez que se deve evitar a perda de mobilidade, por meio de controle adequado da hemostasia e fisioterapia bem ajustada para cada caso, visando a evitar sangramentos pós-operatórios.

OSTEOTOMIAS DE ALINHAMENTO E EXTENSORAS

Em certas ocasiões, durante a infância ou a vida adulta jovem, alguns joelhos hemofílicos apresentam alterações em seus eixos normais. É frequente que os joelhos apresentem atitudes em varo, valgo ou flexo, dependendo de cada caso. Quando a articulação desalinhada for sintomática, o paciente precisará de uma osteotomia de alinhamento, sendo as mais frequentes a osteotomia valgizante tibial proximal, a osteotomia varizante supracondiliana femoral e a osteotomia extensora de joelho.[3] Em todas elas, a ideia é fraturar o osso deformado para depois realinhar a articulação em uma posição similar à normal. Após a osteotomia, é necessário fixar o osso com algum dispositivo de osteossíntese.

É interessante destacar que, algumas vezes, é possível aproveitar uma fratura supracondiliana femoral para corrigir uma contratura em flexão prévia do joelho. A reabilitação pós-operatória é fundamental para que não haja perda de mobilidade na articulação alinhada.

Quando o desvio axial ocorre no joelho de um paciente com artropatia intensa e incapacitante, no qual esteja indicado implantar PTJ, é possível corrigir a deformidade prévia durante a própria intervenção protética.

PRÓTESE TOTAL DE JOELHO

No paciente hemofílico adulto, a PTJ é a intervenção protética mais frequente e está indicada quando a dor e a incapacidade funcional são intensas (Figura 1).[3] A maioria das PTJ é uma variação da originariamente denominada total condiliana. A intervenção costuma ser feita com isquemia do membro por meio de incisão longitudinal reta e via parapatelar interna.

Realiza-se o procedimento com a ajuda de guias de corte ósseo (intramedular e extramedular) que facilitam os adequados cortes sobre o fêmur distal e a tíbia proximal, para implantar sobre eles, posteriormente, os componentes, com ajuda do chamado cimento ósseo (polimetil-metacrilato de metila – PMMA). Ambos os ligamentos cruzados normalmente são ressecados durante a operação. Após finalizar a implantação, recomenda-se soltar o manguito de isquemia para realizar a melhor hemostasia possível. Geralmente, coloca-se uma drenagem aspirativa e uma bandagem compressiva de joelho e, depois, o paciente é mantido na unidade de terapia intensiva (UTI) durante aproximadamente 24 horas.

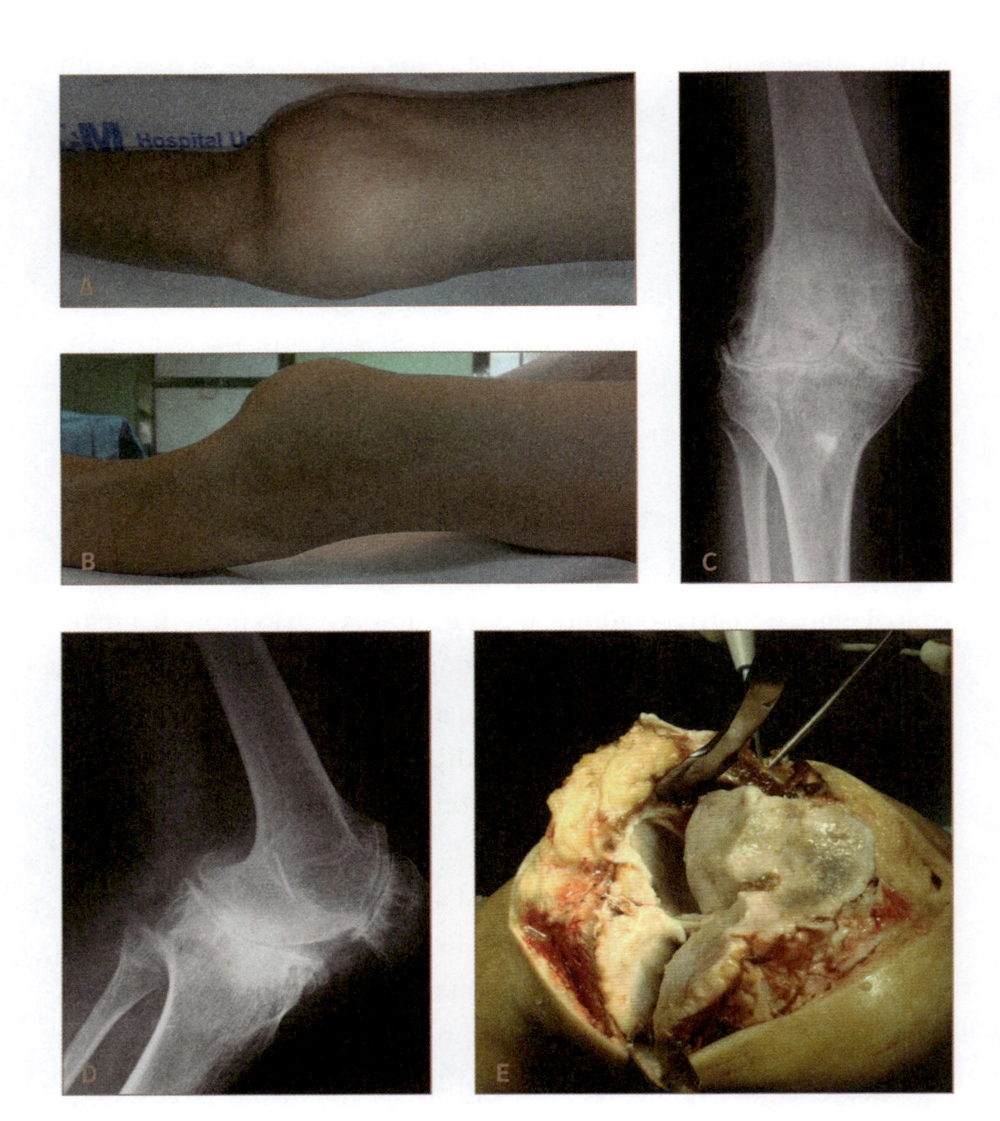
A
B
C
D
E

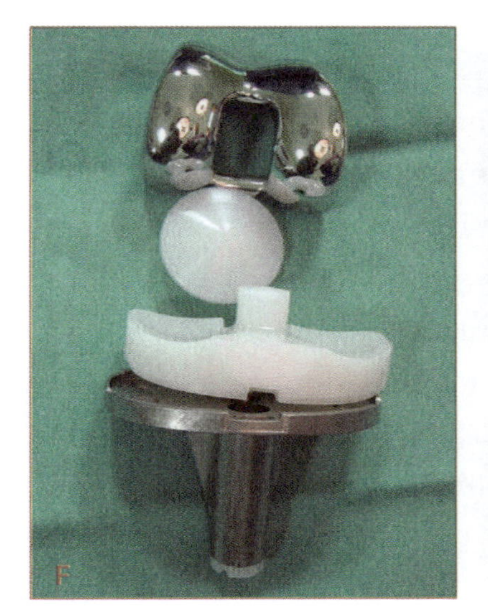

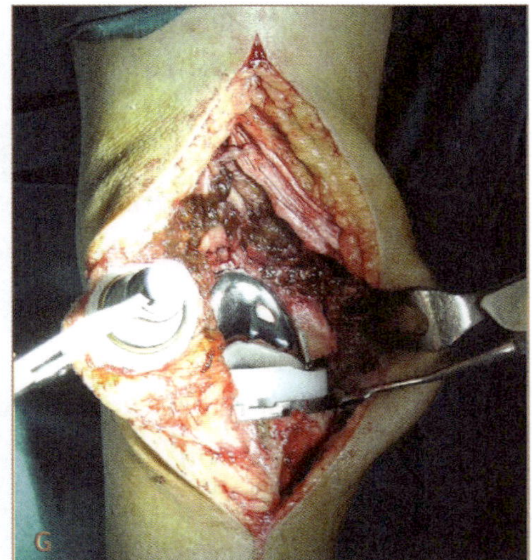

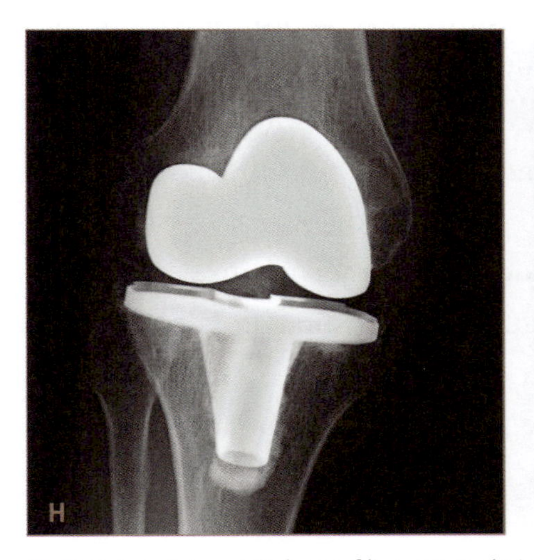

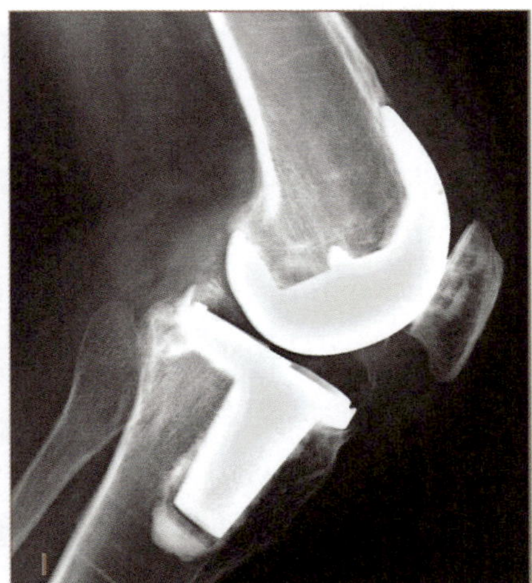

FIGURA 1 Artropatia hemofílica grave de joelho em paciente de 38 anos, que recebeu a implantação de uma prótese de joelho com resultado satisfatório após 8 anos de acompanhamento. A: aspecto clínico pré-operatório visto de frente; B: vista lateral do joelho antes da cirurgia; C: radiografia pré-operatória de frente; D: radiografia lateral pré-operatória; E: imagem intraoperatória do joelho; F: componentes protéticos a serem implantados no joelho; G: imagem intraoperatória final, com a prótese já totalmente implantada; H: radiografia anteroposterior após 8 anos de evolução; I: radiografia lateral 8 anos depois da intervenção.

Em 24 a 48 horas, a drenagem e a profilaxia antibiótica intravenosa são retiradas. No segundo dia, com o paciente já em seu quarto, começa-se a reabilitação pós-operatória. O paciente costuma ficar no hospital por 1 a 2 semanas. O objetivo é que ele saia caminhando com bengalas e com uma flexão de joelho de 90°. Deve-se fazer curativo na ferida periodicamente e retirar os pontos após 14 dias.

Os resultados da PTJ em hemofilia têm sido, até o momento, bastante satisfatórios, sendo considerada um bom procedimento para casos de artropatia grave de joelho.[3,7]

FIXADORES EXTERNOS DE EXTENSÃO PROGRESSIVA

Os fixadores externos podem ser utilizados para o tratamento das contraturas em flexão do joelho a fim de conseguir uma extensão progressiva (fixador circular de Ilizarov).[8] A colocação de um fixador envolve uma intervenção cirúrgica com um pós-operatório muito complexo quanto aos cuidados exigidos. No caso do fixador para extensão progressiva, deve-se manejar com cuidado seu dispositivo extensor para conseguir um máximo aproximado de 30° em 1 mês (1 grau por dia). Posteriormente, será necessário retirar o fixador e colocar uma órtese que permita conservar a extensão que se ganhou e, inclusive, aumentá-la.

Esse procedimento proporciona uma extensão lenta, mas progressiva, das partes moles periarticulares (incluindo os tendões, vasos e nervos). Um estiramento brusco provocaria uma paresia do nervo ciático poplíteo externo.

CURETAGEM E PREENCHIMENTO DE CISTOS SUBCONDRAIS

Em alguns pacientes hemofílicos, formam-se grandes cistos subcondrais próprios da artropatia hemofílica, ou seja, o paciente apresenta sintomas não tanto pela artropatia, que normalmente não é muito intensa, mas pelos cistos subcondrais. Nessa situação, tanto a curetagem quanto o preenchimento do cisto com enxerto ósseo esponjoso podem ser indicados.[3,9]

ARTROTOMIA POR ARTRITE SÉPTICA DE JOELHO

Os pacientes imunodeprimidos costumam apresentar quadros de artrite séptica espontânea (hematógena) no joelho que, inclusive, podem ser confundidos com as hemartroses. A presença de febre e a punção articular para cultivo e antibiograma do líquido extraído confirmam o diagnóstico. Em muitas ocasiões, a antibioticoterapia intravenosa pode resolver o problema, embora em algumas ocasiões seja necessário realizar uma artrotomia cirúrgica para drenar o conteúdo articular infectado e lavar a articulação de forma exaustiva.

CONSIDERAÇÕES FINAIS

A estreita colaboração entre hematologistas, cirurgiões ortopedistas, médicos reabilitadores, pediatras, psicólogos, fisioterapeutas e enfermeiros é fundamental para uma satisfatória resolução das intervenções ortopédicas descritas previamente. O ideal é que a profilaxia (prevenção da doença) evite chegar às lesões ortopédicas e às deformidades articulares que tão habitualmente são encontradas nos pacientes hemofílicos. Enquanto esse objetivo não for alcançado, continuará sendo necessário realizar artrocenteses, sinovectomias, alongamentos tendinosos, desbridamentos artroscópicos, osteotomias e próteses articulares nas pessoas com hemofilia.

Considerando que uma grande proporção dos pacientes adultos é HIV positiva, o estado imunológico pode ser deficitário diante da cirurgia. Além disso, a maioria desses pacientes também é positiva para hepatite C, ou seja, pode existir um risco de infecção pós-operatória ao operar o joelho de um paciente hemofílico imunodeprimido.

Na verdade, há uma grande controvérsia a esse respeito, mas é inegável que a imunodepressão aumenta de alguma forma o risco de infecção pós-operatória e que esse risco deve ser conhecido pelo paciente. O risco é ainda maior na cirurgia protética de joelho, na qual é implantado um material inerte (a prótese). Os atuais tratamentos da imunodeficiência fazem com que os pacientes possam chegar à cirurgia em bom estado imunológico. Como sempre, em medicina, a adequada análise da relação risco-benefício é fundamental em cada caso. A proteção articular nos pacientes hemofílicos é de extrema importância.[10]

REFERÊNCIAS BIBLIOGRÁFICAS

1. Nilsson IM, Berntorp E, Löfqvist T, Pettersson H. Twenty-five years experience of prophylactic treatment in severe hemophilia A and B. J Intern Med 1992; 232:25-32.
2. Horoszowski H, Heim M, Schulman S, Varon D, Martinowitz U. Multiple joint procedures in a single operative session on hemophilic patients. Clin Orthop Relat Res 1996; 328:60-4.
3. Rodríguez-Merchán EC. Aspects of current management: orthopaedic surgery in haemophilia. Haemophilia 2012; 10(1):8-16.
4. De la Corte-Rodríguez H, Rodríguez-Merchán EC, Jimenez-Yuste V. Radiosynovectomy in patients with chronic haemophilic synovitis: when is more than one injection necessary? Eur J Haematol 2011; 86:430-5.
5. De la Corte-Rodríguez H, Rodríguez-Merchán EC, Jimenez-Yuste V. Radiosynovectomy in haemophilia: quantification of its effectiveness through the assessment of 10 articular parameters. J Thromb Haemost 2011; 9:928-35.
6. De la Corte-Rodríguez H, Rodríguez-Merchán EC, Jimenez-Yuste V. What patient, joint and isotope characteristics influence the response to radiosynovectomy in patients with haemophilia? Haemophilia 2011; 17(5):e990-8.

7. Cohen I, Heim M, Martinowitz V, Chechick A. Orthopaedic outcome of total knee replacement in haemophilia A. Haemophilia 2000; 6:104-9.

8. Heim M, Horoszowski H, Varon D, Schulman S, Martinowitz U. The fixed flexed and subluxed knee in the hemophilic child: what should be done? Haemophilia 1996; 1:47-50.

9. Rodríguez-Merchán EC. Management of orthopaedic complications of haemophilia. J Bone Joint Surg (Br) 1998; 80B:191-6.

10. Rodríguez-Merchán EC. Surgical wound healing in bleeding disorders. Hemophilia 2012; 18(4):487-90.

11. Rodríguez-Merchán EC, Jimenez-Yuste V, Aznar JA, Hedner U, Knobe K, Lee CA et al. Joint protection in haemophilia. Haemophilia 2011; 17(Suppl 2):1-23.

CAPÍTULO 19

Sinovectomia artroscópica do joelho em pacientes hemofílicos

LUCIANO DA ROCHA LOURES PACHECO
MARIO MASSATOMO NAMBA
ANA PAULA GEBERT
EDMAR STIEVEN FILHO
VITOR COROTTI

DEFINIÇÃO

A palavra hemofilia vem do grego *hemo* (sangue) e *philia* (amizade) e foi utilizada pela primeira vez por Friedrich Hopff, em 1828. Existem referências históricas mais antigas encontradas no *Talmud* judeu, o Tosefta de Ushna, no século II a.C.

A hemofilia é um distúrbio da coagulação caracterizado pela ocorrência de hemorragias que aparecem espontaneamente ou em consequência de traumatismos. É hereditária, monogênica, recessiva e ligada ao sexo e pode ser classificada em dois tipos, de acordo com a deficiência específica do fator de coagulação sanguínea.

O tipo A, também conhecido como hemofilia clássica, corresponde a 80% dos casos e ocorre em cerca de 1:10.000 homens. Deve-se à deficiência do fator VIII, o fator anti-hemofílico ou globulina anti-hemofílica, resultante de herança genética ligada ao cromossomo X. É transmitida quase exclusivamente a indivíduos do sexo masculino por mãe portadora e aparentemente normal.

A hemofilia A está associada a mutações no gene que codifica o fator VIII, localizado na porção 2.8 do braço longo do cromossomo X. Até o presente momento, já foram relatadas mais de 800 mutações associadas à doença. É importante ressaltar que, em cerca de 25 a 30% dos casos, o evento genético é novo, não havendo relato de ocorrência da doença em outros membros da família.

Clinicamente, a hemofilia B, também conhecida como doença de Christmas, é idêntica à hemofilia A, diferindo apenas quanto ao fator plasmático deficiente, o fator IX. A hemofilia B apresenta incidência 3 a 4 vezes menor que a hemofilia A. Também é classificada conforme o nível de atividade coagulante dos fatores:

- grave: quando o nível de fator é inferior a 1% do normal ou < 0,01 UI/mL;
- moderada: entre 1 e 5% do normal ou 0,01 a 0,05 UI/mL;
- leve: entre 5 e 40% do normal ou > 0,05 e < 0,40 UI/mL.

ALTERAÇÕES MUSCULOESQUELÉTICAS GERADAS PELA HEMOFILIA

As hemorragias constituem as principais manifestações clínicas, sendo as cerebrais as de maior risco e as musculoesqueléticas as de maior número. Mais de 90% da população hemofílica vai apresentar, em algum momento de sua vida, problemas relacionados ao aparelho locomotor, como sangramentos musculares, pseudotumores hemofílicos e, mais frequentemente, hemorragias intra-articulares, chamadas de hemartroses.[1]

As hemartroses podem ser espontâneas nas hemofilias graves e pós-traumáticas nas moderadas e leves. A hemorragia intra-articular é a complicação mais comum do paciente com hemofilia.

Hemartroses recorrentes aparecem precocemente, podendo ter início logo após a deambulação. A articulação mais acometida é o joelho, seguida dos cotovelos, tornozelos, quadris e ombros (Figura 1).

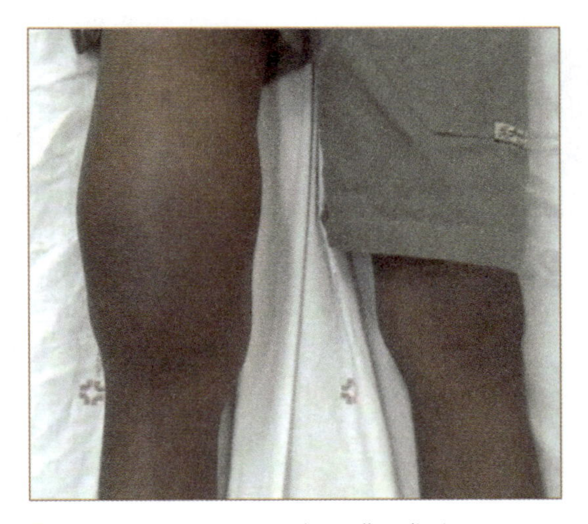

FIGURA 1 Hemartrose do joelho direito.

HEMARTROSES - SINOVITES

As hemartroses de repetição levam à sinovite crônica, que evolui para uma degeneração articular própria da hemofilia, chamada de artropatia hemofílica (Figura 2).

Após os sangramentos recorrentes, uma enzima chamada hemossiderina acumula-se tanto na membrana sinovial quanto na cartilagem articular.[2] A membrana sinovial sofre hiperplasia e formação vilosa na superfície, tornando-se hipervascularizada e desenvolvendo um tecido reativo de granulação semelhante à da artrite reumatoide.[3] Essa hipertrofia libera catabólitos ativos nocivos à

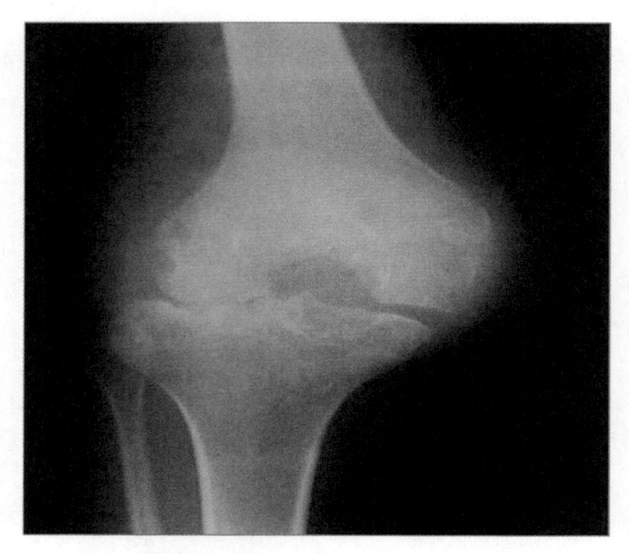

FIGURA 2 Artropatia hemofílica.

cartilagem articular e ocorre infiltração de polimorfonucleares e mononucleares, que absorvem a cartilagem em razão da liberação enzimática durante a fagocitose, causando fibrose.[4] Consequentemente, a cartilagem articular perde seus componentes matriciais, tornando-se mole, amarelada e mecanicamente incapaz de suportar pressões, principalmente as cargas axiais. O osso subcondral não apresenta esclerose reativa típica da artrose primária, mas torna-se adelgaçado e desgastado.

As epífises próximas da articulação afetada tornam-se alargadas, geralmente de forma assimétrica, produzindo deformidades angulares e discrepância de membros inferiores durante a infância, além de reabsorção óssea, o que leva à osteoporose. Essas alterações são denominadas causas biológicas.

Uma articulação que sofre vários episódios de sangramento chama-se junta alvo. Ela pode apresentar diferentes alterações, denominadas causas mecânicas. Os resultados finais dessas alterações são: diminuição do arco de movimento articular, alterações anatômicas das superfícies articulares, desvios de eixo, atrofia muscular e irregularidades das superfícies articulares, com consequente artropatia hemofílica.[5]

CLASSIFICAÇÃO DAS ALTERAÇÕES RADIOGRÁFICAS GERADAS PELA HEMOFILIA

As alterações radiográficas geradas pela hemofilia foram classificadas em cinco graus:[6]

- grau I: edema de partes moles (espessamento da membrana sinovial, hemartrose);
- grau II: osteopenia (integridade do espaço articular);
- grau III: alterações ósseas (cistos subcondrais, patela quadrada, aumento da fossa intercondilar);
- grau IV: pinçamento articular e osteófitos;
- grau V: artrose grave e contraturas fixas.

TRATAMENTO DAS HEMARTROSES

Como todas as alterações que ocorrem nas articulações começam com as hemartroses, a melhor maneira de minimizá-las é mediante tratamento hematológico, com uso de fatores de coagulação específico, desde os 2 anos de idade até a maturidade esquelética.[1]

No tratamento da hemartrose no adulto com hemofilia A e pesando 70 kg, é necessária a elevação de 30% no fator de coagulação durante 3 dias consecutivos. Outra maneira de diminuir os episódios de hemartrose é a utilização de outros métodos de tratamento, como as sinovectomias, que são a ablação da membrana sinovial.

As sinovectomias podem ser químicas ou radioativas (sinoviortese) ou cirúrgicas, como a sinovectomia aberta ou artroscópica. As sinoviorteses químicas são realizadas por meio da injeção intra-articular de um produto químico fibrosante da membrana sinovial, chamado cloridrato de oxitetraciclina. Esse procedimento tem demonstrado bons resultados em curto prazo, mas apresenta como desvantagem a necessidade de administração repetida, além de ser um processo muito doloroso ao paciente.

A sinovectomia radioativa, ou radiossinoviortese, é um procedimento ambulatorial realizado por meio da aplicação intra-articular de um isótopo radioativo como o ítrio (^{90}Yttrium), utilizado atualmente no Hospital de Clínicas da Universidade Federal do Paraná (HC-UFPR). Também podem ser usados outros isótopos, como fósforo, samário, rênio, etc.

A excisão cirúrgica da membrana sinovial hipertrofiada também é uma forma de tratamento, podendo ser realizada mediante intervenções abertas ou artroscópicas. A porcentagem de êxito da sinovectomia aberta para o controle das hemorragias de repetição é de aproximadamente 80%; porém, após esse procedimento, muitos pacientes apresentam dificuldades para recuperar o arco de movimento articular. Além disso, existe a necessidade da administração de altas quantidades de fatores de coagulação e de hospitalização prolongada. Por esses motivos, as sinovectomias abertas estão quase totalmente abandonadas.[1,7]

As intervenções abertas foram substituídas pelas sinovectomias artroscópicas.[7] Em relação à sua capacidade de extirpar a membrana sinovial, as sinovectomias artroscópicas são quase equivalentes às abertas, sendo ligeiramente inferiores na capacidade de evitar recidiva de hemartroses.[1]

As vantagens da artroscopia são: menor perda de mobilidade articular, menor risco de infecção, menos tempo de hospitalização e menor quantidade de fator de coagulação.[8]

SINOVECTOMIA ARTROSCÓPICA

A sinovite crônica, causada pela hemartrose de repetição, é indicação de sinovectomia artroscópica. É considerada crônica quando um novo episódio hemorrágico ocorre antes que a hemartrose prévia tenha sido absorvida. No HC-UFPR, consideram-se indicação de artroscopia casos com mais de três hemartroses na mesma articulação em um período de 6 meses.[7,8]

Desde 2006, iniciou-se o tratamento das hemartroses de repetição com a radiossinoviortese com ^{90}Yttrium, pois é ambulatorial e apresenta custo menor. Nos Estados Unidos, o custo médio de uma radiossinoviortese é de 3.000 dólares, comparados a 61.000 dólares da sinovectomia artroscópica, segundo dados da Federação Mundial de Hemofilia (WFH). Reserva-se a sinovectomia artroscópica para os casos de recidiva, embora nos centros sem acesso à radiossinoviortese ela seja indicada.

O tratamento deve ser realizado por uma equipe multidisciplinar composta de ortopedista, hematologista, fisioterapeuta, enfermeiro, psicólogo e assistente social. No HC-UFPR, isso acontece pela integração do ambulatório ortopédico com o Serviço de Hemoterapia da Secretaria de Saúde do Paraná (Hemepar).

Todos os pacientes recebem fator de coagulação antes e depois da operação, dependendo do tipo de hemofilia, conforme protocolos a seguir:

$$\text{Hemofilia A: UI de fator VIII} = \text{peso (kg)} \times \Delta/2$$

$$\text{Hemofilia B: UI de fator IX} = \text{peso (kg)} \times \Delta$$

Em que:

UI = unidades internacionais

Δ = % de fator a ser elevado

Para procedimentos cirúrgicos de médio porte, como sinovectomia artroscópica do joelho, utiliza-se a reposição dos fatores específicos:

- pré-operatório: elevar o fator VIII ou fator IX a 100% imediatamente antes da cirurgia;
- pós-operatório: repetido após 6 horas da dose inicial do fator VIII ou fator IX a 50%, com infusão a cada 8 horas até o 3º dia de pós-operatório;
- 4º ao 7º dia pós-operatório: manter o fator VIII ou IX a 40% com infusão a cada 12 horas;
- 7º ao 21º dia pós-operatório: manter os fatores VIII ou IX em 30%, com infusão a cada 24 horas;
- 22º dia pós-operatório até a 8ª semana (fisioterapia): manter em 30%, 3 vezes/semana, para os fatores VIII e 2 vezes para os fatores IX.

Também são administradas medicações antifibrinolíticas, como ácido épsilon aminocaproico na dose de 200 mg/kg/dia a cada 6 horas, por via endovenosa (EV), durante 7 dias, ou ácido tranexânico na dose de 30 mg/kg/dia a cada 8 horas, EV, durante 7 dias.

Os pacientes ficam internados por 2 semanas, mas, no segundo dia, já iniciam a fisioterapia. Depois da alta hospitalar, são encaminhados para a Associação dos Hemofílicos do Paraná, onde permanecem internados para dar continuidade ao tratamento fisioterápico e à reposição dos fatores de coagulação. O retorno ao ambulatório do HC-UFPR para primeira reavaliação acontece com 30 dias de pós-operatório. O acompanhamento é trimestral no primeiro ano, semestral no segundo e, depois, passa a ser anual. Caso ocorram emergências, o paciente é orientado a procurar o pronto atendimento do HC-UFPR ou o Centro de hematologia e Hemoterapia do Paraná (Hemepar).

A técnica de sinovectomia artroscópica inicia-se com o posicionamento dos pacientes em decúbito dorsal sob anestesia, que pode ser raquidiana ou geral. As operações são realizadas utilizando-se um garrote pneumático na raiz da coxa.

Por meio do portal suprapatelar medial, é introduzido um trocater e retirado todo o sangue da articulação, que deve ser lavada com soro fisiológico. Em seguida, insufla-se a articulação com solução de glicina em substituição ao soro fisiológico. O procedimento segue conforme o padrão de artroscopia do joelho, com um portal anterolateral para câmera e um anteromedial para o instrumental. Realiza-se a inspeção da articulação para determinação da tática a ser utilizada. O uso de bomba de infusão facilita o procedimento, pois distende a cápsula articular (Figura 3).

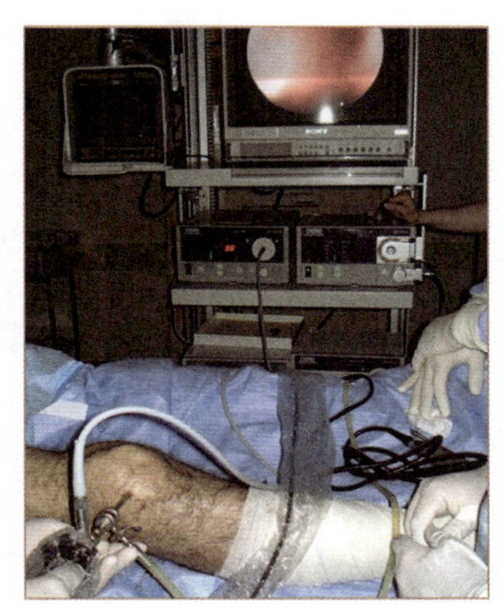

FIGURA 3 Sinovectomia artroscópica do joelho.

Há muitas dificuldades na realização de artroscopia de pacientes hemofílicos. O sangramento e a intensa sinovite, por exemplo, dificultam o trabalho do cirurgião (Figura 4).

A radiofrequência facilita a remoção da membrana sinovial. Utiliza-se, também, um equipamento motorizado com ponteiras (*shaver*) que raspam e aspiram a membrana sinovial. Para insuflar a articulação, em vez de soro fisiológico, usa-se solução de glicina, que permite o uso do eletrocautério para coagulação dos vasos quando não se tem a radiofrequência.

Utiliza-se, em todas as sinovectomias artroscópicas, cureta ginecológica de tamanho suficiente para entrar pelo portal, normalmente número quatro, pela grande facilidade em raspar a membrana sinovial que esse instrumental proporciona (Figura 5).

No procedimento, deve-se ter muito cuidado para não lesar outras estruturas, como meniscos, ligamentos e cartilagem articular. Em casos de dificuldade cirúrgica durante a realização do

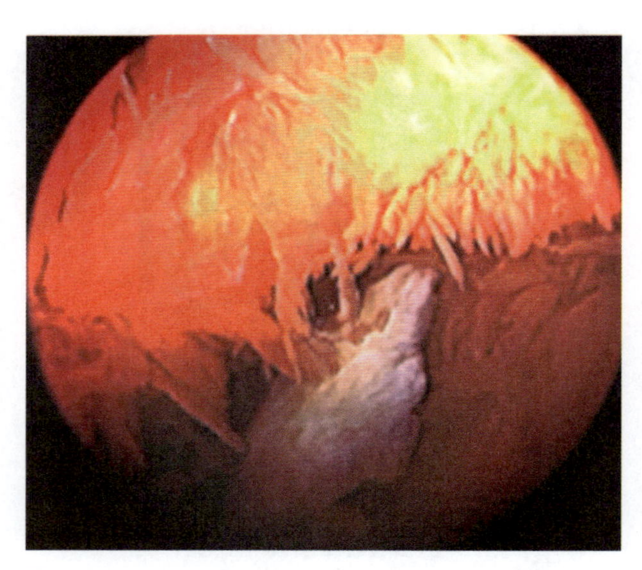

FIGURA 4 Visão artroscópica de sinovite crônica em joelho hemofílico.

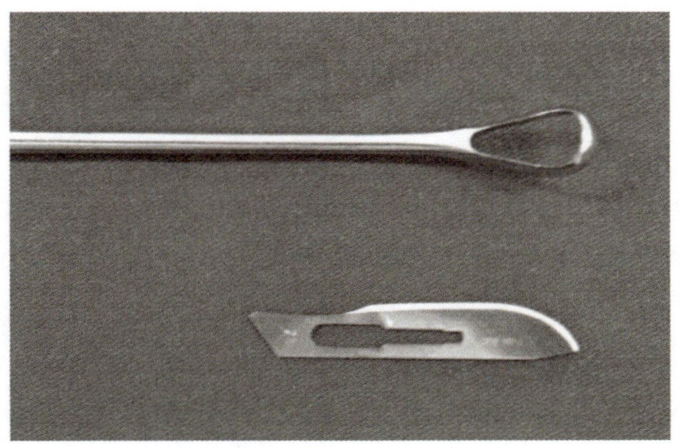

FIGURA 5 Cureta ginecológica e bisturi número 21.

procedimento, podem ser utilizados outros portais, como superolateral e transpatelar.

Os portais devem ser suturados com um ponto profundo com fio de nylon 3.0, curativo com gaze seca e enfaixamento com ataduras de fita crepe. Em alguns casos, quando existe uma flexão residual no joelho, confecciona-se uma tala gessada posterior inguinomaleolar em extensão. Não se utiliza drenagem aspirativa.

Como cuidados pós-operatórios, realizam-se compressas com gelo sobre o joelho durante 20 minutos a cada hora. No segundo dia, pode ser realizada a retirada da tala gessada somente para a realização do tratamento fisioterápico, pois ela é retirada definitivamente na alta hospitalar. Em pacientes que permanecem com atitude em flexão residual, procede-se a orientação da utilização da tala gessada no período noturno.

A fisioterapia recomendada inclui fortalecimento muscular, recuperação do arco de movimento, melhora proprioceptiva e conscientização da posição da articulação e da marcha para evitar a claudicação. O programa de reabilitação com hipertrofia muscular e ganho de mobilidade auxilia na melhora da qualidade de vida e diminui o risco de hemartrose de repetição.[9,10]

Nossa média de hemartroses dos joelhos 1 ano antes da cirurgia era de 30 episódios e, no ano seguinte ao procedimento, diminuiu para 4,5. No pré-operatório, o grau médio de flexão dos joelhos foi de 15°, o arco de movimento médio de 100° e a avaliação radiográfica de Arnold-Hilgartner estava no grau 2. No pós-operatório, o grau médio de flexão passou para 5°, o arco de movimento médio para 110° e a avaliação radiográfica para o estágio 3. Como complicações, houve um novo episódio de hemartrose, com necessidade de conversão para artrotomia, por suspeita de artrite séptica que não foi confirmada, e uma fratura supracondiliana do fêmur, que foi tratada com gesso ingnopédico e teve boa evolução. A média de idade dos pacientes no dia da cirurgia era de 11,4 anos, sendo o mais jovem uma criança de 5 anos e o mais velho um adolescente de 16 anos.[8]

Considera-se a sinovectomia artroscópica do joelho para tratamento da sinovite crônica em pacientes hemofílicos um método seguro e eficaz, com diminuição do número de episódios de sangramentos intra-articulares.

REFERÊNCIAS BIBLIOGRÁFICAS

1. Rodríguez-Merchán EC, Magallón M, Galindo E, López-Cabarcos C. Hemophilic synovitis of the knee and the elbow. Clin Orthopaed Relat Res 1997; 343:47-53.
2. Roosendaal G, Vianen ME, Wenting MJ, van Rinsum AC, van den Berg HM, Lafeber FP et al. Iron deposits and catabolic properties of synovial tissue from patients with haemophilia. J Bone Joint Surg 1998; 80(3):540-5.
3. Roosendaal G, Tekoppele JM, Vianen ME, van den Berg HM, Lafeber FP, Bijlsma JW. Blood-induced joint damage: a canine in vivo study. Arthrit Rheumat 1999; 42(5):1033-9.
4. Rodríguez-Merchán EC. Methods to treat chronic haemophilicsynovitis. Offic J World Fed Hemophilia 2001; 7(1):1-5.

5. Gilbert MS, Radomisli TE. Therapeutic options in the management of hemophilic synovitis. Clin Orthopaed Relat Res 1997; 343:88-92.

6. Arnold WD, Hilgartner MW. Hemophilic arthropathy. Current concepts of pathogenesis and management. J Bone Joint Surg 1977; 59(3):287-305.

7. Wiedel JD. Arthroscopic synovectomy of the knee in hemophilia: 10-to-15 year follow up. Clin Orthopaed Relat Res 1996; 328:46-53.

8. Pacheco LRL, Alencar PGC, Yoshiyasu GA. Cirurgia ortopédica em pacientes hemofílicos. Rev Bras Ortop 2002; 37(4):108-13.

9. Buzzard BM. Physiotherapy for prevention and treatment of chronic hemophilic synovitis. Clin Orthopaed Relat Res 1997; 343:42-6.

10. Ribbans WJ, Giangrande P, Beeton K. Conservative treatment of hemarthrosis for prevention of hemophilic synovitis. Clin Orthopaed Relat Res 1997; 343:12-8.

CAPÍTULO 20

Joelho em flexão – abordagem cirúrgica, precauções e resultado

MUHAMMAD TARIQ SOHAIL

INTRODUÇÃO

As contraturas articulares geralmente são sequelas da artropatia hemofílica. Essas contraturas resultam de uma combinação de hemartroses repetidas, que provocam proliferação fibroblástica na cápsula, artropatia progressiva e episódios de sangramento intramuscular extra-articular que levam à fibrose. O tecido sinovial hipertrófico promove fibrilação e erosão da cartilagem articular. A fibrose progressiva do tecido sinovial provoca dor, espasmos e encurtamento do músculo, resultando em contratura articular e limitação do movimento da articulação.[1]

A prevalência das contraturas articulares nos pacientes com hemofilia grave tem sido relatada entre 50 e 95%.[2]

PATOGÊNESE

A hemartrose repetida pode resultar em deformidade fixa na flexão do joelho em decorrência do aumento da pressão intra-articular e da distensão da cápsula da articulação. A distensão articular provoca a inibição reflexa do quadríceps. Com o joelho mantido em flexão, seus flexores sobrepõem-se aos extensores enfraquecidos, puxando a tíbia em subluxação posterior nos côndilos femorais. Essa tração posterior progressiva provoca o encurtamento e o retesamento da cápsula posterior do joelho.[3]

Quando a deformidade fixa do joelho em flexão se estabelece, a posição anormal da articulação parece causar um aumento do número de episódios de sangramento intra-articular. A liberação do tendão isquiotibial é um procedimento útil não só para a extensão do joelho, mas também para a diminuição do número e da intensidade das hemartroses.

ALONGAMENTO DO TENDÃO ISQUIOTIBIAL

Indicações

- Contratura superior a 30° de flexão;
- programa de fisioterapia e reabilitação sem sucesso;
- artropatia hemofílica de graus I e II;
- aumento da tendência a sangramentos.

Os resultados são melhores em pacientes jovens (Figura 1).

Contraindicações

- Articulações em geral, com degeneração e instabilidade;
- presença de inibidores.

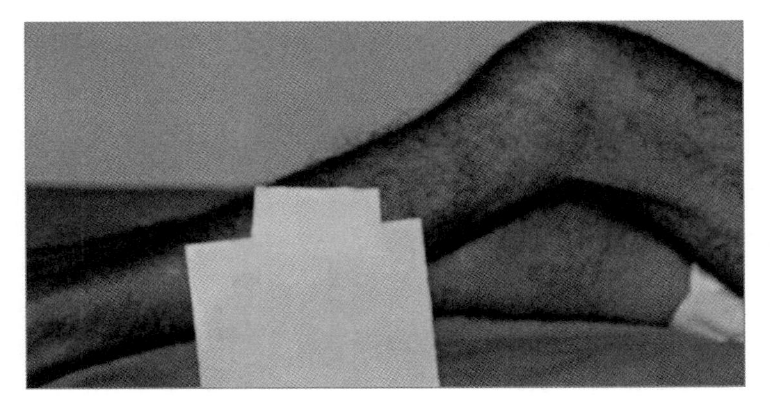

FIGURA 1 Joelho com flexão 40°.

Exames diagnósticos

Testes de hemofilia

- Avaliação do nível de fator (50 a 100%);
- presença de inibidores.

Estudos de imagem

- Radiografias simples: incidência anteroposterior e lateral das articulações acometidas mostra a redução do espaço articular, cistos ósseos subcondrais, esclerose marginal, erosões e perda de cartilagem;
- ultrassonografia: é útil para a avaliação do líquido e da inflamação no tecido sinovial, na cartilagem, nos ligamentos e nas cápsulas articulares;
- ressonância magnética: sendo multiplanar, proporciona contraste excelente dos tecidos moles e possibilita a avaliação volumétrica qualitativa da hiperplasia sinovial. Revela anomalias de cartilagem e ósseas mais cedo e mais rapidamente do que a ultrassonografia.

Diagnóstico diferencial

- Hemorragia intrapoplítea de tecidos moles;
- sangramentos subperiósteos;
- artrite reumatoide juvenil;
- osteoartrite;

Procedimento cirúrgico: alongamento do tendão isquiotibial e capsulotomia posterior

1. Previamente à cirurgia, a deficiência de fatores deve ser corrigida até que o paciente apresente um tempo de tromboplastina parcial ativada normal.
2. Todas as cirurgias são realizadas sob anestesia geral.
3. Aplica-se torniquete em todos os casos.
4. Depois das medidas antissépticas e da devida preparação, o paciente é colocado em decúbito ventral e o joelho é aberto com uma incisão reta feita da linha média até o terço distal da coxa, terminando no sulco poplíteo.
5. A cápsula posterior é desbridada.
6. O tendão semitendinoso é alongado em Z.
7. O aspecto lateral da extremidade distal da porção semimembranosa é solto da gordura e do tecido conectivo para expor a totalidade de sua aponeurose, que é, então, incisada em forma de V.
8. Conforme o joelho é estendido, as extremidades da aponeurose separam-se e as fibras musculares deslizam para longe umas das outras.
9. A aponeurose no aspecto lateral do bíceps femoral é exposta e incisada de forma semelhante, conforme o joelho é estendido.
10. Em contraturas graves, o tendão do grácil também é cortado.
11. Uma vez liberada a cápsula posterior do joelho, o tendão poplíteo e o ligamento cruzado posterior também são liberados, depois da

proteção do feixe neurovascular na região e do nervo fibular, em particular.

12. Durante a cirurgia, um selante, como cola de fibrina, também é usado, para assegurar melhor hemostasia.
13. Um dreno de sucção é colocado, a ferida é fechada em camadas e um curativo de pressão é aplicado.

Cuidados pós-operatórios

1. Um gesso longo com proteção por acolchoamento na região posterior do joelho é colocado para forçá-lo à extensão total.
2. A fisioterapia ativa e leve é iniciada 48 horas após a remoção do dreno.
3. A tala posterior é removida em intervalos após o 8° dia de pós-operatório.
4. A fisioterapia intensiva é reiniciada no hospital somente em caso de cicatrização da ferida e continua após a alta do paciente.
5. Uma tala posterior é usada durante a noite.
6. Aconselha-se fisioterapia, incluindo exercícios de alongamento, 5 vezes/semana, durante os primeiros 2 meses, e observação atenta nos primeiros 6 meses de pós-operatório.
7. Aproximadamente 50% do nível de fator deficiente é mantido em todo o acompanhamento.

Reabilitação

Fisioterapia intensa e alto nível de cooperação do paciente são essenciais para manter o aumento da extensão do joelho e melhorar o arco total de movimento. Movimentação passiva contínua pode ser útil em meio período durante o dia. A fisioterapia deve ser realizada 2 vezes/dia no hospital e, depois, 5 vezes/semana nos primeiros

2 a 3 meses após a alta. Em seguida, 3 vezes/semana, durante um intervalo de 6 meses, em geral (Figura 2).[4]

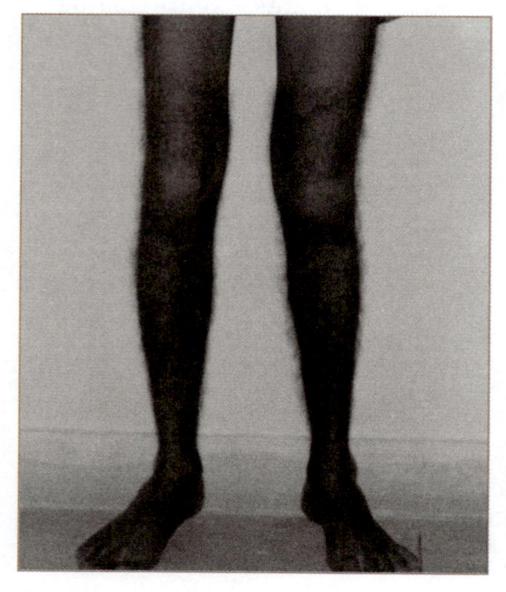

FIGURA 2 Joelhos em extensão.

REFERÊNCIAS BIBLIOGRÁFICAS

1. Silva M, Luck JV. Flexion contractures of the knee in hemophilia. In: Rodriguez-Merchan EC (ed.). The hemophilic joints – New prospectives. Oxford: Blackwell Publishing, 2003. p.99-105.
2. Atkins RM, Handerson NJ, Duthie RB. Joint contractures in the hemophilia. Clin Orthop 1987; 219:97-105.
3. Heim M, Horoszowki H, Varon D, Schulman S, Martinowitz U.The fixed flexed and subluxed knee in the hemophilic child; what should be done? Hemophilia 1996; 2:47-50.
4. Heijnen L, de Kleijn P. Physio-therapy for the treatment of articular contractures in hemophilia. Hemophilia 1999; 5(Suppl.1):16-9.

CAPÍTULO 21

Osteotomias no joelho hemofílico

LUCIANO DA ROCHA LOURES PACHECO
JUAN RODOLFO VILELA CAPRIOTTI

Durante a infância e a adolescência, alguns joelhos hemofílicos sofrem alteração do eixo normal. Assim, deformidades como joelho varo, valgo e em flexão são frequentes, principalmente no Brasil, em que a dificuldade no acesso ao tratamento preventivo das hemartroses de repetição é comum à maioria dos portadores de hemofilia.

Na hemartrose, o sangue misturado ao líquido sinovial, além de ter sua composição alterada, inicia uma inflamação da membrana sinovial, levando a uma hiperplasia e à abundante neovascularização. Por sua fragilidade e pela falta de fator de coagulação, a membrana volta a sangrar e o ferro da enzima chamada hemossiderina adere à cartilagem articular, originando uma alteração matricial com perda de suas características e consequente degeneração articular. Esse ciclo vicioso causa a artropatia hemofílica, que, quando associada a dor, perda da mobilidade e deformidades articulares, pode justificar a indicação de osteotomias corretoras.

No joelho hemofílico, as osteotomias mais comuns são a osteotomia valgizante proximal na tíbia, a osteotomia varizante supracondilar no fêmur e as osteotomias extensoras do joelho. A osteotomia de joelho está indicada em casos de dor incapacitante e até o grau III da classificação de Arnold e Hilgartner. Considera-se essa associação o melhor momento para planejar as osteotomias, além da possibilidade de utilizar muletas e a musculatura viável para favorecer a articulação. Se a articulação já estiver muito degenerada, devem-se desconsiderar as osteotomias e pensar em artroplastias.

Utiliza-se a técnica de Coventry para correção da deformidade em varo da tíbia, destacando-se como contraindicações o comprometimento do espaço articular e da cartilagem do compartimento lateral, a subluxação lateral da tíbia em mais de 1 cm, a perda óssea do compartimento medial em mais de 3 mm, a contratura em flexão superior a 15°, a flexão de joelho menor que 90°, a necessidade de correção maior que 20° e a artrite reumatoide. Em pacientes com deformidade em valgo, Coventry recomenda osteotomia varizante do fêmur distal se o grau de deformidade em valgo do joelho for maior que 15° ou se o plano articular em relação à horizontal for maior que 10° graus.

No Ambulatório de Ortopedia/Hemofilia do Hospital de Clínicas da Universidade Federal do Paraná (HC-UFPR), que atende pacientes hemofílicos de diversas regiões do Brasil, é comum encontrar crianças com deformidades em flexão fixa dos joelhos, variando de 30° de flexão até casos mais graves (Figuras 1 e 2), que chegam a 120°, limitando-as a uma cadeira de rodas. Nessas situações, além das amplas liberações musculoligamentares dos joelhos, devem-se utilizar osteotomias extensoras do fêmur e, em alguns casos, osteotomia encurtadora (Figura 3) para conseguir a extensão do joelho o mais próxima de 0°. Quando se realiza esse procedimento, fixa-se a osteotomia femoral com placa/parafusos ou com dois fios de Steinmann cruzados e mantém-se com tala gessada (Figura 4) ou uma órtese que estabilize o joelho em extensão por 6 semanas. Os fios de Steinmann podem ser retirados após 6 a 8 semanas. É importante observar o pós-operatório imediato, que pode evoluir com alteração simpático-reflexa.

O principal cuidado pós-operatório em osteotomias tanto da tíbia como de fêmur é a necessidade de mobilizar-se com auxílio de apoios (muletas ou andadores), com o pé tocando o solo. Compressas e tala são trocadas por imobilização tipo tubo após 10 dias e permanecem até a sexta semana. O acompanhamento radiográfico é essencial. Se for viável, inicia-se marcha com apoio parcial e estímulo de arco de movimento. Carga é permitida após 10 semanas e sinais evidentes de consolidação.

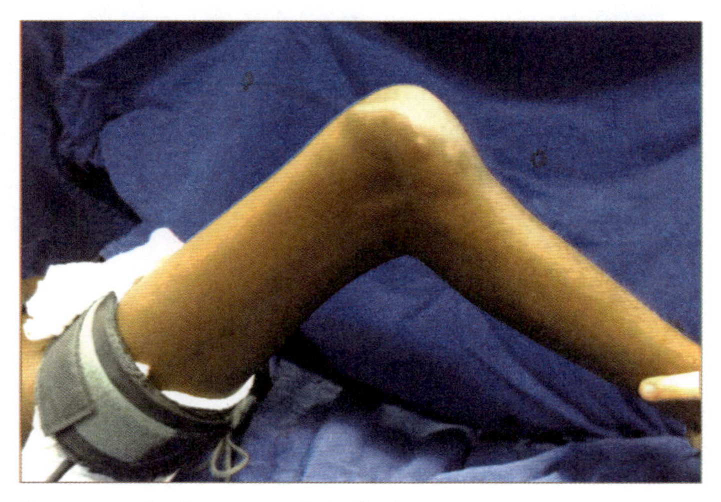

FIGURA 1 Joelho com 110° de flexão.

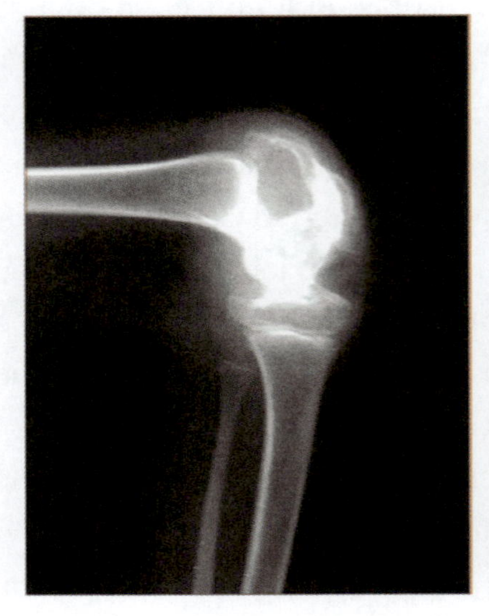

FIGURA 2 Radiografia do joelho com 110° de flexão.

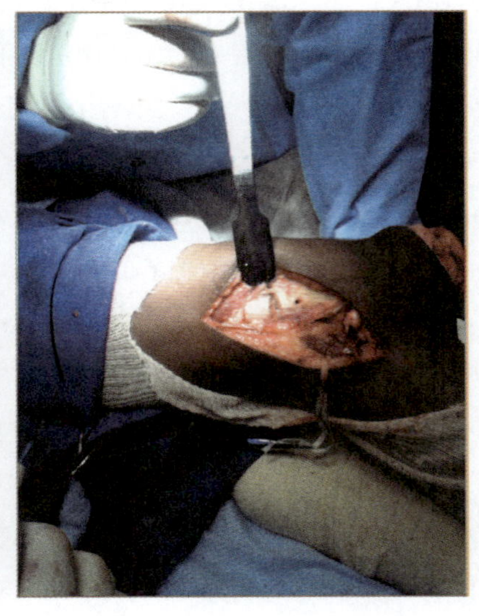

FIGURA 3 Osteotomia encurtadora de fêmur.

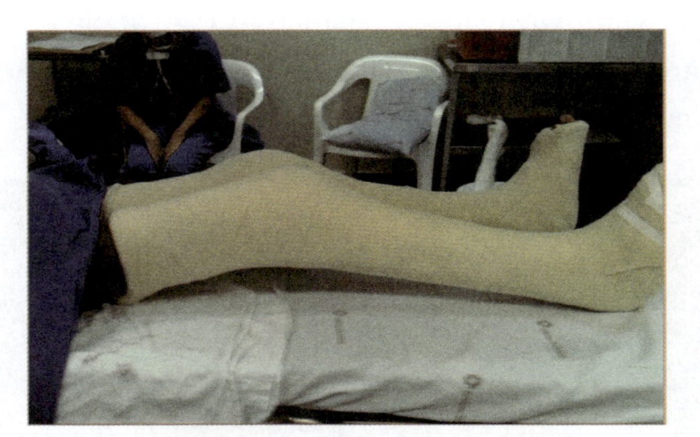

FIGURA 4 Gesso pós-operatório em extensão.

BIBLIOGRAFIA

1. Canale ST, Campbell WC. Campbell's operative orthopaedics. 10.ed. Filadélfia: Mosby, 2003. p.918-36.

2. Caviglia HÁ, Perz-Bianco R, Galatro G, Duhalde C, Tezanos-Pinto M. Extensor supra-condylar femoral osteotomy as treatment for flexed haemophilic knee. Haemophilia 1999; 5(Suppl.1):28-32.

3. Caviglia HÁ, Rodríguez-Merchán EC. An algorithm for the treatment of knee flexion contracture in haemophiliacs. In: Recent advances in rehabilitation in haemophilia. Medical Education Network Sussex UK 1994; 6:39-43.

4. Insall JN, Scott WN. Surgery of the knee. Churchill Livingstone 2001; 134-49.

5. Pacheco LRC, Pereira MAM, Kanabushi C. Knee osteotomy. Orthopedic Surgery in Patients With Hemophilia 2008; 24:175-81.

6. Rodríguez-Merchán EC. Orthopaedic surgery of haemophiliain the 21st century: an overview. Haemophilia 2002; 8:360-368.

7. Rodríguez-Merchán EC. Therapeutic options in the management of articular contractures in haemophiliacs. Haemophilia 1999; 5:5-9.

8. Rodríguez-Merchán EC. Correction of fixed contractures during total knee arthroplasty in haemophiliacs. Haemophilia 1999; 5:(Suppl.1):33-8.

9. Shultz W. Osteotomies near the knee joint-indications, operations, results. Arthroscopie 1999; 12:22-8.

10. Wallny T, Saker A, Hofmann P. Long-term follow-up after osteotomy for haemophilic arthropathy of the knee. Haemophilia 2003; 9:69-75.

CAPÍTULO 22

Artroplastia total do joelho em pacientes hemofílicos

LUCIANO DA ROCHA LOURES PACHECO

TIAGO DE MORAIS GOMES

JUAN RODOLFO VILELA CAPRIOTTI

MAURÍCIO ALEXANDRE DE MENESES PEREIRA

INTRODUÇÃO

O joelho, por ser a articulação mais acometida por hemartroses de repetição nos pacientes hemofílicos, é o maior responsável pelas dificuldades de locomoção a longo prazo. Além disso, apresenta um dos maiores desafios no tratamento de seus estágios mais avançados na artropatia hemofílica, quando é indicada a cirurgia de artroplastia total do joelho (ATJ), que ajuda a reduzir os índices de sangramento e propria melhora da dor e da mobilidade articular.

A ocorrência de sangramento articular contínuo pode levar ao desenvolvimento da artropatia hemofílica. O sangue misturado ao líquido sinovial age como irritante da membrana sinovial. Uma enzima chamada hemossiderina acumula-se nessa membrana e na cartilagem articular. Assim, a membrana sinovial sofre hiperplasia e formação vilosa em sua superfície, tornando-se hipervascularizada e desenvolvendo um tecido reativo de granulação semelhante à artrite reumatoide. Posteriormente, a infiltração de polimorfonucleares e mononucleares absorve a cartilagem articular em suas bordas periféricas por causa da liberação enzimática durante a fagocitose (colagenase, beta-glucuronidase, elastase e proteases) e, como resultado, causa fibrose. Consequentemente, a cartilagem articular perde seus componentes matriciais, tornando-se mole, amarelada e mecanicamente incapaz de suportar pressões, principalmente as cargas axiais. Isso acontece porque, durante os episódios de sangramento, o joelho sofre grave degeneração articular, com dores incapacitantes, e as epífises próximas da articulação afetada tornam-se alargadas, comumente de forma assimétrica, produzindo deformidades angulares graves, em varo ou valgo, inclusive com perda de estoque ósseo e cicatrizes intra-articulares, levando a aderências de partes moles, contraturas em flexão e perda da mobilidade articular por retrações musculoligamentares. O resultado final das irregularidades das superfícies articulares leva a artrose secundária, deformidades angulares, contraturas em flexão, subluxacões ou luxações, chegando, em alguns casos, à ancilose óssea (Figuras 1 a 3).

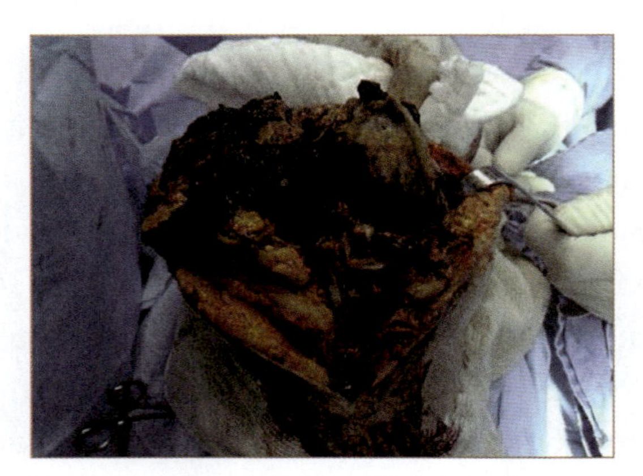

Figura 1 Artropatia hemofílica do joelho.

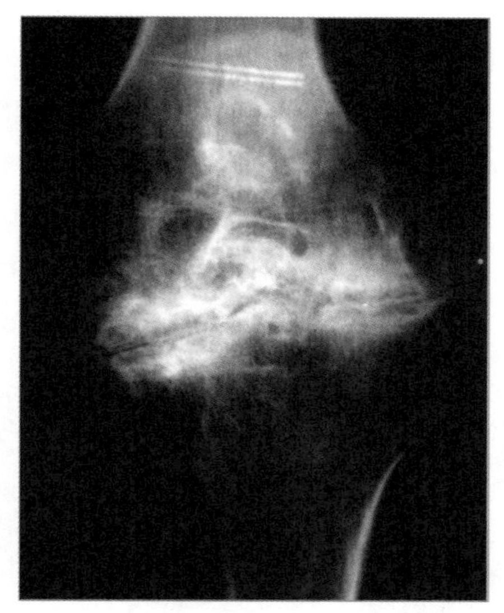

FIGURA 2 Radiografia de frente da artropatia hemofílica do joelho.

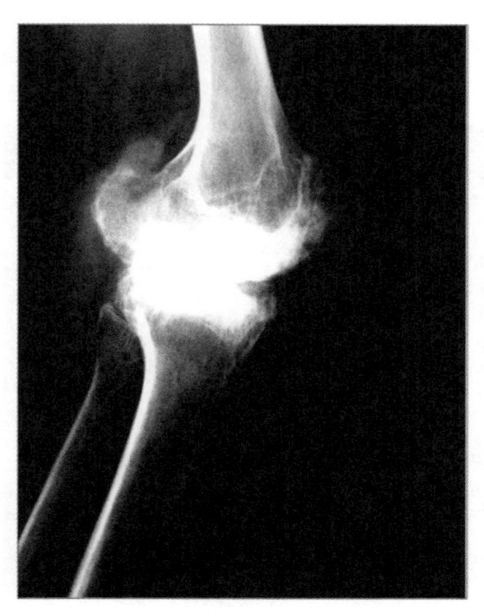

FIGURA 3 Radiografia de perfil da artropatia hemofílica do joelho.

A realização da ATJ exige cuidado no planejamento por parte do cirurgião ortopedista, pois a combinação das dificuldades técnicas que caracterizam a artropatia hemofílica grave, com comprometimento do paciente e de toda a equipe multiprofissional, e da adequada reabilitação tem papel fundamental no resultado final da cirurgia e também na sobrevida da prótese (Figuras 4 a 6).

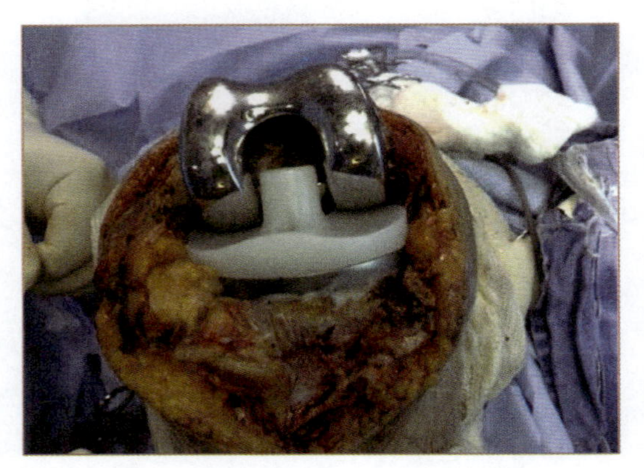

FIGURA 4 Artroplastia total do joelho.

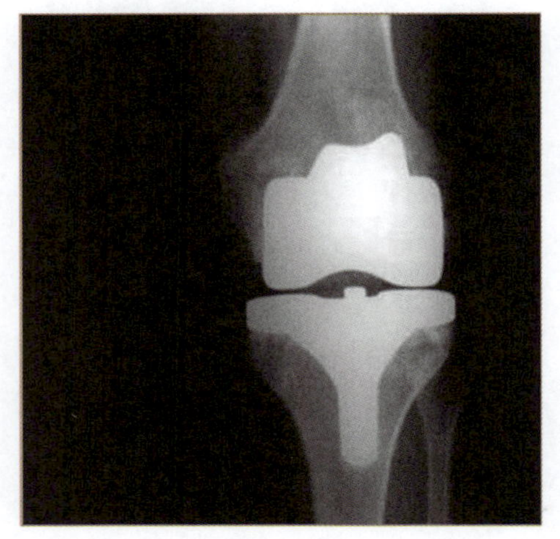

FIGURA 5 Radiografia de frente do pós-operatório de ATJ.

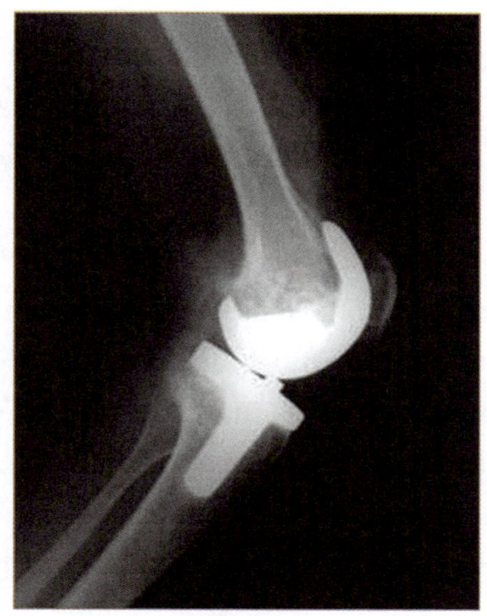

FIGURA 6 Radiografia de perfil do pós-operatório de ATJ.

A classificação clínica da artropatia hemofílica é dividida em quatro graus:

- grau I ou sinovite transitória: recuperação total da articulação após os episódios de sangramento;
- grau II ou sinovite crônica: aumento do diâmetro articular, espessamento da sinovial e diminuição do arco de movimento articular;
- grau III ou artropatia crônica: grau II associado às deformidades articulares e à atrofia muscular;
- grau IV: ancilose fibrosa ou óssea.

TÉCNICA CIRÚRGICA

Uma das grandes dificuldades técnicas na realização da ATJ são as deformidades articulares, como a desproporção entre as dimensões anteroposterior e médio-lateral do fêmur, o sulco femoral mais profundo e a distância maior entre os côndilos femorais. Normalmente, o côndilo femoral interno é menor no sentido médio-lateral, com destruição posterior, e o espaço articular é muito pequeno ou, às vezes, inexistente. Além disso, os ligamentos colaterais estão retraídos, o que dificulta a reconstrução dos espaços em flexão e extensão.

Pacientes hemofílicos com inibidores e HIV positivo ou com hepatites têm risco maior de infecção pós-operatória. A maior parte das infecções está relacionada ao *Staphylococcus epidermidis*, em função de sua disseminação hematogênica durante a reposição de fator de coagulação endovenoso. Essa complicação pode ser minimizada com cuidados básicos de higiene, como antissepsia meticulosa antes da administração do fator de coagulação, controle ambulatorial regular com hematologista e antibioticoterapia profilática nos casos de tratamentos dentários ou outros procedimentos cirúrgicos.

O planejamento pré-operatório é fundamental e inclui:

- avaliação pelo serviço de hematologia, com reserva da quantidade suficiente de fatores de coagulação específicos não só para o dia da cirurgia, mas também para o pós-operatório e os dias de reabilitação fisioterápica (é importante a pesquisa de inibidores);
- avaliação pré-anestésica e clínica completa;
- avaliação psicológica e social;
- avaliação com o serviço de fisioterapia;
- exames radiográficos dos joelhos nas incidências anteroposterior com apoio monopodal, perfil, axial de patela e panorâmicas dos membros inferiores.

Existem várias possibilidades de abordagens cirúrgicas para a realização da ATJ, sendo a parapatelar medial a mais comumente utilizada no Hospital de Clínicas da Universidade Federal do Paraná (HC-UFPR), por ser mais simples e de maior registro na literatura. A ATJ foi descrita originalmente por Von Langenbeck, em 1879, e modificada por Insall, que propôs a abertura do mecanismo quadriciptal, dividindo seu tendão conjunto proximal em um terço medial e dois laterais. As principais vantagens dessa abordagem estão relacionadas à simplicidade da técnica cirúrgica, que pode ser combinada a várias outras incisões anteriores, adequando-se às cicatrizes preexistentes e apresentando baixa incidência de complicações cutâneas. As principais desvantagens são a redução do suprimento sanguíneo patelar, a desestabilização do mecanismo extensor e a ruptura de fibras musculares.

Na abordagem transvasto medial, realiza-se a divisão romba do músculo vasto medial de sua inserção medial até o polo superior da patela. As principais vantagens dessa abordagem são menor incisão cirúrgica, manutenção da estabilidade patelo-femoral com rápida reabilitação e rápida recuperação do mecanismo extensor quando comparada à abordagem parapatelar medial. As principais desvantagens são a dificuldade de realização em pacientes obesos e/ou com grande massa muscular, assim como em pacientes com restrição da mobilidade articular, e de ampliar o acesso cirúrgico. Essa abordagem prima pela manutenção da integridade do mecanismo extensor e pelo suprimento vascular da patela.

A abordagem lateral desenvolvida para acessar joelhos com deformidades em valgo e contraturas fixas tem indicação limitada, mas precisa, por permitir as liberações sequenciais de partes moles, que são a base da deformidade. Tem como principais vantagens o acesso direto à capsula articular, aos ligamentos e ao retináculo lateral e a preservação da vascularização medial da patela. As desvantagens são relacionadas à dificuldade de acesso e visibilidade do compartimento medial do joelho.

Há também a abordagem com osteotomia da tuberosidade anterior da tíbia (TAT), desenvolvida para joelhos com pouca ou nenhuma mobilidade articular (Figura 7). Essa abordagem tem a vantagem de expor totalmente a parte anterior da articulação do joelho, permitindo sua flexão, sem risco de romper o ligamento patelar (Figura 8). Como desvantagem, apresenta o aumento do tempo cirúrgico para a fixação da TAT, que é feita por meio de três cerclagens com fios de aço (Figuras 9 e 10).

A TAT tem sido também muito utilizada nas ATJ do HC-UFPR, em virtude do grande número de pacientes hemofílicos que apresentam pequena mobilidade articular ou mesmo ancilose da articulação do joelho. A indicação da técnica cirúrgica a ser

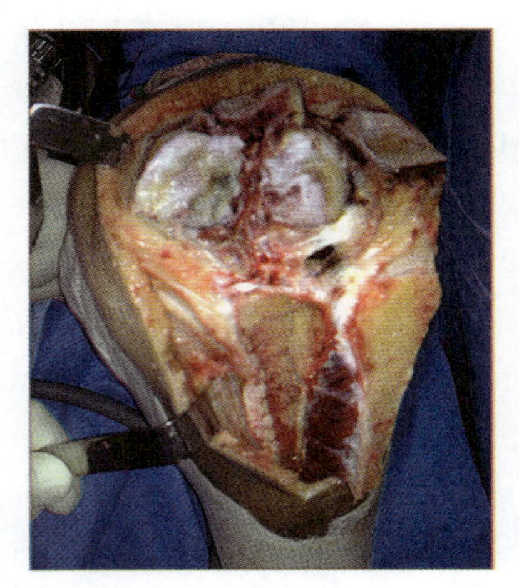

FIGURA 7 Articulação do joelho com osteotomia da TAT.

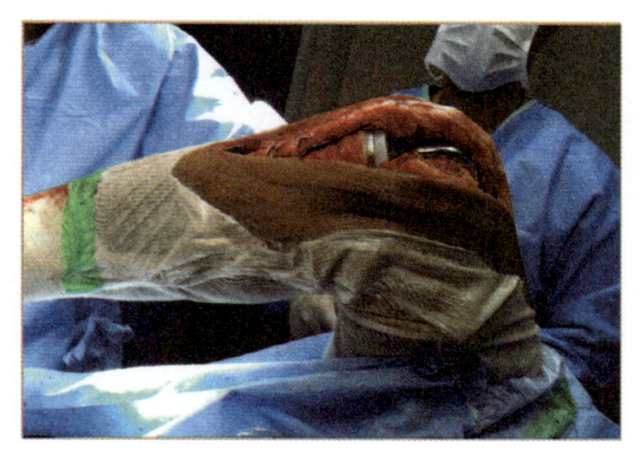

FIGURA 8 Pós-operatório de ATJ com osteotomia da TAT em flexão.

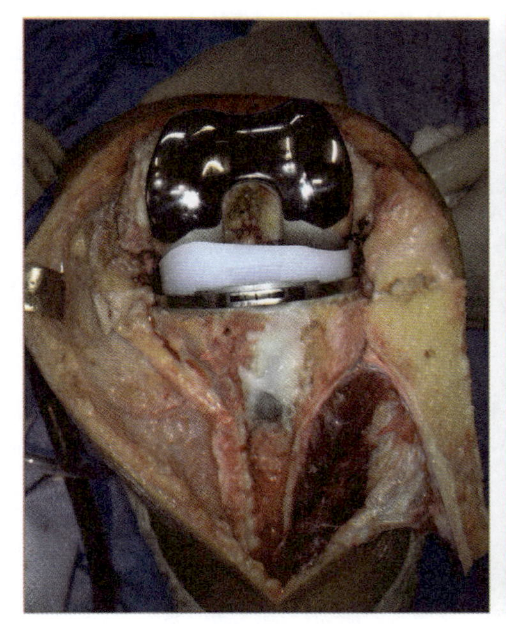

FIGURA 9 Prótese total do joelho com osteotomia da TAT.

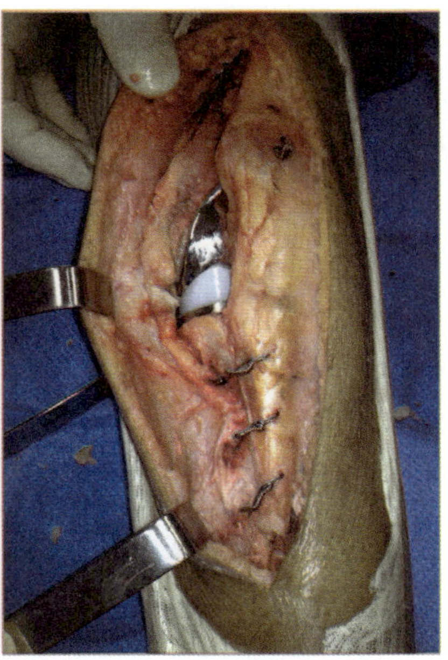

FIGURA 10 Fixação da TAT com três cerclagens.

realizada deve ser feita de acordo com a análise pré-operatória de cada caso.

Os pacientes com artropatia hemofílica grave frequentemente apresentam contratura em flexão do joelho, limitação do arco de movimento e ausência do espaço articular (Figuras 11 e 12). A presença dessa tríade requer liberação ampla do mecanismo extensor para obter eversão da patela, com ressecção do ligamento cruzado posterior e liberação da cápsula posterior, assim como a liberação da inserção femoral dos músculos gastrocnêmios para conseguir a extensão.

É comum não se obter simetria do espaço (*gap*) em flexão com o espaço em extensão por causa do tempo de degeneração articular e contratura dos ligamentos colaterais. Por essa razão, às vezes é necessário dissecar a inserção distal femoral dos ligamentos colaterais, a fim de evitar sua lesão ao fazer os cortes distais do fêmur.

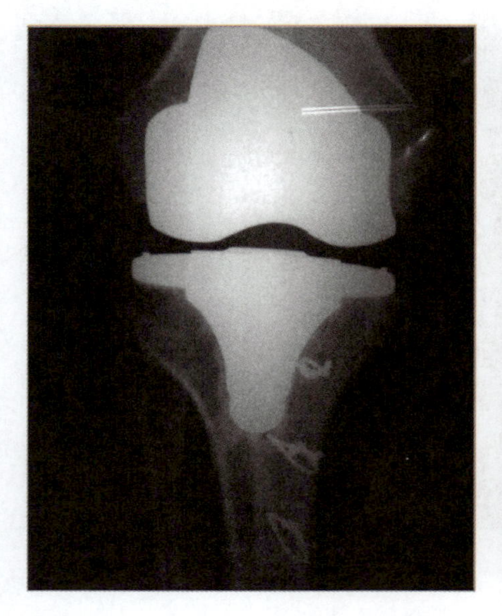

FIGURA 11 Radiografia de frente do pós-operatório de ATJ com osteotomia da TAT.

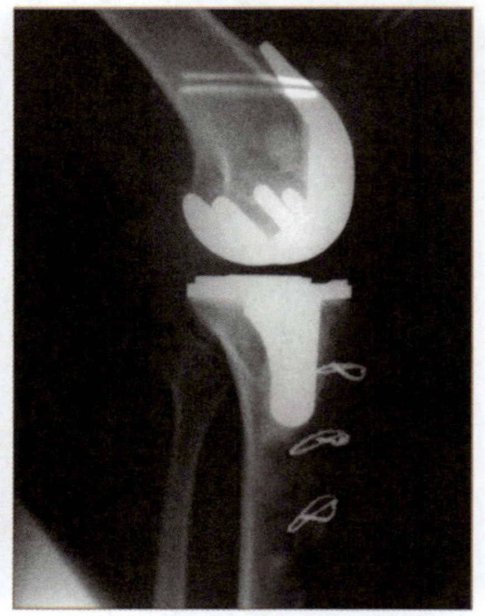

FIGURA 12 Radiografia de perfil de ATJ com osteotomia da TAT.

As metáfises do fêmur distal e, em menor grau, da tíbia proximal em pacientes hemofílicos caracterizam-se por serem mais largas no plano coronal, com diminuição de sua dimensão no plano anteroposterior. A falta de proporção entre os planos muitas vezes obriga o cirurgião a escolher um tamanho de prótese pequeno para o plano coronal e grande para o plano sagital. Por isso, é importante que, nesses casos, o instrumental dos cortes femorais de revisão de prótese total do joelho esteja à disposição do cirurgião, pois podem existir grandes defeitos com perda do estoque ósseo.

Outra situação para a qual se deve estar preparado é a perda de estoque ósseo nos planos mencionados, sendo necessário o uso de enxertos ósseos ou de cunhas metálicas nas regiões posteriores dos côndilos femorais. O déficit de estoque ósseo é previsivelmente maior em pacientes com alargamento do sulco intercondiliano femoral, característico dos hemofílicos, já que essa mudança anatômica resulta em uma diminuição da área de apoio ósseo disponível para a cimentação do implante no fêmur distal.

Os platôs tibiais perdem sua inclinação posterior natural, produzindo um recurvato proximal da tíbia em função da inclinação anterior dos platôs tibiais. Deve-se ter cuidado para não cimentar o componente tibial sem corrigir a inclinação anterior, pois a flexão do joelho não será satisfatória. A inclinação anterior da tíbia também pode induzir o cirurgião a realizar um corte menor da tíbia proximal, dificultando a obtenção de um *gap* apropriado em flexão e extensão, sendo necessária a realização de novos cortes ósseos. Nesses pacientes, em virtude do desgaste ósseo, a cabeça da fíbula encontra-se mais alta que a tíbia, de modo que, quando se vai fazer o corte da tíbia, também se corta a cabeça da fíbula. É importante, na hora da cimentação do componente tibial, não o apoiar sobre a fíbula, pois isso produzirá dor crônica em decorrência de sua mobilidade natural.

A utilização ou não do componente patelar ainda é discutível. A patela dos pacientes hemofílicos geralmente é mais alargada e mais fina, o que dificulta a cimentação de um componente patelar sem o risco de perfuração ou fratura da patela, levando a uma soltura precoce desse componente. No HC-UFPR, esse método não tem sido utilizado como rotina desde 1998.

Um trabalho realizado em 2006 mostrou não haver diferença significativa em usar ou não o componente patelar. O que se faz é a retirada dos osteófitos marginais e a denervação ao redor da patela com o eletrocautério e a liberação do retináculo, se necessária, tomando-se o cuidado de não lesar a artéria e a veia genicular superior externa.

A presença de patela baixa é uma das dificuldades técnicas mais complicadas na ATJ. O recurso mais utilizado é baixar o corte da tíbia; nesses casos, pode-se implantar o componente patelar o mais proximal possível, com o objetivo de afastar o vértice do componente patelar da interlinha articular. Esses recursos podem aumentar a flexão do joelho em alguns graus.

Nos casos de joelho rígido ou com pouca mobilidade articular, em que é difícil everter a patela, podem-se utilizar recursos adicionais, como uma tenotomia em V-Y do mecanismo extensor ou a osteotomia da TAT, que tem sido utilizada com frequência no HC-UFPR e que pode subir a patela em relação à interlinha articular, melhorando a mobilidade do joelho.

Essas estratégias adicionais requeridas para completar uma ATJ em pacientes com hemofilia representam morbidade adicional e aumento substancial do esforço requerido pelo paciente e pela equipe multidisciplinar, principalmente do grupo de reabilitação, para conseguir um joelho funcional e melhora da qualidade de vida do paciente, que pode voltar a ser produtivo.

A ATJ deve ser realizada por uma equipe multidisciplinar especializada e com experiência no tratamento de pacientes hemofílicos, em um hospital que tenha todos os recursos mais avançados em cirurgias artroplásticas. Ainda assim, os resultados das ATJ em pacientes hemofílicos não podem ser comparados aos das mesmas cirurgias realizadas em pacientes não hemofílicos. Além do controle da dor e do realinhamento dos membros, o resultado esperado em uma ATJ é uma melhora da amplitude de movimento articular. Contudo, em caso de deterioração da musculatura extensora do joelho decorrente dos inúmeros sangramentos, em que parte das fibras musculares é substituída por tecido fibroso, é comum que o arco de movimento pré-operatório seja parecido com o pós-operatório.

A melhora do arco de movimento é uma exceção, não uma regra, assim como em pacientes com diagnóstico diferente da hemofilia, mas deve ser sempre buscada pela equipe de fisioterapia.

ARTROPLASTIA TOTAL BILATERAL DOS JOELHOS NO MESMO ATO ANESTÉSICO

Grande parte dos pacientes com quadro avançado de artropatia hemofílica nos joelhos é tratada com ATJ eletiva e, como na maioria dos pacientes o comprometimento é bilateral, a indicação de realizar os dois procedimentos em um mesmo internamento e sob o mesmo ato anestésico é tentadora.

Pelo fato de os pacientes com artropatia hemofílica grave nos joelhos, na maioria das vezes, terem idade inferior a 40 anos, os riscos de complicações cardiológicas e de mortalidade são menores quando comparados aos de pacientes acima de 65 anos que realizam esse procedimento bilateralmente em um mesmo ato anestésico para tratamento da artrose primária.

A ATJ realizada sequencialmente durante a mesma hospitalização e o mesmo ato anestésico, teoricamente, também é mais econômica quando comparada ao mesmo procedimento realizado em duas internações diferentes, especialmente em países emergentes, nos quais o fator econômico assume papel muito importante na indicação da cirurgia. As vantagens óbvias são menor tempo de hospitalização, um único regime de reabilitação, comodidade para o paciente, redução do risco anestésico, menor consumo de fator de coagulação e menores índices de infecção. Vale ressaltar que pacientes hemofílicos têm maior incidência de contratura em flexão dos joelhos, o que pode contribuir para a falha no procedimento contralateral quando realizado em dois tempos cirúrgicos.

A incidência de complicações como infecção, hematomas, ossificação heterotópica, tromboembolismo pulmonar e mortalidade ainda deve ser amplamente estudada, comparando-se o procedimento realizado sequencialmente e em estágios diferentes, pois os resultados encontrados na literatura mundial são conflitantes.

Pacientes hemofílicos com inibidor, hepatite C ou HIV positivos têm risco maior de infecção pós-operatória. A maior parte das infecções está relacionada aos *Staphylococcus epidermidis* e ao *Staphylococcus aureus* em razão de sua disseminação hematogênica durante a reposição de fator de coagulação endovenoso. Essa complicação pode ser minimizada com cuidados básicos de higiene, como antissepsia meticulosa antes da administração do fator de coagulação, controle ambulatorial regular com o hematologista e antibioticoterapia profilática nos casos de tratamento dentário ou procedimentos cirúrgicos. Para pacientes que fazem a autoinfusão domiciliar de fator de coagulação, a antibioticoterapia profilática deve ser considerada em casos de pacientes com ATJ programada.

A melhora na qualidade de vida após o procedimento de artroplastia total bilateral sequencial dos joelhos em um mesmo ato anestésico em pacientes hemofílicos deve ser considerada no estudo dos riscos e benefícios. O procedimento pode ser uma opção segura quando os pacientes são cuidadosamente selecionados com indicação bilateral precisa. A utilização de talas ou imobilizações gessadas bivalvadas no pós-operatório imediato para manutenção do joelho em extensão deve ser breve e com início da fisioterapia já nos primeiros dias após a cirurgia. No HC-UFPR, desde 1998, tem sido realizada a artroplastia total bilateral dos joelhos em pacientes hemofílicos sem complicações relacionadas ao procedimento bilateral.

A realização da artroplastia total bilateral sequencial dos joelhos em pacientes hemofílicos com inibidor dos fatores de coagulação ainda é um desafio, devendo ser discutida minuciosamente com o serviço de hematologia.

BIBLIOGRAFIA

1. Akihide K, Shinichi Y, Saburo K, Michinobu K, Shiochi N. Comparation of the results of bilateral total knee arthroplaty with and without patellar replacement for rheumatoid arthritis. A follow-up note. J Bone Joint Surg Am 1997; 79:570-4.

2. Barbosa REA, Pacheco LRL, Alencar PGC. Influência do grau de artrose femoropatelar no resultado da artroplastia total do joelho, sem o uso do componente patelar. Rev Bras Ortop 2003; 38(8):446-54.

3. Cohen I, Heim M, Martinowitz U, Chechinik A. Orthopaedic outcome of total knee replacement in haemophilia A. Haemophilia 2002; 6(2):104-9.

4. Goddard NJ, Rodriguez-Merchán EC, Wiedwl JD. Total knee replacement in haemopholia. Haemophilia 2002; 8(3):382-6.

5. Hardaker WT, Ogden WS, Musgrave RE, Goldner JL. Simultaneous and staged bilateral total knee arthroplasty. J Bone Joint Surg Am 1978; 60:247-50.

6. Mehta S, Nelson CL, Konkle BA, Vannozzi B. Total knee arthroplasty using recombinant factor VII in hemophilia A patients with inibitors. A report of three cases. J Bone Joint Surg Am 2004; 86-A(11):25/9-21.

7. Norian JM, Ries MD, Karp S, Hambleton J. Total knee arthroplasty in hemophilic arthropathy. J Bone Joint Surg Am 2002; 84:1138-41.

8. Pacheco LRL, Alencar PGC, Yoshiasu GA, Veiga MTA. Cirurgia ortopédica em pacientes hemofílicos. Rev Bras Ortop 2002; 37(4):108-13.

9. Pacheco LRL, Cerqueira MH, Oliveira SM, Renni MS, Silva JBJ, Cerqueira AMA et al. Abordagem ortopédica na hemofilia: artroplastia total. Ministério da Saúde – Secretaria de Atenção a Saúde – Departamento de Atenção Especializada. Manual de Reabilitação na Hemofilia; 5(8):52.

10. Pacheco LRL, Gomes T, Borttolleto C, Alencar PGC. Total knee arthroplasty in hemophilic arthropaty- experience at a brazilian hospital. In: WFH Musculoskeletal Congress. Vancouver, 2006.

11. Pacheco LRL. Sinovectomia artroscópica do joelho em pacientes hemofílicos. [Tese de Doutorado]. Curitiba: Universidade Federal do Paraná, 2006.

12. Pacheco LRL, Tavares Filho GS, Alencar PGC. Osteotomia da tuberosidade da tíbia como via de acesso cirúrgico em artroplastia total do joelho. Rev Bras Ortop 1999; 34(4):277-81.

13. Restrepo C, Parvisi J, Dietrich T, Einhorn TA. Safety of simultaneous bilateral total knee arthroplasty. A meta-analysis. J Bone Joint Am 2007; 89:1220-6.

14. Ritter MA, Harty LD, Davis KE, Meding JB, Berend M. Simultaneous bilatertal, staged bilateral, and unilateral total knee arthroplasty: a survival analysis. J Bone Joint Surg Am 2003; 85:1532-7.

15. Silva CD, Callaghan JJ, Goetz DD, Taylor SG. Staggered bilateral total knee arthroplasty performed four to seven days apart during a single hospitalization. J Bone Joint Surg Am 2005; 87:508-13.

16. Silva M, Luck JV. Long-term results of primary total knee replacement in patients with hemophilia. J Bone Joint Surg Am 2005; 87-91.

CAPÍTULO 23

Deformidades angulares na hemofilia

LUIZ ANTONIO MUNHOZ DA CUNHA

EVANDRO JOSÉ AGUILA GOIS

HEMARTROSE

O sangramento musculoesquelético é uma das principais características da hemofilia. Apresenta-se como um aumento de volume das articulações (comumente joelhos, cotovelos e tornozelos) associado a redução da amplitude de movimento, dor e aumento da temperatura local. Geralmente o sangramento ocorre em uma articulação em decorrência de um trauma direto ou indireto, mas múltiplas articulações podem estar envolvidas.

A hemartrose recorrente leva a uma lesão da cartilagem articular, associada a contraturas articulares, artrose e deformidades.

SINOVITE HEMOFÍLICA

As alterações causadas pela sinovite hemofílica são similares àquelas causadas pela artrite reumatoide e pela sinovite vilonodular pigmentada. Células fagocíticas sinoviais "A" (camada superficial de células fagocíticas) ficam carregadas de hemossiderina. Há uma infiltração precoce de linfócitos perivasculares e outras células plasmáticas, posteriormente substituídas por histiócitos que fagocitam a hemossiderina. A vascularização torna-se hiperplásica, com sinusoides dilatados com aparência aneurismática. Esse processo torna os sangramentos intra-articulares frequentes, levando a uma rápida degeneração da articulação em razão de uma degradação enzimática da cartilagem e de invasão direta da sinovial hipertrofiada na articulação.

A cada hemartrose, a sinovial fica cada vez mais espessa em decorrência da incapacidade de absorver toda deposição de hemossiderina, que é o principal fator para a hipertrofia da sinovial.[1] Experimentos indicam que o sangramento intra-articular inibe a síntese de proteoglicanos e a dissolução da matriz.

ARTROSE

A destruição da articulação, se não tratada de forma agressiva desde o início da hemartrose, é rapidamente progressiva, levando a artrose secundária, deformidade e limitação da mobilidade.

Classificação

Classificação de Arnold-Hilgartner modificada

Grau 1. Aumento de volume da articulação, indicando sinovite e derrame articular. Osteopenia justa-articular está frequentemente presente.

Grau 2. Epífise alargada, irregularidades da superfície articular e pequenas erosões; espaço articular preservado.

Grau 3. Redução do espaço articular, com extensas erosões articulares. Cistos ósseos justa-articulares podem estar presentes.

GRAU 4. Alguns achados do estágio 3, mas com completa perda do espaço articular e importante irregularidade da superfície articular. Esclerose reativa, perda dos contornos das margens dos condilos femorais e, frequentemente, subluxação.

DEFORMIDADE ANGULAR

Durante a infância, a hiperemia produzida pela hipervascularização da sinovial comumente resulta em um crescimento assimétrico das epífises. No joelho, isso frequentemente causa uma deformidade em valgo (Figura 1). No cotovelo, cabeça do rádio hipertrófica é típica, assim como uma deformidade em valgo no tornozelo. Consequentemente, o paciente hemofílico apresenta-se com joelho em flexão e valgo, tornozelo em equino e valgo e cotovelo fletido.

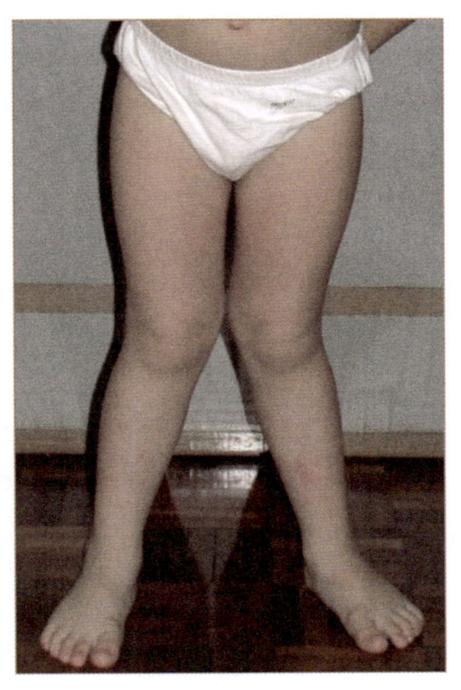

FIGURA 1 Joelho valgo bilateral.

As osteotomias em torno do joelho e do tornozelo podem corrigir essas deformidades, mas esse tipo de tratamento não tem sido descrito com frequência na literatura relacionada à hemofilia. Em casos nos quais a idade permite ou que ainda resta pelo menos 1 ano de crescimento, há a possibilidade de se realizar a hemiepifisiodese, bloqueando parcialmente o crescimento da fise.

HEMIEPIFISIODESE

Esta técnica cirúrgica de correção de deformidades vem sendo usada desde o início do século XX e baseia-se no bloqueio do crescimento fisário de uma parte da cartilagem, permitindo um crescimento assimétrico e levando à correção da deformidade. O planejamento pré-operatório e o seguimento pós-operatório devem ser feitos com muito critério para que não ocorram correções inadequadas. As hemiepifisiodeses podem ser usadas para corrigir qualquer plano de deformidade nos membros, mas, usualmente, são mais usadas para corrigir deformidades no plano coronal no joelho, onde as fises apresentam maior velocidade de crescimento.

Indicações para correção de deformidades

Estudos biomecânicos de análise da marcha mostram que deformidades em valgo aumentam a sobrecarga do compartimento lateral do joelho e deformidades em varo aumentam a sobrecarga do compartimento medial. O aumento na sobrecarga de um compartimento em detrimento do outro pode contribuir para o desenvolvimento de artrose.

Avaliação pré-operatória

Apesar de o exame clínico tornar evidente a deformidade e sua amplitude, é necessária uma avaliação radiográfica para calcular o eixo mecânico do fêmur e da tíbia, localizando a deformidade e em qual fise deve ser feita a correção. O exame radiográfico deve ser realizado preferencialmente com uma panorâmica dos membros inferiores, devendo incluir no mesmo filme a cabeça femoral e o tornozelo, observando-se a posição das patelas, que devem estar direcionadas para frente. O eixo mecânico é calculado por meio de uma linha traçada do centro da cabeça femoral até o centro do tornozelo – em um alinhamento normal, essa linha deve cruzar o centro do joelho.

Para calcular individualmente o fêmur e a tíbia, deve-se traçar uma linha do centro da cabeça femoral até o centro do joelho e outra linha perpendicular no fêmur distal; o ângulo formado entre essas duas linhas na região lateral do joelho é de aproximadamente 87°. Procedimento similar é realizado para se mensurar o eixo mecânico da tíbia, traçando-se uma linha do centro da epífise tibial até o centro do tornozelo. Outra linha perpendicular é traçada sob a epífise proximal da tíbia e o ângulo formado medialmente também deve ser de aproximadamente 87° (Figura 2).

A idade óssea tambem deve ser avaliada, a fim de verificar se há tempo hábil para a correção pelo método. Normalmente, usa-se o método de Greulich e Pyle, comparando-se uma radiografia de punho e mão com o Atlas dos respectivos autores.

Momento da hemiepifisiodese

Determinar o momento ideal para a hemiepifisiodese é um dos aspectos mais difíceis no uso dessa técnica, pois, mesmo usando a idade óssea como fator de cálculo, vários outros aspectos relativos à velocidade de crescimento da fise podem estar atuando, o que torna qualquer cálculo pouco exato. Na hemofilia, o processo inflamatório crônico gerado pela sinovite, que causa a deformidade, também

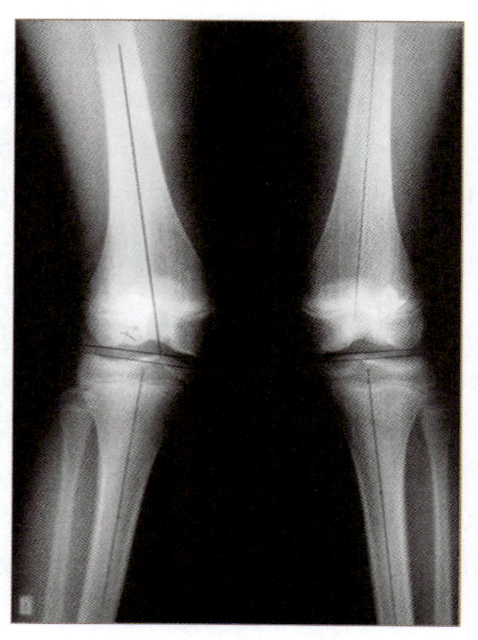

FIGURA 2 Mensuração do eixo mecânico do fêmur distal e tíbia proximal.

pode influenciar na velocidade de crescimento local, alterando a velocidade de correção da deformidade. Deformidades graves também alteram o crescimento fisário.

O princípio de Hueter-Volkmann mostra que forças de compressão e distração na fise podem causar inibição ou aceleração no crescimento, respectivamente. Em deformidades mais graves, onde atuam maiores forças de compressão de um lado da fise, a hemiepifisiodese contralateral tem uma resposta mais rápida em virtude das forças de compressão que continuam atuando.

A hemiepifisiodese temporária ou reversível é uma boa opção em pacientes mais jovens. Quando a deformidade é corrigida, há a retirada do material (parafuso canulado, placa em "oito", grampos), permitindo que a fise volte a crescer. Algumas vezes, porém, a resposta da fise, após a retirada do material que a mantinha "presa", é imprevisível. A recidiva da deformidade em decorrência de uma aceleração do crescimento logo após a liberação da fise é comum, tanto que alguns autores recomendam atrasar a liberação fisária até que uma sobrecorreção de aproximadamente 5° aconteça. Em algumas situações, há relatos de fechamento precoce da fise do lado em que foi realizada a hemiepifisiodese. Se ainda houver um potencial de crescimento significativo, será necessário realizar uma epifisiodese definitiva contralateral à fise para evitar uma deformidade inversa à que se corrigiu.

Em pacientes próximos à maturidade esquelética, a hemiepifisiodese definitiva é uma opção interessante, pois é necessário somente um procedimento cirúrgico, já que não há a necessidade de material de implante para esse procedimento. Outra vantagem da epifisiodese definitiva é evitar o efeito de sobrecrescimento. Nesse procedimento, é de suma importância o cálculo do momento correto de sua realização, a fim de evitar uma correção inadequada da deformidade ou a geração de uma deformidade inversa (Figura 3).

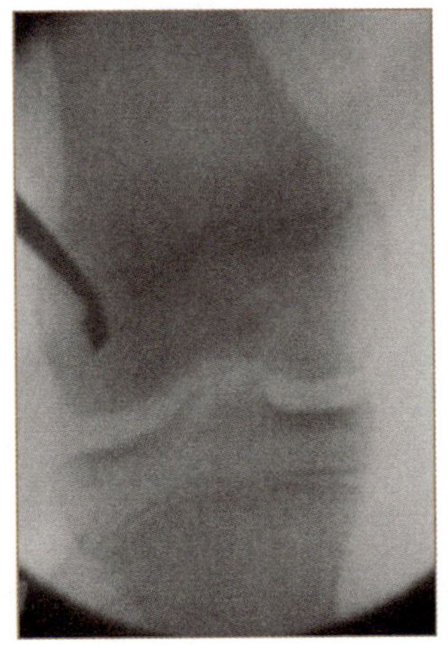

FIGURA 3 Epifisiodese definitiva com curetagem da cartilagem de crescimento.

Para se determinar a época ideal, Bowen descreveu uma técnica que usa os dados da tabela de crescimento residual de Green-Anderson, isto é, idade óssea e largura da fise para criar seu próprio gráfico de crescimento residual *versus* deformidade angular no plano coronal das epífises do joelho (Figura 4).[2,3] Baseado em seus dados, Bowen estimou a correção de 7° por ano da hemiepifisiodese da fise distal do fêmur e de 5° ao ano da fise proximal da tíbia.[2]

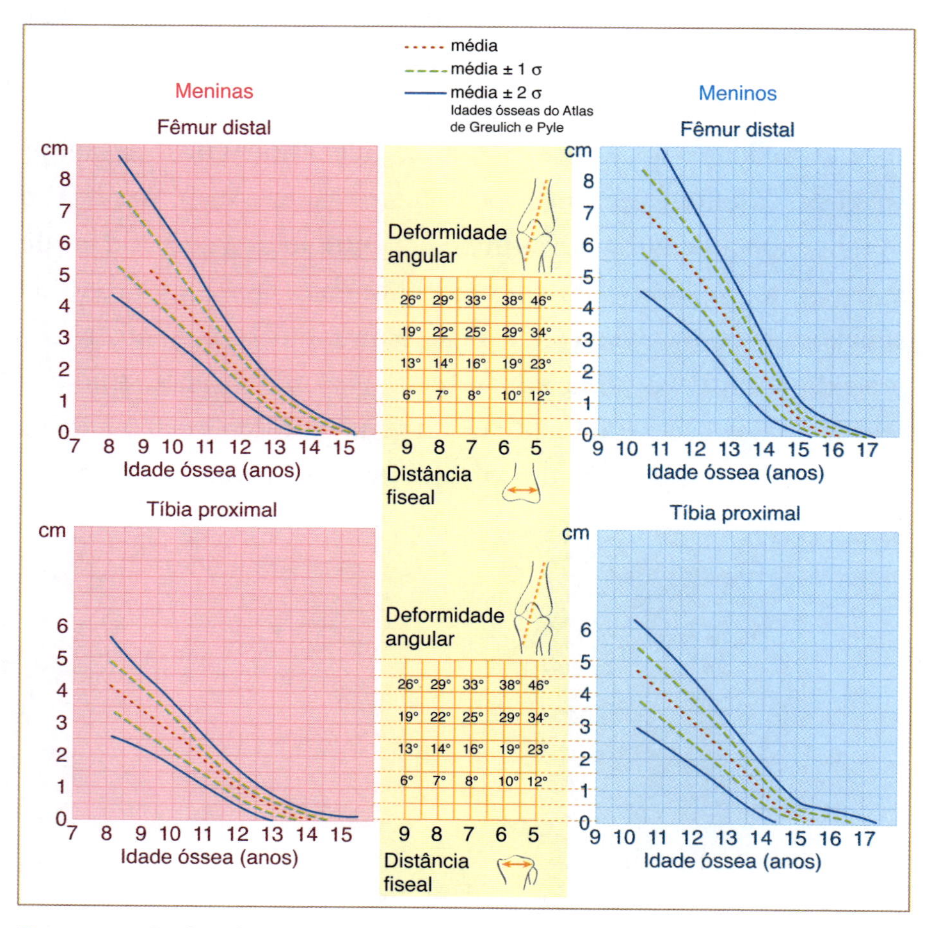

FIGURA 4 Gráfico de Bowen.

Em virtude das inúmeras variáveis inerentes ao crescimento ósseo, algumas vezes, os cálculos não são tão exatos quanto se espera, podendo haver necessidade de outros procedimentos para corrigir a deformidade. A orientação aos pais sobre essas dificuldades em relação ao método e às visitas periódicas para controle da correção são imprescindíveis.

Técnicas cirúrgicas

Existem basicamente dois métodos de hemiepifisiodese: o temporário e o definitivo.

No temporário, utiliza-se algum material de síntese que "prende" a fise até a correção da deformidade, quando o material é retirado e o crescimento retorna. Normalmente, são usados parafusos canulados, grampos ou placas (Figura 5). Até o momento, não existe qualquer evidência científica que favoreça um material em detrimento de outro.

No método definitivo, que pode ser aberto ou percutâneo, há a destruição da fise, não havendo possibilidade de se reverter o dano, com necessidade do cálculo preciso do correto momento da epifisiodese.

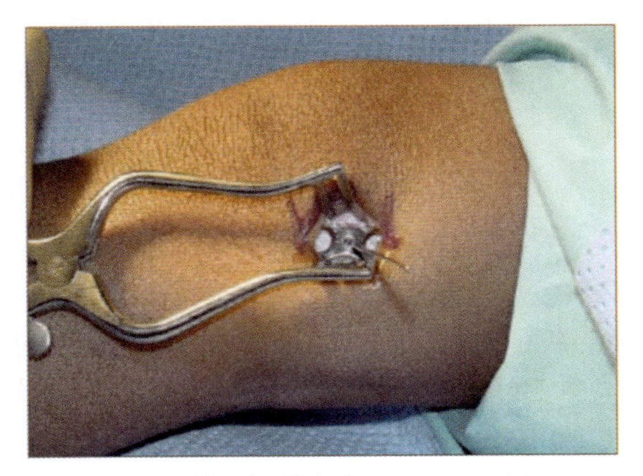

FIGURA 5 Hemiepifisiodese temporária com placa em "oito".

Hemiepifisiodese temporária com grampos

Esta técnica foi descrita inicialmente por Blount e Clarke, em 1949.[4] Sob controle de intensificador de imagens, são posicionados três grampos do lado da fise onde se deseja bloquear o crescimento. Todo o procedimento deve ser realizado sem danificar o periósteo e a zona de Ranvier, onde, logo abaixo, se localiza a fise, para evitar uma hemiepifisiodese definitiva. Nessa técnica, também se devem manter os grampos até que aconteça uma sobrecorreção de aproximadamente 5° em pacientes com crescimento remanescente importante, pois, após a retirada do material, há um crescimento rebote.

Hemiepifisiodese temporária com parafusos

Técnica descrita por Métaizeau et al.[5], em 1998, que consiste no uso de parafusos canulados que atravessam a fise. A grande vantagem é a inserção percutânea dos parafusos, o que deixa uma cicatriz menor em comparação ao uso dos grampos.

Uma crítica ao uso desse procedimento é a passagem dos parafusos pela fise de crescimento, o que poderia levar a um bloqueio permanente mesmo após a retirada do material. No entanto, desde que o uso da técnica adequada seja seguido, não há relatos dessa complicação.

Hemiepifisiodese temporária com placas

Algumas complicações com o uso dos grampos, como quebra do material, migração e lesão da fise, levaram ao advento das placas como material de hemiepifisiodese. Stevens[6] fez uso das placas em 34 pacientes com deformidades no fêmur e na tíbia e um índice 30% maior de correção foi obtido quando comparado ao uso dos grampos – somente em dois pacientes não foi obtida a correção completa. Nenhum dano definitivo à fise foi observado.

A facilidade da técnica e os bons resultados obtidos têm levado ao amplo uso da placas como bandas de tensão para hemiepifisiodese temporária. Entretanto, estudos com seguimento maior são necessários para definir melhor suas indicações.

Hemiepifisiodese permanente

Uma limitação a esta técnica é a necessidade de o procedimento ser realizado próximo ao final da maturidade esquelética, exigindo cálculos precisos com gráficos de crescimento para determinar o momento da hemiepifisiodese, que pode ser por via aberta ou percutânea.

Hemiepifisiodese permanente por via aberta

Esta técnica baseia-se no método descrito por Phemister, no qual um bloco ósseo é removido com uma profundidade de 1 cm ao nível da fise e outro bloco ósseo da metáfise distal é deslocado para o espaço em que estava a fise, promovendo um bloqueio local do crescimento fisário. Outras modificações dessa técnica, como rotação de 180° de um único bloco retangular também, são usadas com resultados semelhantes.

Bowen et al.[7] relataram 6% de falha da técnica em promover a parada do crescimento e Scott et al.[8] relataram falha da epifisiodese em 17% dos pacientes submetidos a essa técnica.

Hemiepifisiodese permanente percutânea

Técnica descrita inicialmente por Bowen e Johnson[9], é realizada com uso de uma broca de grande diâmetro com algumas perfurações no nível da fise e, posteriormente, com curetagem percutânea sob intensificador de imagens.[9] Tem como vantagem a pequena incisão, o que proporciona recuperação pós-operatória rápida quando comparada à técnica aberta. Alguns autores relatam índice de falha de até 15%.

Complicações

Podem estar relacionadas ao material de síntese (quebra, extrusão) e ao crescimento (falha da correção, sobrecorreção, lesão definitiva da fise), além de complicações diretamente associadas ao procedimento cirúrgico, como infecção e rigidez articular. Hemartrose e derrame articular foram descritos em 2 a 6% dos casos, que levaram cerca de 3 semanas para a resolução.

Liotta et al.[10] relataram que 40% dos pacientes submetidos à epifisiodese tipo Phemister necessitaram de fisioterapia formal em comparação a apenas 8% dos pacientes submetidos à epifisiodese definitiva percutânea. Infecção tem sido relatada em menos de 6% dos pacientes, sem relação com uso ou não de material de síntese; geralmente, são infecções superficiais que se resolvem com antibioticoterapia oral.

Apesar de o índice de migração e extrusão dos grampos ser relativamente alto, a necessidade de um novo procedimento para reposicionamento desse material é de 2 a 8%. As complicações relacionadas à correção inadequada da deformidade são minimizadas com um seguimento regular dos pacientes. Lesões definitivas da fise não são frequentes com o uso adequado da técnica extraperiosteal de posicionamento do material para hemiepifisiodese.

REFERÊNCIAS BIBLIOGRÁFICAS

1. Niibayashi H, Shimizu K, Suzuki K, Yamamoto S, Yasuda T, Yamamuro T. Proteoglycan degradation in hemarthrosis: Intraarticular, autologous blood injection in rat knees. Acta Orthop Scand 1995; 66:73-9.

2. Bowen JR, Leahey JL, Zhang ZH, MacEwen GD. Partial epiphysiodesis at the knee to correct angular deformity. Clin Orthop Relat Res 1985; 198:184-90.

3. Anderson M, Green WT, Messner MB. Growth and predictions of growth in the lower extremities. J Bone Joint Surg Am 1963; 45(10):1-14.

4. Blount WP, Clarke GR. Control of bone growth by epiphyseal stapling: a preliminary report. J Bone Joint Surg Am 1949; 31(3):464-78.

5. Métaizeau JP, Wong-Chung J, Bertrand H, Pasquier P. Percutaneous epiphysiod-esis using transphyseal screws (PETS). J Pediatr Orthop 1998; 18(3):363-9.

6. Stevens PM. Guided growth for angular correction: a preliminary series using a tension band plate. J Pediatr Orthop 2007; 27(3):253-9.

7. Bowen JR, Torres RR, Forlin E. Partial epiphysiodesis to address genu varum or genu valgum. J Pediatr Orthop 1992; 12(3):359-64.

8. Scott AC, Urquhart BA, Cain TE. Percutaneous vs modified phemister epiphysiodesis of the lower extremity. Orthopedics 1996; 19(10):857-61.

9. Bowen JR, Johnson WJ. Percutaneous epiphysiodesis. Clin Orthop Relat Res 1984; 190:170-3.

10. Liotta FJ, Ambrose TA II, Eilert RE. Fluoroscopic technique *versus* Phemister technique for epiphysiodesis. J Pediatr Orthop 1992; 12(2):248-51.

CAPÍTULO 24

Artropatia hemofílica do tornozelo

GIANLUIGI PASTA

LUIGI PIERO SOLIMENO

INTRODUÇÃO

Sangramento recorrente nas articulações causa proliferação sinovial e neoangiogênese, o que aumenta a suscetibilidade das articulações a mais sangramentos e leva ao desenvolvimento das chamadas articulações-alvo.[1,2] O ferro de hemartroses repetidas acumula-se na sinóvia e promove resposta inflamatória mediada por citocinas, levando à destruição progressiva tanto da cartilagem como do osso.[3,4] O resultado final dessas alterações é chamado de artropatia hemofílica crônica, que se caracteriza por dor, contratura e deformidade.[5]

As articulações mais frequentemente afetadas são os cotovelos, os joelhos e os tornozelos, porém esses últimos tendem a sangrar mais cedo na infância, representando, assim, o local mais comum de artropatia hemofílica na segunda década de vida.[6,7] Do ponto de vista anatômico e biomecânico, o tornozelo é constituído por duas articulações diferentes, a tibiotalar e a subtalar – nos pacientes hemofílicos, pode ser difícil determinar qual delas foi mais afetada (Figura 1).

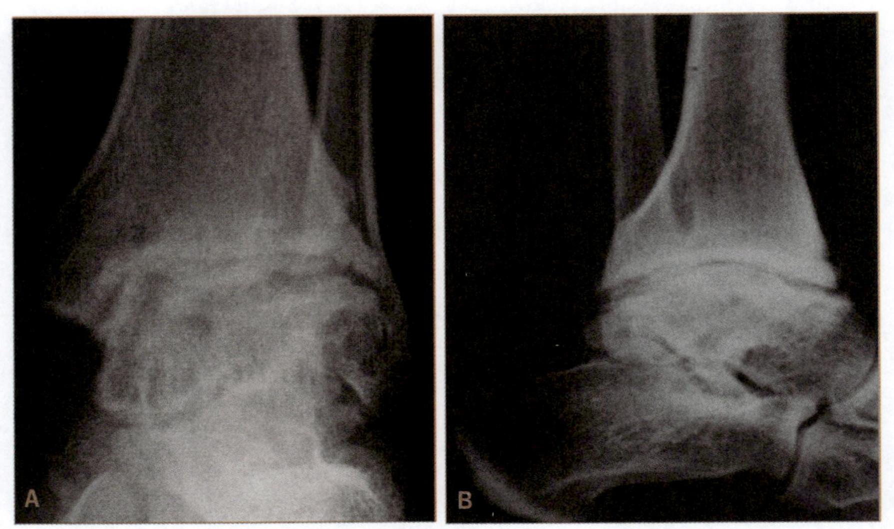

FIGURA 1 Artropatia hemofílica de tornozelos.

As deformidades mais comuns associadas à artropatia do tornozelo são: flexão plantar fixa, geralmente em razão de alterações na parte anterior do tornozelo, e retropé varo, que sugere acometimento subtalar e valgo no tornozelo, associado a uma amplitude limitada de movimento.[8]

PREVENÇÃO E TRATAMENTO CONSERVADOR

A artropatia hemofílica pode ser prevenida pela aplicação de profilaxia regular[9] e pela introdução de programas de fisioterapia.[9,10] A primeira opção de tratamento em hemofílicos com hemartrose recidivante no tornozelo e/ou sinovite crônica é representada pela sinoviortese, tanto química quanto radioisotópica. Preferencialmente, o procedimento deve ser realizado antes do início dos sinais radiográficos de artropatia crônica, como nos graus I a II da classificação proposta por Fernandez-Palazzi.[11]

Diversas séries de casos relataram os resultados de procedimentos de sinoviortese química e radioativa em pacientes hemofílicos semelhantes àqueles obtidos com a sinovectomia cirúrgica, ou seja, aproximadamente 80% de sucesso, com redução significativa (superior a 50%) do sangramento.[11] Quando a terapia de substituição não pode ser feita, talas e aparelhos ortopédicos são eficazes como forma de reduzir a frequência das hemartroses no tornozelo.[12] Além disso, a injeção intra-articular de esteroides, com a reposição de fator, deve ser considerada para aliviar o desconforto em pacientes com degeneração avançada dos tornozelos.

TRATAMENTO CIRÚRGICO

Quando a recidiva do sangramento articular não é devidamente controlada com profilaxia adequada mesmo após sinoviortese, a sinovectomia cirúrgica pode ser realizada por cirurgia aberta ou artroscópica, sendo indicada na presença de dor e/ou contratura quando não houver alterações radiográficas ou quando estas forem mínimas.[5] O objetivo principal da sinovectomia é remover a maior parte da camada vilosa friável da sinóvia, o que previne a recidiva do sangramento articular e mantém a função da articulação.

Desde 1969, foram relatadas diversas séries de sinovectomias abertas em hemofílicos, mas referentes a procedimentos realizados principalmente nos joelhos e cotovelos.[13-20] Embora a sinovectomia aberta seja eficaz para o controle da sinovite e do sangramento recorrente, ela requer uma incisão grande e tem sido associada a alta taxa de infecções e amplitude reduzida de movimentos, tendo caído em desuso depois que a sinovectomia artroscópica passou a ser a alternativa de escolha à técnica aberta juntamente à sinoviortese, pelo menos em mãos hábeis.[18,21,22]

A artroscopia representa uma abordagem menos invasiva para a realização da sinovectomia, com baixo índice de complicações mesmo em hemofílicos.[19,20,23,24] Em caso de artropatia moderada, a técnica artroscópica pode ser usada para desbridamento da articulação, para remover osteófitos anteriores e/ou perfurar defeitos osteocondrais.

Comumente, a limitação da dorsiflexão deve-se ao acometimento da articulação tibiotalar e pode levar à contratura secundária do tendão de Aquiles, com consequente deformidade de equino fixo e posicionamento do pé com rotação externa durante a fase de apoio da marcha. Nesses casos, sugere-se o alongamento do tendão tanto como procedimento isolado quanto associado a outras medidas cirúrgicas, dependendo do grau de artropatia do tornozelo.[5,12,25-28] Além disso, a osteotomia supramaleolar foi proposta para pacientes com evidências de supercrescimento tibial medial distal e com queixa de retropé varo para dor e sangramento recorrente.[8] Embora todas as osteotomias se consolidem sem complicações e reduzam a dor e o sangramento, a opção cirúrgica raramente é considerada.

Na artropatia terminal, a artrodese e a substituição total do tornozelo estão disponíveis como opções cirúrgicas. Foram relatados resultados que demonstraram segurança e eficácia da artrodese de tornozelo em pacientes hemofílicos com o uso de diversas técnicas (Figura 2), provando que, para a artropatia hemofílica avançada do tornozelo, a melhor solução ainda é a artrodese do tornozelo.[29,30]

Mais recentemente, foram relatados resultados preliminares de substituições totais de tornozelo em pacientes com hemofilia grave.[31-33] Apesar do número limitado de casos e da curta duração do acompanhamento, essas experiências cirúrgicas mostraram resultados satisfatórios em termos de alívio da dor e melhora da amplitude de movimentos e da qualidade de vida (Figura 3).

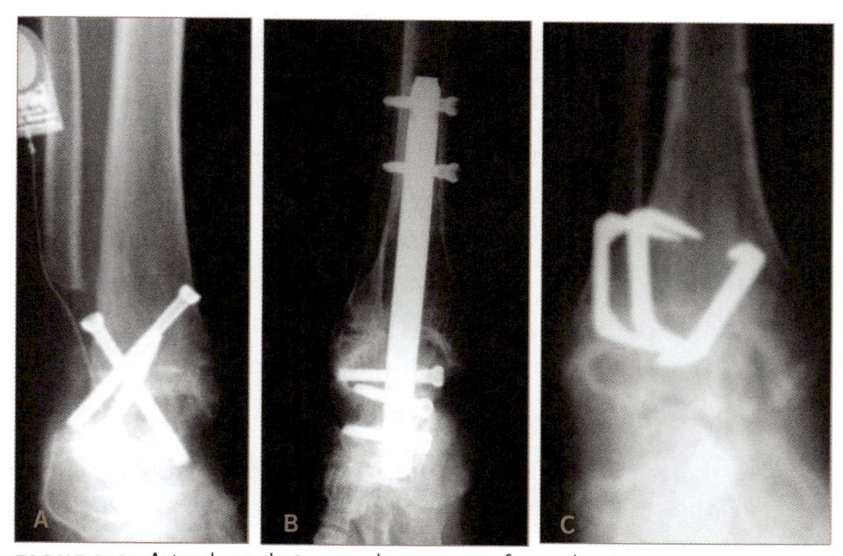

FIGURA 2 Artrodese do tornozelo com parafusos, haste e grampos.

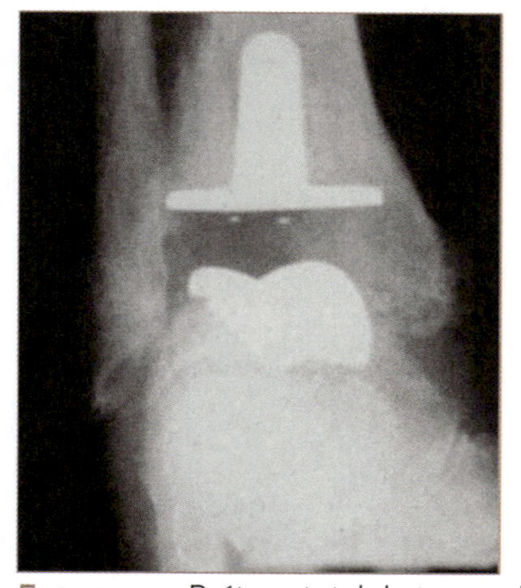

FIGURA 3 Prótese total de tornozelo.

CONCLUSÕES

Uma vez que a cirurgia do joelho alcançou alto grau de segurança e eficácia, esforços futuros serão direcionados para a questão do tornozelo, pois é uma articulação problemática ao longo de toda a vida desses pacientes. Profilaxia e/ou sinoviortese devem ser realizadas a fim de retardar a progressão da lesão articular, e recomenda-se um acompanhamento cuidadoso para a escolha da abordagem cirúrgica mais adequada, quando necessária. Além disso, os pacientes devem ser informados sobre a razão de risco/benefício de cada procedimento cirúrgico, considerando-se a melhora funcional, a melhora da qualidade de vida e as perspectivas cirúrgicas para o futuro.

REFERÊNCIAS BIBLIOGRÁFICAS

1. Hakobyan N, Kazarian T, Jabbar KJ, Valentino LA. Pathobiology of hemophilic synovitis I: overexpression of mdm2 oncogene. Blood 2004; 104:2060-4.
2. Valentino LA, Hakobyan N, Kazarian T, Jabbar KJ, Jabbar AA. Experimental haemophilic synovitis: rationale and development of a murine model of human factor VIII deficiency. Haemophilia 2004; 10:280-7.
3. Sokoloff L. Biochemical and physiological aspects of degenerative joint disease with special reference to hemophilic arthropathy. Am N Y Acad Sci 1975; 240:285-90.
4. Roosendaal G, Vianen ME, Wenting MJG, van Rinsum AC, van den Berg HM, Lafeber FPJG et al. Iron deposits and catabolic properties of synovial tissue from patients with haemophilia. J Bone Joint Surg 1998; 80-B:540-5.
5. Ribbans WJ, Phillips MA. Haemophilic ankle arthropathy. Clin Orthop 1996; 328:39-45.
6. Aronstam A, Rainsford SG, Painter MJ. Patterns of bleeding in adolescents with severe haemophilia A. BMJ 1979; 1:469-70.
7. Gamble JG, Bellah J, Rinsky LA, Glader B. Arthropathy of the ankle in hemophilia. J Bone Joint Surg Am 1991; 73:1008-15.

8. Pearce MS, Smith MA, Savidge GF. Supramalleolar tibial osteotomy for haemophilic arthropathy of the ankle. J Bone Joint Surg 1994; 76-B:947-50.

9. Manco-Johnson MJ, Abshire TC, Shapiro AD, Riske B, Hacker MR, Kilcoyne R et al. Prophylaxis *versus* episodic treatment to prevent joint disease in boys with severe hemophilia. N Engl J Med 2007; 357:535-44.

10. Buzzard BM. Physiotherapy for prevention and treatment of chronic hemophilic synovitis. Clin Orthop 1997; 343:42-6.

11. Fernandez-Palazzi F. Treatment of acute and chronic synovitis by non-surgical means. Haemophilia 1998; 4:518-23.

12. Heijnen L, Roosendaal G, Heim M. Orthotics and rehabilitation for chronic hemophilic synovitis of the ankle. Clin Orthop 1997; 343:68-73.

13. Le Balch T, Ebelin M, Laurian Y, Lambert T, Verroust F, Larrieu MJ. Synovectomy of the elbow in young hemophilic patients. J Bone Joint Surg 1987; 69-A:264-9.

14. Mannucci PM, De Franchis R, Torri G, Pietrogrande V. Role of synovectomy in hemophilic arthropathy. Israel J Med Sci 1977; 13:983-87.

15. Matsuda Y, Duthie RB. Surgical synovectomy for haemophilic arthropathy of the knee joint. Long-term follow-up. Scandinavian J Haematol 1984; 40:237-47.

16. Scarponi R, Silvello L, Landonio G, Baudo F, De Cataldo F. Long-term evaluation of knee-joint function after synovectomy in haemophilia. British J Haematol 1982; 52:337-8.

17. Sneppen O, Beck H, Holsteen V. Synovectomy as a prophylactic measure in recurrent haemophilic haemarthrosis. Follow-up of 23 cases. Acta Paediat Scandinav 1978; 67:491-5.

18. Greene WB. Synovectomy of the ankle for haemophilic arthropathy. J Bone Joint Surg 1994; 76-A:812-9.

19. Patti JE, Mayo WEB. Arthroscopic synovectomy for recurrent hemarthrosis of the ankle in hemophilia. Arthroscopy 1996; 12:652-6.

20. Dunn AL, Busch MT, Wyly BJ, Sullivan KM, Abshire TC. Arthroscopic synovectomy for hemophilic joint disease in a pediatric population. J Pediatr Orthop 2004; 24:414-26.

21. Storti E, Traldi A, Tosatti E, Davoli PG. Synovectomy, a new approach to haemophilic arthropathy. Acta Haematol 1969; 41:193-205.

22. Kay L, Stainsby D, Buzzard B, Fearns M, Hamilton PJ, Owen P et al. The role of synovectomy in the management of recurrent haemarthroses in haemophilia. British J Haematol 1981; 49:53-60.

23. Tamurian RM, Spencer EE, Wojtys EM. The role of arthroscopic synovectomy in the management of hemartrhosis in hemophilia patients: financial perspectives. Arthroscopy 2002; 18(7):789-94.

24. Journeycake JM, Miller KL, Anderson AM, Buchanan GR, Finnegan M. Arthroscopic synovectomy in children and adolescents with hemophilia. J Pediatr Hematol Oncol 2003; 25:726-31.

25. Stagnara P, Fauchet R, Thouverez JP, Belleville J. Ténotomie du tendon d'Achille pour équinisme du pied chez un hémophile B. Hemostase 1965; 5:191-3.

26. Niemann KM. Surgical correction of flexion deformities in hemophilia. Am Surg 1971; 37:685-90.

27. Panotopoulos J, Hanslik-Schnabel B, Wanivenhaus A, Trieb K. Outcome of surgical concepts in haemophilic arthropathy of the hindfoot. Haemophilia 2005; 11:468-71.

28. Wallny T, Brackmann H, Kraft C, Nicolay C, Pennekamp P. Achilles tendon lengthening for ankle equinus deformità in hemophiliacs. Acta Orthopaedica 2006; 77(1):164-8.

29. Rodríguez-Merchán EC. The haemophilic ankle. Haemophilia 2006; 12:337-44.

30. Goddard NJ. Haemophilic arthropathy of the ankle. In: Rodríguez-Merchán EC (ed.). The Hamophilic Joints: New Perspectives. Oxford: Blackwell, 2003. p.171-5.

31. Van Der Heide HJL, Novakova I, De Waal Malefijt MC. The feasibility of total ankle prosthesis for severe arthropathy in haemophilia and prothrombin deficiency. Haemophilia 2006; 12:679-82.

32. Valderrabano V, Pagenstert G, Hintermann B. Total ankle replacement – Three-component prosthesis. Techniq Foot Ankle Surg 2005; 4:42-54.

33. Radossi P, Bisson R, Petris U, De Biasi E, Risato R, Roveroni G et al. Total ankle replacement for end-stage arthropathy in hemophiliacs: report of two cases. Abstracts book "X Musculoskeletal Congress of World Federation of Hemophilia", 2007.

34. Arnold WD, Hilgartner MW. Hemophilic arthropathy. Current concepts of pathogenesis and management. J Bone Joint Surg 1977; 59-B:287-305.

CAPÍTULO 25

Abordagem artroscópica da artropatia hemofílica do tornozelo

JOÃO LUIZ VIEIRA DA SILVA
BRUNO ARNALDO BONACIN MOURA
LUIZ FERNANDO BONAROSKI
JOSÉ TARCIO DE CAMPOS FILHO
LUCIANO DA ROCHA LOURES PACHECO

INTRODUÇÃO

A hemofilia é uma doença caracterizada pela deficiência de fatores de coagulação VIII e IX no sangue e que se classifica, respectivamente, em tipos A e B. Como consequência da deficiência de fatores de coagulação, ocorre uma redução da formação de trombina, fator essencial para a coagulação do sangue. Em ambos os tipos de hemofilia, as características de hereditariedade, quadro clínico e classificação são semelhantes. A prevalência das hemofilias A e B nos diversos grupos étnicos é de aproximadamente 1:10.000 e 1:40.000 a 50.000 nascimentos masculinos, respectivamente.[1]

A presença de taxas menores que 1% do fator de coagulação VIII ou IX caracteriza a hemofilia grave. A doença é considerada moderada quando esses fatores se apresentam entre 1 e 5% do normal. Quando a presença do fator de coagulação deficitário está acima de 5%, caracteriza-se a hemofilia leve.[2]

A magnitude das manifestações hemorrágicas nas hemofilias varia conforme o grau de deficiência do fator. Assim, em pacientes com as formas graves da doença, as primeiras hemorragias geralmente acontecem antes do segundo ano de vida.[1]

As hemorragias ocorrem principalmente sob a forma de hematomas e hemartroses, sendo esta última uma das manifestações mais características da doença. Os sangramentos ocorrem em qualquer topografia do corpo, porém os músculos e as articulações, principalmente joelho, cotovelo e tornozelo, são os locais mais acometidos.[1,3]

A etiologia da hemartrose na hemofilia nem sempre está relacionada a um traumatismo evidente. Pacientes com hemofilia grave podem apresentar um episódio hemorrágico intra-articular simplesmente por alterações na marcha ou por assumirem posições adversas durante o sono, ocasionando hemartroses espontâneas (sem causa aparente).[1]

O sangue da hemartrose advém de vasos da membrana sinovial, produzindo hemorragia dentro da cavidade articular. A distensão da sinovial secundária ao sangramento está associada a dor, espasmo muscular e aumento da pressão do líquido sinovial. Geralmente, essas alterações são observadas logo que a criança inicia a capacidade de marcha.[2]

A apresentação clínica da hemartrose varia conforme a idade do paciente. Na infância, os sinais clínicos iniciais são irritabilidade e recusa em apoiar o membro acometido; em adultos, existe um pródromo de rigidez em alguns casos. Caracteristicamente, os pacientes citam sensação de calor local, formigamento seguido por dor aguda e derrame articular.

As hemartroses de repetição, quando não tratadas, estão associadas à degeneração progressiva da articulação, conhecida por artropatia hemofílica, que tem como consequências dor, deformidades articulares fixas e impotência funcional grave.

SINOVITE

Na hemofilia, os tornozelos tendem a ter o primeiro episódio de sangramento entre 2 e 5 anos de idade.[4] A sinovial tem a capacidade de reabsorver uma pequena parte do sangramento intra-articular; porém, se o sangramento for excessivo, ocorrerá hipertrofia sinovial compensatória, levando à formação de sinovite crônica. A sinovial hipertrófica é ricamente vascularizada e suscetível a sangramentos frequentes.[4] Esse ciclo vicioso hemartrose-sinovite-hemartrose pode resultar em artropatia hemofílica do tornozelo.[5,6]

As repetitivas hemorragias intra-articulares causam depósito de ferro (hemossiderina) na membrana sinovial e sobre a cartilagem articular. A destruição eritrocitária libera hemossiderina, que é fagocitada pelos macrófagos e pelas células sinoviais. O acúmulo de ferro induz proliferação sinovial (hipertrofia), neovascularização na camada subsinovial e infiltração de linfócitos, com produção de citocinas inflamatórias (interleucina-6, interleucina-1 e fator de necrose tumoral). Essas alterações predispõem a novos sangramentos intra-articulares, que, por sua vez, estimulam a proliferação e a neovascularização, desencadeando um círculo vicioso. Além do seu efeito sobre a membrana sinovial, o depósito de ferro também contribui para a destruição da cartilagem articular, dos ossos e dos ligamentos.

Clinicamente, a sinovite hemofílica manifesta-se por aumento de volume da articulação, discreta elevação da temperatura local e consistência mole, ainda que comparativamente mais endurecida do que na hemartrose aguda. O diagnóstico da sinovite é clínico, podendo ser confirmado por ultrassonografia ou ressonância magnética (Figura 1).[1]

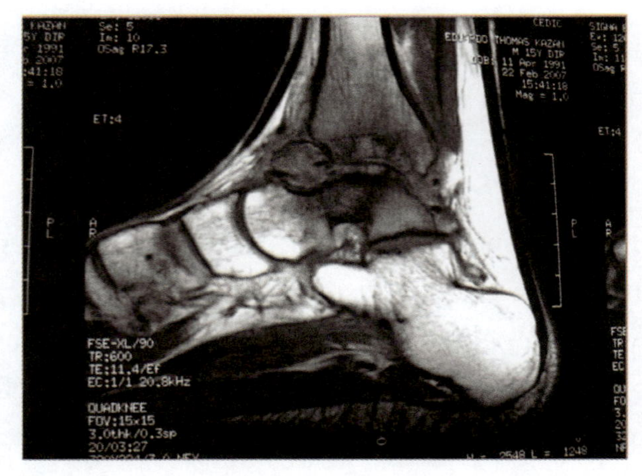

FIGURA 1 Ressonância magnética do tornozelo.

Fernandez-Palazzi e Caviglia classificaram clinicamente a sinovite em quatro estágios:[7]

- grau I: sinovite transitória pós-hemorrágica sem sequela;
- grau II: sinovite permanente com aumento da articulação, espessamento sinovial e amplitude reduzida dos movimentos;
- grau III: artropatia crônica com deformidade axial e atrofia muscular;
- grau IV: ancilose.

Artropatia hemofílica

Há muitos fatores que podem contribuir para a ocorrência de sinovite e para a destruição articular em pacientes com hemartrose; entre eles, o depósito de ferro e a formação de fibrose articular, que levam à formação de contraturas fixas, limitação de mobilidade articular e dor.[8-11]

A profilaxia primária utilizando concentrado de fator VIII ou IX, iniciada até o terceiro ano de vida, pode reduzir significativamente o risco de evolução para artropatia hemofílica.[12-14]

Tratamento

O objetivo do tratamento da sinovite é impedir sua progressão, evitando a lesão da cartilagem e permitindo uma boa função articular. Os procedimentos para atingir essa meta incluem:

- profilaxia por meio da infusão endovenosa do concentrado de fator deficiente durante 3 a 6 meses (profilaxia secundária de curta duração);
- administração de anti-inflamatórios não esteroides para auxiliar na redução da inflamação intra-articular;
- injeção intra-articular de corticosteroide de ação longa (não deve ser administrado por mais de 3 vezes em uma mesma articulação e seu uso deve ser restrito às articulações nas quais outras modalidades de tratamento foram ineficazes, uma vez que seu uso repetido pode acelerar o processo degenerativo da cartilagem);
- intervenção fisioterápica para reduzir o edema e a dor, evitar a perda da amplitude de movimentos, restaurar a força muscular e a propriocepção e proteger a articulação de outras lesões e sangramentos:
  - órtese (PTB);
  - radiossinoviortese;
  - sinovectomia aberta ou artroscópica;
  - osteotomias perimaleolares;
  - artrodese;
  - artroplastia.

Chang et al.[15] observaram que a artropatia hemofílica subtalar do tornozelo cursa com dor importante e limitações físicas, porém as medidas conservadoras são imprescindíveis e devem ser sempre tentadas antes de se indicar intervenção cirúrgica.

O primeiro tratamento invasivo que deve ser considerado na hemartrose recorrente do tornozelo é a radiossinoviortese, que consiste na injeção intra-articular de material radioativo. Pode ser indicado para pacientes de qualquer idade e realizado em caráter ambulatorial.

A sinovectomia artroscópica está indicada quando há falha do tratamento por radiossinoviortese, que corresponde a aproximadamente 25% dos casos.

SINOVECTOMIA

O termo sinovectomia refere-se à remoção cirúrgica da membrana sinovial. Essa técnica pode ser utilizada em uma gama de patologias, como as artrites crônicas (artrite psoriática, artrite reumatoide), as neoplasias benignas (osteocondromatose e sinovite vilonodular pigmentada) e a hemartrose recorrente, que ocorre em pacientes com hemofilia.

Em pacientes hemofílicos, a sinovectomia está indicada quando a membrana sinovial atinge grandes volumes ou quando o paciente continua a apresentar sangramento intra-articular a despeito do tratamento profilático ideal.

Existem várias técnicas cirúrgicas de sinovectomia, como sinovectomia química, radioativa e cirúrgica – essa última podendo ser aberta ou artroscópica. A realização de sinovectomia aberta está bem estabelecida no tratamento de artrites inflamatórias, sinovite vilonodular pigmentada, condromatose sinovial e hemofilia, principalmente na articulação do joelho.[16-20] Pela ablação sinovial, existe diminuição da inflamação, da dor e da perda de mobilidade. A sinovectomia aberta é indicada após falha do tratamento medicamentoso da sinovite pelo período mínimo de 6 meses. Os aspectos negativos são a morbidade cirúrgica, a reabilitação prolongada e o risco de diminuição da amplitude de movimento e de perda sanguínea cirúrgica transoperatória.

A sinovectomia artroscópica realizada por um cirurgião experiente produz resultados comparáveis aos da sinovectomia aberta, porém com redução da morbidade e do risco de infecção pós-operatória.

Histórico da artroscopia de tornozelo

A primeira artroscopia foi realizada em 1918, por Takagi, em Tóquio, utilizando um cistoscópio para inspeção de joelho em cadáver.[21] Burman, em 1931, reportou sua experiência com artroscopia em cadáveres e citou a dificuldade para inspeção da articulação do tornozelo em razão do pequeno espaço existente.[22]

Em 1939, Takagi desenvolveu um método de realização de artroscopia do tornozelo, publicado no Jornal da Associação Ortopédica Japonesa.[21] Watanabe, em 1972, publicou uma série de 28 casos de artroscopia de tornozelo e, detalhadamente, descreveu os portais artroscópicos atualmente utilizados – anteromedial, lateral e posterior.[23]

Desde 1980, o desenvolvimento de instrumentais mais delicados e a experiência clínica globalizada fizeram com que o papel da abordagem artroscópica do tornozelo se tornasse mais rotineiro. Atualmente, a artroscopia é um importante meio para diagnóstico e tratamento de lesões do tornozelo e a hemofilia é uma das patologias que podem ser abordadas menos invasivamente com esse método terapêutico.

Vantagens e desvantagens

A principal vantagem do uso da atroscopia do tornozelo é a possibilidade da visualização direta das estruturas articulares, sem necessidade de abordagem cirúrgica agressiva, como a artrotomia e a osteotomia maleolar.

Consideram-se como desvantagens da técnica o custo, a necessidade de uso de equipamentos especiais e a curva de aprendizado do médico, que pode ser prolongada.

Equipamentos

Rotineiramente, o instrumental utilizado para a realização da artroscopia do tornozelo consiste em:

- ótica de 2,7 e 4,5 mm com inclinação de 30°;
- ponteiras de *shavers* de partes moles e ósseas de 2,9 e 3,5 mm;
- ponteira de radiofrequência;
- curetas delicadas;
- equipo para infusão de solução salina, com ou sem auxílio de bomba de infusão.

Utilizam-se perneira e distrator não invasivo ao nível do tornozelo para ampliar o espaço articular para manipulação cirúrgica. Sem o uso de distrator, a visualização central da tíbia e do domo talar fica prejudicada. A literatura cita que a distração utilizada deve ser menor que 13 kg e durar menos que 1 hora.[24] Nos casos dos autores, não houve, até momento, qualquer tipo de complicação relacionada ao uso do distrator.

Existe a possibilidade de realizar distração por meio da montagem de fixador externo transarticular no nível do tornozelo, preferencialmente com inserção de pinos monocorticais para diminuir a possibilidade de fratura. Os autores não têm experiência utilizando esse tipo de técnica.[25]

Procedimento cirúrgico

Todas as cirurgias foram realizadas no Setor de Ortopedia e Traumatologia do Hospital de Clínicas da Universidade Federal do Paraná (HC-UFPR). Os pacientes eram submetidos à internação e, imediatamente antes do início do ato cirúrgico, iniciava-se a reposição do fator de coagulação deficiente. Nos pacientes com hemofilia A, o protocolo consistiu na administração de concentrado de fator VIII em uma dose inicial de 50 U/kg de peso corporal, uma segunda dose de 25 U/kg após 6 horas da dose inicial e, depois, em intervalos de 8 horas no primeiro e no segundo dia pós-operatório. No terceiro e no quarto dia pós-operatório, aumentou-se o intervalo para 12 horas entre as doses e, no quinto dia, o concentrado passou a ser administrado 1 vez/dia. Essa reposição diária foi realizada até o 21° dia pós-operatório para os pacientes com hemofilia A. As dosagens são semelhantes às utilizadas no Centro Internacional de Hemofilia em Malmö, na Suécia.[26]

Para os pacientes com hemofilia B, o fator IX foi inicialmente fornecido em doses maiores e com maior intervalo entre eles, pelo fato de o fator de coagulação IX ser consumido mais devagar, com meia-vida de 18 a 30 horas.

Também faz parte do protocolo pós-operatório a utilização de ácido aminocaproico na dosagem de 100 mg/kg/dia em intervalos de 6 horas como agente antifibrinolítico. Fazem parte da rotina os seguintes exames laboratoriais: hemograma, sorologia completa e pesquisa de inibidor.

Para a realização da sinovectomia artroscópica do tornozelo, os pacientes são posicionados em mesa cirúrgica convencional sob anestesia geral ou raquidiana, com uma perneira apoiada no nível posterior da coxa, permitindo a mobilização da articulação do joelho, e com a perna pendente. O membro inferior é submetido ao esvaziamento sanguíneo por meio de faixa de Esmarch e, proximalmente ao nível da coxa, é acoplado um manguito pneumático que se mantém insuflado com pressão constante. Os procedimentos de sinovectomia artroscópica do tornozelo são realizados pelos portais anteromedial, anterolateral e posterolateral do tornozelo (Figuras 2 e 3).

A articulação é insuflada com soro fisiológico com uso de bomba de infusão com pressão de 40 a 60 mmHg. A sinovectomia é realizada por meio de equipamento motorizado, com ponteiras de *shaver* e radiofrequência, tomando-se o cuidado de não danificar a cartilagem articular. Os pacientes são imobilizados com tala gessada por 2 semanas (Figuras 4 e 5).

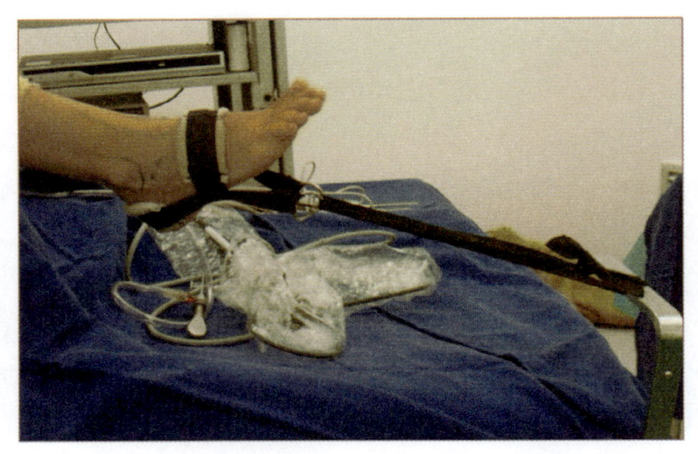

FIGURA 2 Tração do tornozelo para artroscopia.

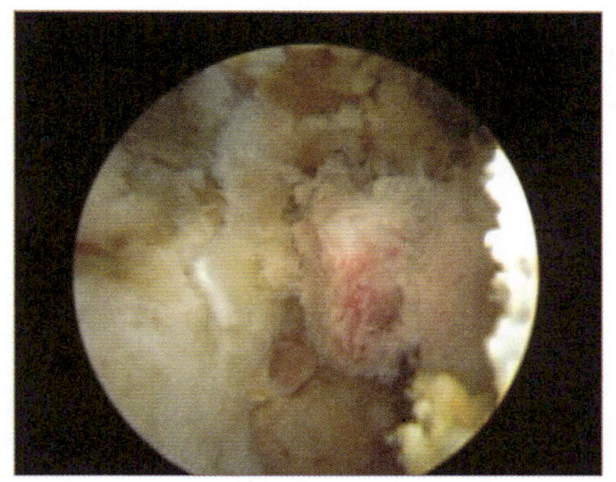

Figura 3 Sinovite crônica: visão atroscópica.

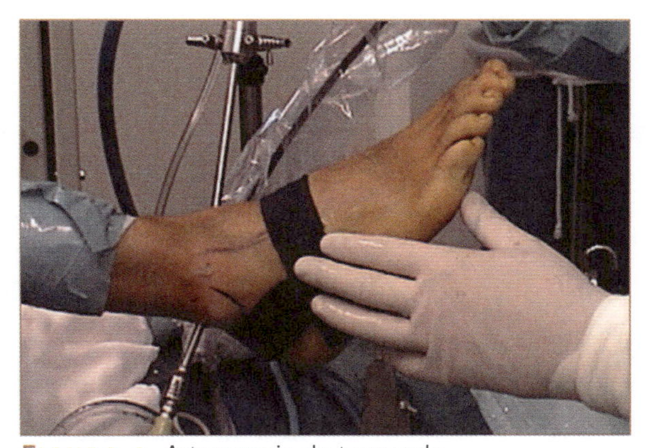

Figura 4 Artroscopia do tornozelo.

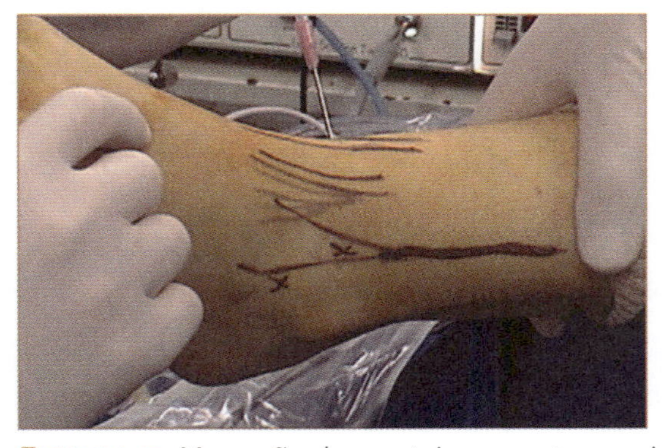

Figura 5 Marcação dos portais para artroscopia.

A fisioterapia motora é indicada após a retirada da imobilização. Até o momento, os casos submetidos à sinovectomia artroscópica não apresentaram complicações significativas no período de acompanhamento.

Os pacientes submetidos à sinovectomia artroscópica do tornozelo apresentaram melhora da dor e da mobilidade articular após a cirurgia. Por se tratar de uma técnica relativamente recente, há necessidade de maior *follow-up* para se avaliar os resultados tardios.

A artroscopia do tornozelo pode oferecer alívio dos sintomas em aproximadamente 2/3 dos casos, sendo necessário orientar os pacientes sobre as limitações inerentes à patologia, que produzem resultados limitados.[4] Wiedel[27], em estudo com seguimento de 10 a 15 anos de pacientes com artropatia hemofílica do joelho, cita que a sinovectomia artroscópica melhorou inicialmente o arco de movimento dos pacientes, mas que, com o tempo, ocorreram alterações radiográficas compatíveis com artropatia hemofílica.

Outros autores afirmam que a sinovectomia artroscópica é eficaz em reduzir a hemartrose de repetição e aumentar a manutenção da mobilidade, melhorando a qualidade de vida de pacientes hemofílicos, porém com deterioração progressiva, provavelmente em velocidade menor que a evolução natural da doença.[27-29]

CONCLUSÕES

Atualmente, a disponibilidade dos concentrados de fator VIII e IX permite a realização com segurança de procedimentos cirúrgicos ortopédicos em pacientes com hemofilia.

O ortopedista deve ter em mente as medidas mais simples, mas que proporcionam tratamento eficiente da patologia, como as imobilizações gessadas, as órteses, a fisioterapia e a natação, que permitem bons resultados clínico-funcionais.[26]

Nesse contexto, a sinovectomia artroscópica do tornozelo tem indicação nos casos de hemartrose de repetição com boa qualidade articular, tendo como objetivo evitar a deterioração do tornozelo para artropatia avançada.

REFERÊNCIAS BIBLIOGRÁFICAS

1. Oliveira MHCF, Oliveira SM, Renni MS, Thomas S, Pacheco LRL. Ministério da Saúde. Secretaria de Atenção à Saúde. Departamento de Atenção Especializada. Manual de reabilitação na hemofilia. Brasília: Ministério da Saúde, 2009.
2. Batistella LR, Lourenço C, Jorge Filho D. Hemartroses recidivantes do tornozelo em hemofílicos. Acta Fisiatrica 2001; 8(1):34-44.
3. Pacheco LRL, Alencar PGC, Yoshiyasu GA, Veiga MT. Cirurgia ortopédica em pacientes hemofílicos. Rev Bras Ortop 2002; 37:108-13.
4. Rodríguez-Merchán EC. Ankle surgery in haemophilia with special emphasis on arthroscopic debridement. Haemophilia 2008; 14:913-9.
5. Rodríguez-Merchán EC. The haemophilic ankle. Haemophilia 2006; 12:1-8.
6. Pasta G, Forsyth A, Rodríguez-Merchán EC, Mortazavi SM, Silva M, Mulder K et al. Orthopaedic management of haemophilia of the ankle. Haemophilia 2008; 14:170-6.
7. Fernandez-Palazzi F. Treatment of acute and chronic synovitis by non-surgical means. Haemophilia 1998; 4:518-23.
8. Jansen NW, Roosendaal G, Lafeber FP. Understanding haemophilic arthropathy: an exploration of current open issues. Br J Haematol 2008; 143:632.
9. Madhok R, Bennett D, Sturrock RD, Forbes CD. Mechanisms of joint damage in an experimental model of hemophilic arthritis. Arthritis Rheum 1988; 31:1148.
10. Steven MM, Yogarajah S, Madhok R, Forbes CD, Sturrock RD. Haemophilic arthritis. Q J Med 1986; 58:181.

11. Hakobyan N, Kazarian T, Jabbar AA, Jabbar KJ, Valentino LA. Pathobiology of hemophilic synovitis I: overexpression of mdm2 oncogene. Blood 2004; 104:2060.

12. Löfqvist T, Nilsson IM, Berntorp E, Pettersson H. Haemophilia prophylaxis in young patients a long-term follow-up. J Intern Med 1997; 241:395.

13. Petrini P, Lindvall N, Egberg N, Blombäck M. Prophylaxis with factor concentrates in preventing hemophilic arthropathy. Am J Pediatr Hematol Oncol 1991; 13:280.

14. Aledort LM, Haschmeyer RH, Pettersson H. A longitudinal study of orthopaedic outcomes for severe factor-VIII-deficient haemophiliacs. The Orthopaedic Outcome Study Group. J Intern Med 1994; 236:391.

15. Chang TJ, Mohamed S, Hambleton J. Hemophiplic arthropaty: considerations in management. J Am Podiatr Med Assoc 2001; 91:406-14.

16. Ishikawa H, Ohno O, Hirohata K. Long-term results of synovectomy in rheumatoid patients. J Bone Joint Surg Am 1986; 68:198.

17. McEwen C. Multicenter evaluation of synovectomy in the treatment of rheumatoid arthritis. Report of results at the end of five years. J Rheumatol 1988; 15:765.

18. Montane I, McCollough NC, Lian EC. Synovectomy of the knee for hemophilic arthropathy. J Bone Joint Surg 1986; 68:210.

19. Rydholm U, Elborgh R, Ranstam J, Schröder A, Svantesson H, Lidgren L. Synovectomy of the knee in juvenile chronic arthritis. A retrospective, consecutive follow-up study. J Bone Joint Surg Br 1986; 68:223.

20. Triantafyllou SJ, Hanks GA, Handal JA, Greer RB. Open and arthroscopic synovectomy in hemophilic arthropathy of the knee. Clin Orthop 1992; 83:196.

21. Takagi K. The artroschope. J Jpn Orthop Assoc 1939; 14:359.

22. Burman MS. Arthroscopy of direct visualization of joints: an experimental cadaver study. J Bone Joint Surg 1931; 13:669.

23. Watanabe M. Selfoc-arthroscope (watanabe n. 24 Arthroscope). Toquio: Teishin Hospital, 1972.

24. Dowdy PA, Watson BV, Amendola A, Brown JD. Noninvasive ankle distraction: relationship between force, magnitude of distraction, and nerve conduction abnormalities. Arthroscopy 1997; 13:492-8.

25. Ferkel RD. Operating room environment and the surgical team. In: Ferkel RD. Arthroscopic surgery: the foot and ankle. Filadélfia: Lippincott, 1996.

26. Löfqvist T, Nilsson IM, Petersson C. Orthopaedic surgery in hemophilia. 20 years' experience in Sweden. Clin Orthop 1996; 332:232-41.

27. Wiedel JD. Arthroscopic synovectomy of the knee in hemophilia: 10-to-15-year follow-up. Clin Orthop 1996; 328:46-53.

28. Rodríguez-Merchán EC, Magallón M, Galindo E, López Cabarcos C. Hemophilic synovitis of the knee and the elbow. Clin Orthop 1997; 343:47-53.

29. Eickhoff HH, Koch W, Raderschadt G, Brackmann HH. Arthroscopy for chronic hemophilic synovitis of the knee. Clin Orthop 1997; 343:58-62.

CAPÍTULO 26

Artroplastia total de tornozelo em pacientes hemofílicos

J. G. ASENCIO
CHRISTIAN LEONARDI

INTRODUÇÃO

Há muito tempo, a artrodese tem sido a única solução para a artrite hemofílica do tornozelo.[1-6] Como alguns autores descreveram, pensava-se que a artrose e a artrodese levassem a uma redução global da amplitude de movimento dinâmico em todos os segmentos do pé e do tornozelo: rotação externa excessiva do retropé e limitação do movimento do antepé em todos os planos.[7-10]

Desde 2002, com uma experiência em mais de 500 casos de substituição total do tornozelo em outras patologias, decidiu-se pelo uso de uma prótese de tornozelo em vez da artrodese na artrite hemofílica do tornozelo. Nos primeiros casos, teve-se todo o cuidado tanto na indicação como na escolha do caso. Depois, já com uma experiência de 32 casos, sendo dez bilaterais (três simultâneos) com acompanhamento de 1 a 9 anos, as indicações foram ampliadas.

É preciso enfatizar que a utilização da prótese de tornozelo não é simplesmente uma decisão cirúrgica isolada, mas uma decisão conjunta entre especialistas clínicos, especialistas em hemofilia, cirurgiões, anestesistas e fisioterapeutas. O procedimento é sempre precedido por uma avaliação cuidadosa e, posteriormente, faz-se acompanhamento.

INVESTIGAÇÕES

Atualmente, reconhece-se que o pé não deve ser considerado uma simples alavanca na extremidade distal da tíbia. O tornozelo faz parte do membro inferior como um todo.[5,7,8]

A flexão do joelho envolve a flexão do quadril, o tornozelo equino e vice-versa (Figura 1). As investigações são sempre precedidas por avaliação do estado clínico, análise radiográfica detalhada e observação baropodométrica estática e dinâmica.[11-13]

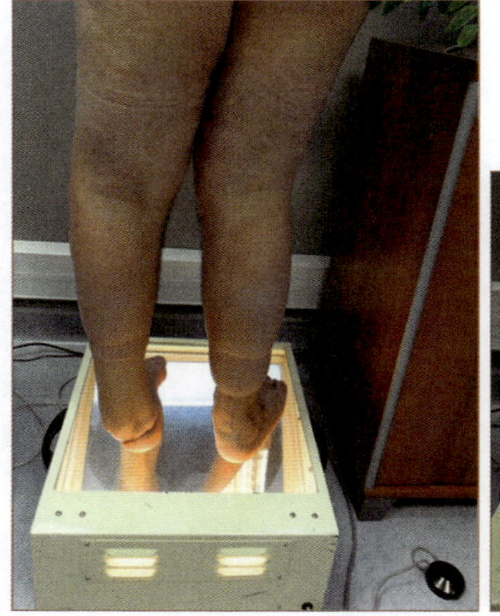
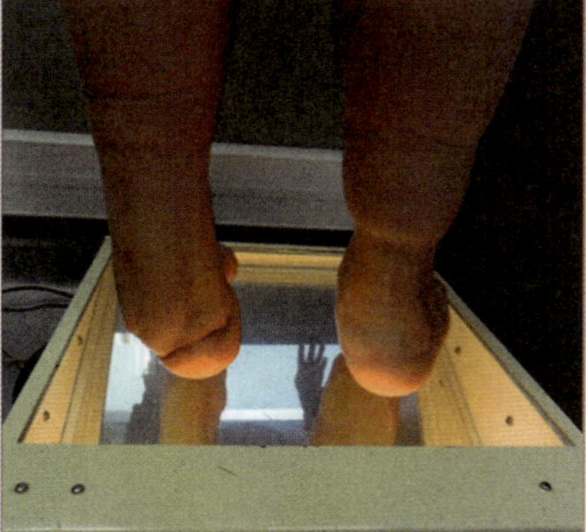

Figura 1 Paciente hemofílico com deformidades diferentes em membros inferiores.

Avaliação clínica[2,4]

Trata-se da a avaliação geral do paciente (antecedentes) e inclui:

- histórico geral e local (antecedentes);
- patologias associadas que podem interferir ou ser agravadas pelo tratamento proposto;
- fatores de risco;
- expectativas e desejos do paciente.

Esses cuidados proporcionam uma estimativa da condição ortopédica do paciente em relação a:

- cada articulação do membro inferior: a amplitude de movimento, qualquer deformidade em três planos (os problemas epifisários);[4,6,14]
- cada segmento do membro: qualquer deformidade no eixo, curvas ou desigualdade estrutural;
- cada grupo muscular: aqueles responsáveis por retrações ou fraqueza.

Análise radiográfica

Na maioria dos casos, radiografias simples frontais e laterais são suficientes. Radiografias com sustentação de peso, como incidência de Meary (Figuras 2 a 6) e incidência frontal das duas pernas, são de grande interesse (Figura 7). Outras incidências podem ser solicitadas, dependendo do contexto.[11,15]

Exames de imagem por tomografia computadorizada (TC) ou ressonância magnética (RM) têm pouca relevância para a decisão cirúrgica. Eles possibilitam a avaliação de lesões intraósseas ou de estruturas flexíveis periféricas. As indicações, portanto, são específicas.

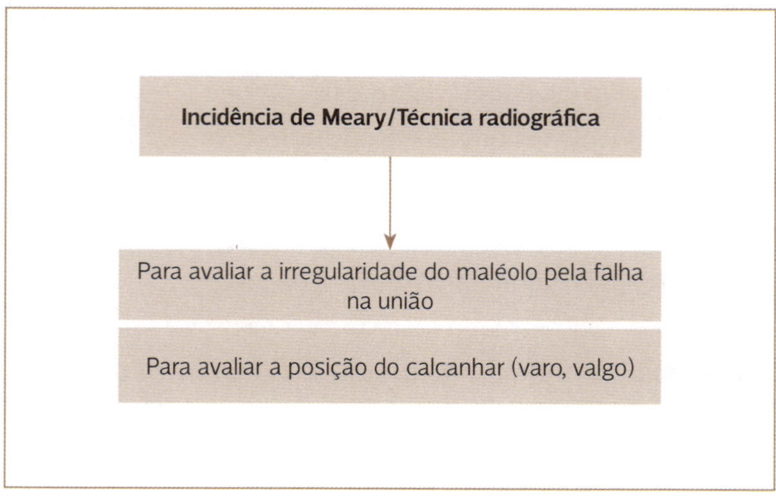

FIGURA 2 Resumo e explicação do ângulo de Meary.

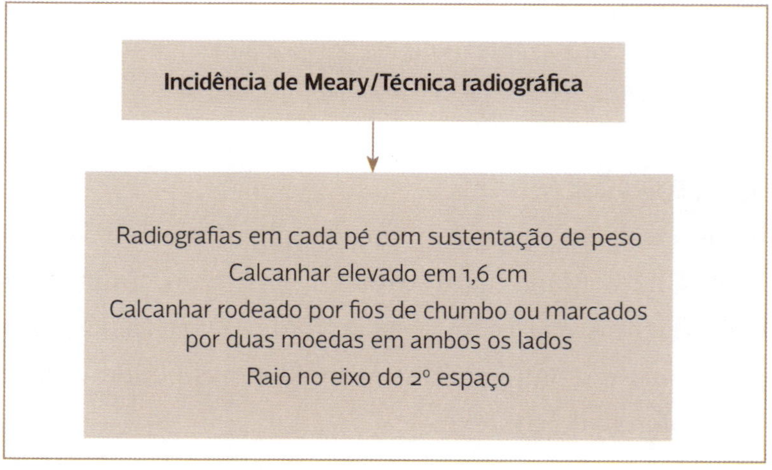

FIGURA 3 Resumo e explicação do ângulo de Meary.

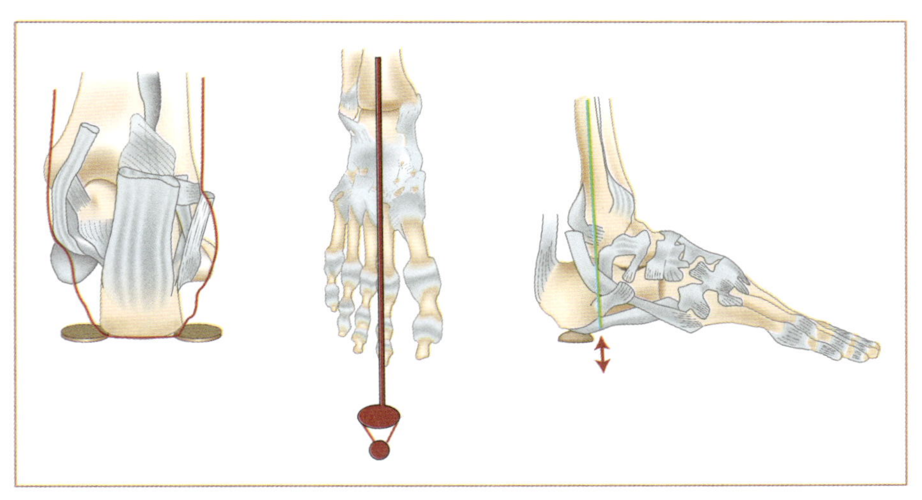

FIGURA 4 Resumo e explicação do ângulo de Meary.

Nas Figuras 5 e 6, há duas possibilidades.

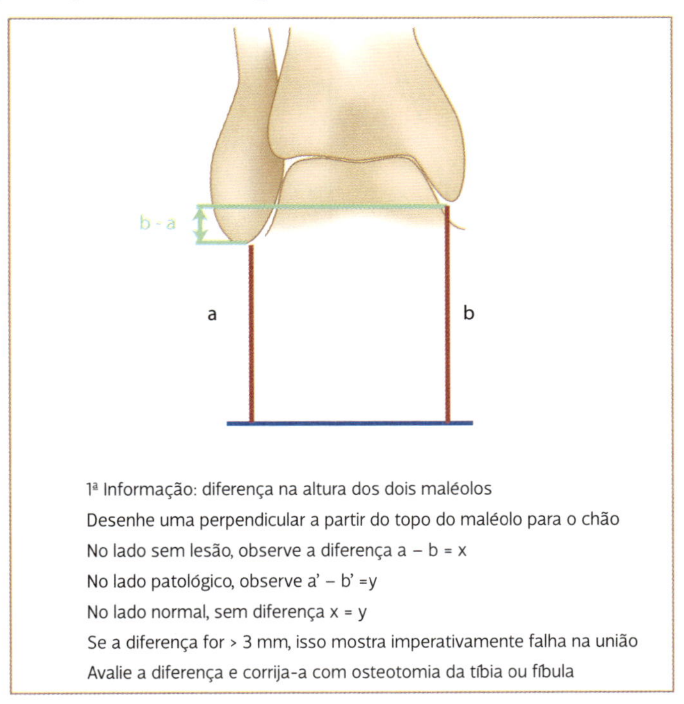

FIGURA 5 Resumo e explicação do ângulo de Meary.

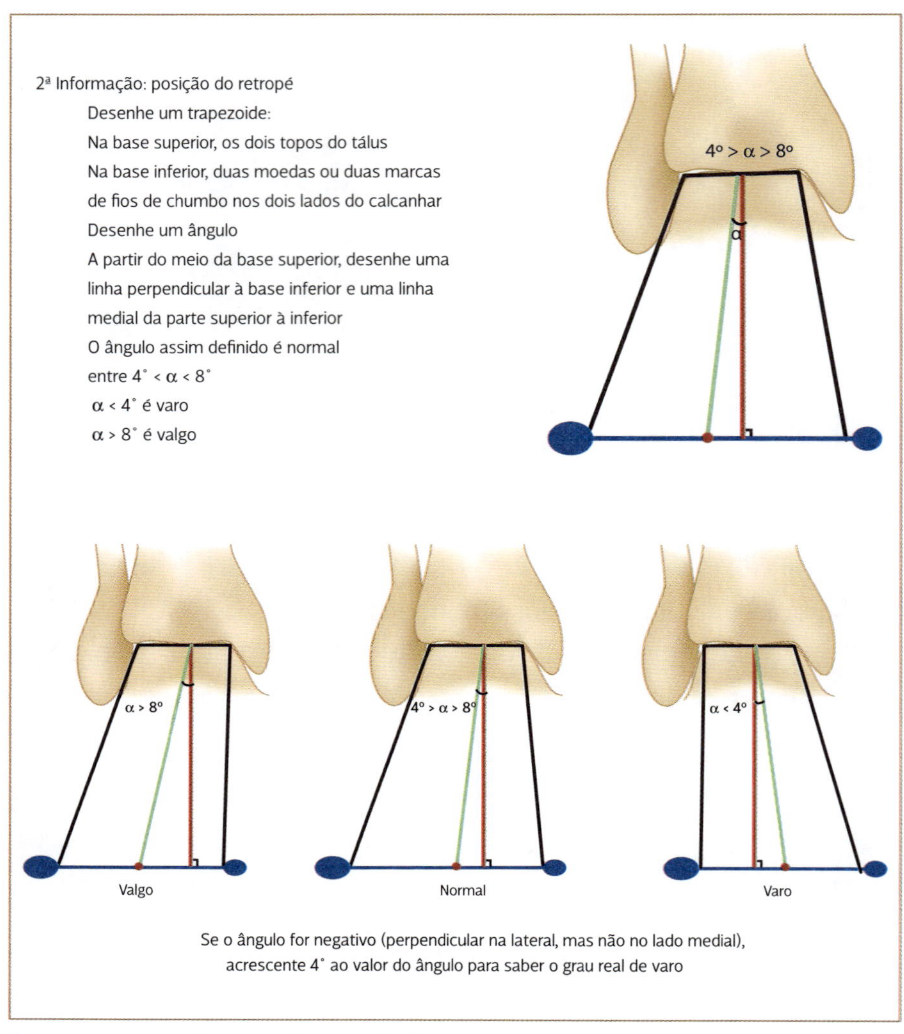

FIGURA 6 Resumo e explicação do ângulo de Meary.

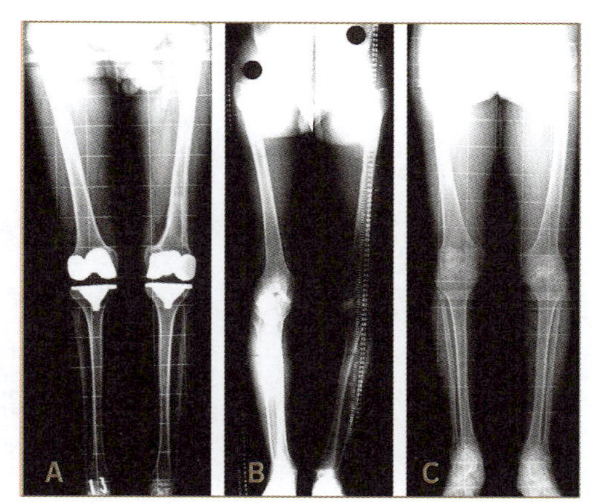

FIGURA 7 Radiografia dos dois membros inferiores com sustentação do peso. A: duas próteses de joelho; B: uma perna em varo e uma em valgo; C: artrite nos dois joelhos e tornozelos.

Avaliação baropodométrica

Esta é uma parte importante da investigação pré e pós-operatória, pois permite uma revisão dos defeitos de apoio estático no chão e durante a marcha antes da cirurgia.[14,16,17] Oferece uma avaliação dos resultados da melhora pós-operatória e, mais tarde, a normalização do apoio e da marcha.[9,18-20]

PRÓTESE DE TORNOZELO

Todos os procedimentos invasivos devem ser amparados pela reposição de fatores hemofílicos, incluindo procedimentos terapêuticos mais prolongados e todo acompanhamento subsequente.[21]

A artroplastia total do tornozelo utiliza implantes de terceira geração de vários tipos. Os três elementos do implante são: componentes metálicos do tálus e da tíbia e um componente interposto de polietileno, que proporciona estabilidade e mobilidade (Figura 8).[5,22,23] Os resultados obtidos a curto e médio prazos são encorajadores, o que

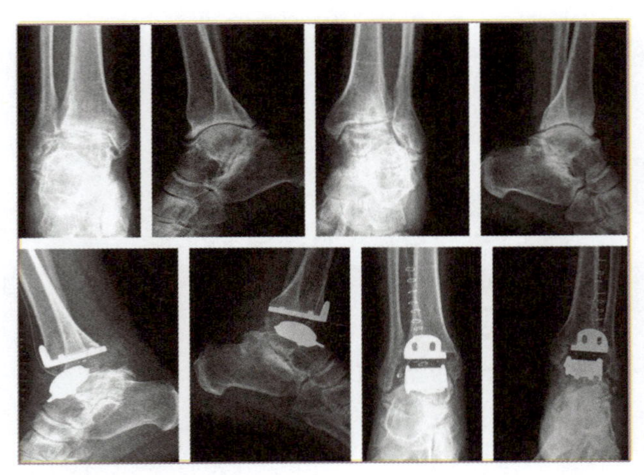

FIGURA 8 Artrite bilateral no tornozelo antes e após a cirurgia.

torna essa técnica cada vez mais utilizada como a principal alternativa para a artrodese do tornozelo. Ainda assim, o procedimento requer mais pesquisas clínicas com acompanhamento minucioso prolongado.

A prótese de tornozelo resolve somente o problema articular, não corrigindo as deformidades nem a contratura e o defeito de eixo. Esse recurso pode ser considerado somente se os defeitos anatômicos do tornozelo já tiverem sido corrigidos. Como demonstrado por alguns autores, se a artrodese reduzir significativamente os movimentos do retropé nos planos sagitais, a mobilidade na articulação do tornozelo, por menor que seja, preservará um grau de movimento do retropé secundário à articulação subtalar móvel.[7,11,14,15,24,25]

Ações associadas

São necessárias ocasionalmente, antes ou simultaneamente à prótese de tornozelo (Figura 9):

- para os tendões: tenólise, alongamento (Figura 10);

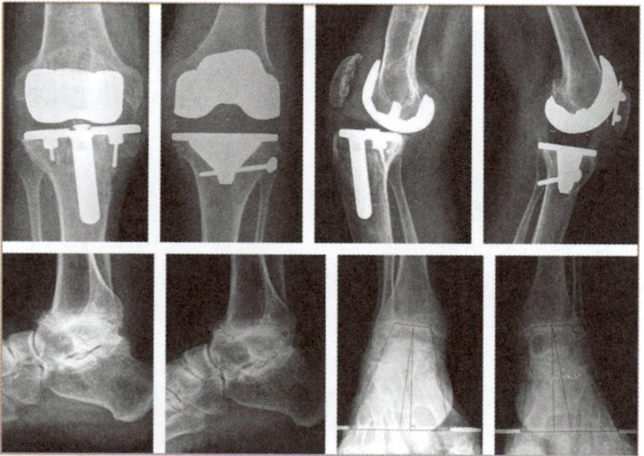

FIGURA 9 Artrite nos dois joelhos e tornozelos de um mesmo paciente.

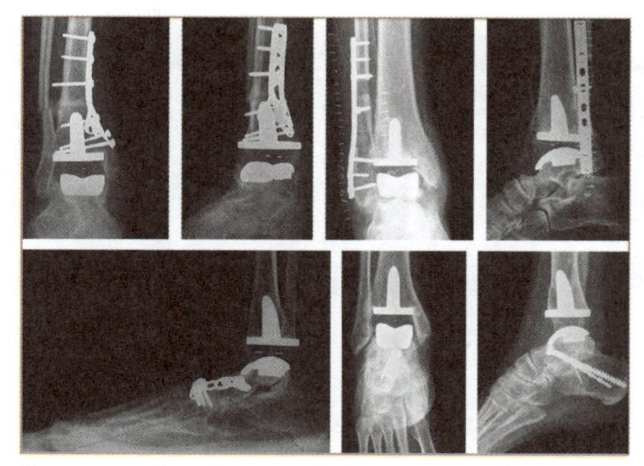

FIGURA 10 Cirurgias associadas: osteotomia da tíbia, prolongamento da fíbula, artrodese tibiotalar, artrodese subtalar.

- para o osso: osteotomia;[3]
- para outras articulações: artrodese.

Artrodese subtalar

- Artroscópica: abordagem posterior, limitada somente à articulação subtalar posterior;[26]

- cirurgia: a abordagem lateral é a mais simples e pode polir a junção das superfícies articulares anterior e posterior (Figura 11).[6]

A artrodese é feita com um ou dois parafusos entre o tálus e o calcâneo anterógrado ou retrógrado. O posicionamento do retropé valgo é imperativo.

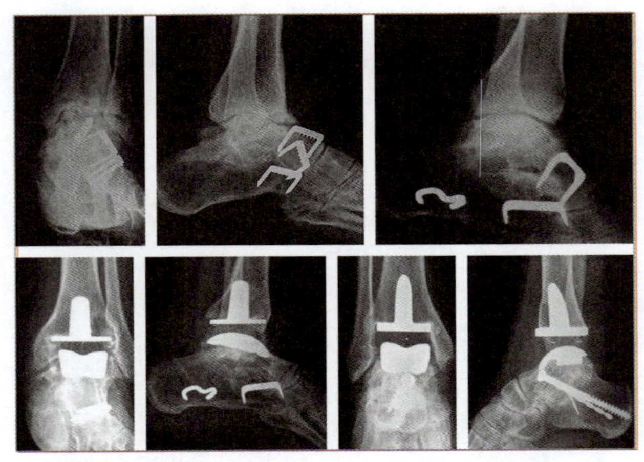

FIGURA 11 Diversas cirurgias associadas ao redor do tálus.

Artrodese mediotársica[8]

Ainda durante a cirurgia, é preciso manter o arco do pé, a interposição de um enxerto, boa fixação e imobilização por mais de 2 meses.

Benefícios

- Melhora pequena, mas certa, da mobilidade articular, com recuperação da flexão dorsal e postura harmoniosa da marcha;
- proteção das articulações sobre e subjacentes, principalmente quando algumas já foram afetadas. A melhora clara da função é significativa;

- na análise da marcha, Perry definiu o segundo balanço como caracterizado pela progressão da tíbia para a frente em relação ao retropé durante a fase de apoio da marcha (Figura 12).[27] Com a artrodese, esse movimento é reduzido, levando à hiperextensão do joelho, o que causa, entre outros problemas, alterações degenerativas secundárias na região média do pé. A substituição do tornozelo permite esse movimento (não requer que a hiperextensão aumente a inclinação da tíbia em relação ao solo) e, assim, protege o joelho acima da porção média do pé para a frente;
- normalização da marcha (padrão mais fisiológico da marcha no plano sagital);[25,28]
- redução ou eliminação da dor. Parte residual da dor articular ou muscular às vezes é observada em virtude da recuperação da mobilidade, mas desaparece gradualmente com o passar do tempo.[30]

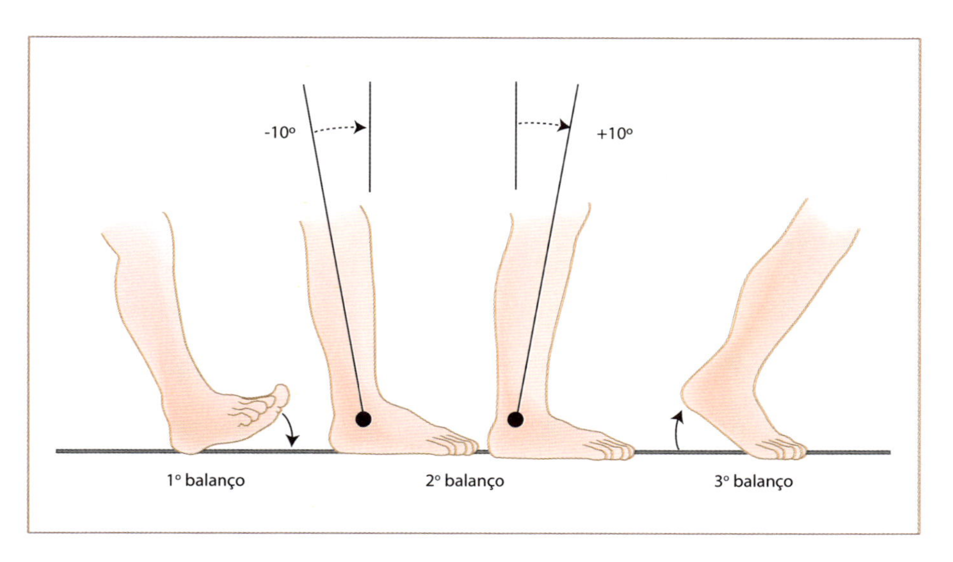

FIGURA 12 Fase de balanço da marcha, segundo Perry.

Desvantagens

- O procedimento requer conhecimento profundo e boa cooperação do paciente;
- é necessário o estudo do equilíbrio entre músculos e ligamentos, além de técnica meticulosa por parte dos cirurgiões, com experiência nesse procedimento;
- a cirurgia nem sempre é possível (infecção, estado ruim da pele, etc.) e requer boa qualidade óssea;
- um especialista em reabilitação é fundamental para a obtenção de massa muscular eficiente e marcha normal;[25,28]
- deve-se notar que o movimento no plano sagital melhora no pós-operatório, mas continua limitado em relação ao normal;[31,32]
- não foi demonstrada melhora da magnitude de força reativa vertical do solo com a substituição do tornozelo, e o segundo pico vertical não atinge níveis normais.[27] Provavelmente, isso é resultado da fraqueza prolongada do tríceps sural, que não se recupera totalmente depois da artroplastia.[9,28]

Complicações[32,33]

Hemartrose pós-operatória é rara e até excepcional. Fraturas do maléolo e do tálus justificam uma avaliação pré-operatória e cirurgia preventiva. A persistência de dor remota está associada à recuperação progressiva da função articular e dos músculos.

Embora o ganho de mobilidade seja frequentemente modesto, ele costuma ser suficiente para manter o caráter funcional. A recuperação da flexão dorsal é essencial para a marcha adequada, "a capacidade de dar passos para a frente". No entanto, é sempre possível haver contratura pós-traumática, o que pode ocorrer em função de contratura da cápsula ou do músculo ou do posicionamento excepcionalmente ruim do implante.[30,31]

Assim como ocorre com todas as próteses, as infecções são possíveis e frequentemente dificultam o tratamento. O risco é relativamente baixo, mas justifica avaliação pré-operatória, pesquisa e eliminação de possíveis pontos de infecção. Em caso de infecção, a terapia antibiótica isolada não é suficiente. A cirurgia, por vezes, é indicada e necessária. A conservação, remoção ou mudança de implante é discutida individualmente.

Recentemente, discussões descreveram o aparecimento de cistos secundários tibiais e/ou talares, que ocorrem em 40% dos casos independentemente do tipo de prótese. Esse é provavelmente um fenômeno de reabsorção óssea entre ou por causa das linhas de força chamadas, pelos anglo-saxões, de blindagem de estresse (*stress shielding* – em francês, *lignes de force*). Elas podem, em alguns casos, precisar de revisão cirúrgica e enxerto ósseo secundário.

Quase todas as complicações podem ser tratadas com a retenção ou substituição do implante.[18] Como último recurso, a conversão da prótese em fusão ainda é possível. A fusão após a remoção da prótese de tornozelo requer preenchimento da perda óssea, restabelecendo o comprimento igual das duas pernas. Isso é perfeitamente viável, com uma taxa normal de consolidação.

Indicações[23,32,33]

Não se pode esperar muito para realizar a cirurgia; caso contrário, a recuperação muscular e o reaprendizado do caminhar serão mais difíceis. A informação deve ser avaliada com base no resumo de todos os resultados clínicos e radiográficos, levando-se em consideração os parâmetros cruciais descritos a seguir.

É um problema isolado?

Esta é uma artropatia hemofílica com destruição da articulação do tornozelo sem distorções acima e abaixo? Se a condição da pele for satisfatória, as duas possibilidades podem ser propostas: artrodese ou prótese (com preferência pela prótese).

É um problema complexo?

Na presença de um defeito no eixo de comprimento desigual, contração muscular ou outros problemas associados, acredita-se que é necessário evitar a limitação do problema local da articulação afetada. Caso contrário, é necessário avaliar todas as unidades osteoarticulares dos dois membros inferiores do paciente.

A colocação de prótese pode ser considerada somente depois da restauração da anatomia (recuperação do eixo mecânico, correção da desigualdade, desbridamento articular e qualidade óssea).

Com base na avaliação clínica, nos resultados radiográficos, nos testes biológicos e na avaliação dos diversos riscos, outras técnicas podem ser consideradas. A escolha será direcionada pela análise de riscos e benefícios previstos, considerando-se as expectativas do paciente e o direcionamento pessoal do cirurgião.

CIRURGIA PARA ARTRITE GRAVE DO TORNOZELO[5]

Há quase 10 anos, opta-se pela substituição do tornozelo em vez da fusão. Os resultados iniciais serviram de incentivo para essa escolha (Figura 13). De fato, deve-se considerar que existe, na hemofilia, uma lesão poliarticular em um ou ambos os membros

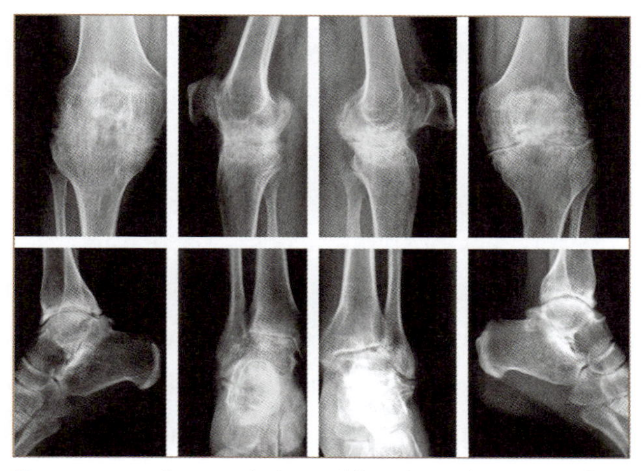

FIGURA 13 Artropatia hemofílica de ambos os joelhos e tornozelos.

inferiores.[8] Nesse caso, é frequente que o acometimento da articulação do tornozelo muitas vezes não seja percebido. A preservação da mobilidade, ainda que pequena, é altamente desejável e protege as articulações acima e abaixo.

Mesmo quando somente um tornozelo é afetado, existe sempre um potencial de risco para outras articulações próximas. Esforços têm sido feitos para preservar a mobilidade e evitar a exigência de carga excessiva em outros pontos.

Lesões tratadas em mais articulações e sua sequência[8]

Nas lesões em mais articulações, devem-se considerar as consequências de cada uma em relação às outras. Duas possibilidades surgem: o tratamento somente daquela articulação é suficiente? Um programa mais amplo, que requer a correção cirúrgica de outras articulações, é necessário? A ordem, o tipo e o momento das ações são determinados conforme o caso.

A primeira equipe, no Centro Regional do Tratamento de Hemofilia (CRTH), deve avaliar a vontade do paciente e sua cooperação para continuar o monitoramento e a reabilitação pós-operatória, além da adesão esperada ao tratamento da hemofilia (reposição de fator específico) durante todas as hospitalizações e na reabilitação. A segunda equipe determina a situação clínica e radiográfica, bem como a disposição do paciente para cooperar e investir. A terceira garante a reabilitação progressiva do paciente, incluindo substitutos de fatores hemofílicos concentrados, controlados sob a responsabilidade diária do CRTH. Isso tudo requer boa técnica cirúrgica e uma equipe experiente e excelente em controle de tratamento da hemofilia no dia a dia. A indicação de cirurgia costuma ser discutida inicialmente como proposta do CRTH. A reabilitação é mantida até que a interrupção seja consentida por todas as equipes envolvidas, permitindo a manutenção do tratamento convencional, profilático temporário ou definitivo, quando solicitado.

Pode-se realizar a cirurgia em uma única etapa ou em várias etapas simultâneas? Que benefício pode ser alcançado?

Sugere-se a manipulação cirúrgica de duas articulações em uma mesma operação (p.ex., quadril e outra articulação, os dois tornozelos, os dois joelhos, tornozelo e joelho em uma só perna ou em pernas diferentes) (Figura 14). A opção cirúrgica depende da equipe de consulta do centro de hemofilia (CRTH), dos cirurgiões e anestesistas e dos fisioterapeutas. A decisão é tomada em grupo.

CONCEITO TERAPÊUTICO

Clínico

Uma semana antes, o CRTH estuda a cinética de fatores VIII ou IX. Com o resultado em mãos, é feita prescrição de fatores 2 vezes/dia, durante os 5 primeiros dias.

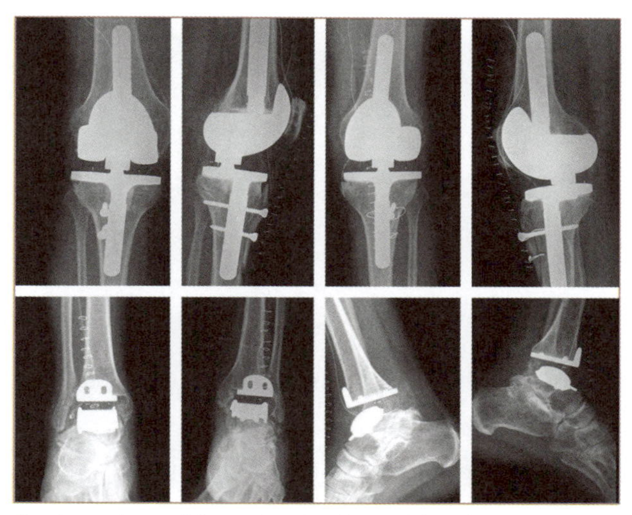

FIGURA 14 Paciente hemofílico; cirurgia de revisão das próteses em ambos os joelhos (acompanhamento de 1 ano) e prótese primária em ambos os tornozelos.

No dia 1, imediatamente antes da cirurgia, inicia-se a primeira infusão. A cirurgia de membro inferior requer torniquete. As doses e os horários subsequentes são orientados pela equipe de hematologistas.

No dia 2, antes da infusão da manhã, deve-se realizar exame de sangue de rotina para a triagem da coagulação e do nível de fator VIII ou IX ou para verificar presença de inibidor. O resultado é enviado rapidamente pelo correio e o CRTH encaminha a devida prescrição para cada dia, até o último dia de clínica de reabilitação.

Aproximadamente no quinto dia, o paciente inicia a clínica de reabilitação, com exercícios ativos e passivos, sempre com o acompanhamento do CRTH.

Reabilitação

Tornozelo

- No terceiro dia, sem bota, 2 vezes/dia, mobilidade passiva do tornozelo para que o paciente tenha consciência do novo movimento;

- reabilitação normal e sustentação progressiva do peso na terceira semana.

Na cirurgia dos dois tornozelos simultaneamente, o programa de reabilitação é igual ao da cirurgia unilateral.

Joelho

- No terceiro dia, mobilidade passiva para o contato entre paciente e fisioterapeuta;
- reabilitação passiva rapidamente, com motorização e sustentação de peso na primeira semana.

Se houver indicação de cirurgias de joelho e tornozelo, inicia-se pelos tornozelos e, só depois de 1 semana, operam-se os joelhos, para esperar pela sustentação do peso. É importante lembrar que, durante todo o período de hospitalização e reabilitação, a quantidade diária de fator hemofílico é prescrita somente pelo CRTH.

INTERESSES

Interesse pelo paciente

- Qualidade de vida do paciente (menos cirurgias, menos hospitalizações), com novas articulações protéticas (Figuras 15 a 20);
- redução considerável do tempo de hospitalização.

Valor para a sociedade

- A quantidade de fatores hemofílicos substitutivos economizada quando se realiza um único procedimento cirúrgico e em um único intervalo de reabilitação;
- o paciente passa rapidamente de doses mais altas no pós-cirúrgico para dosagens-padrão de tratamento ou profilaxia.

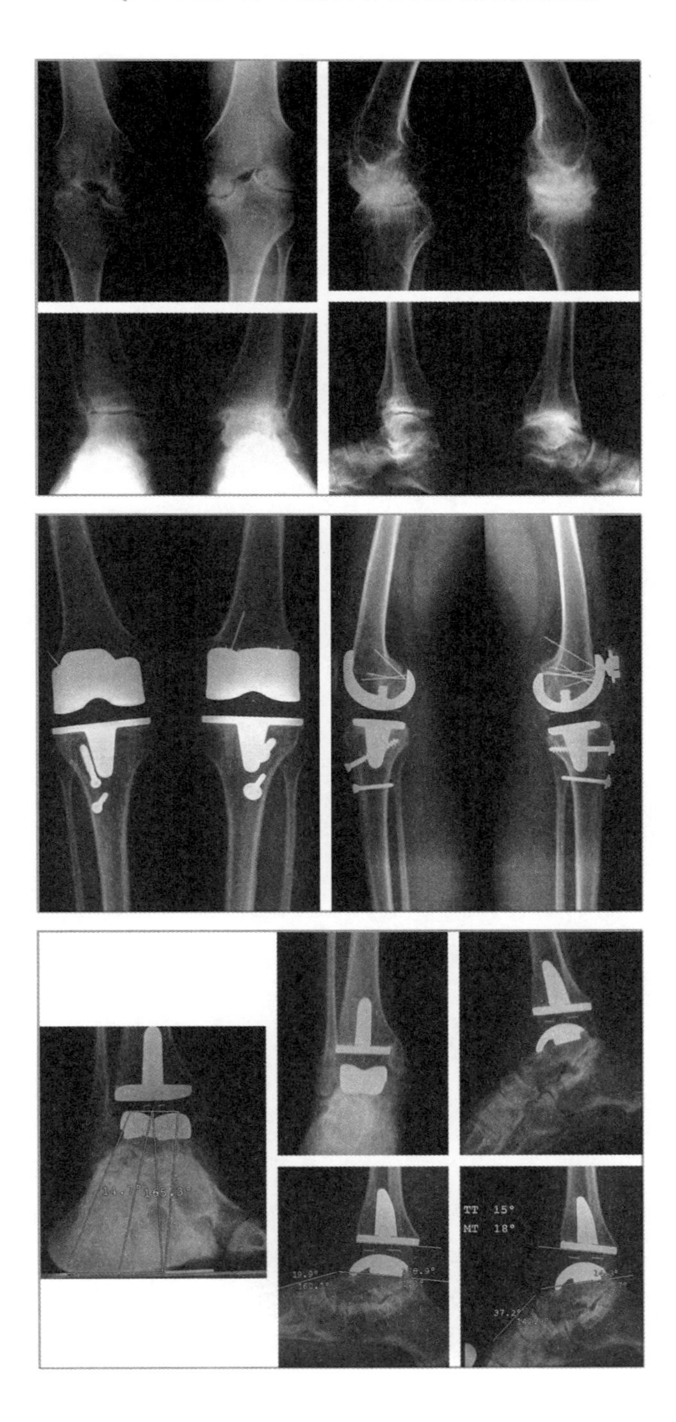
TT 15°
MT 18°

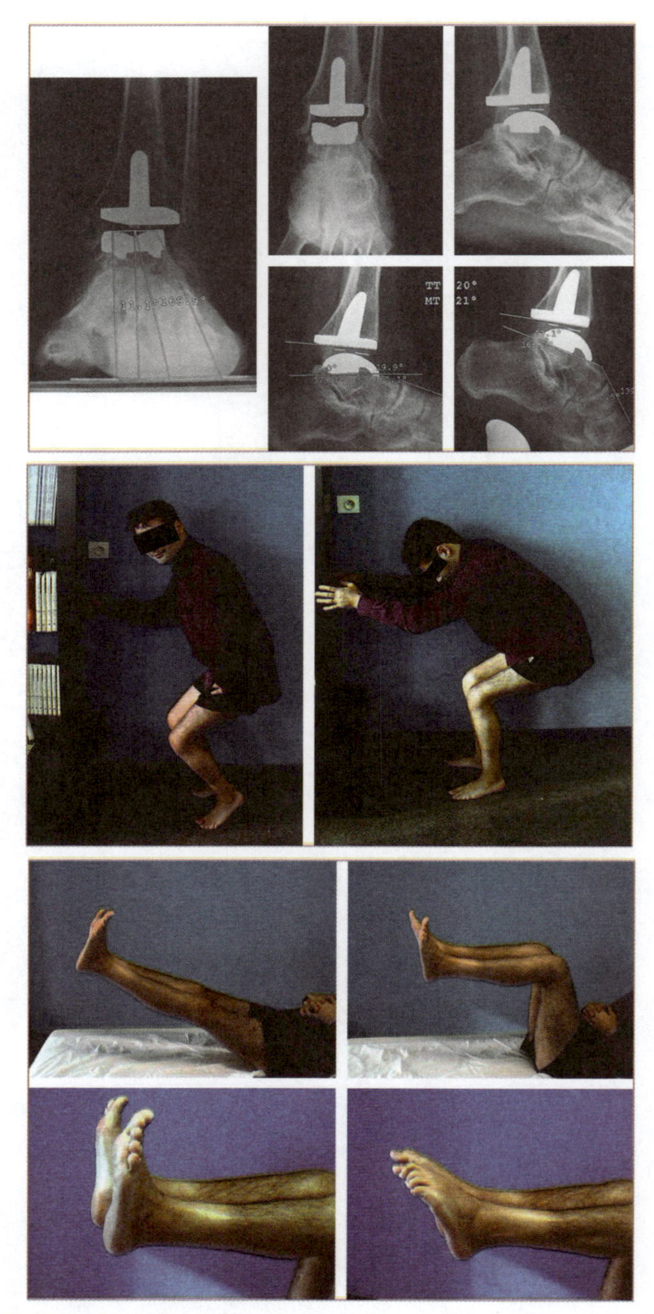

FIGURAS 15 A 20 Paciente hemofílico com artrite nos dois joelhos e tornozelos. Radiografias antes e após cirurgias. Fotos de resultados ativos funcionais depois de 6 anos.

CONCLUSÃO

Embora a artrodese do tornozelo ainda seja vista por algumas pessoas como a única solução cirúrgica na artropatia hemofílica, tem-se optado, há quase uma década, pela prótese de tornozelo. Com um acompanhamento de 1 a 9 anos, os resultados são encorajadores e levam a continuar nesse caminho. A substituição do tornozelo produz um padrão de marcha mais simétrico, assim como a melhora da velocidade total.

Insiste-se cada vez mais para que uma alternativa confiável à artrodese, ou seja, a prótese de tornozelo, seja validada por estudos clínicos prolongados, acompanhamento minucioso e grandes séries de pacientes.[29] Além disso, foi demonstrado que é possível realizar a operação em uma ou mais etapas simultâneas, não só com benefício clínico, mas também para proporcionar mais conforto ao paciente e com a vantagem de o custo total ser virtualmente dividido pela metade.

REFERÊNCIAS BIBLIOGRÁFICAS

1. Luck JV Jr Kasperck. Surgical Management of advanced hemophilia arthropathy on overview of 20 years experience. Clin orthop 1998; 242:60-82.

2. Rodríguez-Merchán EC. The hemophilic Ankle. Hemophilia 2006; 12:337-44.

3. Pearce MS, Smith MA, Savidje GF. Supra malleolar tibial osteotomy for hemophilia arthropathy of the ankle. JBJS Br 1994; 76(6):947-50.

4. Rodríguez-Merchán EC. Effects of hemophilia on articulation of children and adults. Clin Orthop 1996; 328:7-13.

5. Van Der Eide, Novakova, Wall. The possibilities of total ankle prosthesis for severe arthropathy in hemophilia and protho deficiency. Hemophilia 2006; 12(6):679-82.

6. Llinas A. The role of synovectomy in the management of the target joint. Hemophilia 2008; 14:77-180.

7. Rhys Thomas, Daniels Tim, Parker Kim. Gait analysis and functional outcomes following ankle arthrodesis for isolated ankle arthritis. The journal of bone and joint surgery 2006; 88:526-35.

8. BD Sheridan, D Robinson, MJ Hubble, IG Winston. Ankle arthrodesis and its relationship to ipsi lateral arthritis of the hind and mid foot. The journal of bone and joint surgery 2006; 88.

9. Valderrabano V, Nigg BM, vonTscharner V, Stefanyshyn DJ, Goepfert B, Hinterman B. Gait analysis in ankle osteoarthritis and total ankle replacement. Clin Biomech 2007; 22:944-1004.

10. Piriou P, Culpan P, Mullins M, Cardon JN, Pozzi D, Judet T. Ankle replacement versus arthrodesis: a comparative gait analysis study. Foot Ankle Int 2008; 29(1):3-9.

11. Domsic R T, Saltzman CL. Ankle Osteoarthritis Scale. The american orthopaedic foot ans ankle society 1998; 466-71.

12. Bellamy W, Buchanan W, Goldsmith CH, Campbell J, Stitt W. Validation Study of WOMAC: a health status instrument for measuring clinically important patient relevant outcomes to anti rheumatic drug therapy in patients with osteoarthritis of the hip or knee. The Journal of rheumatology 1988.

13. Krause FG, Di Silvestro M, Penner MJ, Wing KJ, Glazebrook M, Daniels TR et al. Inter and Intra observer reliability of the COFAS end stage ankle arthritis classification system. Foot and ankle international 2010; 31.

14. Leardini A, Stagni R O'Connor JJ. Mobility of the subtalar joint in the intact ankle complex. J Biomech 2001; 34:805-9.

15. Cooper Paul S. Complications of ankle and tibio talo calcaneal arthrodesis. CORS 391:33-34.

16. Leardini A, O'Connor JJ, Catani F, Gianini S. Geometric Model of the human ankle joint. J Bioemech 1999; 32(6):585-91.

17. Kozanek M, Rubash HE, Li G, de Asta R. Effects of post traumatic tibio talar osteoarthritis on kinematics of the ankle joint complex. Foot Ankle Int 2009; 30(8):734-41.

18. Khazzam M,Long JT,Marks RM,Harris GF. Preoperative gait characterization of patients with patients with ankle arthrosis. Gait Posture 2006; 24:85-93.

19. Stauffer RN, Chao EYS, Brewter RC. Force and motion analysis of the normal diseased and prosthetic ankle joint. Clin Orthop Rel Res 1977; 127:189-96.

20. Mundermann A, Dyrby CO, Andriacchi TP. Secondary gait changes in patients with medial compartment knee osteoarthritis increased load at the ankle, knee, and hip during walking. Arthritis Rheum 2005; 52(9):2835-44.

21. Schved JF. Hemophilia, physiopathology of bases molecular in Encyclopedie Medico chirurgicale. Les traitements de l'hémophilie. In: Encyclopédie Médico Chirurgicale. Paris: ELSEVIER MESSON. Hématologie 13-021-B20 - 1 – 11.

22. Doets H C, Brand R, Nelissen RG. Total ankle arthroplasty in inflammatory joint disease with use of two mobile bearing designs. The Journal of Bone and Joint Surgery 2006; 88:1272-84.

23. Buechel F, Pappas MF. Twenty year evaluation of cementless mobile bearing total ankle replacements. Clinical orthopaedics and related research 2004; 424:19-26.

24. Beyeart C, Sirveaux F, Paysant J, Mole D, Andre JM. The effect of tibio-talar arthrodesis on foot kinematics and ground reaction force progression during walking. Gait posture 2004; 20:84-91.

25. NDetrembleur C, Leemrijse T. The effects of total ankle replacement on gait disability: analysis of energetic and mechanical variables. Gait Posture 2009; 29(2):270-4.

26. Dunn, Busc, Wyly, Sullivan. Arthroscopic Synovectomy for hemophilia joint disease in a pediatric population. Pediatric orthopedic 2004; 24:414-26.

27. Perry J. Gait analysis: Normal and pathological function. Thorofare: Slack Inc, 1992.

28. Doets HC, van Middelkopp M, Houdjik H, Nelissen RG, Veeger HE. Gait analysis after successful mobile bearing total ankle replacement. Foot Ankle Int 2007; 28:313-22.

29. Barton T, Lintz F, Wilson I. Biomechanical changes associated with the osteoarthritic, arthrodesed, and prosthetic ankle joint. Foot Ankle Surg 2011; 17(2):52-57.

30. Coetzee JC, Castro MD. Accurate measurement of ankle range of motion after total ankle replacement. Clin Ortho Rel Res 2004; 424:27-31.

31. Zerahn B, Kofoed H. Bone mineral density, gait analysis, and patient satisfaction before and after ankle arthroplasty. Foot Ankle Int 2004; 25(4):208-14.

32. Krause F, Windolf M, Bora B, Penner M, Wing K, Younger A. Impact of complications in total ankle replacement and ankle arthrodesis analyzed with a validated outcome measurement.JBJS A 2011; 93A:830-39.

33. N. Soohoo, D. Zingmond. Comparison of reoperation rates following ankle arthrodesis and total ankle arthroplasty. The journal of bone and joint surgery 2007; 89:2143-149.

CAPÍTULO 27

Pseudotumores em pacientes com hemofilia

HORÁCIO A. CAVIGLIA

GUSTAVO GALATRO

INTRODUÇÃO

Os pseudotumores foram descritos na literatura como uma complicação da hemofilia grave em 1% dos casos.[1] No entanto, também foram observados em pacientes com hemofilia moderada e mesmo naqueles com doença de von Willebrand.[2,3]

Pseudotumores são hematomas que crescem descontroladamente, destroem os tecidos vizinhos e apresentam uma pseudocápsula fibrosa em sua periferia. Os sintomas dependem de seu tamanho, sua localização e do comprometimento dos tecidos vasculares e nervosos circundantes.[4] As classificações aceitas relacionam-se com sua origem e idade de surgimento. São classificados como verdadeiros quando afetam o tecido ósseo e falsos quando afetam as partes moles.[5]

O pseudotumor apresenta um comportamento diferente no adulto e na criança.[6] No adulto, costuma começar no periósteo, cresce lentamente e não responde ao tratamento conservador. Nas crianças, costuma começar intraósseo, cresce rapidamente e responde ao tratamento conservador.

Há outros três aspectos sobre os pseudotumores: sua localização, sua idade e sua capacidade expansiva. A localização é importante porque o tratamento não apresenta resultados iguais quando os pseudotumores se encontram em regiões que possam ser evacuadas e preenchidas por pressão, como os membros, ou quando se encontram em regiões que podem ser evacuadas parcialmente e não podem ser preenchidas por pressão, como os retroperitoneais lombares e pélvicos.

A idade do pseudotumor também é importante, já que os precoces se tornam colapsáveis, enquanto os tardios ou de longa data se tornam não colapsáveis por conta da presença de paredes fibróticas em seu interior. Os colapsáveis podem ser evacuados e preenchidos, obtendo-se, assim, a cura, enquanto os não colapsáveis requerem ressecção total, porque a fibrose interna proíbe o colapso e impede a cura.

Finalmente, utiliza-se sua capacidade expansiva para denominá-los:

- ilimitados: os que se localizam no retroperitônio ou no mediastino (em tumor do psoas retroperitoneal, evacuam-se 9,5 L, o que quase duplica a volemia);
- parcialmente limitados: o tecido ósseo e os músculos, com seus espaços aponeuróticos, limitam seu crescimento apenas parcialmente, como no calcâneo, na coxa e no extremo proximal da tíbia;
- limitados: o tecido ósseo, juntamente aos músculos e seus espaços aponeuróticos, limita seu crescimento, como nos membros superiores e inferiores, com exceção do terço proximal da tíbia.

CLASSIFICAÇÃO

Os pseudotumores podem ser classificados por:

- localização:
  - ósseo: verdadeiros;
  - partes moles: falsos;
- idade de surgimento:
  - crianças;
  - adultos;
- capacidade expansiva:
  - ilimitados: retroperitoneais ou de mediastino;
  - parcialmente limitados: coxa, calcâneo e extremo proximal da tíbia;
  - limitados: membros superiores e inferiores, com exceção da região proximal da tíbia;
- idade:
  - colapsáveis;
  - não colapsáveis;
- capacidade de serem evacuados e preenchidos com pressão:
  - evacuáveis;
  - não evacuáveis.

FISIOPATOLOGIA

A fisiopatologia do pseudotumor é simples (Figura 1). Se um paciente que padece de um hematoma não recebe tratamento substitutivo adequado, o hematoma continua crescendo e destruindo os tecidos vizinhos. Ao redor do pseudotumor forma-se uma pseudocápsula fibrosa que o separa dos tecidos circundantes.

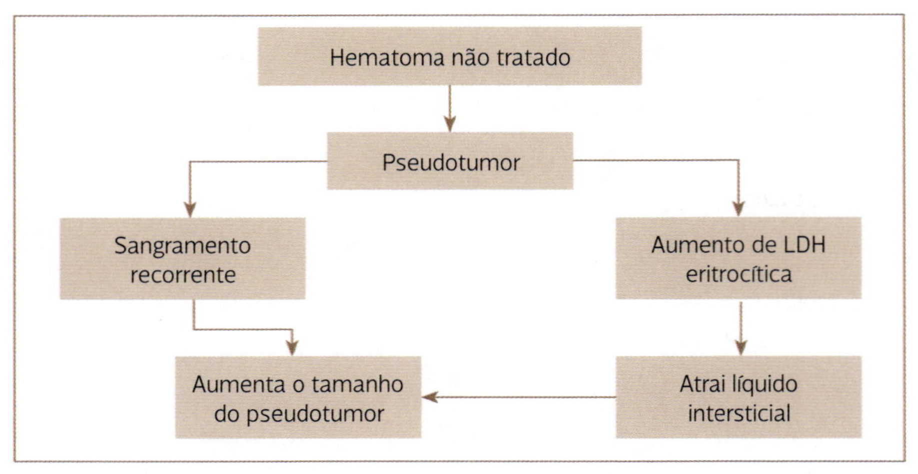

FIGURA 1 Fisiopatologia do pseudotumor.
LDH: lactato desidrogenase.

O crescimento do pseudotumor deve-se a dois motivos: o ressangramento dentro do pseudotumor e a existência, também dentro dele, de uma concentração de lactato desidrogenase (LDH) eritrocítica, o que aumenta a osmolalidade do conteúdo e atrai líquido do espaço intersticial. Assim, o conteúdo da lesão constitui-se de coágulos, produtos de degradação do eritrócito e líquido do espaço intersticial.

DIAGNÓSTICO

Os estudos auxiliares de diagnósticos básicos são a radiografia para os pseudotumores ósseos e a ultrassonografia para os de partes moles. A radiografia orienta na localização e no grau de comprometimento ósseo, enquanto a ultrassonografia mostra a localização e as dimensões nos três planos do espaço das lesões de partes moles (Figuras 2 e 3). Quando estão perto dos vasos sanguíneos, deve-se utilizar um ecodoppler vascular para visualizar a relação entre eles.

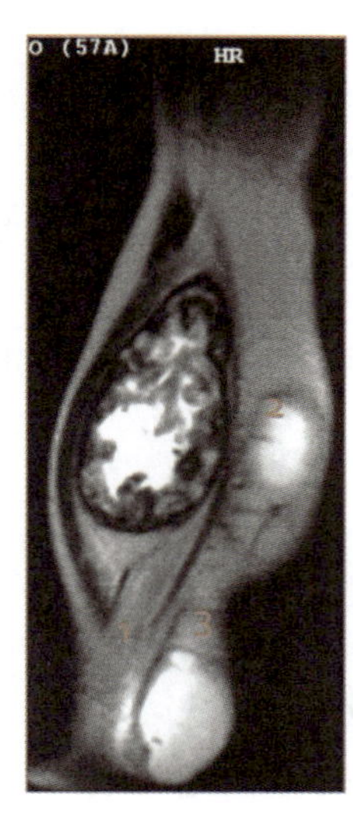

FIGURA 2 Ultrassonografia em pseudotumor de partes moles da fossa poplítea. Cavidade 1: resto de coágulos e líquido intersticial. Cavidades 2 e 3: fundamentalmente líquido intersticial.

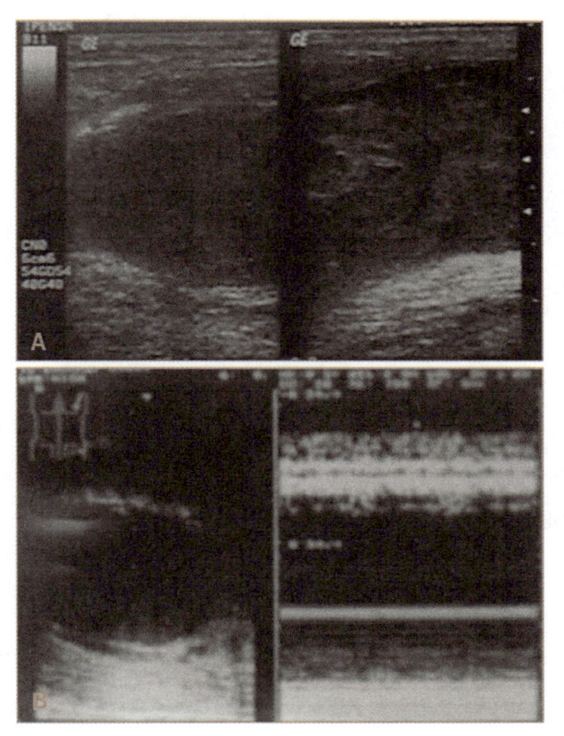

FIGURA 3 Pseudotumor de coxa com três cavidades.

A tomografia computadorizada é muito necessária quando o tecido é afetado, para magnificar o grau de comprometimento do osso, e a reconstrução 3D proporciona uma adequada visão tridimensional para o não especialista. É fundamental na pelve, para a visualização da presença de pseudotumores originados no músculo psoas ou ilíaco.

A presença desses pseudotumores na face interna da pelve, especialmente do pseudotumor do músculo ilíaco, pode produzir uma necrose do osso ilíaco secundária à sua pressão, permitindo, assim, a extensão do hematoma para a face externa da pelve. Na Figura 4, observa-se um pseudotumor do músculo ilíaco com perfuração óssea do ilíaco.

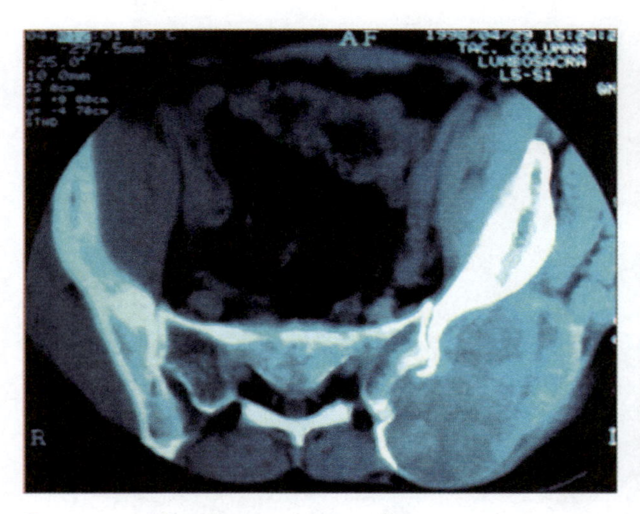

FIGURA 4 Pseudotumor psoas-ilíaco.

A ressonância magnética é necessária tanto para os tumores ósseos quanto para os de partes moles, pois informa a quantidade de cavidades que o pseudotumor apresenta, seu conteúdo e sua relação com os tecidos circundantes. A imagem característica é de uma cavidade com conteúdos líquidos provenientes do interstício e coágulos em diferentes graus de decomposição. Na periferia, sobre a pseudocápsula, encontram-se depósitos de hemossiderina ao seu redor, o que se observa como um halo negro periférico (Figura 5).

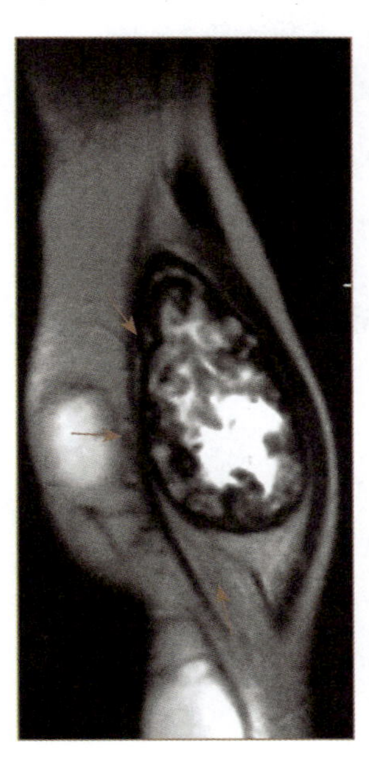

Figura 5 Halo negro rodeando o pseudotumor, correspondente ao depósito de hemossiderina na pseudocápsula.

Essas imagens são fundamentais para diferenciar uma massa ocupante pélvica de outra cuja origem é o retroperitônio pélvico. Na Figura 6, observa-se uma massa pélvica retroperitoneal, em um paciente com hemofilia que não apresenta halo periférico negro, com conteúdo sólido e homogêneo. Esse paciente foi encaminhado ao atendimento como portador de hematoma retroperitoneal pós-traumático e realizou uma biópsia por via lombar paravertebral, mas a anatomia patológica informou um tumor anaplásico.

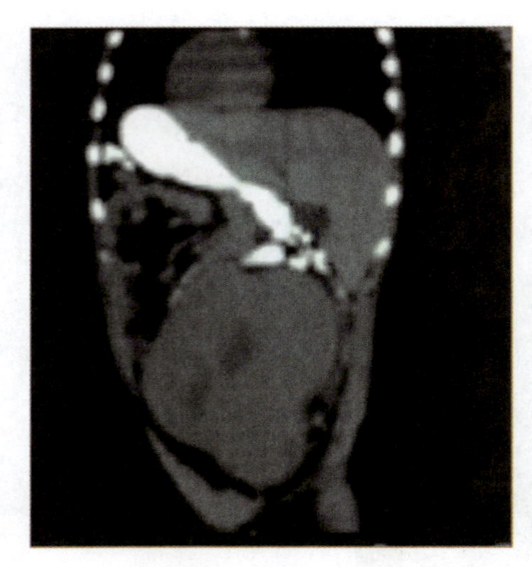

FIGURA 6 Massa pélvica retroperitoneal.

A ressonância magnética é fundamental para acompanhar a evolução da resposta do pseudotumor ao tratamento conservador. Quando não se dispõe desse estudo complementar de diagnóstico, o controle da resposta do pseudotumor de partes moles pode ser feito por meio de ultrassonografia; o dos pseudotumores ósseos, por meio de tomografia computadorizada.

TRATAMENTO

O tratamento deve começar sendo conservador (Figura 7), com dose substitutiva de fator VIII ativado e de fator IX a 50 a 100 U/kg. Antes de começar o tratamento conservador, deve-se titular o inibidor para descartar sua presença, pois isso muda o prognóstico e, obviamente, o agente de tratamento. Diante da presença de inibidor, a recomendação é o uso de agentes *bypass* com fator VII recombinante ativado.

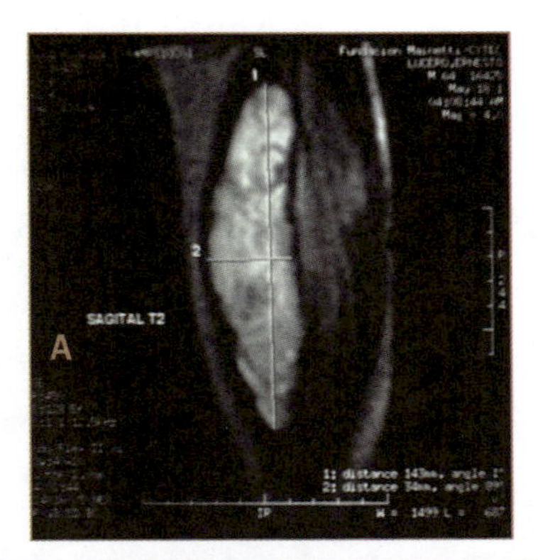

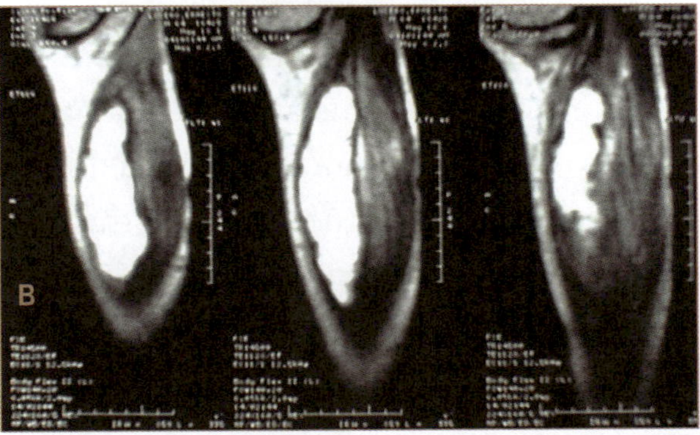

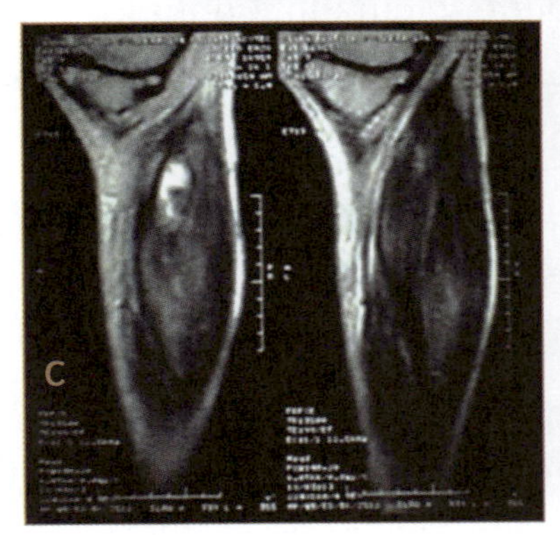

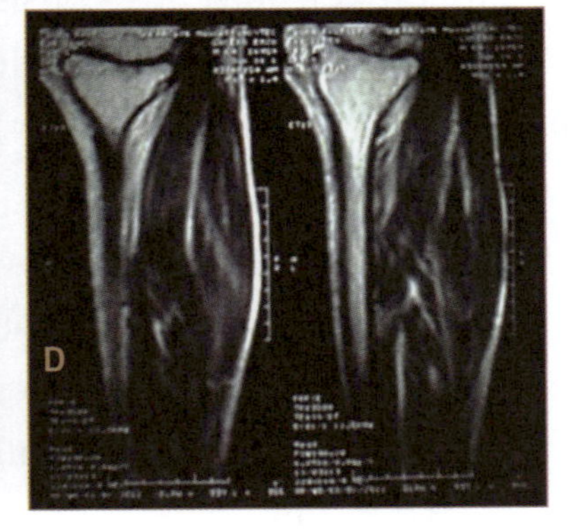

FIGURA 7 Resposta ao tratamento conservador. A: pré-tratamento; B: 6 semanas; C e D: 12 semanas.

Depois de 6 semanas de tratamento, deve-se realizar uma ressonância magnética de controle da região afetada. Se o pseudotumor tiver reduzido em mais de 50%, deve-se prosseguir com o tratamento conservador; porém, se a redução for menor que 50%, indica-se cirurgia.

Em um paciente que não apresenta resposta e que não teve o inibidor titulado previamente, deve-se suspeitar de sua presença. Caso tenha sido titulado como de baixa resposta, pode haver aumento de sua titulação.

Para o paciente que prosseguiu com o tratamento conservador, deve-se realizar uma ressonância magnética na 12ª semana e observar o tamanho do pseudotumor e se ele se reduziu outros 25%. Com 75% do total original, prossegue-se com o tratamento conservador; caso contrário, indica-se cirurgia.

Para o paciente que continua com o tratamento conservador, repete-se a ressonância magnética na 18ª semana e, se o pseudotumor não estiver presente, considera-se curado. Contudo, se restarem rastros do pseudotumor, eles devem ser tratados cirurgicamente, a fim de evitar uma recidiva.

A Figura 8 mostra o algoritmo de tratamento de Buenos Aires para os pseudotumores.

Ao decidir pelo tratamento cirúrgico, deve-se realizar o planejamento pré-operatório. A ressonância magnética e a tomografia computadorizada demonstram a localização, a quantidade de cavidades que o pseudotumor apresenta e seus conteúdos. A regra é que se deve fazer uma incisão em cada cavidade e avaliar o conteúdo. Se for majoritariamente líquido, simplesmente é evacuado; se for fundamentalmente sólido, requer, além da lavagem, a extração dos restos de coágulos com cureta ou com pinças longas de pressão. Na pelve e

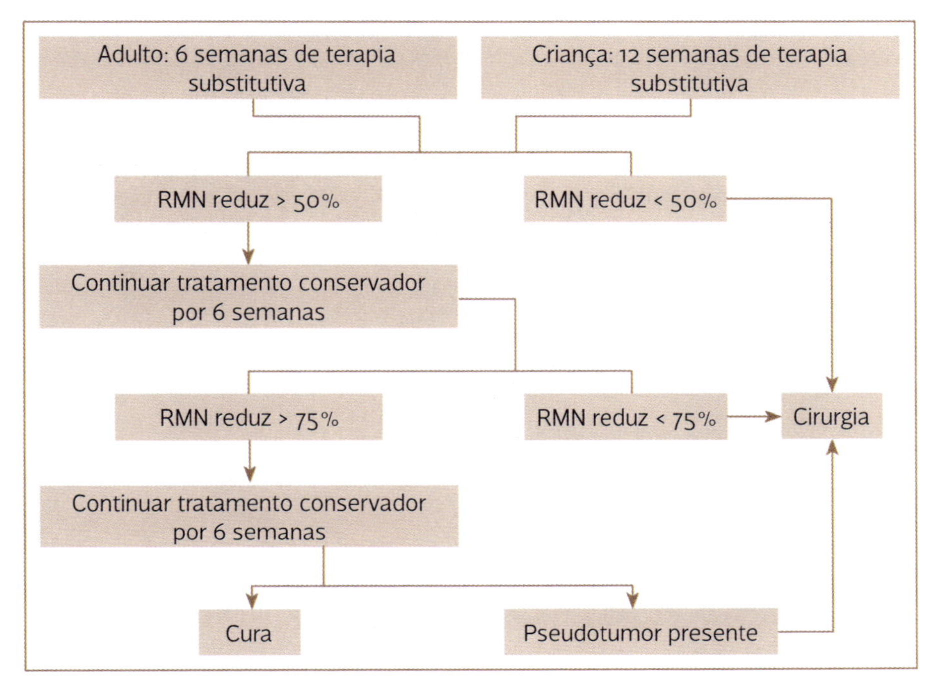

FIGURA 8 Algoritmo de tratamento para os pseudotumores.

nos tumores do psoas, é fundamental que a evacuação seja videoassistida, utilizando-se um artroscópio ou um laparoscópio.

A técnica cirúrgica do tratamento do pseudotumor obedece à seguinte ordem:

1. Incisões, tantas quantas forem as cavidades do pseudotumor.
2. Localização da incisão no centro da cavidade (Figura 9), a fim de facilitar sua evacuação.
3. Abertura da cavidade por evacuação manual, em casos de pseudotumor com presença de inibidores (Figura 10), e instrumental, se não houver inibidores (curetas, pinças de pressão).
4. Aspiração do pseudotumor com cânula grossa, com lavagem intermitente.

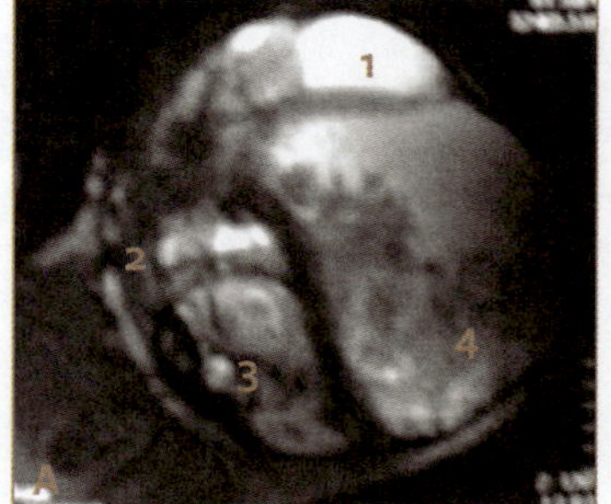

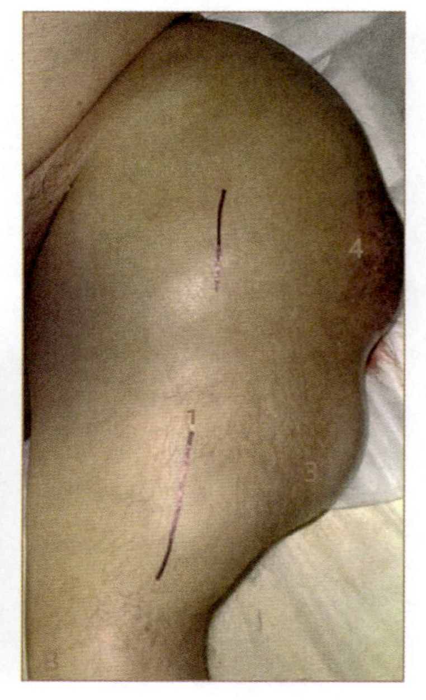

FIGURA 9 Pseudotumor de fêmur com quatro cavidades.

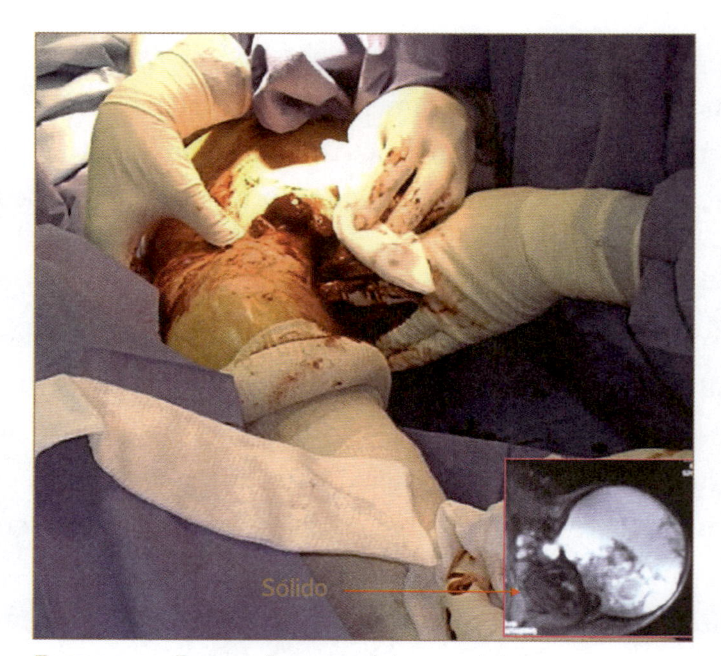

FIGURA 10 Evacuação manual do pseudotumor.

5. Extração de restos dos coágulos manual, com presença de inibidor, ou instrumental, sem presença de inibidor. Em pelve e retroperitônio, deve ser videoassistida.
6. Avaliação das cavidades para saber se são colapsáveis. Se após a aspiração as cavidades forem colapsáveis, falta apenas o preenchimento. Se não forem colapsáveis, a pseudocápsula dessa cavidade deve ser ressecada.
7. Enchimento da cavidade com hidroxiapatita coralina ou sulfato de cálcio, se for óssea, ou com Spongostan®, em partes moles.
8. Fechamento com pontos separados sem dreno.
9. Bandagem compressiva com filme de PVC por 48 horas.
10. Após 48 horas, cura e colocação de VAC (uma espécie de dreno a vácuo) expiratório intermitente para favorecer o colapso da cavidade.

A dose de fator VIII, IX ou VII ativado deve ser mantida no paciente durante 2 semanas; na terceira semana, a dose de tratamento é reduzida e começa a reabilitação com profilaxia secundária, caso a evolução tenha sido favorável.

A profilaxia secundária deve ser mantida até, no mínimo, completarem-se 3 meses.

REFERÊNCIAS BIBLIOGRÁFICAS

1. Gunning AJ. The surgery of haemophillics cyst. In: Biggs R, McFarlane RG (eds.). Treatment of haemophillia and other coagulation disorders. Oxford: Blackwell, 1966.
2. Caviglia H, Fernandez Palazzi F. Premio VII Concurso Internacional sobre Hemofilia. Duquesa de Soria, Espanha, 1993.
3. Caviglia H, Galatro G. Excellence in orthopedic surgery course. 2011.

4. Arnold W. Pseudotumors in haemophillia. In: Hilgatner MD (ed.). Hemophilia in children. v.1. Progress in pediatric hematology & Oncology. MA: Publishing Science Group Littleton, 1976.

5. Gilbert M. The hemophillic pseudotumor. Prog Clin Biol Res 1990; 324:257-62.

CAPÍTULO 28

Fraturas em pacientes hemofílicos

MARCELO ABAGGE

JAMIL FAISSAL SONI

CHRISTIANO SALIBA ULIANA

LUCIANO DA ROCHA LOURES PACHECO

INTRODUÇÃO

Os conceitos atuais da traumatologia abrangem um sentido global em relação ao que se entende por tratamento das fraturas. No passado, o foco do diagnóstico e do tratamento do paciente traumatizado era voltado ao tecido ósseo em si, enquanto correntes mais atuais incorporaram a ideia da importância das condições das partes moles que envolvem o tecido ósseo fraturado. Informações pertinentes ao mecanismo e à energia do trauma que causou a fratura são tão importantes para o seu manejo quanto para um diagnóstico mais apropriado.

Assim como em relação à população geral, a avaliação e a conduta diante de um caso de fratura no paciente hemofílico devem seguir os princípios modernos da traumatologia, que atentam não somente para a consolidação do traço de fratura, mas também para a reabilitação da função do membro e do paciente como um todo.

FRATURA NO PACIENTE HEMOFÍLICO

A literatura mostra-se controversa em relação à epidemiologia das fraturas em hemofílicos. Alguns autores acreditam que esse grupo de pacientes apresenta elevado risco de sofrer fratura, o que seria decorrente de rigidez articular, fraqueza muscular, baixa massa óssea e deformidades que podem advir da doença.[1] Em contrapartida, outros advogam que os pacientes com hemofilia, principalmente quando portadores das variantes mais graves da doença, são pessoas com menor capacidade de deambulação, que apresentam limitações nas atividades da vida diária, o que as protegeria de traumas que levam a fraturas.[2]

De maneira geral, os estudos mostram baixa incidência de fraturas entre pacientes com hemofilia.[3] Quando ocorrem, na maioria das vezes, as fraturas são decorrentes de um trauma de baixa energia, o que implica menor lesão de partes moles e menores desvios quando comparados à população geral.

A incidência de fraturas expostas é baixa, pois estas geralmente são causadas por traumas de alta energia, o que não é comum nessa população.[4] Os locais mais comuns das fraturas são os ossos longos ao redor dos joelhos e do quadril, podendo também afetar os membros superiores. As luxações são raras, sendo relatados alguns casos isolados na literatura.[3]

APRESENTAÇÃO CLÍNICA E DIAGNÓSTICO

O paciente hemofílico portador de uma fratura apresenta dor no membro afetado associada a graus variados de edema, deformidade, crepitação e impotência funcional. É imperativa a avaliação do *status* neurológico e vascular, assim como de quaisquer sinais ou sintomas de síndrome compartimental. Como pode haver deformidade prévia nos membros por conta da artropatia hemofílica, a suspeita diagnóstica de fratura deve ser confirmada por exames de imagens.

A série radiográfica consiste em incidências anteroposterior e perfil do membro ou da articulação afetada, incluindo a articulação proximal e distal ao local do trauma. Nos casos de fraturas articulares, uma tomografia computadorizada pode ser realizada para melhores avaliação e programação terapêutica.

TRATAMENTO DAS FRATURAS

Medidas gerais

Recomenda-se que o membro afetado seja imobilizado provisoriamente já na ocasião do diagnóstico, mesmo que o tratamento cirúrgico tenha sido escolhido. A imobilização proporciona alívio da dor, protege as estruturas nervosas e vasculares e promove uma menor mobilização entre os fragmentos, que poderia aumentar a lesão de partes moles. A imobilização provisória pode ser uma tala gessada, bastante acolchoada com algodão, para evitar qualquer compressão de sangramento. Recomenda-se não realizar a imobilização do membro com bandagens circulares, pois há risco elevado de síndrome compartimental.[5]

Caso haja deformidade, o membro é cuidadosamente alinhado, imobilizado e elevado. A crioterapia pode ser realizada regularmente nas primeiras 12 horas pós-trauma. Não se deve aplicar o gelo diretamente na pele, protegendo-a com toalhas ou panos para evitar queimaduras.

Analgesia medicamentosa é feita com analgésicos ou opioides, que devem ser usados com cautela em razão do risco de dependência desses componentes. Medicamentos que têm potencial de provocar sangramentos, como os antiplaquetários, devem ser evitados.

O tramadol é uma droga segura durante episódios de sangramento agudo. Outras opções são o paracetamol, a didrocodeína e a morfina. No entanto, além do risco de dependência, a morfina também pode causar depressão respiratória e seu uso deve ser estritamente monitorado.[2]

Tratamento hematológico

Logo que se diagnostica a fratura em um paciente portador de hemofilia, a hemostasia torna-se prioridade. A redução do sangramento não somente previne perdas de volume, como também reduz o risco de complicações como lesão neurovascular, síndrome compartimental e pseudotumores. O fator de coagulação é prontamente administrado, sendo a dose dependente do peso do paciente e do nível sanguíneo do fator deficiente. Os níveis são elevados de acordo com o procedimento a ser adotado.

Para as fraturas fechadas com necessidade de manipulação para redução incruenta, os níveis devem ser elevados acima de 50% e assim mantidos por 48 horas. Nos próximos 3 a 8 dias, mantém-se acima de 40% e, até o final da segunda semana, acima de 30%.

No tratamento cirúrgico, os níveis devem ficar acima de 50% desde o ato operatório até 4 dias após o procedimento, acima de 40% até o oitavo dia e acima de 30% até a segunda semana.[2] Nos casos de fraturas expostas, os níveis de fator de coagulação devem ser elevados a 80 a 100% durante a cirurgia; após a terceira semana, podem baixar a 30%.[6]

As drogas antifibrinolíticas, como o ácido trenaxâmico, também são de fundamental importância. Elas atuam como adjuvantes na terapia, limitando a ação fibrinolítica que ocorre em virtude das altas concentrações de plasminogênio, além de inibirem a liberação de enzimas proteolíticas que lentificam o processo de consolidação óssea. Sugere-se que essa classe de drogas seja utilizada por no mínimo 30 dias após a ocorrência da fratura.[7]

Tratamento ortopédico

O objetivo do tratamento das fraturas é restabelecer a completa função do membro afetado e do paciente em si, seja por meio de tratamento conservador ou cirúrgico. Desde que haja um bom controle da hemostasia, a decisão de se operar ou não uma fratura é baseada nos mesmos princípios da população geral.

Nas fraturas articulares desviadas, há indicação de redução anatômica e fixação com estabilidade absoluta, permitindo mobilização precoce do membro. Nas fraturas da metáfise e diáfise com indicação de tratamento cirúrgico, o alinhamento e a fixação com estabilidade relativa proporcionam bons resultados. É importante salientar que o osso do paciente portador de hemofilia tem a mesma capacidade de consolidação se comparado ao da população geral. Contudo, em casos de hemofilia mais grave, pode haver osteopenia acentuada (geralmente por desuso).

Fraturas expostas devem ser avaliadas quanto à energia do trauma, à extensão da lesão das partes moles e ao grau de contaminação. A inspeção inclui toda a circunferência do membro e do ferimento, que, depois de inspecionado, é coberto com compressa estéril.

A prioridade no tratamento das fraturas expostas é a prevenção da infecção. Nesse sentido, a irrigação da ferida e o debridamento de tecidos desvitalizados são de fundamental importância. Habitualmente, para as fraturas expostas graus I e II, administra-se cefalosporina endovenosa de primeira geração com cobertura para germes Gram-positivos o mais rápido possível. Nos casos de fraturas expostas de grau III, adiciona-se um aminoglicosídeo para aumentar a cobertura para os germes Gram-negativos. A penicilina é a droga de escolha quando a fratura tem alto risco de ser contaminada com micro-organismos anaeróbios.[4]

As particularidades do osso do paciente hemofílico que devem ser levadas em conta são as taxas elevadas de infecção e conversão para artroplastia e a presença de osteoporose. Provavelmente, a baixa vascularização da musculatura e a artrofibrose decorrente de antigos sangramentos contribuem para uma maior incidência de infecção nessa população.[4]

Como geralmente são provocadas por traumas de baixa energia que causam pouco desvio dos fragmentos, as fraturas do hemofílico são, na maioria das vezes, tratadas conservadoramente. Alguns autores advogam que o tratamento cirúrgico deve ser evitado, já que representa um novo trauma, pois algumas estruturas são desvascularizadas durante a dissecção cirúrgica e a já debilitada flexibilidade muscular pode ser ainda mais prejudicada.[8]

O tratamento conservador deve ser realizado com imobilizações que não causem compressão das estruturas adjacentes. Na presença de um edema pronunciado, recomenda-se aguardar sua regressão antes de imobilizar de forma definitiva. Caso haja sangramento subsequente, o risco de síndrome compartimental é elevado, de modo que os pacientes devem ser acompanhados cuidadosamente. Em qualquer suspeita de compressão, a imobilização deve ser revisada.

O tempo de imobilização é entendido como um equilíbrio entre o tempo necessário para a consolidação e a prevenção de rigidez articular. Longos períodos de imobilização podem provocar uma rigidez ainda maior do que a presente previamente ao trauma. O uso de tração transesquelética é questionável, pois aumenta o risco de infecção, não proporciona estabilidade adequada e ainda pode levar a sangramentos no trajeto do pino.[9]

No caso de necessidade de tratamento cirúrgico, além da reposição do fator de coagulação, é mandatória uma técnica cirúrgica apurada, preconizando-se dissecções em planos intermusculares sem grandes desinserções ou transecções, a fim de diminuir o risco de maiores sangramentos.

Atualmente, os implantes de escolha para fixação dos ossos longos são as hastes intramedulares, que, além de preservarem o hematoma fraturário, são inseridas por técnicas minimamente invasivas, com pouco dano adicional às partes moles. Placas e parafusos devem ser usados somente quando forem a única opção de osteossíntese. Estudos demonstram que as taxas de falha desse tipo de implante são altas em decorrência dos sangramentos que ocorrem ao redor dos parafusos, levando à sua soltura.[5] Outro fator que desfavorece as placas é a necessidade de extensa dissecção, que pode levar a um risco aumentado de infecção. Na necessidade do uso de placas, recomenda-se a utilização de placas bloqueadas, pois comumente há osteoporose associada ao osso do paciente hemofílico.

O uso de fixadores externos tem recebido maior atenção na literatura. Eles podem ser utilizados desde que a hemostasia seja controlada.[10]

Independentemente da forma de tratamento escolhida, a reabilitação é um ponto crucial para a restauração da função do membro e o retorno às atividades prévias à fratura. O fato de muitos pacientes apresentarem osteoporose pode obrigá-los a permanecer por tempos prolongados sem apoio. Esse fato representa uma dificuldade, pois o uso de muletas pode levar a lesões e hemartroses nos membros superiores nos casos em que há artropatia do cotovelo ou do ombro, por exemplo.

Logo que a dor e o edema regridem, exercícios de ganho de amplitude de movimento são iniciados. O posicionamento do membro deve assumir uma atitude funcional, ou seja, de ganho de extensão, para se evitar atitudes em flexo. Trabalhos de força muscular também são importantes, visto que auxiliam no controle do membro e no equilíbrio durante a deambulação.[11]

COMPLICAÇÕES

As complicações decorrentes de um possível sangramento de grande monta podem pôr o membro e até mesmo a vida do paciente em risco. Um exemplo é o pseudotumor, complicação encontrada exclusivamente nos pacientes hemofílicos, que se forma geralmente nas partes moles adjacentes a ossos longos fraturados, podendo afetar também o tecido ósseo e causar fraturas patológicas. A falha no diagnóstico e no tratamento do pseudotumor pode levar à infecção e atingir dimensões enormes, comprimindo estruturas neurovasculares e ameaçando a viabilidade do membro.[5]

O risco de síndrome compartimental aguda é elevado. O distúrbio de coagulação pode formar hematomas que aumentam a pressão dentro do compartimento anatômico delimitado pela fáscia, comprimindo estruturas vasculares, nervosas e musculares.[12] A síndrome compartimental no paciente hemofílico deve ser tratada com fasciotomia, da mesma maneira que em pacientes não hemofílicos.

CASO CLÍNICO

Homem, 34 anos, assistente administrativo, natural e procedente de Salvador, BA. Portador de hemofilia A grave, diagnosticada aos 8 meses de idade. Em 2008, iniciou quadro de fortes dores com episódios de hemartrose de repetição e limitação funcional nos joelhos, sendo diagnosticada artrose secundária à artropatia hemofílica. No mesmo ano, foi submetido à artroplastia bilateral de joelho, no mesmo tempo cirúrgico, evoluindo com melhora do quadro álgico e da amplitude de movimento. Todavia, 1 ano após as artroplastias, sofreu queda de mesmo nível, apresentando fratura periprotética bilateral de tíbia, associada à avulsão da tuberosidade anterior da tíbia (TAT) à esquerda. Foi submetido a tratamento cirúrgico com fixação bilateral com placa LCP associada à estabilização da TAT à esquerda com parafuso.

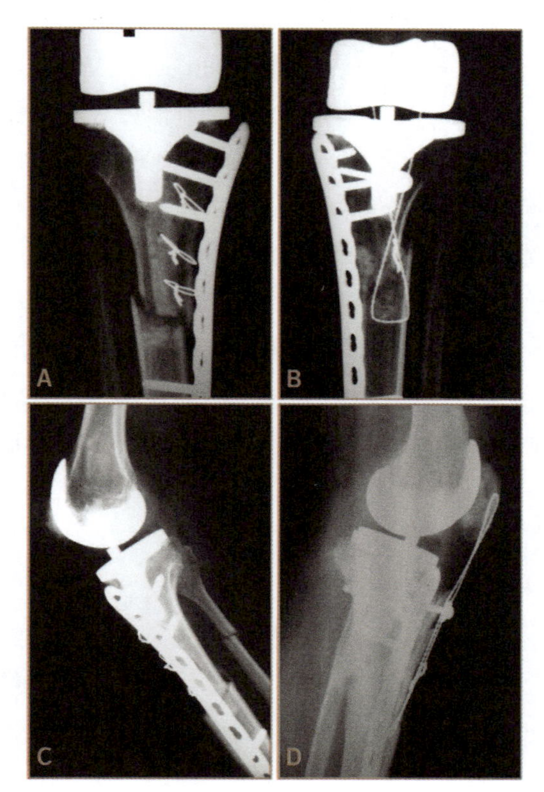

FIGURA 1 Fratura periprotética das tíbias. Pós ATJ bilateral. Radiografia de pós-operatório imediato.

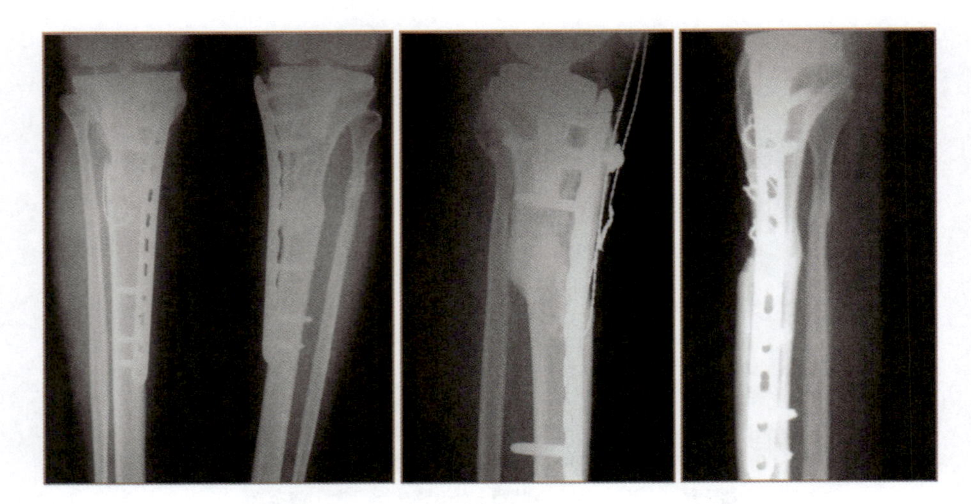

FIGURA 2 Seis meses de pós-operatório – fraturas consolidadas.

CONSIDERAÇÕES FINAIS

O uso da placa bloqueada é uma estratégia terapêutica importante em ossos poróticos, mas a técnica cirúrgica com mínima agressão adicional às partes moles deve sempre ser o foco principal do cirurgião, como no caso descrito, para se obter um bom resultado cirúrgico.

REFERÊNCIAS BIBLIOGRÁFICAS

1. Quintana MJR, Quintana MSR, Rodriguez-Merchan EC. Musculoskeletal aspects os hemophilia. Oxford: Blackwell, 2000. p.143-52.
2. Rodriguez-Merchan EC. Bone fractures in hemophilic patient. Hemophilia 2002; 8:104-11.
3. Boardman KP, English P. Fractures and dislocations in hemofilia. Clin Orthop 1980; (148):221-232
4. Caviglia HA, Solimeno LP. Orthopedic surgery in patients with hemophilia. Springer 2008; 36:263-70.

5. Sohail MT, Shamsi T. Orthopedic management of patients with hemofilia in developing countries. Lahore: Ferozsons, 2010. p.248-57.

6. Srivatsva A. Dose and response in hemofilia-optimisations of fator replacement therapy. Br J Haematol 2004; 127 (1):12-25.

7. Boni M, Ceciliani L. Le fratture negli emofilici. Giornale Italiano Di Ortopedia E Traumatologia 1976; 2:197-274.

8. Caviglia HA, Solimeno LP. Orthopedic surgery in patients with hemophilia. Springer 2008; 35:257-62.

9. Ahlberg A, Nilsson IM. Fracture in hemophilics with special reference to complications & treatment. Acta Chir Stand 1967; 133(4):293-302.

10. Kocaoglu M, Zulfikar B, Turker M et al. Osteotomies around the knee and elbow. Haemophilia World Congress. Thailand, Bangkok, 2004.

11. Jordon HH. Orthopedic aspect of hemophilia. Acta Orhtop Belg 1965; 31(4):640-7.

12. Amendola A, Twaddle BC. Compartment syndromes. In: Browner BD, Jupiter JB, Levine AM, TRafton PG. Skeletal trauma. v.1. Filadélfia: WB Saunders, 1998. p.365-89.

CAPÍTULO 29

Os dez mandamentos do cirurgião ortopedista

HORÁCIO A. CAVIGLIA

1. O tratamento para pacientes hemofílicos deve ser feito por equipe multidisciplinar, o que inclui hematologistas, ortopedistas, fisioterapeutas, pediatras, hepatologistas, infectologistas, psicólogos, enfermeiros, técnicos de laboratório e assistentes sociais. Se o tratamento não incluir esses especialistas, o resultado pode não ser suficientemente satisfatório.
2. Ouvir o paciente e realizar o exame físico adequadamente.
3. Ao avaliar o diagnóstico de testes complementares, lembrar-se de que os pacientes hemofílicos têm uma dissociação clinicorradiológica, pois frequentemente apresentam lesão acentuada radiológica, embora não sintam muita dor. É importante prestar atenção e tratar os pacientes, não as imagens.
4. Explicar ao paciente todos os benefícios e riscos associados ao tratamento.

5. Sempre reabilitar o paciente antes do tratamento cirúrgico. Depois da reabilitação, fazer uma reavaliação no paciente e verificar se o procedimento cirúrgico ainda é necessário. Após a cirurgia, explicar o plano de reabilitação, certificar-se de que ele está sendo realizado e registrar o resultado final.
6. Fazer um bom prontuário do paciente, guardando imagens de testes complementares para que possam ser usados em estudos multicêntricos.
7. Mesmo tendo poucos pacientes, é importante registrar os dados; dessa forma, eles podem ser analisados estatisticamente e permitem que o médico tome parte em estudos multicêntricos. Deve-se participar desses estudos sempre que possível.
8. Sempre mostrar tanto os resultados satisfatórios quanto os insatisfatórios. Essa é a melhor maneira de reconhecer problemas em diagnóstico e tratamento, ajudar os pacientes e alertar os outros médicos.
9. Se parar de trabalhar com pacientes hemofílicos, não permitir que as informações se percam. As opções são:
   - procurar outro cirurgião ortopedista para substituí-lo e repassar os dados;
   - passar as informações para alguém da equipe que já trabalhe no centro de tratamento;
   - mandar as anotações para o Musculoskeletal Committee of the Hemophilia World Federation.
10. Nunca se esquecer do Juramento de Hipócrates e não permitir que os pacientes sejam discriminados por causa de sua enfermidade.

CAPÍTULO 30

Abordagens e princípios da fisioterapia para lesões musculoesqueléticas na hemofilia: educação, prevenção e tratamento

KATHY MULDER

PAMELA NARAYAN

INTRODUÇÃO

A fisioterapia é uma ciência biomédica aplicada que incorpora principalmente métodos físicos não invasivos para tratar os problemas de saúde de um indivíduo. Na fisioterapia, o terapeuta é o agente de mudança, de modo que sua relação com o paciente e sua habilidade afetam fortemente os resultados do tratamento.[1]

A hemofilia é uma doença congênita que afeta o indivíduo e sua unidade familiar de formas diferentes durante toda a vida.[2,3] Por sua complexidade, a hemofilia é mais bem controlada por uma equipe multidisciplinar, de preferência em um Centro Especializado em Hemofilia (CEH). O papel e a importância do fisioterapeuta variam de acordo com a condição socioeconômica do paciente e a disponibilidade de medicamentos com fatores de coagulação. O fisioterapeuta deve estar preparado para lidar com sangramentos musculares e articulares em estágios agudos, subagudos e crônicos, assim como com complicações graves de sangramento, como o hematoma espinal ou a síndrome de compartimento. O terapeuta também pode encontrar pacientes com doença articular avançada que apresentam muita dor e função limitada e que podem ser candidatos à cirurgia ortopédica.

PRINCÍPIOS DA FISIOTERAPIA

Cuidado centrado no paciente

O modelo de cuidado centrado no paciente é uma forma de estar presente e de cuidar de um paciente e de seu ambiente social imediato.[4] Baseado na abordagem psicoterapêutica centrada no paciente/pessoa desenvolvida por Carl Rogers na década de 1950, o cuidado centrado no paciente requer que o fisioterapeuta estabeleça vínculo com ele e trabalhe dentro do contexto desse indivíduo e de sua família.[5] O profissional deve se esforçar para estabelecer um vínculo com o indivíduo hemofílico (IH) e entender sua situação, não simplesmente prescrever exercícios ou entregar folhetos.

Modelos de cuidado, como entrevistas motivacionais, também podem ser usados de modo eficaz para promover colaboração entre o IH e os membros da equipe de saúde.[6] Quando ele e sua família se sentem parceiros em mesmo nível na relação terapêutica, é mais provável que participem ativamente do cuidado.

Exemplo de caso

Um menino hemofílico vive em um país em desenvolvimento, com trânsito caótico e vias públicas mal cuidadas. O percurso até o centro de tratamento pode levar até 3 horas, o que faz com que a família frequentemente falte à sessão de fisioterapia marcada para a criança. A tendência é presumir que essa família "não adere" ao tratamento. Na verdade, o paciente sente-se ansioso em relação aos sangramentos mesmo em um deslocamento de rotina a partir de sua casa. Seus pais acreditam que o potencial de risco de uma ida à clínica supera os benefícios. Além disso, os pais não conseguem sair do trabalho para levar a criança às sessões. Em situações como essa, o fisioterapeuta deve explorar alternativas como a revisão por telefone ou sessões de fisioterapia em casa.

É importante estimular crianças hemofílicas a manterem diários de autoajuda. O paciente hemofílico é incentivado a escrever o que sabe sobre o problema e sobre o programa de exercícios e fazer cronogramas em seus diários. Às vezes, o diário torna-se um amigo silencioso e funciona como uma válvula de escape emocional valiosa. O fisioterapeuta pode usar esse diário para avaliar a condição de conhecimento e entendimento da doença de cada paciente.

Educação como um meio de fortalecimento

A educação é a base fundamental do tratamento da hemofilia. Quando o paciente entende a doença, ele é mais capaz de fazer escolhas que limitam o impacto do distúrbio de sangramento sobre sua vida.[7,8]

A educação para prevenção de sangramentos, a identificação rápida do sangramento e o tratamento correto desses eventos são muito importantes para ajudar a reduzir a morbidade geral associada à hemofilia durante toda a vida, principalmente quando o hemofílico vive a certa distância do CEH. As sessões de tratamento fisioterapêutico frequentemente levam bastante tempo, não apenas para educar o paciente, mas também para educar seus cuidadores e familiares próximos.

A importância da fisioterapia, incluindo a educação e os exercícios físicos, nem sempre é compreendida. Em países com fator disponível, os pacientes podem voltar à ativa logo após um sangramento, sem saber que a sinovite e a inibição muscular ainda estão presentes. No mundo em desenvolvimento, pode haver ceticismo entre os pacientes e alguns médicos, além de receio de que os exercícios induziram a mais sangramentos.[9,10]

Exemplo de caso

Em um país com disponibilidade limitada de fator, uma criança chega para atendimento com sangramento agudo. O pediatra opta pela administração de fator e sai para negociar sua aquisição (o que, nessa instituição, pode levar várias horas). Ele reluta em chamar o fisioterapeuta até que a criança tenha recebido fator de coagulação. No entanto, o fisioterapeuta explica que, enquanto a criança espera pelo fator, pode solicitar que a articulação seja apoiada com uma tipoia e começar a orientar a família em relação a repouso e a não carregar peso e indicar os exercícios a serem feitos quando o sangramento cessar.

Utilização da Classificação Internacional de Funcionalidade, Incapacidade e Saúde

O modelo teórico mais atual das consequências da saúde e da doença é a Classificação Internacional de Funcionalidade, Incapacidade e Saúde (CIF), desenvolvida pela Organização Mundial da Saúde (OMS), que fornece uma estrutura de funcionalidade e incapacidade e que se estende além da doença.[11] Seu objetivo é descrever a capacidade de uma pessoa de funcionar e participar, a despeito de seu estado clínico, dentro do contexto de fatores pessoais e ambientais.[12] Antigamente, muitos programas de fisioterapia eram direcionados principalmente ao tratamento de deficiências na estrutura e na função corporal, ou seja, tentativas de corrigir patologias tissulares. Nas doenças crônicas como a hemofilia, a pessoa pode aprender a "funcionar" apesar das alterações significativas na estrutura e na função do seu corpo. Contudo, o ambiente social ou físico pode prejudicar sua capacidade de participar no contexto da sociedade; assim, o fisioterapeuta deve estar ciente da estrutura CIF para que possa estabelecer metas funcionais com o indivíduo e sua família e escolher instrumentos adequados para avaliar o resultado de suas intervenções.[13] Em todos os casos, deve-se estar atento para garantir que o indivíduo seja capaz de participar com toda a normalidade possível em seu ambiente, apesar da deficiência.

Colaboração e cooperação com outros membros da equipe

A hemofilia é uma doença complexa que pode afetar a saúde física, emocional e psicossocial do paciente e de sua família.[2,3] Nenhum profissional de saúde, sozinho, tem todas as habilidades necessárias para ajudar em todos os aspectos da vida afetados pela hemofilia. Uma equipe ampla e multidisciplinar constitui o modelo de preferência, mas isso nem sempre é possível.[14,15] Em algumas situações, pode ser mais viável propagar o conceito de cuidado integral por meio do desenvolvimento de habilidades avançadas em um ou dois profissionais que estão envolvidos no cuidado do paciente hemofílico.[16] Em função de sua educação, o fisioterapeuta já apresenta muitas das habilidades necessárias.

Confiança e empatia

A pessoa com hemofilia pode consultar dezenas ou centenas de profissionais de saúde ao longo da vida. Nem todos serão bem informados a respeito da doença e alguns podem, inadvertidamente, causar danos. Desenvolver a confiança leva tempo e esse sentimento deve ser conquistado. Mostrar empatia e reconhecer os receios do paciente e de sua família são passos importantes. O terapeuta precisa demonstrar conhecimento sobre a hemofilia e as técnicas de fisioterapia, mas também precisa respeitar o conhecimento das famílias e mostrar boa vontade para escutar o paciente, que convive com a doença todos os dias.

Conhecer os diferentes tipos de fatores de coagulação e o sistema de distribuição do Ministério da Saúde

O fisioterapeuta precisa conhecer os tipos de fatores de coagulação que cada paciente requer, assim como o sistema para obtê-lo. Onde o medicamento está localizado? Quem paga por ele? Quem infunde o fator?

Muitas técnicas de avaliação fisioterápica e de tratamento podem ser aplicadas com segurança em pacientes hemofílicos sem cobertura de fator de coagulação, mas deve-se reconhecer que pode haver sangramentos como resultado do exercício físico na unidade de fisioterapia ou em casa. Nos países com amplo acesso a fatores de coagulação, é possível que o fisioterapeuta prescreva exercícios bastante vigorosos; no mundo em desenvolvimento, porém, fatores de coagulação podem não ser encontrados ou ser caros demais. Nesses casos, o terapeuta deve tomar cuidado extra para garantir que os tratamentos e atividades recomendados sejam seguros e não causem sangramento. Essa mesma cautela é essencial ao se lidar com pacientes com anticorpos inibidores.

Educação continuada e melhores práticas

A hemofilia não é uma doença comum, de modo que poucos fisioterapeutas têm experiência em tratá-la. A Federação Mundial de Hemofilia tem muito material impresso e oferece seminários regionais de treinamento e congressos internacionais; alguns países têm associações formais de fisioterapeutas que trabalham com hemofilia regularmente.[17-20] Com a comunicação eletrônica, o terapeuta pode tirar proveito de módulos de educação baseados na internet e da comunicação direta com outros fisioterapeutas em todo o mundo.

ABORDAGENS DE FISIOTERAPIA: EDUCAÇÃO, PREVENÇÃO E TRATAMENTO

Educação dos indivíduos afetados pela hemofilia

Aprender sobre sangramentos que não são visíveis, sem contexto ou experiência anterior, é difícil para a maioria das famílias. Outros desafios incluem o isolamento geográfico e altos índices de analfabetismo.

Vários recursos ilustrados foram desenvolvidos para ensinar como avaliar e tratar sangramentos musculares e articulares, estando disponíveis em diversos idiomas.[21-24] Tecnologias como videoconferências podem ser usadas quando o acesso ao CEH é difícil.

Para um máximo de eficácia, a orientação deve ser repetida frequentemente e em diferentes estágios da vida.[25] Um resumo dos tópicos educativos recomendados ao longo da vida é apresentado na Tabela 1.

TABELA 1 Tópicos de orientação fisioterápica por idade do paciente

Idade/estágio	Objetivo principal	Tópicos	Outros
Diagnóstico, pré-verbal *	Pais* Cuidadores**	**Sinais de sangramento:** Iniciais: recusa em sustentar peso/usar o membro; calor sobre a área; sensação dolorosa; perda da amplitude final de movimento Tardios: edema; dor intensa; perda total do movimento Tratamento:*** repouso e não sustentar peso	
Pré-escolar, verbal	Criança	Existe dor? Sente algo diferente? Contar a um adulto responsável o mais cedo possível Reforçar a necessidade de repouso e não sustentação de peso	Reforçar para a criança o fato de que a identificação rápida significa ajuda e volta ao normal mais rapidamente. Algumas crianças podem demorar a contar por medo de receber injeções
	Pais, outros cuidadores	Procurar sinais de sangramento Incentivar os pais a perguntar e examinar a criança na presença de sinais Seguir o plano de tratamento desenvolvido pela equipe Desenvolver critérios para o retorno às atividades normais (consultar o item de Tratamento)	Os pais e demais cuidadores devem evitar reações negativas quando a criança mostrar um sangramento. Isso pode fazer com que a criança relute em mostrar da próxima vez

(continua)

TABELA 1 (continuação) Tópicos de orientação fisioterápica por idade do paciente

Idade/estágio	Objetivo principal	Tópicos	Outros
Em idade escolar	Criança/adolescente	Identificação e diferenciação rápidas dos sangramentos articulares e musculares Início do plano de tratamento, como desenvolvido pela equipe Reforçar a necessidade de repouso e não sustentação de peso Consequências de sangramentos: introduzir os conceitos de contratura, sinovite, artropatia Sinais de perigo: perda sensória, dor extrema Causas dos sangramentos atuais e prevenção de sangramentos futuros (momentos de aprendizado) Tomada de decisão referente a atividades e esportes	O fisioterapeuta pode começar a construir a experiência da própria criança com os sangramentos O contato com pacientes mais velhos, que podem ter vivido consequências, pode ter impacto significativo e reforçar a mensagem Sangramento do músculo psoas e do antebraço, com potencial de comprometimento neurovascular, é mais comum em crianças mais velhas O fisioterapeuta direciona a equipe de cuidado integral em relação aos níveis de atividade apropriados para a criança e as condições locais de atendimento de saúde

(*continua*)

TABELA 1 (continuação) Tópicos de orientação fisioterápica por idade do paciente

Idade/estágio	Objetivo principal	Tópicos	Outros
	Pais	Tomada de decisão referente a atividades e esportes Equipamento de proteção e modificação de atividades Trabalhar com a escola da criança para garantir um nível adequado de participação****	Pode ser necessário o respaldo de um membro da equipe de saúde psicossocial
Adolescentes	Adolescentes	Reforço da identificação rápida dos sangramentos Reforço do autotratamento imediato dos sangramentos e da execução do plano de tratamento Lidar com a pressão dos colegas, principalmente em relação aos esportes Opções de educação e de formação profissional adequadas ao estado atual e à condição física esperada. Se adequado, proteção articular e muscular durante a atividade sexual	O apoio de um membro da equipe de saúde psicossocial muitas vezes é necessário Devem-se enfatizar menos dependência dos pais e mais autoconsciência e autotratamento
	Pais	Incentivo da independência progressiva do adolescente	

(*continua*)

TABELA 1 (continuação) Tópicos de orientação fisioterápica por idade do paciente

Idade/estágio	Objetivo principal	Tópicos	Outros
Adulto jovem que está saindo da casa dos pais	Paciente adulto	Identificação de sangramentos e distinção entre dor artrítica e sangramentos Escolhas profissionais e modificações, dependendo da condição física Proteção articular e muscular durante a atividade sexual	
	Parceiro por toda a vida	O fisioterapeuta pode precisar responder perguntas sobre função física, período de recuperação após sangramentos, atividade sexual e prognóstico físico a longo prazo	
Adulto	Paciente adulto	Sintomas de artrite Manutenção da atividade física pode exigir modificações Controle do peso Recursos para auxiliar tarefas da vida diária, se necessário Modificações no local de trabalho Indicações para cirurgia ortopédica Pré-habilitação	
	Filhas portadoras	Avanços no cuidado ao longo da vida do pai devem significar uma vida diferente para seus filhos	

(*continua*)

TABELA 1 (continuação) Tópicos de orientação fisioterápica por idade do paciente

Idade/estágio	Objetivo principal	Tópicos	Outros
Idosos	Paciente/parceiro	Proteção conjunta e conservação de energia Controle do peso Prevenção de quedas Indicações para cirurgia ortopédica Pré-habilitação	
	Netos	Avanços no cuidado ao longo da vida do avô devem significar uma vida diferente para os netos	

*O diagnóstico de hemofilia grave ou moderada geralmente é feito no início da vida. O diagnóstico de hemofilia leve pode ser feito até mais tarde.

**Babás, funcionários da creche e outros cuidadores também devem ser orientados.

***A equipe de cuidado integral desenvolve um plano de tratamento.

****A equipe de cuidado integral desenvolve um plano para lidar com lesões na escola e na comunidade.

Identificação precoce dos sangramentos

Os pais de crianças com diagnóstico recente de hemofilia querem saber como descobrir se seu filho estiver sangrando. O fisioterapeuta deve ensiná-los a procurar as primeiras alterações indicativas de sangramento intra-articular ou intramuscular, como irritabilidade e alterações de comportamento, claudicação ou evitamento de uso do membro, calor sobre a região afetada, dor à palpação e desconforto com o movimento. Os pais devem ser instruídos a comparar cuidadosamente os contornos e movimentos entre músculos e articulações contralaterais para ajudá-los a localizar o ponto de sangramento e capacitá-los a reconhecer os primeiros sinais da síndrome compartimental. Informações sobre os locais mais comuns de sangramento articular e muscular devem ser fornecidas. Eles devem ser tranquilizados quanto aos sangramentos em tecidos moles superficiais (hematomas), que podem parecer graves, mas que são menos prováveis de produzir invalidez ou complicações graves.

Conforme a criança cresce, ela aprende a reconhecer os primeiros sintomas de sangramento musculoesquelético, devendo ser instruída a contar a um adulto responsável que está tendo um sangramento e que precisa de tratamento. Embora possa haver certa relutância por parte da família em contar que a criança apresenta hemofilia, é recomendável que os funcionários da escola e talvez até alguns amigos próximos da criança saibam o que fazer em caso de lesão.

Exemplo de caso

Um adolescente com hemofilia grave muda de uma escola de ensino fundamental para outra de ensino médio. Durante a primeira semana de aula, ele machuca o joelho e pede gelo à professora, que nega o pedido. Três de seus colegas vêm imediatamente ajudá-lo: "Mas ele tem um problema de sangramento! Você PRECISA dar o gelo!".

Aprendendo com os sangramentos

O termo "sangramento espontâneo" é usado em toda a literatura sobre hemofilia. Infelizmente, ele passa a ideia de que os sangramentos são inevitáveis e imprevisíveis, o que não é totalmente verdadeiro. Esse termo deveria ser substituído por "sangramento sem causa aparente", já que em muitas situações a causa pode ser elucidada. Ser capaz de correlacionar sangramento a atividades ou eventos ajuda a dissipar a sensação de impotência que alguns pacientes têm.[16]

O fisioterapeuta deve usar cada episódio de sangramento agudo como um momento de aprendizado e levar o paciente a pensar no que pode ter causado o episódio.

O que pode ter causado o sangramento?

Por meio da avaliação cuidadosa e do questionamento, frequentemente é possível identificar a razão de cada sangramento, mesmo quando o incidente parece insignificante no momento em que acontece. É muito importante, entretanto, que as perguntas não pareçam um interrogatório. O paciente pode realmente não se lembrar de um evento precipitante ou o sangramento pode ter começado porque a pessoa estava participando de uma atividade "proibida" e não quer admitir o fato. Reformular a pergunta dando um exemplo de como a lesão poderia ter acontecido ajuda o paciente a entender o ocorrido e a prevenir sangramentos futuros.

Exemplo de caso

Um menino de 10 anos de idade é hospitalizado com um sangramento grave no tendão da perna. Ele não se lembra de nada que possa ter causado o sangramento. Conforme a reabilitação ocorre, a fisioterapeuta começa a prepará-lo para a alta. Ela explica que é importante evitar movimentos que possam provocar nova lesão na área e dá exemplos de atividades que podem causar o estiramento súbito dos tendões. De repente, o menino lembra que estava andando de bicicleta e seu pé escorregou do pedal, fazendo com que o joelho esticasse de repente. A dor começou um pouco depois disso. Mistério resolvido.

Quando ele percebeu pela primeira vez que algo estava errado? O que ele sentiu?

Ao ajudar o paciente a prestar atenção na sensação de um sangramento agudo, é mais provável que ele o reconheça nos estágios iniciais quando voltar a ocorrer.

O que ele fez quando percebeu que havia um problema? Alguma coisa poderia ter sido feita de forma diferente?

Muitos pacientes adiarão a busca por tratamento com fatores de coagulação nos estágios iniciais por uma série de razões: social, geográfica, financeira. Talvez a criança tenha de esperar até que os pais voltem do trabalho; talvez a família não tenha condições de comprar o medicamento toda semana e seja necessário esperar até o próximo dia de pagamento. Essa é uma oportunidade crucial para rever medidas de primeiros-socorros e assegurar que o indivíduo conte com um plano de saúde eficaz. Se o paciente seguir os passos corretamente, mas o sistema de saúde falhar, isso deverá ser remediado pela equipe.

Exemplo de caso

Um menino de 7 anos de idade machuca o tornozelo ao jogar futebol com os amigos. Ele avisa a mãe imediatamente, eles seguem para o hospital e mostram seu cartão de identificação de hemofilia. Após uma longa espera no pronto-socorro, eles são informados de que não há fatores de coagulação disponíveis naquele dia. Talvez ele possa voltar amanhã. Nesse caso, a criança e a mãe agiram corretamente ao buscar tratamento. A equipe precisa trabalhar com o sistema local para garantir que o medicamento com fatores de coagulação esteja sempre disponível e seja administrado sem demora.

Uma lesão semelhante poderia ser evitada?

Acidentes acontecem, mas existem algumas medidas de proteção que podem ser colocadas em prática para reduzir a probabilidade de lesões semelhantes.

Tratamento o mais rápido possível dos sangramentos

Pais observadores e pessoas com hemofilia com experiência de sangramentos sabem que um sangramento começa antes de surgirem sinais evidentes, como edema e perda de movimento. Se houver fatores de coagulação disponíveis, o medicamento deve ser administrado assim que o sangramento iniciar. Alguns pacientes conseguem fazer a infusão em casa, mas, em muitas situações, o sangramento envolve deslocamento até um centro de tratamento e, possivelmente, mais tempo de espera pela aplicação. Todavia, a infusão de fatores isoladamente não é suficiente; há evidências experimentais de que o sangue apresenta um efeito prejudicial direto sobre a cartilagem articular.

Concentrações mais altas de sangue resultam em maior desorganização da matriz da cartilagem, principalmente da cartilagem nova, e isso se intensifica ainda mais com a sustentação de peso.[26] Todo hemofílico deve se lembrar de manter as articulações em repouso e evitar a sustentação de peso, a fim de limitar o dano causado à cartilagem articular.

Prevenção

Antes do desenvolvimento de agentes eficazes com fatores de coagulação, a tendência era isolar a pessoa com hemofilia (PCH) de atividades que pudessem provocar sangramento.[27] Atualmente, porém, se sabe que as crianças aprendem explorando seu meio; elas desenvolvem habilidades motoras e coordenação testando a si mesmas com tarefas de dificuldade progressiva e certa quantidade de "risco assumido", o que constitui o estágio normal de desenvolvimento.[28] Embora a superproteção seja prejudicial para a criança com hemofilia, existem medidas de proteção que podem ser eficazes para minimizar a frequência e a gravidade da lesão:[16]

- vestimentas de proteção: joelheiras podem fornecer proteção contra contusões quando a criança está aprendendo a engatinhar. Capacetes e calças acolchoadas podem ser úteis quando a criança está aprendendo a andar;[29]
- sapatos: protegem os pés de objetos afiados e ajudam a evitar a flexão ou extensão extrema dos dedos dos pés.[30] O uso de sapatos mais rígidos parece uma escolha lógica, mas pode fazer com que a criança não consiga desenvolver força e coordenação nos pés e tornozelos. Palmilhas corretivas ou suporte do arco, que apoiam os tornozelos, podem ser úteis em alguns casos;
- órtese: apoio ortopédico pode ser útil para a sinovite e a artrite degenerativa. O tecido sinovial hipertrófico e inflamado é facilmente

comprimido quando se estendem os joelhos, cotovelos, tornozelos e dedos do pé ao máximo.[31-33] Para prevenir sangramento talocrural, a dorsiflexão deve ser restrita (com sapatos ou órtese tornozelo-pé). Órtese funcional, que permite algum movimento e minimiza a atrofia muscular, é preferível à órtese rígida. No caso de alterações degenerativas avançadas, no entanto, as órteses rígidas podem ser mais eficientes para aliviar a dor e possibilitar a função.[34-36]

Escolha de atividades: esportes "seguros"

Tentar encontrar o devido equilíbrio entre atividade física adequada e prevenção de lesões pode ser um grande desafio para as famílias que convivem com a hemofilia. Antes do advento dos concentrados de fatores, a maioria das crianças com hemofilia era proibida de participar de atividades físicas.[37] Hoje, nos países em que fatores de coagulação estão disponíveis para profilaxia, muitas crianças participam de diversas atividades juntamente com seus colegas saudáveis.

Os benefícios físicos, sociais e psicológicos da atividade física, incluindo os esportes, já foram documentados.[38] Muitas publicações tentaram determinar que atividades e esportes são seguros para as PCH e algumas sugeriram sistemas de classificação baseados no risco percebido e/ou nos tipos de lesões associadas a cada atividade.[39,40]

A escolha de atividades deve ser baseada no entendimento entre a família e toda a equipe, levando-se em conta a gravidade do sangramento, a presença ou não de articulações-alvo, a disponibilidade de medicamentos com fatores de coagulação, a presença de anticorpos inibidores, o próprio interesse do paciente e as instalações disponíveis.[41] O papel do fisioterapeuta é passar informações a ambos, equipe e família, sobre a condição musculoesquelética do paciente e orientá-los quanto à adequação de força, flexibilidade, coordenação e resistência para a atividade escolhida. Caso a atividade não seja adequada, mas os benefícios superem suficientemente os riscos, o terapeuta pode orientar em relação a exercícios preparatórios, equipamento de prevenção, como apoio ortótico, ou mudanças na atividade que permitirão ao paciente participar de algum modo.[42] Por outro lado, se os riscos superam os benefícios, esforços devem ser mantidos para ajudar o indivíduo a encontrar uma atividade alternativa mais adequada.[43]

O fisioterapeuta também pode precisar trabalhar com funcionários da escola e com autoridades de ensino, principalmente professores de Educação Física, para garantir que as atividades escolares sejam seguras. A equipe de cuidado também deve garantir que o plano de tratamento das lesões esteja bem organizado na escola (p.ex., sangramentos no cotovelo podem ser prevenidos se as crianças tiverem alguém para ajudá-las a escrever durante exames muito extensos).

Organizar acampamentos para crianças com hemofilia pode ser uma alternativa para provocar uma mudança de atitude em relação a exercícios físicos e esportes, proporcionando uma oportunidade de interação entre os jovens, fisioterapeutas e treinadores, além de possibilitar o teste de desempenho de atividades supervisionadas.

Escolhas profissionais

Na maioria dos indivíduos com hemofilia grave, certo grau de artropatia é inevitável, mesmo em países com profilaxia, o que pode afetar a capacidade de uma pessoa de encontrar e manter um emprego.[44] Todos os membros da equipe devem incentivar cada paciente a completar o nível máximo de formação possível, o que, por sua vez, melhora as oportunidades profissionais.[45]

O fisioterapeuta deve fornecer informações contínuas a cada paciente sobre o estado de suas articulações e seus músculos, conforme o indivíduo cresce e se desenvolve, e orientar os pacientes sobre como lesões físicas específicas podem afetar potencialmente as suas funções no futuro (p.ex., um adolescente que já apresenta artropatia no tornozelo deve ser incentivado a seguir profissões que não requeiram longas caminhadas).

Provavelmente, a propensão a funções que exigem trabalho físico e atividades vigorosas repetitivas será impraticável para pacientes com artropatia. Assim como acontece na escolha da atividade, o fisioterapeuta pode analisar o indivíduo e as exigências do trabalho. Algumas modificações no local de trabalho podem ser possíveis, mas muitos portadores de hemofilia preferem não revelar a doença a seus empregadores, de modo que tais intervenções devem ser cuidadosamente discutidas com cada paciente.

Avaliação

Para cuidar do paciente hemofílico de modo eficaz, é preciso avaliar sua condição musculoesquelética. Há vários métodos padronizados de avaliação disponíveis na literatura. Alguns dos protocolos de avaliação podem ser baixados da internet, a partir do site da World Federation Hemophilia (WFH - www.wfh.org). Para desenvolver um quadro holístico, a avaliação da PCH deve ser feita do ponto vista físico e funcional, incluindo o exame das seguintes áreas:

- dor;
- medidas de amplitude do movimento articular (ADM) (ativa/passiva);
- força muscular;

- comprimento ou flexibilidade da musculatura;
- deformidades esqueléticas, se houver;
- contratura dos tecidos moles;
- alinhamento e postura;
- propriocepção e capacidade de equilíbrio;
- tarefas funcionais, como andar, levantar-se a partir da posição sentada, subir escadas, etc.

TRATAMENTO

Foi demonstrado que os tratamentos de fisioterapia baseados em exercícios são seguros e eficazes para PCH.[9,46-51] Os programas de fisioterapia devem ser desenvolvidos para permitir que o indivíduo com hemofilia volte à função integral o mais rapidamente possível, minimizando o tempo perdido na escola ou no trabalho. O fisioterapeuta assume o papel de educador e tratador, ensinando a pessoa a avaliar o sangramento, verificando o progresso do paciente e sugerindo tarefas para alcançar a próxima meta funcional, tornando o programa de reabilitação relevante para os objetivos e o ambiente do indivíduo.

Preferencialmente, os programas devem ser personalizados para o máximo de benefício. De modo geral, os programas de exercícios para manter a saúde musculoesquelética devem incluir componentes de força, flexibilidade, resistência e propriocepção. Acredita-se que o paciente deve ser um participante ativo em seu programa de reabilitação.

Embora possa haver espaço, em certas situações, para o tratamento passivo, como as modalidades eletrofísicas ou a necessidade de técnicas específicas manuais, os programas de reabilitação independente realizados em domicílio são preferíveis, por serem opções mais sustentáveis. Uma grande vantagem dos programas mantidos em casa é que eles podem ser seguidos pelo paciente na hora e no local mais conveniente para ele e sua família, não sendo preciso perder o dia de trabalho ou escola para ir à clínica de fisioterapia. Além disso, o custo do tratamento em domicílio é baixo, quando comparado ao tratamento hospitalar. O desafio para o fisioterapeuta é encontrar formas criativas de estabelecer metas funcionais e prescrever exercícios adequados que não contem com equipamentos sofisticados, além de organizar o monitoramento do programa em intervalos regulares.

Os portadores de hemofilia percebem rapidamente quais são os tratamentos que funcionam melhor para eles e as lições aprendidas com um episódio de sangramento que podem ser aplicadas ao próximo. Alguns pacientes aceitam as sugestões do terapeuta e as modificam para adequá-las às suas necessidades. Um diálogo aberto que incentiva o aprendizado mútuo e a resolução de problemas é benéfico para garantir que essas modificações não reduzam a eficácia do programa ou levem ao perigo de mais sangramentos.[52] O fisioterapeuta deve estar disposto a aprender com as pessoas que convivem com a hemofilia durante toda a vida.

Modalidades de fisioterapia

A estimulação muscular elétrica pode, às vezes, ser útil para fins de reeducação, mas não deve ser considerada reabilitação "funcional". Na verdade, o excesso de fortalecimento dos músculos estimulados em posições específicas, sem atender aos requisitos funcionais do músculo e de seus antagonistas, pode ser prejudicial.[53] A estimulação elétrica funcional e o *biofeedback* por eletromiografia (EMG) podem ser mais úteis no treinamento seletivo da musculatura periarticular depois do sangramento de uma articulação.

Exemplo de caso

Um menino com sinovite crônica do joelho é encaminhado para fisioterapia para exercícios de fortalecimento do quadríceps femoral. O terapeuta aplica estimulação muscular elétrica 3 vezes/semana, durante 4 semanas, com o menino em posição supina e o joelho em extensão total. Ao fim de 4 semanas, ele é reavaliado e demonstra forte extensão terminal do joelho e excelente elevação da perna reta. Entretanto, ele não consegue levantar da cama sem ajuda, em virtude da falta de controle do joelho na flexão, e também não consegue subir e descer escadas. Assim, parece que a estimulação muscular elétrica gerou apenas uma contração concêntrica do reto femoral e somente na posição mais curta. Não atendeu à necessidade do quadríceps como um todo, de trabalhar excentricamente em toda a amplitude de movimento e em posições de sustentação de peso.

Além da contração concêntrica do quadríceps, o menino deveria ter mantido exercícios funcionais, como se sentar e se levantar, e a extensão ativa do joelho, talvez juntamente com a estimulação elétrica ou o *biofeedback*. O *biofeedback* por EMG é uma ferramenta excelente que pode ser usada para monitorar e treinar a função muscular.[54]

Hemartrose

Uma vez cessado o sangramento (avaliado pela diminuição da dor), iniciam-se os exercícios isométricos. Os exercícios ativos suaves de amplitude de movimento são iniciados em amplitude sem dor: é possível que precisem ser realizados em posição antigravidade ou em piscina de hidroterapia, se houver inibição muscular significativa. Quando o paciente tiver controle muscular adequado, é possível introduzir exercícios contra a gravidade e com resistência, com progressão lenta.

Meios auxiliares de locomoção devem ser usados para permitir que a pessoa vá ao trabalho ou à escola enquanto a reabilitação está em andamento. O apoio total do peso pode ser retomado quando não houver mais evidência de sinovite e existir amplitude adequada de movimento, força muscular e propriocepção.[55]

Sinovite

A reabilitação deve ser mantida até que a área afetada tenha voltado à condição inicial. Deve-se dar atenção à minimização e ao tratamento da sinovite reativa. Gelo, ultrassom pulsado, diatermia por ondas curtas e compressão elástica são sugeridos para pessoas com hemofilia.[56,57] A sinovite não tratada deixa a articulação suscetível a sangramento repetido e pode levar ao desenvolvimento de uma articulação-alvo.[58,59]

Disfunção muscular

Deve ser tratada em todos os estágios do programa de reabilitação. A função muscular pode ser alterada pelo sangramento no músculo, por sangramento em uma articulação adjacente ou pela compressão de um nervo em compartimentos musculares profundos.

Os músculos são classificados como mobilizadores e estabilizadores; esses dois grupos contêm tipos diferentes de fibras musculares e respondem de modo diferente às lesões. Os músculos estabilizadores tendem a ser mais profundos, próximos às articulações, e reagem à lesão com enfraquecimento e inatividade. Os músculos mobilizadores são mais superficiais, podem cruzar mais de uma articulação e são capazes de gerar grande força. Quando lesionados, reagem desenvolvendo espasmos musculares de proteção. Eles também podem se tornar superativos, tensos e encurtar, se a musculatura estabilizadora adjacente estiver enfraquecida. O desequilíbrio muscular resultante pode alterar o eixo de movimento nas articulações adjacentes e limitar o movimento. Exercícios específicos para restaurar a função da musculatura estabilizadora podem ser ensinados com cuidado e devem ser praticados com precisão.[60]

Sangramentos intramusculares

Depois de um sangramento muscular, exercícios ativos de alongamento podem ser introduzidos assim que o sangramento cessar e a dor permitir. Esse alongamento não deve produzir desconforto, que, por sua vez, pode indicar novo sangramento. Talas seriadas em uma posição alongada podem ser mais confortáveis e são úteis para crianças pequenas.[61]

A reabilitação para restabelecer o comprimento do músculo e a força deve ser mantida com cuidado e em estágios. O paciente deve reaprender a usar cada músculo em sua própria situação funcional: é um músculo estabilizador ou mobilizador? Ele precisa trabalhar em direção excêntrica ou concêntrica? É usado para posições com ou sem sustentação de peso? Qual é a amplitude de movimento necessária para sua função? Contrações lentas e deliberadas para ativar o músculo corretamente podem dar lugar a movimentos mais rápidos (possivelmente com resistência) e com arcos maiores de movimento, para reaplicar os requisitos funcionais e desenvolver resistência.[62]

Artrite

Sem profilaxia primária, a artropatia hemofílica pode se desenvolver logo na segunda década de vida.[63] Os objetivos principais da fisioterapia são a prevenção do sangramento, o alívio da dor e a manutenção da função do paciente.

O apoio ortótico de articulações instáveis pode ser necessário para prevenir o sangramento repetido e a dor com a atividade, além de permitir que o indivíduo participe de suas atividades habituais. Modalidades como a aplicação de calor e a acupuntura podem propiciar alívio temporário da dor. Exercícios de fortalecimento e equilíbrio podem ser úteis para manter a função e prevenir quedas.[64,65]

Quando as medidas conservadoras deixam de ser suficientes, o fisioterapeuta pode recomendar o encaminhamento para o cirurgião ortopedista da equipe.

CONSIDERAÇÕES FINAIS

A experiência geral dos fisioterapeutas que trabalham com PCH é cada vez maior. Apesar de os seminários de treinamento organizados pela Federação Mundial de Hemofilia terem levado a fisioterapia a centros de hemofilia em muitas partes do mundo, ainda há diversas perguntas não respondidas:

1. O gelo deve ser aplicado antes ou depois do fim do sangramento?
2. Por quanto tempo se deve evitar a sustentação de peso depois de uma hemartrose:
   - para preservar a cartilagem?
   - para impedir o desgaste muscular e a perda da amplitude de movimento/propriocepção e força?
3. As órteses devem ser usadas como prevenção primária?
4. A sinovite e a hipertrofia sinovial podem ser distinguidas clinicamente?

Pesquisas são necessárias para validar a hipótese de pressupostos e métodos de tratamento serem, de fato, a melhor abordagem para os pacientes hemofílicos.

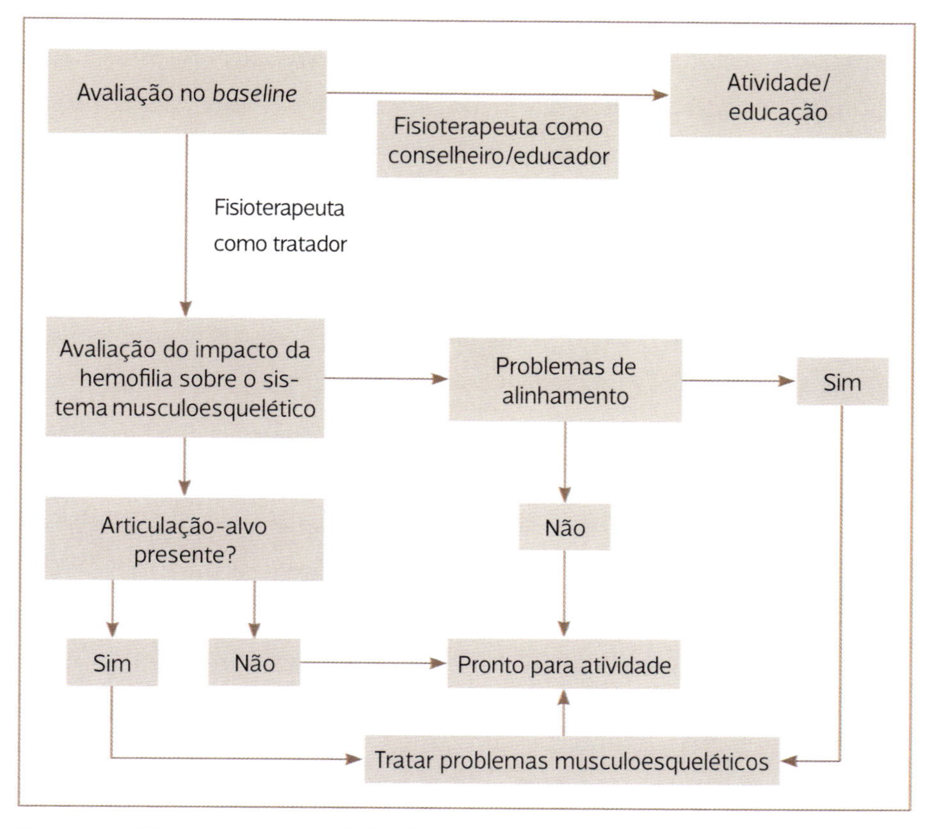

FIGURA 1 Fluxograma de decisão clínica.

REFERÊNCIAS BIBLIOGRÁFICAS

1. Stenmar L, Nordholm LA. Swedish physical therapists' beliefs on what makes therapy work. Phys Ther 1994; 74(11):1034-9.
2. Coppola A, Cerbone AM, Mancuso G, Mansueto MF, Mazzini C, Zanon E. Confronting the psychological burden of haemophilia. Haemophilia 2011; 17(1):21-7.
3. Beeton K, Neal D, Watson T, Lee CA. Parents of children with haemophilia – a transforming experience. Haemophilia 2007; 13(5):570-9.
4. Robinson JH, Callister LC, Berry JA, Dearing KA. Patient-centered care and adherence: definitions and applications to improve outcomes. J Am Acad Nurse Pract 2008; 20(12):600-7.

5. Rogers C. Client-centered therapy: its current practice implications and theory. Cambridge: Riverside Press, 1951.

6. Ackerman E, Falsetti SA, Lewis P, Hawkins AO, Heinschel JA. Motivational interviewing: a behavioral counseling intervention for the family medicine provider. Fam 2011; 43(8):582-5.

7. Lindvall K, Colstrup L, Loogna K, Wollter I, Grönhaug S. Knowledge of disease and adherence in adult patients with haemophilia. Haemophilia 2010; 16(4):592-6.

8. Stover B. Training the client in self-management of hemophilia. J Intraven Nurs 2000; 23(5):304-9.

9. Gomis M, Querol F, Gallach JE, González LM, Aznar JA. Exercise and sport in the treatment of haemophilic patients: a systematic review. Haemophilia 2009; 15(1):43-54.

10. Heijnen L, Buzzard BB. The role of physical therapy and rehabilitation in the management of hemophilia in developing countries. Semin Thromb Hemost 2005; 31(5):513-7.

11. International Classification of Functioning, Disability and Health (ICF). Disponível em: http://www.who.int/classifications/icf/en/. Acessado em: 2/10/2011.

12. Bossman T, Kirchberger I, Glaessel A, Stucki G, Cieza A. Validation of the comprehensive ICF core set for osteoarthritis: the perspective of physical therapists. Physiotherapy 2011; 97(1):3-16.

13. de Kleijn P, van Genderen FR, van Meeteren NL. Assessing functional health status in adults with haemophilia: towards a preliminary core set of clinimetric instruments based on a literature search in rheumatoid arthritis and osteoarthritis. Haemophilia 2005; 11(4):308-18.

14. Evatt BL. The natural evolution of Haemophilia care: developing and sustaining comprehensive care globally. Haemophilia 2006; 12(Suppl.3):13-2.

15. Gupta DA. Comprehensive haemophilia care in developing countries. Ferozsons Pvt 2001; 132-37.

16. Cassis F. Psychosocial care for people with hemophilia; treatment of hemophilia. [Monograph n. 44; 2007]. Montreal: World Federation of Hemophilia, 2007.

17. World Federation of Hemophilia. www.wfh.org ; links to Events, Resources, Programs.

18. Canadian Physiotherapists in Hemophilia Care. Disponível em: http://www.hemophilia.ca/en/care-and-treatment/physiotherapy/. Acessado em: 2/10/2011.

19. Hemophilia Chartered Physiotherapists Association (UK). Disponível em: http://www.csp.org.uk/professional-networks/hcpa.

20. National Hemophilia Foundation (USA) Physical Therapists Working Group. Disponível em: http://www.hemophilia.org/NHFWeb/MainPgs/MainNHF.aspx?menuid=60&contentid=105.

21. Hemophilia in Pictures. Montreal: World Federation of Hemophilia, 2005. Disponível em: www.wfh.org/en/page.aspx?pid=1297. Acessado em: fevereiro de 2013.

22. Cassis F, Villac P, ED' Amico A, Santo V. Flash Cards: an interactive and educational tool for the people with hemophilia, family and care agents. Haemophilia 2006; 12(Suppl.2):37.

23. Hemo Action: a new educational tool for children with hemophilia. 2010. Disponível em: www.wfh.org

24. Mulder K. Exercises for persons with hemophilia. World Federation of Hemophilia. 2006.

25. Mauser-Bunschoten EP, Hamers MJ, De Roode D, Terlingen-Van Baaren G, De Kleijn P, Bos R et al. Improvement of patient education and information: development of a patient's information dossier. Hemophilia 2001; 7(4):397-400.

26. Kleijn P, Bos R et al. Improvement of patient education and information: development of a patient's information dossier. Haemophilia 2001.

27. Roosendaal G, Jansen NW, Schutgens R, Lafeber FP. Haemophilic arthropathy: the importance of the earliest haemarthroses and consequences for treatment. Haemophilia 2008; 14(Suppl.6):4-10.

28. von Mackensen S. Quality of life and sports activities in patients with haemophilia. Haemophilia 2007; 13(Suppl.2):38-43.

29. Senft KR, Eyster ME, Haverstick J, Bartlett GS. Risk-taking and the adolescent hemophiliac. J Adolesc Health Care 1981; 2(2):87-91.

30. Anderson KR. Bruise protection: safety tips for infants and toddlers with hemophilia. Disponível em: http://www.hemaware.org/story/bruise-protection. Acessado em: 12/11/2009.

31. Wegener C, Hunt AE, Vanwanseele B, Burns J, Smith RM. Effect of children's shoes on gait: a systematic review and meta-analysis. J Foot Ankle Res 2011; 4:3.

32. Jorge Filho D, Battistella LR, Lourenço C. Computerized pedobarography in the characterization of ankle-foot instabilities of haemophilic patients. Haemophilia 2006; 12(2):140-6.

33. Heim M, Wershavski M, Martinowitz U, Varon D, Checick A, Azaria M. The role of orthoses in the management of elbow joints in persons with haemophilia. Haemophilia 1999; 5(Suppl.1):43-5.

34. Heim M, Martinowitz U, Horoszowski H. Orthotic management of the knee in patients with hemophilia. Clin Orthop Relat Res 1997; (343):54-7.

35. Manigandan C, Bedford E, Kumar S, Nathan V, Peter BK, Premkumar JC. 'MYNI's orthosis': a self-adjustable, dynamic knee extension orthosis for quadriceps weakness in haemophilia rehabilitation. Haemophilia 2004; 10(6):738-42.

36. Querol F, Aznar JA, Haya S, Cid A. Orthoses in haemophilia. Haemophilia 2002; 8(3):407-12.

37. Slattery M, Tinley P. The efficacy of functional foot orthoses in the control of pain in ankle joint disintegration in hemophilia. J Am Podiatr Med Assoc 2001; 91(5):240-4.

38. Weigel N, Carlson BR. Physical activity and the hemophiliac: yes or no? Am Correct Ther J 1975; 29(6):197-205.

39. Warburton DER, Nicol CW, Bredin SSD. Health benefits of physical activity: the evidence. CMAJ 2006; 174(6):801-9.

40. Jones P, Buzzard B, Heijnen L. Go for it. Guidance on physical activity and sports for people with haemophilia and related disorders. World Federation of Hemophilia, 1998.

41. Anderson A, Forsyth A. Playing it safe: bleeding disorders, sports and exercise. National Hemophilia Foundation, 2005.

42. Buzzard BM. Sports and hemophilia: antagonist or protagonist. Clin Orthop Relat Res 1996; (328):25-30.

43. Petrini P, Seuser A. Haemophilia care in adolescents – compliance and lifestyle issues. Haemophilia 2009; (Suppl.1):15-9.

44. van Brussel M, van der Net J, Hulzebos E, Helders PJ, Takken T. The Utrecht approach to exercise in chronic childhood conditions: the decade in review. Pediatr Phys Ther 2011; 23(1):2-14.

45. Manco-Johnson MJ, Abshire TC, Shapiro AD, Riske B, Hacker MR, Kilcoyne R et al. Prophylaxis *versus* episodic treatment to prevent joint disease in boys with severe hemophilia. N Engl J Med 2007; 357(6):535-44.

46. Drake JH, Soucie JM, Cutter SC, Forsberg AD, Baker JR, Riske B. High school completion rates among men with hemophilia. Am J Prev Med 2010; 38(4Suppl.):S489-94.

47. Vallejo L, Pardo A, Gomis M, Gallach JE, Pérez S, Querol F. Influence of aquatic training on the motor performance of patients with haemophilic arthropathy. Haemophilia 2010; 16(1):155-61.

48. Broderick CR, Herbert RD, Latimer J, Curtin JA, Selvadurai HC. The effect of an exercise intervention on aerobic fitness, strength and quality of life in children with haemophilia. BMC Blood Disord 2006; 6:2.

49. Gurcay E, Eksioglu E, Ezer U, Cakir B, Cakci A. A prospective series of musculoskeletal system rehabilitation of arthropathic joints in young male hemophilic patients. Rheumatol Int 2008; 28(6):541-5.

50. Hilberg T, Herbsleb M, Puta C, Gabriel HH, Schramm W. Physical training increases isometric muscular strength and proprioceptive performance in haemophilic subjects. Haemophilia 2003; 9(1):86-93.

51. Tiktinsky R, Falk B, Heim M, Martinovitz U. The effect of resistance training on the frequency of bleeding in haemophilia patients: a pilot study. Haemophilia 2002; 8(1):22-7.

52. Santavirta N, Solovieva S, Helkama O, Lehto S, Konttinen YT, Santavirta S. Musculoskeletal pain and functional ability in haemophilia A and B. Physiotherapy and rehabilitation in haemophilia patients. Rheumatol Int 2001; 21(1):15-9.

53. Pierstorff K, Seuser A, Weinspach S, Laws HJ. Physiotherapy home exercise program for haemophiliacs. Klin Padiatr 2011; 223(3):189-92.

54. Nosaka K, Aldayel A, Jubeau M, Chen TC. Muscle damage induced by electrical stimulation. Eur J Appl Physiol 2011; 111(10):2427-37.

55. Gomis M, Gonzalez LM, Querol F. Effects of electrical stimulation on muscle trophism in patients with hemophiliac arthropathy. Arch Phys Med Rehab 2009; 90(11):1924-30.

56. Buzzard BM. Proprioceptive training in haemophilia. Haemophilia 1998; 4(4):528-31.

57. Buzzard BM. Physiotherapy for prevention and treatment of chronic hemophilic synovitis. Clin Orthop Relat Res 1997; (343):42-6.

58. Blamey G, Forsyth A, Zourikian N, Short L, Jankovic N, De Kleijn P et al. Comprehensive elements of a physiotherapy exercise programme in haemophilia – a global perspective. Haemophilia 2010; 16(Suppl.5):136-45.

59. Ota S, Mclimont M, Carcao MD, Blanchette VS, Graham N, Paradis E et al. Definitions for haemophilia prophylaxis and its outcomes: the Canadian consensus study. Haemophilia 2007; 13(1):12-20.

60. Seuser A, Berdel P, Oldenburg J. Rehabilitation of synovitis in patients with haemophilia. Haemophilia 2007; 13(Suppl.3):26-31.

61. Sahrmann SA. Diagnosis and treatment of movement impairment syndromes. St. Louis: Mosby, 2002.

62. Beyer R, Ingerslev J, Sørensen B. Current practice in the management of muscle haematomas in patients with severe haemophilia. Haemophilia 2010; 16(6):926-31.

63. Beeton K, Cornwell J, Alltree J. Muscle rehabilitation in haemophilia. Haemophilia 1998; 4(4):532-7.

64. Fischer K, van der Bom JG, Mauser-Bunschoten EP, Roosendaal G, Prejs R, de KleijnP et al. The effects of postponing prophylactic treatment on long-term outcome in patients with severe hemophilia. Blood 2002; 99(7):2337-41.

65. Hill K, Fearn M, Williams S, Mudge L, Walsh C, McCarthy P et al. Effectiveness of a balance training home exercise programme for adults with haemophilia: a pilot study. Haemophilia 2010; 16(1):162-9.

66. Forsyth AL, Quon DV, Konkle BA. Role of exercise and physical activity on haemophilic arthropathy, fall prevention and osteoporosis. Haemophilia 2011; 17(5):e870-6.

CAPÍTULO 31

Avaliações físico-funcionais na pessoa com hemofilia

JANAINA BOSSO DA SILVA RICCIARDI

MARCIA APARECIDA PICCOLOTO MATTA

INTRODUÇÃO

O papel do fisioterapeuta na avaliação e elaboração das propostas de tratamento das alterações musculoesqueléticas em hemofilia evoluiu significativamente nos últimos anos, fazendo desse profissional um membro imprescindível da equipe multidisciplinar, com responsabilidades cada vez mais enfatizadas.

O sucesso de uma estratégia terapêutica depende fundamentalmente de uma coleta de informações aprimorada e de uma interpretação coerente dos dados observados. O processo avaliativo é o alicerce do planejamento terapêutico eficiente, de sua execução e da análise dos resultados obtidos, bem como das adaptações necessárias durante o desenvolvimento do programa de reabilitação. O ato de avaliar é uma ferramenta fundamental para o fisioterapeuta e ajuda o paciente a enxergar de maneira real a situação vivida, além de tornar claros os objetivos a serem alcançados.

Idealmente, o planejamento terapêutico deve ser realizado em conjunto com o paciente, com objetivos mensuráveis e realistas, e com um cronograma de execução. A clareza em propor as estratégias terapêuticas pode desempenhar papel ímpar durante todo o processo de reabilitação e favorecer a adesão ao tratamento.

Saber ouvir e elaborar questões estratégicas para coletar informações que possam parecer irrelevantes ao paciente auxilia na elucidação de dados, às vezes, sem relação com a queixa apresentada. A história pregressa deve abranger não apenas fatores físicos, mas também fatores sociais, econômicos e culturais, que podem ser os responsáveis pelo surgimento e desenvolvimento do problema musculoesquelético manifestado, exigindo a intervenção de outras especialidades.

Com frequência, as queixas vão muito além dos aspectos físicos, o que torna a abordagem multi ou interdisciplinar fundamental na elaboração de um programa terapêutico abrangente e eficiente. A estruturação dessa abordagem é o grande desafio no atendimento da pessoa com hemofilia, pois possibilita a projeção de uma equipe proativa, e não apenas reativa, estimulando a quebra de muitos paradigmas em relação à postura de cada profissional envolvido.

A avaliação física e funcional bem elaborada possibilita a identificação correta dos problemas e suas prováveis causas e consequências. Tanto a avaliação inicial quanto as avaliações de monitoramento dos resultados obtidos com a intervenção terapêutica proposta devem obedecer critérios normativos e procedimentos padronizados que permitam estabelecer os desvios do desempenho normal com objetividade e confiabilidade. É um processo contínuo e dinâmico, no qual não existe um ponto final, pois inúmeros fatores interferem diretamente no contexto global.

O exame inicial não é aquele que responde todas as questões, mas o que indica novas perguntas. O processo avaliatório deve ser direto, objetivo e com metas específicas para facilitar o entendimento do paciente. Não deve apresentar conclusões tendenciosas, baseadas em suposições, e deve estar sempre associado às condições clínicas atuais e pregressas. Informações tanto objetivas quanto subjetivas podem ser coletadas e registradas, preferencialmente de forma ordenada. Por exemplo, pode-se registrar uma informação objetiva, como a presença ou não de edema, seguida da informação subjetiva, como a duração do edema e/ou a sua associação com outro sinal ou sintoma. Dessa forma, certas perguntas têm maior ou menor relevância para diferentes articulações.

As manifestações musculoesqueléticas que podem estar presentes na pessoa com hemofilia exigem cuidados redobrados na observação e na coleta de dados, pois estes permitem a identificação precoce de quaisquer alterações passíveis de intervenção terapêutica e/ou profilática antes que evoluam para comprometimentos de maior extensão. A importância de instrumentos de avaliação padronizados reside principalmente na possibilidade de o método utilizado ser reprodutível a qualquer tempo, por diferentes profissionais, com resultados válidos para a interpretação dos dados e planejamento ou revisão de um programa terapêutico eficaz.

AVALIAÇÃO EM HEMOFILIA

História clínica

O levantamento sobre a história clínica de pessoas com hemofilia é importante para todas as especialidades envolvidas no tratamento, pois fornece subsídios para nortear a elaboração da estratégia mais adequada para cada paciente.

As informações sobre tipo de hemofilia, porcentagem plasmática de fator circulante e modalidades de tratamento recebidas anteriormente (sob demanda, profilaxia primária, secundária ou de curta duração) possibilitam inferir maior ou menor número de episódios hemorrágicos ao longo de toda a vida e auxiliam na compreensão sobre o comprometimento musculoesquelético apresentado. Comparativamente ao tratamento profilático, o tratamento de reposição de fator sob demanda apresenta um alto grau de morbidade. Espera-se que o paciente submetido à profilaxia primária apresente condições musculoesqueléticas mais favoráveis, já que é provável que o número de episódios hemorrágicos articulares e/ou musculares tenha sido menor. Da mesma forma, a presença de inibidor pode implicar maior dificuldade no controle dos episódios hemorrágicos, enquanto a manifestação de doenças associadas (HIV, HCV, etc.) pode trazer outras consequências relacionadas a dor articular e debilidade muscular, seja pelo quadro clínico que acarreta ou por seu tratamento medicamentoso.

A identificação dos fatores predisponentes dos episódios hemorrágicos no sistema musculoesquelético possibilita a elucidação dos mecanismos causadores da lesão contribuindo para seu tratamento e sua prevenção, seja por trauma, por esforço ou ocorrência espontânea.

Instrumentos de avaliação física

A utilização rotineira de instrumentos padronizados de avaliação sensíveis permite a detecção precoce das alterações articulares e funcionais mais sutis, possibilitando uma intervenção terapêutica imediata.

Em função da diversidade de testes, medidas e sequências de coleta de dados disponíveis, o formato da avaliação depende da preferência do avaliador, mas o essencial não difere, sendo fundamental um exame metódico e completo. Dados coletados semestral ou anualmente são fundamentais para o planejamento de possíveis intervenções, principalmente na detecção de uma articulação-alvo, ou seja, aquela que sofreu três ou mais hemartroses em um período de 6 meses. Esta apresenta grandes chances de evoluir para uma sinovite crônica, com prognóstico menos favorável, se não houver uma intervenção preventiva precoce. A avaliação isolada de determinada articulação não deve deixar de considerar a cadeia cinética à qual pertence, pois esta pode estar afetada para compensar as deficiências impostas pela articulação lesada.

A literatura internacional disponibiliza alguns instrumentos de avaliação física amplamente utilizados pela comunidade envolvida na atenção à pessoa com hemofilia, e todos eles norteiam as pesquisas desenvolvidas e em desenvolvimento na área.[2-4] Vários pontos comuns estão presentes nesses modelos e refletem os aspectos musculoesqueléticos mais comumente observados na hemofilia, conforme pode ser visto na Tabela 1.

TABELA 1 Principais avaliações musculoesqueléticas utilizadas em hemofilia

Itens avaliados	Escore do COFMH	Escore de saúde articular	Escala pediátrica do Colorado
Edema	Ausente ou presente, devendo ser registrada a constatação de sinovite	Ausente, leve, moderado ou grave, segundo visualização e palpação de referências ósseas e ventre muscular	Ausente, leve, moderado ou grave, segundo visualização e palpação de referências ósseas e ventre muscular
Duração do edema	Não avaliado	Considerada a presença de edema que se manifesta por 6 meses ou mais	Não avaliado
Atrofia muscular	Ausente, quando a diferença entre os membros for menor que 1 cm, e presente, se for maior	Nenhum, leve ou grave, de acordo com o grau de diminuição do contorno em ventre muscular	Ausente, leve, moderado ou grave, de acordo com o grau de diminuição do contorno em ventre muscular
Alinhamento axial	Pontuado apenas em joelhos e tornozelos, de acordo com os graus de variação, em varo ou valgo	Avaliado e registrado, mas não pontuado	Pontuado de acordo com os graus de variação em varo ou valgo
ADM	Pontuada de acordo com as perdas apresentadas por meio de porcentagens	Análise comparativa ou por meio de tabela normativa; consideradas perda da flexão e perda da extensão; pontuada de acordo com a limitação em graus	Pontuada de acordo com a porcentagem de perdas apresentadas

(continua)

TABELA 1 (continuação) Principais avaliações musculoesqueléticas utilizadas em hemofilia

Itens avaliados	Escore do COFMH	Escore de saúde articular	Escala pediátrica do Colorado
Contratura	Pontuada de acordo com a porcentagem de perda da ADM, considerando a flexão em quadril, joelho ou equino de tornozelo	Análise já considerada no item sobre ADM, como perda da flexão e da extensão	Pontuada de acordo com os graus perdidos na ADM
Crepitação	Presente ou ausente	Ausente, leve ou grave, de acordo com a percepção por som e/ou palpação	Ausente, leve, moderada ou grave, de acordo com a percepção por som e/ou palpação
Força muscular	Não avaliada	Avaliada segundo a escala de Daniels & Worthingham, apresenta quatro níveis de variação	Denominado teste de ruptura, apresenta quatro níveis de variação, de acordo com o grau de resistência aplicado
Marcha	Não avaliada	Avalia o grau de normalidade das habilidades de caminhar, correr, saltar em uma só perna, subir e descer escadas	Avalia o grau de normalidade das habilidades de caminhar, correr, saltar em uma só perna, subir e descer escadas
Imobilizações/ órteses	Avaliadas, mas não pontuadas	Não pontuadas	Pontuadas de acordo com a regularidade de uso

(continua)

TABELA 1 (continuação) Principais avaliações musculoesqueléticas utilizadas em hemofilia

Itens avaliados	Escore do COFMH	Escore de saúde articular	Escala pediátrica do Colorado
Dor	Considera-se a dor associada a déficit funcional, uso de analgésicos e com interferência nas atividades de vida diária Não pontuada	Avaliada durante a movimentação ativa; pontuada em uma escala de 0 a 2	Avalia-se a intensidade de dor com atividade e sem atividade em quatro níveis de pontuação, de acordo com as faces de Wong-Baker
Número de hemartroses por ano	Avaliado de acordo com a gravidade, mas não pontuado	Não pontuado	Não avaliado

COFMH: Comitê Ortopédico da Federação Mundial de Hemofilia; ADM: amplitude de movimento.

Obs.: para a utilização dos escores da tabela, é necessário conhecer profundamente o modelo selecionado, consultando os respectivos manuais de instruções, que contêm todas as orientações de aplicação e formas de interpretações dos dados colhidos.

O escore de exame físico preconizado pela Federação Mundial de Hemofilia (FMH), também denominado Escore de Gilbert, é um instrumento que pode ser utilizado tanto para adultos quanto para crianças, sendo recomendado pelo Comitê Ortopédico da FMH (COFMH).[1] Já o Escore de saúde articular na hemofilia foi desenvolvido para utilização em crianças entre 4 e 18 anos de idade, com itens que lhe conferem maior sensibilidade a alterações mais sutis.[3] Da mesma forma, a Escala pediátrica de Colorado para exame físico articular em hemofilia também foi elaborada para identificar sinais precoces de degeneração articular, incorporando, ainda, atividades funcionais.[2]

Edema e sua duração

A avaliação do edema pode ser realizada utilizando-se o membro contralateral como referência. No entanto, se também houver edema na articulação do membro contralateral, a visualização ou não dos pontos de referência ósseos será especialmente útil. Cuidado adicional deve ser tomado para não atribuir ausência de edema quando, na verdade, ambas as articulações estão acometidas ou existe excesso de tecido adiposo dificultando a avaliação.

Na palpação, o aumento de volume causado por uma membrana sinovial edemaciada apresenta uma sensação pastosa, esponjosa. Em caso de hipertrofia intensa, encontra-se uma sensação dura, espessa, com pouca flexibilidade. Já a tumefação líquida apresenta-se mais macia, móvel e flutuante. A presença de sangue no líquido intra-articular pode produzir uma sensação mais dura e espessa, semelhante a um gel.[4]

A atenção e o cuidado devem ser redobrados ao se observar alterações discretas no volume articular, pois sua relevância clínica consiste no fato de colocar a articulação em situação de alerta. Nesses casos, a duração do edema deve ser questionada, pois pode indicar a presença de uma articulação-alvo. Se essa situação for confirmada, devem ser adotadas medidas para controle da sinovite, na tentativa de minimizar a progressão da lesão osteocartilaginosa.

Em algumas condições da artropatia crônica hemofílica, observa-se crescimento ósseo irregular em joelhos, cotovelos e tornozelos, decorrente da reincidência frequente de episódios hemorrágicos. Nesse caso, o alargamento das epífises de crescimento manifestado pela exacerbação dos côndilos femorais, epicôndilos e maléolos laterais ou mediais não deve ser confundido com edema, uma vez que possibilita o falso aspecto global de aumento de volume.

Avaliar o paciente em diferentes decúbitos e/ou movimentos favorece a observação de determinadas articulações. Exemplificando, cotovelos são mais bem avaliados em extensão e em flexão, posições que permitem visualização adequada dos pontos de referência ósseos.

Atrofia muscular

A atrofia é a perda do volume da fibra muscular, caracterizada pela redução visível no tamanho do ventre muscular. Também nesse caso, a avaliação em diferentes decúbitos ou em bipedestação é importante, pois o contexto global deve ser observado. A comparação com o lado contralateral deve ser cuidadosa, já que em pacientes hemofílicos ambos os lados podem estar acometidos.

Além da informação visual, a utilização de uma fita métrica para registro da perimetria de grupos musculares pode ser realizada a partir de pontos de referência ósseos predeterminados, que serão adotados também em mensurações futuras. O intervalo entre as medidas não é fixo, devendo ser estabelecido pelo avaliador, de acordo com o grupo muscular a ser avaliado.

Alinhamento axial

A observação do alinhamento axial em joelhos e tornozelos visa a detectar alterações não compatíveis com o desenvolvimento normal e que possam influenciar o próprio ou outros segmentos corporais. Vale lembrar que essas alterações podem ser uni ou bilaterais e, principalmente na hemofilia, explicar o acometimento direto ou indireto das articulações envolvidas. Em joelhos, o mau alinhamento pode levar a sintomas patelofemorais, enquanto em tornozelos o desvio que leva ao pé em pronação pode ser decorrente de um arco longitudinal medial mais baixo.

Amplitude de movimento

As medidas goniométricas são utilizadas pelo fisioterapeuta como uma ferramenta que fornece precisão durante a avaliação do arco de movimento e das amplitudes perdidas. O goniômetro é um instrumento de fácil manuseio e o registro cuidadoso dos dados deve ser criterioso, já que fornece informações diretas sobre a saúde articular da pessoa com hemofilia. São analisados parâmetros de normalidade que levam em consideração variações normais da ADM e idade, além da comparação com o lado contralateral.

O registro da ADM deve obedecer à padronização do método avaliativo da goniometria, mas alguns cenários devem ser cuidadosamente analisados. Condições observadas na artropatia crônica hemofílica frequentemente indicam contraturas ou deformidades em flexão. Para exemplificar essas situações, pode-se observar a articulação do cotovelo: um paciente que apresenta 10° de hiperextensão em cotovelo direito e uma limitação de 15° na extensão do cotovelo esquerdo tem uma perda real de 25° na amplitude de movimento, ou seja, 15° na extensão e mais 10° da hiperextensão presente no outro cotovelo, o que, para ele, é um padrão normal. Um programa terapêutico eficiente deve levar em consideração esse tipo de informação, pois conseguir 0° de extensão não significa recuperação completa da ADM.

Crepitação

Os ruídos articulares podem ser percebidos por meio de um som audível ou de sensações palpáveis, como moagem, trituração ou estalos. Na prática clínica, nem todos os ruídos são considerados patológicos, mas não devem ser desconsiderados, principalmente em associação com quadros álgicos. Os idealizadores do escore de saúde articular sugerem que esses achados sejam registrados somente se estiverem presentes pelo menos 3 ou 4 vezes durante 5 a 10 repetições do movimento avaliado de forma ativa.

Força muscular

Força refere-se à quantidade de tensão que pode ser gerada pela unidade musculotendínea. Não se pode negar a interferência do trabalho muscular tanto na prevenção quanto na recorrência dos mecanismos de lesão, ou seja, a ação direta da força muscular na cinética do movimento articular.

Para mensuração de força, existem vários testes musculares já padronizados, mas cada uma das avaliações mais comumente aplicadas na hemofilia utiliza um teste específico, com diferentes orientações para sua realização.

Marcha

Uma análise aprofundada da marcha é dependente de instrumentos e sistemas de mensuração do movimento por meio de técnicas específicas. Durante a avaliação fisioterapêutica de rotina, não é possível empregar tal nível de detalhamento, mas, ainda assim, é possível detectar alterações que remetem a diagnósticos precisos, tanto físicos quanto funcionais.

Alguns aspectos básicos devem ser observados durante a marcha, tanto na fase de apoio quanto na fase de balanço, nos principais níveis segmentares: tornozelo e pé, joelho, quadril e tronco. Os parâmetros de normalidade variam entre homens e mulheres e entre adultos e crianças. Contudo, de modo geral, é importante observar o equilíbrio estabelecido entre a largura da base, o comprimento do passo e da passada, a cadência dos passos, os movimentos de dissociação de tronco, os movimentos pélvicos e a posição dos pés e pododáctilos. Isso permite verificar se existem diferenças entre o ciclo da marcha à esquerda e à direita, os mecanismos de compensação, os desalinhamentos e as artrogenias. Além disso, alguns padrões de marcha são característicos e facilitam significativamente o diagnóstico. Como exemplo, pode-se citar a marcha de Trendelenburg, que ocorre por debilidade de abdutores do quadril, ou a claudicação de psoas, com posicionamento em rotação lateral, flexão e abdução do quadril afetado.[5] Em quadros agudos de hematomas em psoas, esse tipo de marcha é característico e pode servir de diagnóstico diferencial para outros comprometimentos de abdome, coluna e membros inferiores.

Dor

A sensação de dor é subjetiva e pode ser expressa de diferentes modos para cada paciente. Usualmente, a utilização de uma escala visual analógica facilita a interpretação real da intensidade de dor manifestada, pois é indicada pelo próprio paciente. Trata-se de um instrumento simples e de fácil aplicação, que fornece a informação necessária nos diferentes momentos do atendimento clínico. A Figura 1 apresenta um modelo simples, no qual o paciente aponta no retângulo central o local onde melhor se enquadra em relação à dor apresentada, sendo que a extremidade esquerda significa ausência de dor e, a direita, a maior dor já experimentada em sua vida.

A localização da dor, a intensidade, a duração e os fatores desencadeantes de alívio ou exacerbação fornecem informações que auxiliam no diagnóstico correto. Uma dor aguda, que pode ser incapacitante e que se manifesta logo no início do movimento, permanecendo após seu término, sugere uma inflamação aguda. Já a dor crônica, que não é tão intensa e se manifesta ocasionalmente durante a atividade, melhorando com o repouso, pode sugerir uma causa mecânica e estar relacionada a movimentos específicos, alterações posturais ou determinadas atividades.[4]

A dor manifestada em episódios hemorrágicos agudos em hemofilia não tem posição de conforto, ou seja, não se modifica com diferentes posicionamentos, sendo considerada um diagnóstico diferencial de outros comprometimentos.

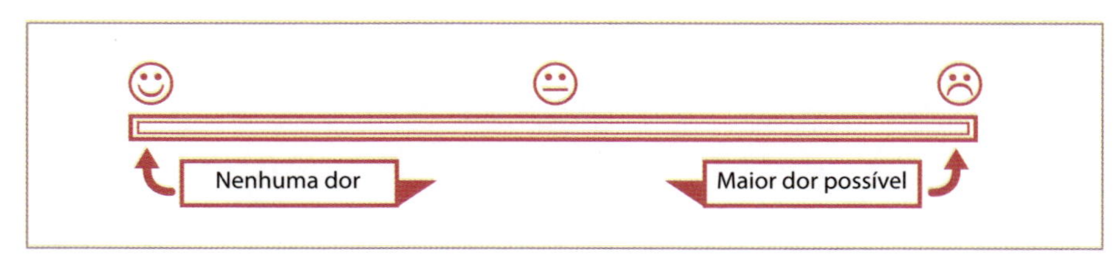

FIGURA 1 Modelo simplificado de uma escala visual analógica.

Instabilidade, imobilização e uso de órteses

A estabilidade articular é função de ligamentos e cápsula articular. Uma amplitude de movimentos excessiva por frouxidão ligamentar não é necessariamente patológica. Contudo, se o paciente não consegue controlar a articulação, especialmente no final da amplitude, significa que tem uma instabilidade articular, a qual pode ter componentes artrocinéticos e/ou anatômicos que geram instabilidade funcional e exigem uma intervenção terapêutica direcionada para o controle motor e proprioceptivo. Na prática clínica, não é um aspecto frequentemente observado, sendo os bloqueios muito mais comuns.

A utilização de aparatos de auxílio em hemofilia, como palmilhas, talas, muletas, cadeiras de rodas, bengalas, estabilizadores, entre outros, auxilia no manuseio dos diferentes comprometimentos musculoesqueléticos, mas deve ser indicada com critério. Da mesma forma que beneficia, pode prejudicar significativamente a evolução do quadro clínico, pois seu uso indiscriminado pode levar a sequelas irreversíveis.

Histórico de hemartroses

O histórico de sangramentos de cada articulação ou músculo é um dado importante que deve ser considerado, pois ajuda a estabelecer relações com outras informações. Exemplo disso é a correlação clinicorradiográfica descrita por Petterson et al.

A fim de estabelecer o grau de artropatia hemofílica, devem-se relacionar os dados clínicos (histórico de hemartrose e redução da função articular) aos achados radiológicos, o que também é descrito por Petterson et al.

AVALIAÇÃO FUNCIONAL EM HEMOFILIA

Durante o exame físico, alguns aspectos referentes às deficiências, limitações, dificuldades e adaptações na execução das atividades de vida diária tornam-se elementos inquietantes para o fisioterapeuta. A avaliação musculoesquelética evidencia uma série de alterações físicas que permitem estabelecer relações com a condição funcional da pessoa com hemofilia. No entanto, no contexto global, muitas vezes a função não é avaliada.

A preocupação com esses aspectos vem se tornando mais evidente a cada dia. Estudos recentes identificam essa necessidade principalmente no que diz respeito às prioridades pontuadas pelo paciente, que vai avaliar seu desempenho em diferentes atividades da vida diária e manifestar seu nível de satisfação ao realizá-las.[5,6] Nem sempre as prioridades interpretadas pelo terapeuta correspondem àquelas estabelecidas pelo próprio paciente. Esse tipo de análise é fundamental para compreender suas necessidades reais e estabelecer uma intervenção terapêutica individualizada.

A relevância da avaliação funcional é fundamentada no fato de ser uma ferramenta facilitadora para traçar os objetivos terapêuticos, visto que aponta as principais limitações durante o desempenho das atividades. Assim, é possível reunir elementos que ajudam a caracterizar, analisar e identificar os aspectos referentes à forma como o paciente hemofílico desempenha funções. Também permite estabelecer se a deficiência funcional acontece por perda de ADM ou força muscular, estabilidade inadequada, falta de coordenação entre agonistas e antagonistas, baixa resistência à fadiga, entre outros.

O escore de independência funcional em hemofilia (FISH – *functional independence score in haemophilia*) é uma ferramenta de fácil aplicação, que permite ao fisioterapeuta avaliar, em um curto período (aproximadamente 10 a 15 min), o desempenho de sete atividades divididas em três grandes categorias: cuidados pessoais, transferências e locomoção. Em cada categoria, são analisadas habilidades específicas, graduadas de 1 a 4, de acordo com o grau de assistência necessária para seu desempenho.[5] A Tabela 2 relaciona as atividades avaliadas.

TABELA 2 FISH – Atividades avaliadas e pontuação

Categorias	Atividades	Pontuações possíveis em cada atividade
Cuidados pessoais	Alimentar-se e arrumar-se Tomar banho Vestir-se	1. Incapaz de executar a atividade ou necessita de assistência completa para executá-la 2. Precisa de assistência parcial e instrumentos ou ambientes modificados para executar a atividade 3. Está apto a executar a atividade sem ajuda ou assistência, porém com ligeiro desconforto 4. Está apto a executar qualquer atividade sem dificuldade alguma, como seus colegas saudáveis
Transferências	Sentar-se em cadeira Agachar-se	
Locomoção	Caminhar Subir escadas Correr	

Obs.: as atividades de alimentar-se e arrumar-se são pontuadas isoladamente, ou seja, cada uma delas pode somar até 4 pontos. A pontuação máxima é de 32 pontos, refletindo total independência funcional.

A Figura 2 descreve resumidamente as principais perguntas a serem feitas durante a utilização desse instrumento. No entanto, não substitui as orientações detalhadas elaboradas por seus autores. Assim, sua aplicação deve ser feita de acordo com as instruções de seus idealizadores, uma vez que se trata de uma ferramenta objetiva e não permite suposições na atribuição de pontos.

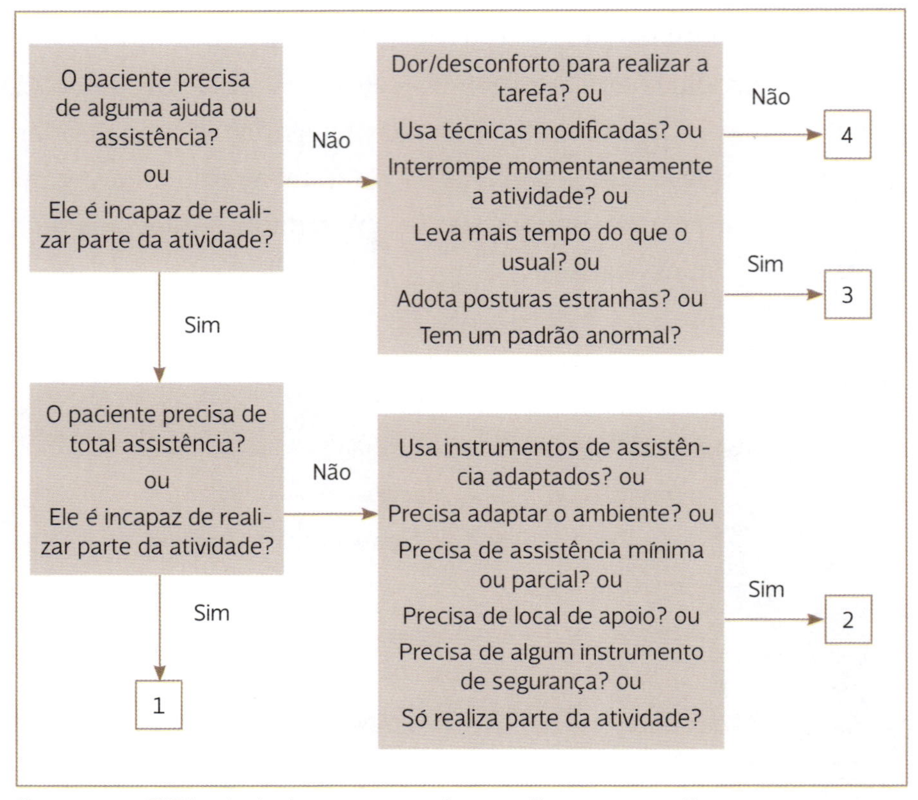

FIGURA 2 FISH: principais perguntas, observações e pontuações.

Obs.: esquema ilustrativo com os principais pontos a serem observados durante a aplicação do FISH. As perguntas são genéricas para todas as atividades. O fluxo estabelecido pelas setas resulta nas possíveis pontuações.

A necessidade de mensurar o impacto causado pelas alterações articulares em hemofilia também levou à utilização do modelo canadense de desempenho ocupacional utilizado em reabilitação, focando três grandes domínios: autocuidado, produtividade e lazer. Esse instrumento mostrou-se interessante ao identificar queixas em outros domínios, como problemas no trabalho e na escola, uso de transporte público, participação em esportes, etc., que também afetam a vida das pessoas com hemofilia.[6] São aspectos que merecem um olhar mais atencioso e envolvem a intervenção de toda a equipe multidisciplinar.

Um trabalho desenvolvido por Van Gerderen, em 2006, resultou em outro instrumento interessante de avaliação funcional (Tabela 3), denominado lista de atividades em hemofilia (HAL – *hemophilia activities list*).[6] Trata-se de um questionário respondido pelo próprio paciente, em aproximadamente 5 a 10 min, que avalia o grau de facilidade ou dificuldade em desempenhar algumas atividades.

TABELA 3 Escores da lista de atividades em hemofilia

Atividades avaliadas	Respostas possíveis
Levantar-se e sentar-se utilizando ou não os braços	N/A
Ajoelhar, agachar-se e ficar em pé (por longos períodos)	Impossível
Função de membros inferiores: caminhadas (curtas e longas distâncias, superfícies macias e irregulares), subir e descer escadas, correr, pular	Sempre presente Na maioria das vezes presente
Função de membros superiores: levantar ou carregar objetos pesados, alcançar objetos acima da cabeça, habilidade motora fina	Algumas vezes presente Raramente presente
Utilização de meios de transporte: andar de bicicleta, dirigir carro, utilizar transporte público (ônibus, metrô, trem)	Nunca presente
Autocuidado: secar-se, vestir-se, ir ao banheiro	
Tarefas domésticas: ir às compras, lavar louça, limpar a casa, passar roupa, arrumar a cama, jardinagem	
Atividades de lazer e esportes: jogos, atividades esportivas, ir a cinema, museu, teatro e bar, *hobbies*, dançar, sair de férias	
Adaptações e uso de órteses: carro adaptado, muletas, andador, cadeira de rodas, entre outros	

N/A: respostas não válidas.

Obs.: a pontuação desta escala varia de 0 a 100, em que 0 representa a pior e 100 a melhor classificação possível no desempenho funcional.

A variedade de instrumentos de avaliação física e funcional disponíveis atualmente indica uma crescente preocupação com a preservação da integridade musculoesquelética das pessoas com hemofilia. Novas versões desses instrumentos vêm sendo implementadas, de forma a torná-los cada vez mais eficazes e sensíveis na detecção precoce de comprometimentos osteoarticulares e musculares. A associação dos aspectos físicos aos funcionais permite vislumbrar um futuro promissor na atenção à saúde em hemofilia, com profissionais especializados que podem contar com um amplo arsenal diagnóstico nessa área.

REFERÊNCIAS BIBLIOGRÁFICAS

1. www.wfh.org/2/docs/Publications/Assessment_Tools/Gilbert_Score.pdf.
2. Hilliard P, Funk S, Zourikian N, Bergstrom BM, Bradley CS, McLimont M et al. Hemophilia joint health score reliability study. Haemophilia 2006; 12:518-25.
3. Hacker MR, Funk SM, Manco-Johnson MJ. The Colorado Hamophilia Paediatric Joint Physical Examination Scale: normal values and interrater reliability. Haemophilia 2007; 13:71-8.
4. Poonnoose PM, Manigandan C, Thomas R, Shyamkumar NK, Kavitha ML, Bhattacharji S et al. Functional Independence Score in Haemophilia: a new performance-based instrument to measure disability. Haemophilia 2005; 11:598-602.
5. Padankatti SM, Macaden AS, Cherian SM, Thirumugam M, Pazani D, Kalaiselvan M et al. A patient-prioritized ability assessment in haemophilia: the Canadian Occupational Performance Measure. Haemophilia 2011; 17:605-11.
6. Van Gerderen FR. Functional limitations in severe haemophilia (thesis). Utrecht Univ, 2006.
7. Magee DJ. Avaliação musculoesquelética. 5.ed. Barueri: Manole, 2010.

CAPÍTULO 32

Fisioterapia pré e pós-artroplastias de joelho e quadril em pacientes com hemofilia

ALVARO LUIZ PERSEKE WOLFF

ANA ANGÉLICA TSINGOS RAMOS

INTRODUÇÃO

Os objetivos primários na recuperação dos pacientes com diagnóstico de artropatia hemofílica (AH) submetidos a artroplastias de quadril e joelho são reduzir a dor e maximizar a amplitude de movimento (ADM) articular. Secundariamente, ocorrem aumento da flexibilidade e da força muscular, melhora do padrão de marcha e independência nas transferências e nas atividades do cotidiano. Com esses objetivos alcançados, crescem as expectativas dos pacientes com hemofilia em relação ao atendimento das suas demandas funcionais e à participação em atividades físicas regulares.

Inicialmente, o que motiva os pacientes a se submeterem à cirurgia é a dor articular crônica e o aumento do sangramento articular, seguido da incapacidade funcional, isto é, não poder realizar tarefas simples, como sentar e levantar-se de uma cadeira.[1,2]

A substituição da articulação comprometida tem como principal indicação cirúrgica eliminar a dor. A recuperação funcional pós-artroplastia está diretamente relacionada à adesão do paciente ao programa de fisioterapia instituído. Para alcançar esse objetivo, dividiu-se o programa de fisioterapia em quatro fases distintas:

- fase 1: pré-hospitalar;
- fase 2: hospitalar;
- fase 3: domiciliar;
- fase 4: ambulatorial.

O paciente hemofílico é selecionado para a artroplastia na fase 1, ou pré-hospitalar. Nessa fase, o paciente precisa manifestar o desejo de ser operado. A equipe multidisciplinar o avalia por meio de exames clínicos, de imagem e laboratoriais. Vale esclarecer que a cirurgia é o início de um caminho a ser percorrido pelo paciente, que tem um papel ativo e decisivo no programa de recuperação funcional até que alcançe seus objetivos.

Procura-se identificar os pacientes que estão comprometidos, ou seja, aqueles que irão aderir completamente às orientações fornecidas pela equipe multidisciplinar. A partir disso, eles são convidados a participar de um programa de fisioterapia pré-cirúrgico com o objetivo de melhorar a flexibilidade, a força muscular e o padrão da marcha, com o uso de dispositivos auxiliares e treino para as transferências, e de fazer as adequações no ambiente domiciliar, sempre com profilaxia secundária de fator de coagulação.

Todas as informações referentes ao pós-operatório de artroplastia total do joelho (ATJ) e de quadril (ATQ) são esclarecidas, de maneira objetiva, por meio de aulas expositivas, folhetos explicativos e perguntas e respostas, a fim de informar e educar o paciente e seu familiar/cuidador sobre como é a fisioterapia pós-cirúrgica, diminuindo a ansiedade por parte do paciente e obtendo maior colaboração e comprometimento com a sua recuperação funcional.[3]

Na fase 2, ou hospitalar, o paciente já internado é avaliado com Escore FISH, SF-36 e avaliação física para pacientes com hemofilia do Grupo MSK Brasil e recebe as orientações fisioterapêuticas verbais e por escrito sobre um programa de exercícios e cuidados pós-cirúrgicos.[4-6]

A fase 3, ou domiciliar, é muito importante, pois o maior responsável por seu gerenciamento é o paciente, que deve ter sido educado e conscientizado pela equipe durante as outras duas fases antecedentes, pré-hospitalar e hospitalar, sobre a importância do autocuidado necessário durante o período pós-cirúrgico. É fundamental compreender que o paciente é o principal ator nesse cenário e que a equipe multidisciplinar conta com sua adesão incondicional.

A ATJ impõe um ritmo mais intenso de trabalho e exige uma participação mais ativa do paciente, no sentido da realização dos exercícios com periodicidade média de 3 em 3 horas, flexionando e estendendo alternadamente o joelho; quando não estiver em movimento, no momento do repouso, o joelho deve descansar em extensão total.

O contrário deve ocorrer após a ATQ, caso em que o paciente deve adotar posturas de proteção para o quadril, restringindo temporariamente os movimentos e protegendo, assim, a prótese femoral da luxação do quadril até que a cápsula articular cicatrize por completo, garantindo a estabilidade estática da articulação.

É importante ressaltar que em ambas as artroplastias é preciso que a cicatriz tecidual ocorra com movimento articular controlado, ou seja, os tecidos não devem ser sobrecarregados, respeitando-se sua tensão durante o exercício. Para tanto, deve-se fazer movimentos suaves e repetidos das articulações, recuperando a independência funcional do paciente de maneira segura e breve. Na artroplastia do joelho, em especial, é fundamental respeitar os tempos biológicos da cicatrização dos tecidos envolvidos, principalmente na fase inflamatória e fibroblástica, pois, caso a articulação seja sobrecarregada, a resposta inflamatória poderá se alongar, provocando uma excessiva estimulação dos fibroblastos e, consequentemente, formando tecido cicatricial em excesso, o que se pode identificar como fibrose tecidual – adjacente e circundante à articulação. A produção excessiva de colágeno resulta na extensibilidade diminuída da articulação, comprometendo a recuperação funcional do paciente.

Na fase 4, ou ambulatorial, o tratamento fisioterapêutico tem continuidade com exercícios funcionais, adequados às atividades da vida diária (AVD). É importante esclarecer ao paciente que os exercícios fisioterapêuticos devem ser mantidos, pois quanto melhores a condição muscular, a ADM e o estímulo proprioceptivo constante, maior será sua capacidade funcional e, consequentemente, sua qualidade de vida.

A estratégia do tratamento fisioterapêutico pós-ATJ e pós-ATQ envolve mobilizações articulares, diminuição do tempo de restrição no leito, deambulação precoce e diminuição do tempo de internação hospitalar, proporcionando maior independência funcional e segurança. A fisioterapia pós-cirúrgica no paciente com hemofilia deve ser intensiva e precoce, mas nunca agressiva. O principal critério para o paciente hemofílico é trabalhar com segurança (profilaxia secundária com fator de coagulação) e progressão gradual e cautelosa dos exercícios, monitorando a dor e favorecendo exercícios ativos.[7] O paciente hemofílico submetido a ATQ ou ATJ tem acompanhamento multiprofissional ambulatorial nos primeiros 6 meses pós-cirúrgicos e, depois, anualmente, monitorando sua evolução.

FISIOTERAPIA PÓS-ARTROPLASTIA TOTAL DE JOELHO

Fase 1: pré-hospitalar

As pessoas com hemofilia são encaminhadas ao ambulatório, após episódios recorrentes de hematomas ou hemartroses, para avaliação da equipe multidisciplinar, que é composta por hematologista, ortopedista, fisioterapeuta, enfermeira, assistente social e residentes de ortopedia e fisioterapia. A avaliação e/ou intervenção psicológica e odontológica, quando necessária, é feita por solicitação de consulta hospitalar.

O paciente é avaliado por toda a equipe, que ouve atentamente a história clínica e a queixa principal. O ortopedista inicia o exame físico, acompanhado pelos demais profissionais, e, à medida que o exame avança, questões são respondidas pelo paciente e pelos membros da equipe, com o objetivo de fechar um diagnóstico da situação vivida por ele. São solicitados e avaliados os exames de imagem das articulações envolvidas e o paciente é orientado a aderir a um programa de exercícios pré-cirúrgicos, utilizando como referência o manual de exercícios para pessoas com hemofilia elaborado por Kathy Mulder (disponível no site da Federação Brasileira de Hemofilia).[8]

O fisioterapeuta fornece o manual com os exercícios e orienta o paciente/familiar a seguir a sequência ali descrita, encorajando-o a vencer os níveis de dificuldade propostos, baseado sempre na resposta clínica ao exercício. A sintomatologia dolorosa deve ser respeitada; os exercícios não podem produzir dor e devem ser adaptados de acordo com as necessidades de cada caso. Orienta-se que sejam feitos em casa, com poucas repetições, geralmente 3 vezes/dia e inicialmente sem sobrecarga.[9] Quando o paciente é domiciliado em Curitiba, na região metropolitana, pode ser encaminhado para o Serviço de Fisioterapia Ambulatorial do Hospital de Clínicas da Universidade Federal do Paraná ou da Associação Paranaense de Hemofilia.

Nessa fase, é necessário estabelecer com o paciente um ou mais objetivos claros e possíveis, como realizar transferências, deambulação domiciliar, aumentar a ADM da articulação-alvo e das adjacentes e melhorar a força dos músculos antigravitários (glúteo máximo, quadríceps e tríceps sural). Esses objetivos servirão como base para checar o envolvimento do paciente, bem como seu potencial de recuperação.

Fase 2: hospitalização

Os objetivos da fisioterapia durante o período de internação hospitalar estão focados em:

- controlar a dor;
- restabelecer a independência funcional;
- reeducar a marcha com muletas/andador;
- minimizar riscos de aderências de tecidos moles;
- prevenir encurtamentos musculares;
- aumentar a ADM e a força muscular;
- planejar a recuperação funcional após a alta hospitalar.[7,10]

Durante o período de internação hospitalar, o trabalho do fisioterapeuta pode ser realizado com segurança, uma vez que o paciente receberá o fator de coagulação. A progressão dos exercícios é realizada de maneira gradual e cautelosa, monitorando a dor e o sangramento, favorecendo a execução de exercícios ativos e considerando, ainda, as outras articulações afetadas.[2,7,11]

Os pacientes hemofílicos frequentemente apresentam problemas musculares prévios, como hipotrofia e contraturas, disfunção articular em membros superiores (MMSS) e inferiores (MMII) e dor à movimentação. Esses distúrbios dificultam a recuperação funcional, diferentemente do que ocorre em pacientes com diagnóstico de osteoartrite submetidos à mesma cirurgia.[7]

O internamento hospitalar do paciente ocorre 1 dia antes da cirurgia. Nesse momento, o fisioterapeuta avalia a condição física e funcional, utilizando instrumentos de avaliação como Escore FISH, SF-36 e avaliação física para pacientes com hemofilia do Grupo MSK Brasil.[4-6] As orientações são repassadas verbalmente e por escrito, abordando os exercícios, as transferências e a marcha, conforme a cirurgia planejada.

No pré-cirúrgico, enfatiza-se a necessidade de o paciente:

- deixar os membros inferiores elevados no pós-operatório, em posição que favoreça a drenagem venosa;
- manter o joelho estendido quando em repouso;
- não colocar apoio sob o joelho;
- não deixar o membro inferior em rotação externa;
- proteger o calcanhar para evitar a formação de escara.

A ADM é mensurada com goniômetro universal, a fim de avaliar a limitação articular do joelho, do quadril e do tornozelo e comparada diariamente pré e pós-intervenção fisioterapêutica.

A escolha do dispositivo auxiliar para a marcha é feita com a concordância do paciente. Geralmente, opta-se pelas muletas canadenses em alumínio com regulagem telescópica, orientando o paciente a fazer marcha em 3 pontos, ou seja, transferindo carga para o membro inferior operado durante a fase de apoio. A orientação para transferência de carga, conforme a tolerância do paciente, ocorre nas cirurgias primárias sem intercorrências. Quando existem procedimentos cirúrgicos adicionais, como osteotomia da tuberosidade anterior da tíbia (TAT) e fixação com síntese, consulta-se o cirurgião para definir o quanto de carga será possível transferir para o membro operado. Verificam-se o ajuste do dispositivo auxiliar e sua utilização, assim como o padrão de marcha adotado pelo paciente, e corrigem-se todos, respeitando-se as fases da marcha normal.

No pós-cirúrgico, iniciam-se os exercícios de flexão plantar e dorsal contínuos, favorecendo o retorno venoso, além dos exercícios de contração isométrica de quadríceps e glúteos, com o intuito de minimizar a perda de massa muscular, melhorar a força, estimular a propriocepção e otimizar a extensão do joelho. O paciente é incentivado a manter o joelho em total extensão quando em repouso, uma vez que, pela posição antálgica e pela retração de partes moles adquirida durante o processo de evolução da artropatia, a articulação do joelho adota um posicionamento em semiflexão. As contrações isométricas submáximas, mantidas de 6 a 10 segundos e seguidas de relaxamento, ao mesmo tempo, dos músculos quadríceps e glúteos, em uma frequência de 10 a 15 repetições a cada 2 horas, auxiliam a circulação venosa e mantêm o tônus muscular.[12]

No Hospital de Clínicas da Universidade Federal do Paraná (HC-UFPR), no pós-cirúrgico de ATJ, observou-se que a colocação de um cubo de espuma (Figura 1) sob a perna do paciente facilita o aumento da ADM, alternando o posicionamento de extensão e flexão em uma proporção de 2:1, sendo dois tempos em extensão e um em flexão. O tecido sofre alongamento em decorrência das propriedades viscoelásticas da unidade musculotendínea, por permanecer longo tempo com carga repetida e mantida, aumentando a deformação do tecido conjuntivo e diminuindo sua tensão, resultando no remodelamento das fibras de colágeno.[13,14]

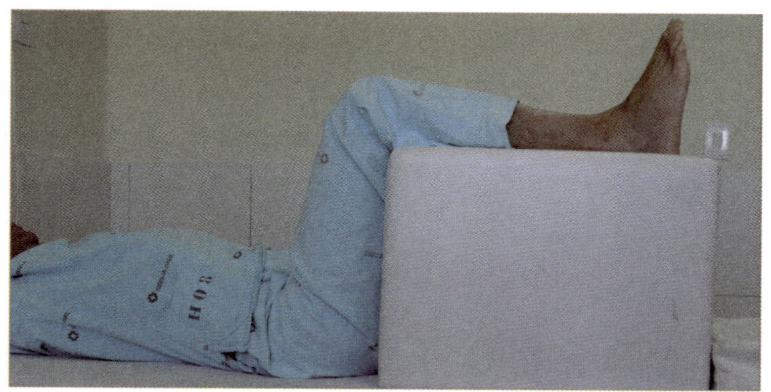

FIGURA 1 Cubo de espuma para ser colocado sob o joelho após ATJ.

O fisioterapeuta avalia a evolução clínica da ADM do paciente e determina os tempos de utilização do cubo. Sempre antes de iniciar os exercícios, utiliza-se o critério DOR, registrando o horário e a intensidade pela escala visual analógica (EVA), bem como o sangramento na ferida operatória. Ambos devem estar sob controle da equipe, sendo utilizados como critério para manter o programa de exercícios ou suspendê-lo.

A crioterapia deve ser realizada imediatamente após a cirurgia, com bolsa de gelo ou gel envolvendo a articulação do joelho, e aplicada durante 20 a 30 min, a cada 2 horas, com o objetivo de diminuir a dor, o edema e a resposta inflamatória.[15,16]

A AH é caracterizada pela presença de artrofibrose que limita a ADM pela formação de tecido cicatricial intra e extra-articular, prejudicando também a mobilidade da articulação femoropatelar durante a flexão do joelho pela retração de partes moles. A mobilização patelar craniocaudal e lateromedial é fundamental desde o início do processo de reabilitação na recuperação da ADM e deve ser ensinada ao paciente.[7,17] A ortostasia e a deambulação inicial devem ocorrer obrigatoriamente com a supervisão direta de algum membro da equipe, mesmo que seja apenas com a finalidade de fazer higiene.

A AH no joelho geralmente apresenta déficit de extensão, atitude em flexão compensada pela flexão plantar do tornozelo, fraqueza do músculo quadríceps, hipomobilidade da patela, retração da cápsula articular posterior e contratura dos músculos flexores. Durante a cirurgia, ocorre a remoção do tecido fibrosado, geralmente abundante, e a liberação dos tecidos moles que se apresentam enrijecidos, impedindo os movimentos. Essa liberação aumenta a capacidade de extensão e flexão do joelho, permitindo a realização dos cortes durante a preparação dos ossos do fêmur e da tíbia para a adaptação das próteses.

No pós-ATJ, o controle deve ser rigoroso por parte de toda a equipe em relação às posições do joelho. A postura mantida em extensão pode ser potencializada por uma órtese cruromaleolar, com reforço interno com varetas em aço e acolchoada. Deve-se observar a condição da pele e, ao menor sinal de pressão excessiva, reduzir o tempo de permanência ou descontinuar o uso. A órtese pode ser utilizada durante o período noturno, a fim de manter a extensão conseguida durante o dia. Ainda para aumentar a eficiência da extensão, pode-se adicionar um coxim sob o tendão calcâneo, quando o paciente estiver na posição supina.

Pode-se utilizar o aparelho de mobilização passiva contínua (*continuous passive motion* – CPM) na reabilitação pós-operatória imediata desses pacientes. A literatura não mostrou benefícios adicionais com a utilização do CPM em cirurgias primárias na artrose de joelho na população sem hemofilia; entretanto, o uso do CPM em pacientes hemofílicos tem mostrado efeitos positivos sobre o tecido em processo de cicatrização, edema e função articular, por meio de um movimento suave de flexão e extensão, prevenindo o acúmulo de líquido intersticial periarticular e futura fibrose sem que haja a necessidade de contração muscular voluntária.[18,19]

Habitualmente, no segundo dia pós-operatório, tem início a mobilização ativa do joelho, ativo-assistida ou autoassistida, podendo ser em cadeia cinética aberta (CCA) ou cadeia cinética fechada (CCF). O paciente pode ser posicionado sentado no leito, com os membros inferiores pendentes, e iniciar o exercício de flexo-extensão do joelho (CCA), seja de forma ativa ou ativo-assistida.

Exercícios em CCF resultam em aumento de força de compressão articular pela posição do pé fixado no solo e aumentam a congruência articular. Assim, com o aumento da estabilidade estática e da dinâmica da articulação, diminuem também as forças de cisalhamento, estimulando a propriocepção. Nos exercícios em CCA, o pé está móvel e o movimento do joelho é independente do movimento do quadril e do tornozelo. Aumentam, assim, as forças de distração e de rotação, a deformação dos mecanorreceptores articulares e musculares, bem como as forças de aceleração concêntrica e desaceleração excêntrica.[11,20] Exercícios resistidos podem ser aplicados manualmente, como a facilitação neuromuscular proprioceptiva (FNP) ou com alguma resistência externa. Do ponto de vista da biomecânica, os exercícios em CCF são mais seguros que os de CCA. A cocontração dos músculos agonistas e antagonistas diminui as forças de cisalhamento atuantes na articulação do joelho e protege os tecidos moles durante o período de cicatrização. Exercícios em CCF podem ser realizados durante hidroterapia, exercícios de fortalecimento gradativos e exercícios proprioceptivos.

Exercícios em CCF podem ser iniciados com o paciente no leito em decúbito dorsal, deslizando o calcanhar sobre o lençol, partindo da extensão do joelho até a flexão tolerada pelo paciente. Quando sentado em cadeira, com o auxílio de meia/pano/*skate* para que o pé deslize sobre o chão, o paciente pode realizar o exercício partindo de sua extensão máxima de joelho (Figura 2) e evoluindo gradativamente para a flexão (Figura 3), evitando fazer movimentos compensatórios, como rotações ou elevação do quadril.

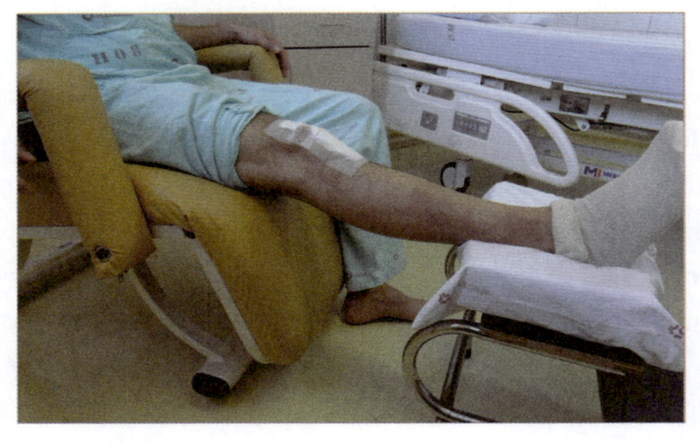

FIGURA 2 Posição de repouso, mantendo o joelho em extensão.

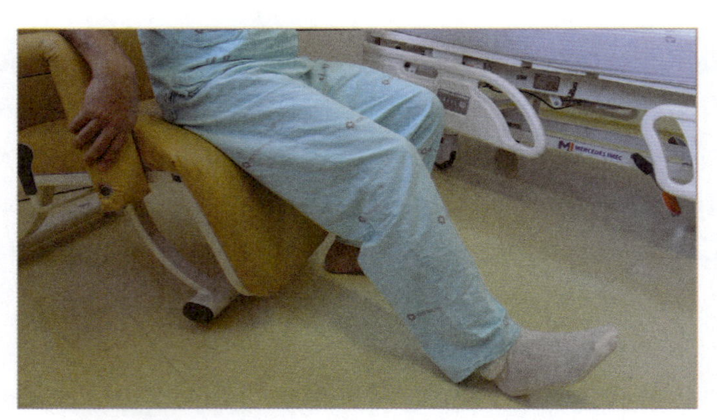

FIGURA 3 Exercício de extensão ativa do joelho em CCF.

O exercício de flexão-extensão pode ser inicialmente ativo--assistido, evoluindo para a movimentação ativa do joelho. O ganho de ADM será gradativo, respeitando-se a dor e monitorando-se o sangramento pela incisão cirúrgica. É importante enfatizar que a recuperação da ADM visa à extensão total do joelho e à flexão acima de 90°, melhorando a função articular e, consequentemente, a qualidade de vida, permitindo ao paciente sentar-se e levantar-se de uma cadeira, subir degraus, deambular, etc.

Robin McKenzie[21] desenvolveu uma subclassificação para distúrbios mecânicos musculoesqueléticos em síndromes, dividindo--a em postural, disfunção e desarranjo. No caso da AH na articulação do joelho, pode-se classificá-la como síndrome de disfunção, bidirecional, flexão e extensão, como consequência dos tecidos adaptativamente encurtados e aderidos, em razão dos sangramentos recorrentes nos tecidos envolvidos. Na síndrome de disfunção, o tratamento fisioterapêutico é realizado com movimentos repetidos na direção das perdas ou com posições mantidas. Utiliza-se a proposição de McKenzie para a progressão de forças aplicadas ao movimento do seguinte modo:

- primeiramente, observam-se as forças produzidas pelo paciente durante a obtenção da amplitude máxima nos exercícios;
- considera-se a sintomatologia clínica em relação à dor como limite para a aplicação de pressão extra ao final das amplitudes;
- orienta-se o paciente a adicionar pressão extra dentro de um limite que produza dor de leve intensidade, mas, ao remover a pressão, o sintoma produzido deve ser abolido.

É importante sempre verificar e registrar o ganho mecânico em relação à ADM inicial. A redução da sintomatologia e o aumento da ADM devem caminhar juntos.

A estimulação elétrica neuromuscular para o músculo quadríceps é recomendada para o aumento da força muscular, auxiliando na extensão total do joelho. O estímulo elétrico neuromuscular deve ser suficiente para produzir uma contração visível submáxima de longa duração.[22]

A analgesia pós-cirúrgica pode ser otimizada com o uso do TENS ou outras correntes analgésicas. A experiência tem comprovado a eficácia dessa técnica para aliviar a dor nos estágios iniciais da cicatrização imediatamente após cirurgia, bem com na fase de remodelação.

O padrão correto da marcha, realizado pelo paciente desde o início, é um sinal prognóstico de recuperação rápida. Orienta-se o treino da marcha, protegido por muletas ou andador, no padrão de três ou quatro pontos, enfatizando que o passo inicia com o toque do calcanhar no solo, passando pelo médio e pelo antepé à medida que o passo evolui, chamando a atenção para a relação dos pododáctilos com o solo na finalização do passo. A regulagem correta dos dispositivos auxiliares é importante para garantir a segurança do paciente e reduzir o gasto de energia.

Recomenda-se que o paciente, quando dentro de casa, se possível, deixe o pé descalço para perceber todas essas fases dos movimentos. É importante salientar que geralmente os pacientes com AH apresentam alterações nos tornozelos e nos pés, sendo que muitos utilizam calçados adaptados para conseguir fazer o apoio plantígrado. Esses pacientes devem utilizar os calçados adaptados quando forem caminhar.

Ao subir e descer degraus, o paciente deve proteger a articulação envolvida. Para subir uma escada, é preciso colocar à frente o membro contralateral ao da cirurgia, trazendo em seguida para o mesmo degrau o membro operado, utilizando sempre o corrimão e, caso necessário, tendo uma pessoa às suas costas, subindo um degrau de cada vez. Para a descida de um degrau, o paciente deve se sustentar no membro contralateral ao da cirurgia, colocando primeiramente as muletas, seguindo do membro operado no degrau abaixo, e utilizando o corrimão. Mesmo seguindo essa regra, algumas vezes o paciente não consegue transpor esse obstáculo, em virtude do envolvimento de múltiplas articulações pela AH. As escadas são verdadeiras barreiras arquitetônicas para pessoas com AH; portanto, esses pacientes requerem um cuidado especial, com supervisão direta da família, para vencer essa etapa.

Durante a marcha, o joelho estende-se quase totalmente nas fases de apoio do calcanhar, aplanamento do pé e impulso. Entretanto, quando a marcha é realizada com o joelho em semiflexão, o trabalho muscular do quadríceps aumenta, diminuindo sua resistência. O déficit na extensão do joelho pode resultar em estresse sobre os componentes da prótese, alterando a marcha e afetando a coluna lombar.[11] Murata et al.[23] descreveram a síndrome joelho-coluna, na qual a perda de extensão do joelho pode precipitar o desenvolvimento de alterações degenerativas na coluna lombar com a perda da lordose.

Na ATJ, não existe o risco de luxação da prótese por movimentação normal. O foco deve estar direcionado para a extensão completa do joelho, nas posturas mantidas, deixando essa articulação completamente estendida quando em repouso (Figura 4), principalmente na fase fibroblástica. Geralmente, na AH, com a cronicidade da doença articular, o paciente desenvolve uma atitude em flexão nos joelhos, tornando essa situação (estender o joelho) um grande desafio para o paciente e para a equipe multidisciplinar. Nesses casos, pode-se considerar a utilização de órteses de manutenção da extensão, já descritas anteriormente, que podem ser utilizadas principalmente durante o período noturno ou após exercícios realizados com o objetivo de estender o joelho, fixando o ganho da ADM.

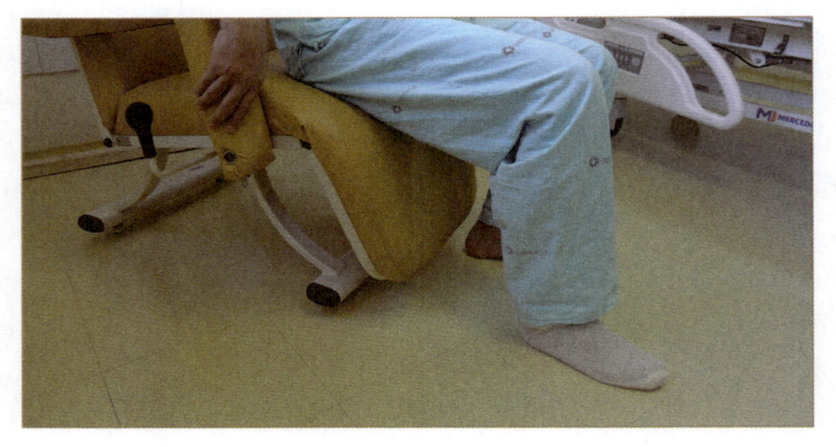

FIGURA 4 Exercício de flexão ativa do joelho em CCF.

Exercícios para aumentar a ADM do joelho na ATJ

Cadeia cinética fechada

Paciente sentado na ponta de uma cadeira

Os pés devem ser colocados sobre uma meia/pano/*skate* e deslizados, flexionando e estendendo os joelhos de forma alternada, buscando aumentar a ADM para a extensão (Figura 3) e flexão (Figura 4), sempre procurando alcançar o final da ADM. Esse exercício pode sempre ser realizado, inicialmente como um aquecimento e, depois, repetido várias vezes ao longo do dia – a cada 3 horas, durante 10 min. O objetivo é executar os exercícios com regularidade sem sobrecarregar os tecidos em processo de cicatrização, registrando o ganho de ADM.

Para aumentar a pressão no final do movimento da extensão, orienta-se o paciente a fazer uma contração isométrica do músculo quadríceps, mantendo-a por 10 segundos. Caso haja necessidade de mais pressão para alcançar o final da ADM de extensão, deve-se orientar o paciente a colocar as mãos empalmando o terço distal da coxa, acima da patela, e, ao mesmo tempo em que realiza a contração isométrica do quadríceps, empurrar firmemente as mãos na direção da extensão, mantendo o aumento da pressão por 10 segundos.

Se o objetivo for aumentar a ADM no final da flexão, aumentando a pressão, solicita-se ao paciente que, com o auxílio do membro contralateral, posicionando a perna distal na frente da ipsilateral, acrescente pressão extra produzida na direção da flexão. A pressão poderá ser aumentada pelo próprio paciente, adicionando as mãos sobre a perna distal e produzindo pressão extra na direção da flexão.

Dentro desse princípio de CCF de movimento, os exercícios podem variar conforme as habilidades do paciente e os recursos materiais disponíveis no momento da execução.

Paciente sentado em uma cadeira firme

O paciente deve colocar o membro operado em extensão com o calcanhar apoiado em uma cadeira à frente. No início, deve fazer a contração isométrica do quadríceps, mantendo-a por 10 segundos, ao mesmo tempo em que "cresce a coluna". Procura-se aumentar o tempo de sustentação da posição para 30 segundos, repetindo 4 vezes. O paciente pode passar uma faixa larga ou um cinto de couro por baixo do antepé, segurando-a com uma das mãos, enquanto a outra, apoiada no fêmur distal, colocada logo acima da patela, exerce pressão extra na direção da extensão (Figura 5).

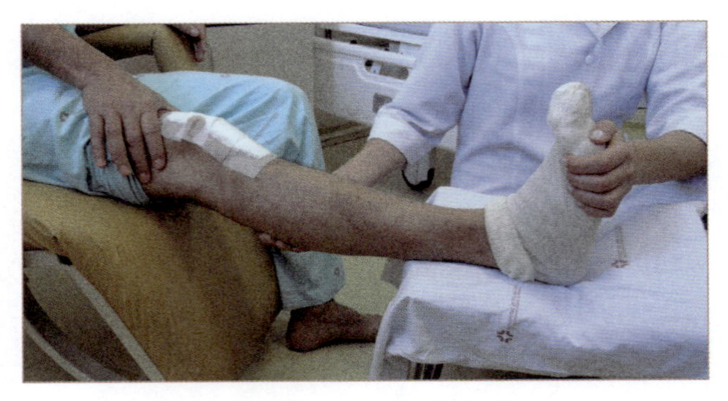

FIGURA 5 Exercício de extensão do joelho.

Exercícios em CCA

Exercícios de elevação do membro inferior com o joelho estendido

Colocar o paciente em posição ortostática (segurando com as mãos em uma superfície firme para garantir o equilíbrio corporal), apoiado no membro contralateral, deixando o pé livre do lado operado e mantendo o joelho estendido enquanto movimenta o quadril:

- flexão de quadril até 40° (Figura 6);
- extensão de quadril até 30° (Figura 7);
- abdução de quadril até 30° (Figura 8).

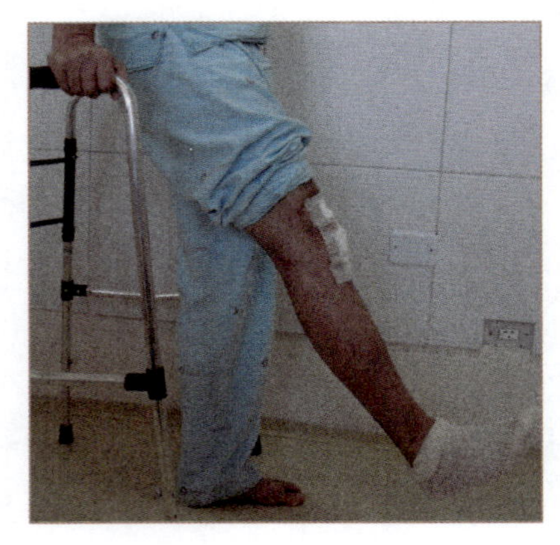

FIGURA 6 Exercício de flexão do quadril com o joelho estendido.

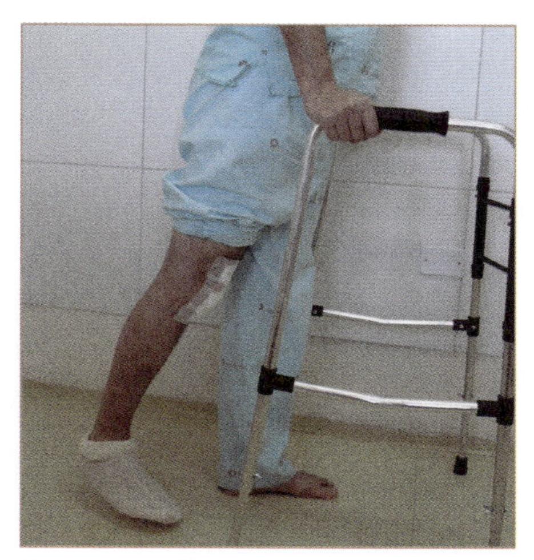

FIGURA 7 Exercício de extensão do quadril com o joelho estendido.

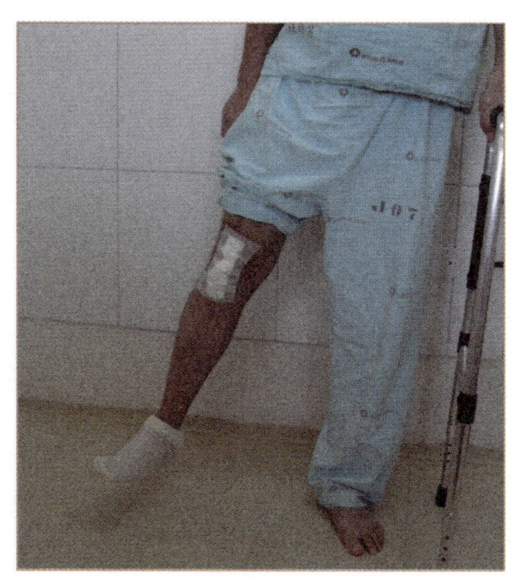

FIGURA 8 Exercício de abdução do quadril com o joelho estendido.

Flexão simultânea de quadril e joelho

Na mesma posição do exercício anterior, o paciente deve elevar o pé do chão aproximadamente 30 cm (Figura 9). A recomendação geral é fazer 10 repetições, em 5 séries/dia, aumentando ou diminuindo esse número conforme a evolução clínica, até completar o tempo de 45 dias.

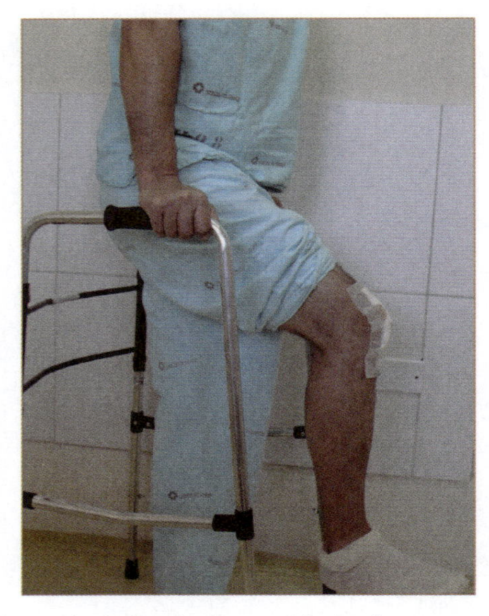

FIGURA 9 Exercício de flexão do quadril e joelho contra a gravidade.

Flexoextensão de joelho

O paciente, sentado em uma cadeira, deve realizar a extensão ativa ou autoassistida do joelho, com auxílio do membro inferior contralateral, mantendo a máxima extensão e contração isométrica de quadríceps concomitantemente. Mantém-se a posição por 10 segundos e, lentamente, parte-se para a flexão ativa, procurando, ao final do movimento, auxiliar o ganho de flexão com pressão extra do membro inferior contralateral.

Fase 3: domiciliar

Orienta-se o paciente a seguir com a execução dos exercícios realizados no hospital, dando continuidade no ambiente domiciliar.

Ele é encorajado a sempre fazer os exercícios em casa, independentemente de acompanhamento ambulatorial. Deve-se deixar claro para o paciente e sua família a importância da execução desses exercícios várias vezes ao longo do dia, com supervisão e auxílio dos familiares. O primeiro retorno ao ambulatório ocorre para a retirada de pontos, em aproximadamente 3 semanas após a cirurgia.

Os exercícios das fases anteriores, caso não tenham alcançado o objetivo final, podem ser mantidos. Os sinais clínicos, como a sintomatologia dolorosa e a ADM, devem ser utilizados como guia para a introdução de novos exercícios, lembrando que a redução da dor e o aumento da ADM são evidências claras de melhora, sendo considerados na prescrição dos novos exercícios.

Deve ser feita a manutenção da profilaxia secundária de reposição de fator de coagulação, possibilitando ao paciente e ao fisioterapeuta acrescentar pressão extra nos exercícios para aumento da ADM. O fisioterapeuta ainda poderá acrescentar técnicas de mobilização articular durante os atendimentos ambulatoriais.

Proposições de novos exercícios

Exercício em CCF, miniagachamento em apoio bipodálico

O paciente apoia-se com as costas em uma superfície lisa, com os pés sobre uma superfície antiderrapante, separados entre si a uma largura correspondente à dos ombros e distantes da parede (40 a 50 cm). Ele deve deslizar as costas na parede lentamente, flexionando os joelhos e freando a descida até eles flexionarem 45°, e retornar estendendo os joelhos até o final da extensão total, fazendo uma contração vigorosa do quadríceps (Figura 10). Sugere-se iniciar progressivamente até atingir 10 repetições em 5 séries diárias, observando sempre a resposta clínica ao exercício, podendo-se intensificar ou diminuir a quantidade.

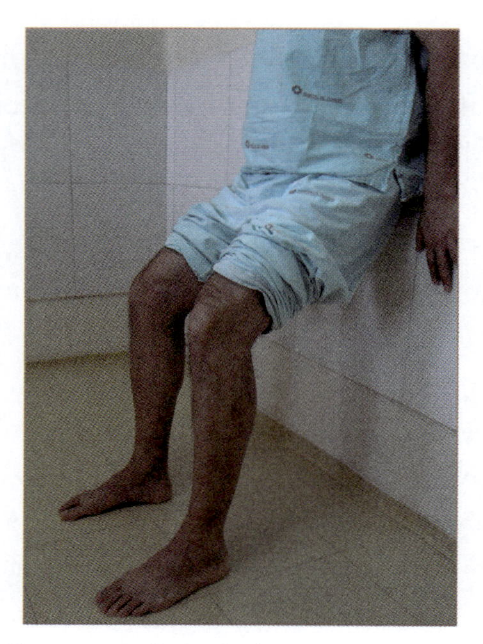

FIGURA 10 Exercício de miniagachamento.

Posição prona, com joelhos apoiados na maca na altura do tendão quadricipital, deixando a patela livre, com as pernas para fora da cama

O paciente realiza ativamente a flexão e a extensão do joelho, podendo auxiliar o movimento com o membro contralateral tanto para o movimento de flexão quanto para o de extensão, sendo possível ainda exercer pressão extra para aumentar a extensão. Deve colocar a perna contralateral sobre o lado operado, deixando a ação da gravidade e o peso da perna agirem por 15 segundos, até atingir uma posição sustentada por 3 min.

Deitado em decúbito dorsal

Com membros superiores ao lado do corpo, membros inferiores flexionados e pés apoiados, o paciente deve realizar a ponte, elevando o quadril da superfície, mantendo por 10 segundos e relaxando para depois retornar à posição inicial.

Deitado em decúbito ventral

Realizar a flexão do joelho operado, manter a posição por 10 segundos e retornar lentamente até total extensão do joelho. Este exercício pode ser feito também em ortostatismo.

Fase 4: ambulatorial

Nessa fase, o processo de cicatrização está mais avançado e o paciente está mais seguro em relação à sua independência funcional, o que permite que ele progrida com mais liberdade nos exercícios. A hidroterapia é um recurso fisioterapêutico que apresenta muitas vantagens na recuperação pós-ATJ. As propriedades da água facilitam o movimento articular, permitindo exercícios ativos, ativo-assistidos e passivos, auxiliam no *feedback* proprioceptivo, estimulam o equilíbrio, diminuem a rigidez articular e muscular e favorecem a segurança e a confiança, melhorando o aspecto psicológico do paciente operado.[11]

Exercícios para aumentar a extensão do joelho incluem mobilização manual, exercícios ativo-assistidos de extensão associados a contração simultânea quadricipital e exercícios posturais realizados pelo paciente e com auxílio do fisioterapeuta. A profilaxia secundária de reposição do fator de coagulação deve ser mantida, tendo em vista que tanto o paciente quanto o fisioterapeuta podem acrescentar pressão extra no final da ADM, com o objetivo de alcançar o aumento da capacidade funcional.

A bicicleta ergométrica é um exercício terapêutico de baixo impacto, que permite o controle da ADM, ajustando-se a altura do assento, e controla as forças sobre a articulação do joelho, variando a resistência entre o pedal e o pé.

Estudos biomecânicos de análise de marcha indicam que, durante a fase de balanço, são necessários 65° de flexão de joelho: 83° para subir um degrau, 90 a 100° para descer escadas, 93° para levantar-se de uma cadeira normal e 105° para levantar-se de uma cadeira baixa.[11]

O programa de fisioterapia deve ser estendido até que o paciente submetido à ATJ restaure sua autonomia, melhore a propriocepção e o equilíbrio, diminua sua incapacidade e recupere a funcionalidade do membro inferior e de outras articulações com artropatia hemofílica.

A presença de artrofibrose, rigidez articular e deformidades ósseas pré-operatórias é o principal fator de complicação em relação à função da ATJ em pacientes hemofílicos. Déficits de extensão no pós-operatório (Figura 11) são mais comuns em pacientes que apresentam grandes contraturas em flexão no pré-operatório, sendo recomendados exercícios que enfatizam a extensão do joelho.[15] No entanto, para os hemofílicos submetidos à ATJ, uma leve melhora na função pela combinação de redução da dor articular e melhora da ADM resulta em ganho na qualidade de vida.[24]

A marcha em três ou quatro pontos é protegida com o uso de um par de muletas até a completa cicatrização da cápsula articular e dos músculos periarticulares, que ocorre em aproximadamente 6 a 8 semanas pós-cirurgia. A descontinuidade no uso das muletas deve acontecer após esse período de cicatrização e estar condicionada à evolução clínica, devendo-se observar o controle na extensão do joelho durante a fase de apoio do calcanhar, o equilíbrio dinâmico e a marcha sem claudicação.

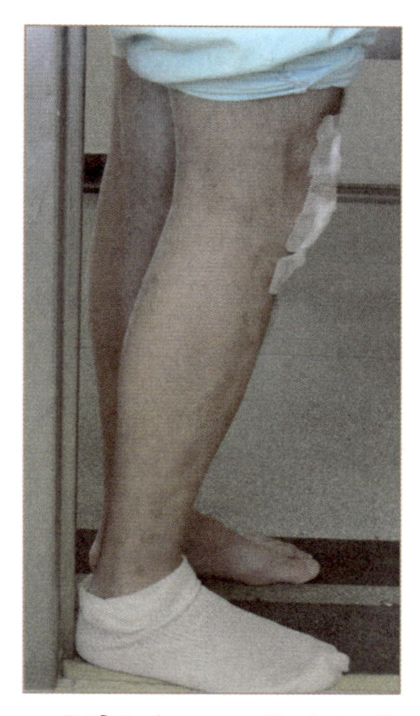

FIGURA 11 Déficit de extensão do joelho pós-ATJ.

A Tabela 1 mostra uma lista de problemas e prováveis abordagens nos pacientes com ATJ. Eles devem estar sob profilaxia secundária, fazendo a infusão do fator no horário mais próximo possível da fisioterapia ambulatorial.

TABELA 1 Resumo das orientações pós-ATJ

Sintomas referidos pelo paciente	Possível problema	Provável abordagem
Dor anterior no joelho "Perna curta" Claudicação/dor nas costas	Contratura em flexão do joelho Contratura de cápsula posterior Contratura de isquiotibiais Contratura de gêmeos Contratura de iliopsoas	Fortalecer quadríceps Mobilizar cápsula posterior Alongar iliopsoas e reto anterior Inibir ação dos isquiotibiais Alongar gastrocnêmios Observar e corrigir a marcha Treinar propriocepção

(continua)

TABELA 1 (continuação) Resumo das orientações pós-ATJ

Sintomas referidos pelo paciente	Possível problema	Provável abordagem
Dificuldade para sentar e levantar Dificuldade para descer e subir degraus Dificuldade para pedalar	Perda de flexão – ADM < 90°	Alongar reto femoral Técnicas de mobilização femoropatelar Analgesia química e física para aumentar limiar de dor do paciente Treinar propriocepção
Dificuldade para subir degraus Dificuldade em caminhadas longas Dificuldade para caminhar em superfícies irregulares	Fraqueza do quadríceps Falha na extensão ativa do joelho	Fortalecer quadríceps + eletroestimulação neuromuscular Observar e corrigir a marcha Treinar propriocepção
Posição supina		
Flexão-extensão do tornozelo (exercício ativo); movimentos lentos, mantendo a posição por 10 segundos Flexão-extensão de joelho: exercício ativo ou CPM Contração isométrica dos músculos quadríceps, glúteos e adutores, mantendo por 5 a 10 segundos, com aumento gradual das repetições Exercícios de quadril com o joelho estendido: flexão e abdução		
Posição prona		
Extensão passiva do joelho Flexão do joelho com aumento gradativo da ADM e assistência do fisioterapeuta ou do membro inferior contralateral até a percepção da dor		
Posição sentada		
Flexão de joelho e exercícios de extensão autoassistidos Exercício de flexão plantar e dorsal com pés apoiados no chão		
Deambulação e escadas		
Treinamento da marcha com dispositivos auxiliares em três ou quatro pontos Escadas com auxílio de dispositivos auxiliares		

ADM: amplitude de movimento; CPM: *continuous passive motion*.

ARTROPLASTIA TOTAL DO QUADRIL

A cirurgia de ATQ é menos frequente no paciente hemofílico do que a ATJ, pois a articulação do quadril sofre menos ação de sangramentos articulares do que as articulações dos cotovelos, tornozelos e joelhos. A artroplastia é o tratamento de escolha quando a sinovite não tem mais controle, proporcionando alívio da dor e melhora da ADM e da função.[25]

Fase 1: pré-hospitalar

O paciente é avaliado no ambulatório pela equipe multidisciplinar de forma semelhante ao que ocorre na fase 1 com os pacientes com artropatia hemofílica de joelho. Uma vez definida a necessidade da ATQ, o paciente é orientado a realizar os exercícios pré-cirúrgicos, com o objetivo de minimizar as perdas de ADM e trofismo muscular, aumentar a confiança para a execução dos exercícios, treinar as transferências, adaptar o ambiente domiciliar e potencializar a recuperação funcional no período pós-operatório. Segundo Soever et al.[26], as evidências da educação pré-operatória nas cirurgias de próteses são percebidas por diminuição da ansiedade do paciente, diminuição da algia, colaboração durante os exercícios e posicionamentos e diminuição do tempo de internação hospitalar.

Fase 2: hospitalar

O internamento hospitalar do paciente ocorre 1 dia antes da cirurgia. Nesse momento, o fisioterapeuta avalia a condição física e funcional, utilizando instrumentos de avaliação como Escore FISH, SF-36 e avaliação física para pacientes com hemofilia do Grupo MSK Brasil.[4-6]

No momento da internação, o paciente hemofílico recebe orientações fisioterapêuticas verbais e por escrito do programa de exercícios e cuidados que serão realizados após a cirurgia. No pré-cirúrgico, deve ser conscientizado da necessidade de proteger o quadril da luxação da prótese. Usualmente, o acesso cirúrgico para a colocação de prótese de quadril é posterolateral. Nesse caso, a luxação da prótese pode ocorrer quando se faz isoladamente a flexão em ângulo fechado com menos de 90° ou combinada com rotação interna e adução do quadril. Treinam-se as transferências da posição de decúbito para sentado, de sentado para ortostasia e vice-versa. O paciente é orientado a adotar as posturas de proteção sempre que fizer as trocas de decúbito. A combinação de flexão + adução + rotação interna pode luxar a prótese, gerando dor de forte intensidade, além de encurtamento aparente do membro inferior e rotação externa. Caso isso ocorra, o paciente deve ser submetido à redução incruenta sob anestesia ou, se não for possível reduzir a luxação, a uma nova intervenção cirúrgica para recolocação da prótese femoral no acetábulo. É importante observar se os familiares providenciaram as adequações no ambiente domiciliar:

- altura da cama: a superfície superior do colchão deve estar na altura do terço médio da coxa, e o colchão deve ser firme, proporcional ao peso do paciente;
- boa luminosidade no quarto, com acessibilidade ampla;
- remoção de tapetes soltos, fios de telefone e outros objetos que possam impedir a marcha com muletas ou andador;
- adaptador para vaso sanitário: sobre o vaso sanitário deverá ser colocada uma cadeira higiênica (Figura 12), a fim de elevar o assento e criar apoios laterais;
- cadeira alta com braços: para permanecer sentado, fazer refeições e/ou assistir televisão, é recomendável o uso de uma cadeira com assento firme e braços, para que o paciente possa transferir o peso corporal nos membros superiores e no membro inferior sadio, poupando o quadril operado.

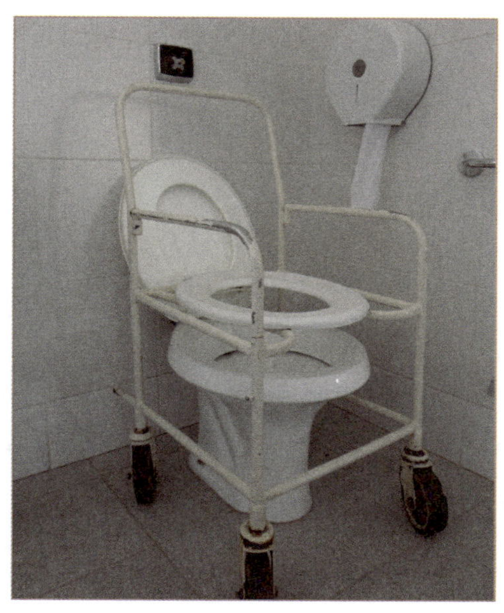

FIGURA 12 Cadeira higiênica.

Orienta-se o paciente a assumir um comportamento de proteção em relação ao quadril operado, limitando parcialmente os movimentos do quadril e mantendo a marcha de três ou quatro pontos com muletas por, no mínimo, 6 semanas, até que os tecidos moles cicatrizem – a cápsula articular, que é a principal contenção estática, leva de 6 semanas a 3 meses para cicatrizar totalmente.

No pós-cirúrgico, deve-se verificar a descrição cirúrgica no prontuário ou com o cirurgião para saber se houve alguma intercorrência no transoperatório que possa modificar as orientações gerais para alguma particularidade. A intercorrência mais frequente é a colocação de enxerto ósseo em área de carga durante a cirurgia para cobrir defeitos ou fraturas que exijam algum sistema de osteossíntese, o que limita a descarga de peso no membro inferior operado durante a fase de apoio.

Quando o paciente está no leito, inicia-se com exercícios em decúbito dorsal de bombeamento da musculatura intrínseca e extrínseca dos pés, contrações isométricas submáximas, mantidas por 6 a 10 segundos e seguidas de relaxamento, pelo mesmo tempo, dos músculos quadríceps e glúteos, em uma frequência de 10 a 15 repetições a cada 2 horas, melhorando a circulação venosa e mantendo o trofismo dessa musculatura. Iniciam-se exercícios isotônicos de flexão do quadril e joelho dentro de um ângulo de proteção, limitando para flexão do quadril até 80° e com o membro operado em abdução (orienta-se o paciente a manter a abdução durante o movimento); é proibido combinar flexão, adução e rotação interna. Em supino, o fisioterapeuta sustenta o membro inferior do paciente, retirando-o do contato do leito, enquanto o paciente realiza a abdução assistida, retornando à posição inicial (mantendo a abdução de 20°).

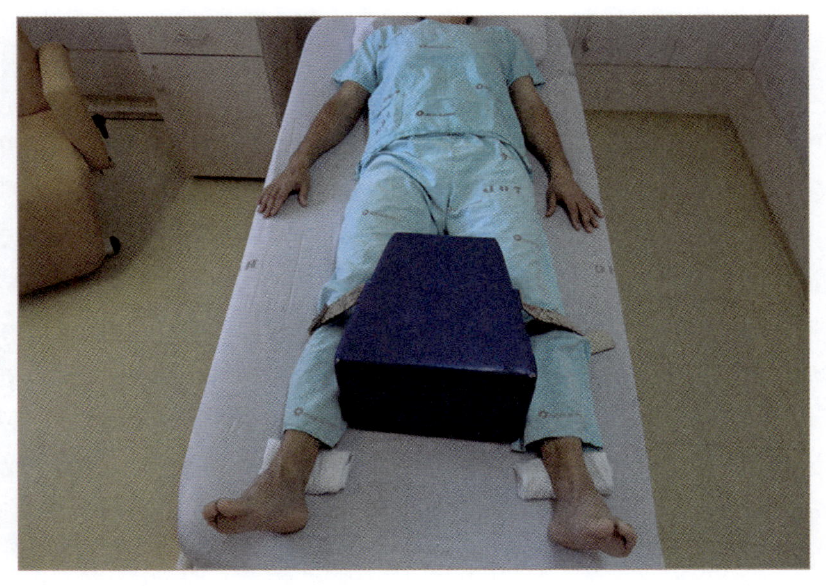

FIGURA 13 Posicionamento em abdução de membros inferiores em decúbito dorsal no pós-cirúrgico de ATQ.

Em alguns casos, a mudança de decúbito dorsal para ortostatismo pode ser seguida de mal-estar geral, decorrente da hipotensão postural ou ortostática, definida como a queda de pressão arterial em razão da incapacidade de aumentar a frequência cardíaca quando o paciente adota a posição ereta. A hipotensão postural é uma ocorrência previsível após um período de inatividade e requer aclimatação gradual à posição ereta até a volta do controle reflexo normal. Se ocorrer durante o tratamento, deve-se colocar o paciente deitado com as pernas elevadas até a completa normalização da pressão arterial.

O paciente ainda pode evoluir para uma lipotímia ou síncope, que é a perda súbita e transitória da consciência, associada à perda do tônus postural, causada pela diminuição brusca do fluxo sanguíneo cerebral, com recuperação espontânea. Para evitar ou diminuir a possibilidade de ocorrer hipotensão postural e/ou síncope, devem-se ter alguns cuidados básicos, como:

- conhecer dados vitais do paciente;
- sentar o paciente no leito por alguns minutos, recostado na cama;
- após colocar os membros pendentes, deixar o paciente sentado por alguns minutos, respeitando os ângulos de proteção na ATQ;
- explicar ao paciente, antes de o colocar em ortostatismo, que pode ocorrer hipotensão postural em virtude da permanência prolongada na posição de decúbito. Caso ocorra a hipotensão, deve-se reiniciar esse procedimento de forma progressiva, permitindo a adaptação à nova posição. É prudente deixar uma cadeira ao lado do leito para o caso de o paciente evoluir com hipotensão após estar em bipedestação, podendo ser rapidamente colocado na posição sentado até que se recupere.

Transferências na ATQ

Deitado em supino para sentado

Primeiramente, o paciente fica semissentado no leito, apoiado em seus membros superiores, mantendo as coxas abduzidas em 20°, à medida que coloca os membros pendentes para fora da cama, saindo pelo lado contralateral ao da cirurgia. Poderá sair do mesmo lado da cirurgia caso esteja sendo auxiliado por um familiar/cuidador, que sustentará e manterá o membro inferior operado abduzido até que o joelho flexione e a perna fique pendente.

Posição sentada para em pé

Exige mais esforço e mais cuidado, pois o paciente sentará na beirada da cadeira ou cama, deslizando o pé do lado operado para a frente (Figura 15). O joelho do lado do quadril operado deve estar mais baixo que o contralateral, deixando o ângulo de flexão mais aberto do lado da artroplastia e retirando parte da carga daquele membro. O paciente deve transferir parte da carga para os membros superiores e o membro não operado e levantar-se projetando o tronco para cima, e não para a frente, respeitando a angulação de proteção do quadril (Figura 16). Por essa razão, a superfície do colchão (de consistência firme) deve estar na altura do terço médio da coxa e a cadeira deve ser de assento firme e braços resistentes (não se deve sentar em sofás). No banheiro, é necessário deixar uma cadeira higiênica ou adaptador sobre o vaso sanitário que eleve seu assento e possua braços firmes.

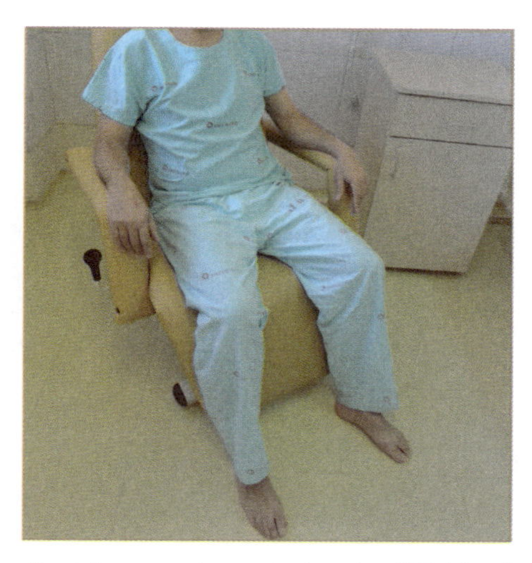

FIGURA 14 Posicionamento sentado pós–ATQ. Flexão de quadril em ângulo aberto, maior que 90°, abdução de membros inferiores, rotação neutra.

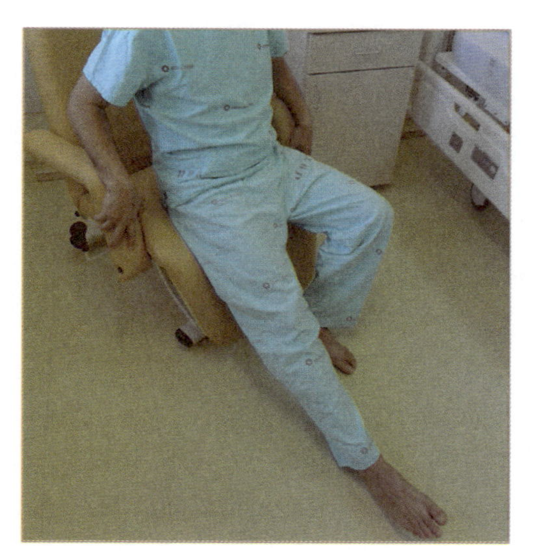

FIGURA 15 Posicionamento na beira da poltrona, preparando para se levantar.

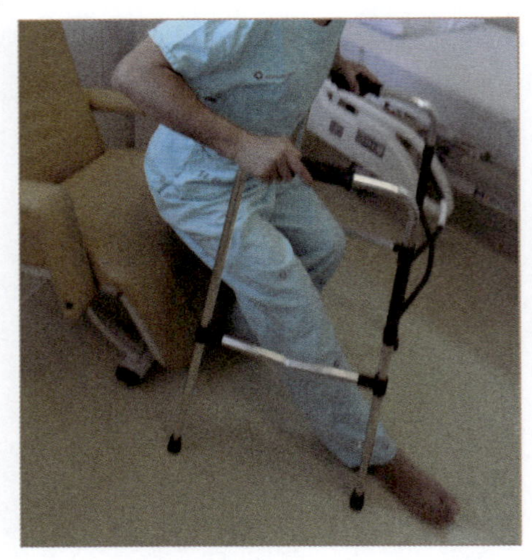

FIGURA 16 Levantando, projetando o corpo para cima, realizando força com o membro inferior contralateral e membros superiores.

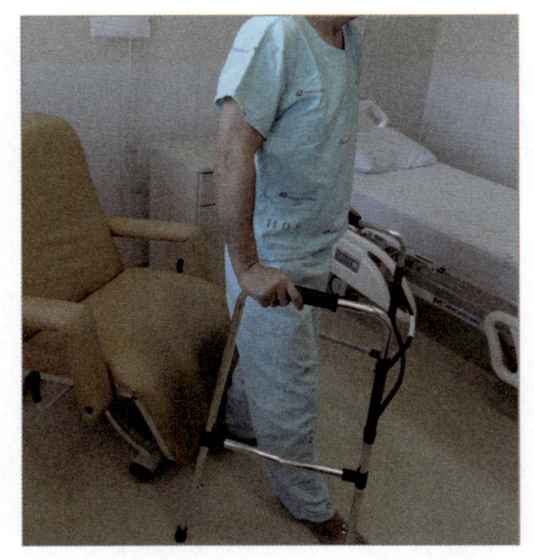

FIGURA 17 Em ortostatismo, iniciando a marcha com andador.

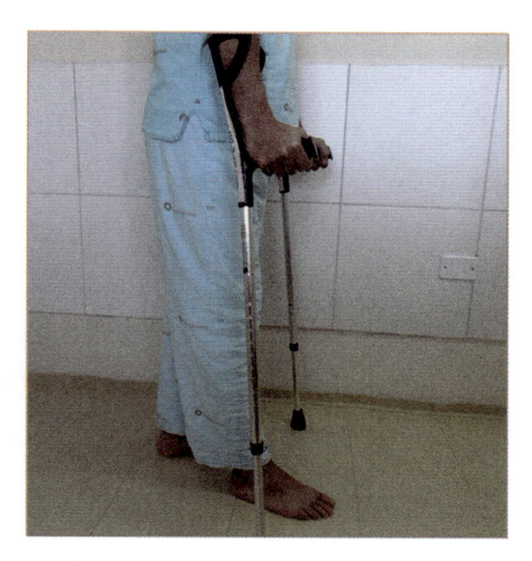

FIGURA 18 Treino de marcha com muletas axilares. Membro inferior operado entre as muletas.

Deitado em decúbito contralateral ao da cirurgia

Para virar o paciente em decúbito contralateral, partindo da posição supina, solicita-se que ele flexione os quadris e os joelhos em 45°, mantendo-os afastados e com os pés próximos, de modo que os quadris fiquem em rotação externa, e coloque dois ou três travesseiros firmes entre as coxas, comprimindo-os de forma que os joelhos fiquem abduzidos a 20°. A seguir, orienta-se o paciente a girar o corpo em bloco – cintura escapular e cintura pélvica devem mover-se juntas para o lado contralateral ao da cirurgia. Para checar se a posição está correta, de frente para o paciente que está deitado de lado, observa-se se o joelho está mais alto que o quadril do lado operado (Figura 19).

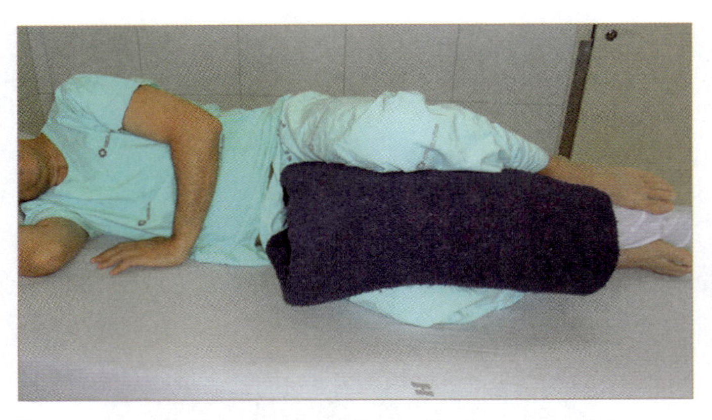

FIGURA 19 Posicionamento do paciente em decúbito contralateral pós-ATQ.

Geralmente, orienta-se o paciente pós-ATQ a fazer os exercícios em domicílio, tendo em vista o alto risco de luxação da prótese ao entrar e sair de veículos convencionais. O transporte ideal, caso necessário nas primeiras 6 semanas, deve ser feito em ambulâncias com maqueiros treinados ou carros especiais, como vans com portas amplas e plataformas elevatórias, que levam a cadeira de rodas com o paciente para dentro do veículo sem qualquer esforço físico. No Brasil, são poucos os centros urbanos que dispõem desse serviço e, quando existem, o custo muitas vezes é alto para os pacientes.

Caso haja a necessidade de transporte em meio convencional, devem-se observar os cuidados ao entrar e sair do veículo (em um carro convencional):

- dar preferência a um carro mais alto, com porta ampla;
- o paciente deve ser posicionado no banco do passageiro da frente, sentado de frente, com um travesseiro entre os joelhos para mantê-los afastados e com o cinto de segurança afivelado;

- preparando o carro: abrir completamente a porta, colocar o banco do passageiro o máximo para trás e reclinar parcialmente o encosto do banco;
- o paciente deve ser posicionado em pé, de costas para o assento, encostado no carro, com o membro do lado operado afastado e à frente do contralateral;
- para se sentar, o paciente deve segurar com uma das mãos na capota do carro e colocar a outra no assento, para sentar lentamente, sem se jogar;
- deixar o membro operado afastado da linha média, firmar o pé contralateral no estribo e mover o corpo para dentro do carro, ainda de costas e em direção ao assento do motorista, o suficiente para passar a coluna da porta;
- para colocar as pernas para dentro do carro, deve girar o corpo sobre o assento, mantendo os joelhos separados e o pé do lado operado apoiado sobre o contralateral. Colocar um travesseiro dobrado entre os joelhos, ajustar o encosto, trazendo-o um pouco para a frente (suficiente para que o paciente possa olhar por cima do capô do carro) e, finalmente, ajustar e prender o cinto de segurança;
- para sair do veículo, observam-se os mesmos cuidados, seguindo as instruções de maneira inversa, ou seja, retirando primeiro os membros inferiores do veículo e mantendo as posturas de proteção até que o paciente adote a posição ortostática.

Fase 3: domiciliar

Esta fase inicia-se assim que o paciente recebe alta hospitalar. Enfatiza-se a importância de conscientizar o paciente e seus familiares quanto à necessidade da execução do programa de fisioterapia iniciado na internação, sem interrupção do tratamento e com adesão das orientações da equipe multidisciplinar.

O paciente recebe orientações específicas de toda a equipe em relação à continuidade dos cuidados e tarefas a serem realizadas. No HC-UFPR, o hematologista prescreve a profilaxia secundária do fator de coagulação necessário para a continuidade do tratamento de reposição, enquanto o ortopedista orienta a medicação analgésica (é importantíssimo um esquema eficiente), os anti-inflamatórios e os antibióticos, conforme necessidade específica de cada caso. A enfermeira orienta os cuidados domiciliares em relação ao curativo do sítio cirúrgico, às medicações prescritas, às mudanças de decúbito, à crioterapia local, ao agendamento de consulta com a equipe da dor crônica e ao retorno ao ambulatório para reavaliação clínica pela equipe multidisciplinar e retirada de pontos.

O fisioterapeuta orienta o paciente a manter os cuidados com as posturas de proteção na ATQ e a marcha com muletas. A crioterapia deve ser mantida até a retirada dos pontos e devem-se realizar os exercícios em intervalos regulares de 2 horas ao longo do dia, alternando a posição a cada hora, sem sobrecarregar a articulação submetida à artroplastia. É importante mudar de posição a cada 30 min, ou, no máximo, 1 hora, e fazer movimentos repetidos a cada 2 horas com a articulação operada. Recomenda-se que o paciente, quando dentro de casa, deixe o pé descalço para poder estimular a propriocepção e treinar a marcha com muletas, percebendo todas as fases dos movimentos. Ressalta-se a importância de observar marcha do paciente, que deve ser a mais próxima possível do normal, pois exercerá um papel definitivo na recuperação global do paciente, contribuindo para a tonificação da musculatura dos membros inferiores e para a estimulação do retorno venoso por conta da contração da musculatura intrínseca (própria do pé) e extrínseca (músculos extensores, flexores, inversores e eversores) do pé.

A cirurgia exige restrição temporária de movimentos nessa fase (durante 6 semanas), e a família e o paciente devem estar bem orientados. Ficam proibidos ângulos fechados e principalmente combinados de flexão, adução e rotação interna.

Na ATQ, com o paciente sentado, os exercícios de bombeamento com os pés e tornozelos bilateralmente deverão ser estimulados até completarem 6 semanas pós-cirurgia, bem como os exercícios isotônicos de flexão e extensão dos joelhos contra a gravidade – sempre com a coxa bem apoiada e o paciente recostado no espaldar em ângulo de proteção para o quadril operado.

Exercícios para recuperação da força muscular do membro inferior

Artroplastia total de quadril

Na fase de cicatrização dos tecidos moles, a articulação operada não pode ser sobrecarregada. O exercício isométrico submáximo deve ser mantido como regra geral na manutenção da tonicidade dos músculos envolvidos, como quadríceps, adutores, glúteos médio e máximo. O exercício isotônico deve ser estimulado com o paciente sentado, fazendo a extensão alternada dos joelhos contra a gravidade. Especificamente para o quadril, nessa fase inicial, pode ser orientada sua abdução com o joelho estendido, com o paciente em posição supina e o auxílio de um familiar para sustentar o membro o suficiente para retirar o atrito do colchão, facilitando a execução do movimento.

Ao completar 3 semanas, geralmente após a retirada dos pontos, podem-se orientar os seguintes exercícios para o quadril:

- paciente em posição ortostática, com as mãos apoiadas em uma superfície firme, para garantir o equilíbrio corporal;
- sustentar o peso corporal sobre o membro inferior sadio;

- manter o joelho estendido durante todo o exercício;
- realizar a flexão de quadril até 40°;
- realizar a extensão de quadril até 30°;
- realizar a abdução de quadril até 30°;
- realizar a flexão de quadril e joelho simultaneamente, elevando o pé do chão 30 cm. Sugere-se fazer 10 repetições, 5 séries/dia, aumentando ou diminuindo esse número conforme evolução clínica até completar 6 semanas.

Fase 4: ambulatorial

Nesta fase do tratamento, após 6 semanas da cirurgia, ocorre a retomada progressiva das atividades normais do indivíduo, como calçar meias e sapatos, vestir-se, dirigir, sentar-se corretamente, andar de bicicleta (utilizando capacete), praticar atividades esportivas como natação, caminhadas recreacionais, etc. Entretanto, a fisioterapia deve ter continuidade, uma vez que o equilíbrio muscular deve ser mantido com exercícios de fortalecimento e alongamento globais e reeducação da marcha (com retirada total ou manutenção de algum dispositivo auxiliar, se houver necessidade). É importante frisar que o exercício contínuo tem influência direta na melhora e na manutenção da função motora e proprioceptiva e, consequentemente, na melhora da qualidade de vida do indivíduo hemofílico.

De acordo com Forsyth, Quon e Konkle, o paciente hemofílico frequentemente tem comprometimento poliarticular e alterações posturais que podem influenciar no equilíbrio estático e dinâmico, sendo mais suscetível a quedas.[27] Portanto, é imprescindível que, além de manter os exercícios de fortalecimento, alongamento e treino de marcha, ele realize exercícios que estimulem o equilíbrio, prevenindo e/ou minimizando as quedas.

É necessário ficar atento à perda de força muscular do quadríceps e do glúteo médio, às atitudes viciosas do joelho e do quadril, à perda de flexão do joelho e à discrepância de comprimento dos membros inferiores. Pode haver algumas queixas frequentes de ATQ e ATJ, devendo o fisioterapeuta anotá-las, fazer a avaliação física e funcional, registrar todas as angulações, atitudes viciosas e fraquezas da musculatura e, sempre que possível, compararar esses dados com as avaliações iniciais do paciente, para então propor a abordagem terapêutica.

A Tabela 2 mostra uma lista de problemas e prováveis abordagens. Os pacientes devem estar sob profilaxia secundária, fazendo a infusão do fator no horário mais próximo possível da fisioterapia ambulatorial.

TABELA 2 Lista de problemas e prováveis abordagens na ATQ

Sintomas referidos pelo paciente	Possível problema	Provável abordagem
Dor nas costas Dor anterior no quadril Dificuldade para caminhar	Contratura em flexão do quadril, teste de Thomas positivo Aumento da anteversão pélvica	Alongamento de iliopsoas e reto femoral Alongamento de sartório, tensor da fáscia lata e quadrado lombar Corrigir a marcha Corrigir rotação pélvica
Dor nas costas Dor lateral no quadril Dificuldade para caminhar	Contratura em abdução	Alongar o tensor da fáscia lata Equalizar comprimento dos membros Observar e corrigir a marcha

(continua)

TABELA 2 (continuação) Lista de problemas e prováveis abordagens na ATQ

Sintomas referidos pelo paciente	Possível problema	Provável abordagem
Dor lateral no quadril Claudicação e dificuldade para caminhar sem bengala Dor nas costas	Fraqueza do glúteo médio e mínimo Trendelemburg positivo	Fortalecer glúteos Observar e corrigir a marcha Treinar propriocepção

A identificação da discrepância de comprimento dos membros é mais bem visualizada colocando-se um calço de madeira de 2 a 3 mm embaixo do calcanhar do membro inferior aparentemente mais curto, acrescentando esse calço até atingir a uniformidade aparente e questionando o paciente sobre o conforto produzido pela correção. Geralmente, a correção mais confortável para o paciente é inferior à discrepância real e deve ser feita gradativamente.

QUADRO 1 Resumo das orientações pós-ATQ

Posição supina
Flexão-extensão ativa de tornozelo
Contração isométrica de quadríceps e glúteos
Exercícios de abdução de quadril e tríplice flexão (quadril, joelho e tornozelo) ativo-assistida, observando os graus de proteção articular
Decúbito lateral
Mudança de decúbito dorsal para lateral em bloco
Manter membros inferiores abduzidos

(continua)

QUADRO 1 (continuação) Resumo das orientações pós ATQ

Posição sentada
Flexão-extensão de joelhos ativa
Estender o joelho, colocando-o sobre uma banqueta, se permanecer muito tempo sentado
Bombeamento de tornozelos e contração isométrica de quadríceps
Deambulação e escadas
Treinar a marcha com dispositivos auxiliares de três ou quatro pontos
Escadas com auxílio de dispositivos auxiliares

Exercícios de alongamento

Exercícios de alongamento trazem benefícios ao paciente hemofílico, uma vez que ajudam na manutenção e no ganho de ADM. Deve-se ter cuidado com esse tipo de exercício para que não cause sangramentos intramusculares, adotando técnicas de alongamento de baixa intensidade, respeitando os limites de dor e monitorando atentamente os sinais de sangramento. Antes de iniciar o alongamento, é importante aquecer os tecidos com atividades que sejam de baixa intensidade e rítmicas, aumentando a extensibilidade tecidual e diminuindo a probabilidade de rupturas das fibras musculares. Alongamentos balísticos e passivos de grande agressividade são potencialmente perigosos em pacientes com coagulopatias, pois podem ocorrer microrrupturas do tecido muscular causadas pelos movimentos balísticos. As técnicas de alongamento mais seguras para o hemofílico são as sustentadas e lentas, estimulando os OTG e, resultando no relaxamento muscular reflexo. A força aplicada deve ser suficiente para gerar tensão em partes moles, mas não para gerar dor de forte intensidade e lesar o tecido.[29]

A facilitação neuromuscular proprioceptiva (FNP), com a técnica do contrai-relaxa, usa uma combinação de contração isométrica e alongamento estático dos agonistas e antagonistas, ocorrendo relaxamento muscular reflexo que, associado ao alongamento passivo, resulta no aumento da ADM.[27,30]

Exercícios de alongamento em atividades específicas, como de *yoga* e *tai chi chuan*, podem aumentar a flexibilidade muscular, aliviar a dor e melhorar o equilíbrio.[31]

Exercícios de fortalecimento muscular

A cinesioterapia deve ser individualizada de acordo com as limitações e comorbidades de cada paciente e supervisionada por um fisioterapeuta experiente. Como o benefício fisiológico do exercício persiste somente com a regularidade da atividade, Forsyth elaborou algumas estratégias que podem ser empregadas a fim de preservar o interesse e a adesão do paciente no programa de exercícios, como considerar as preferências do paciente, enfatizar os benefícios do exercício, identificar e transpor barreiras de determinadas atividades, determinar objetivos finais, recrutar cônjuges e familiares para participar do programa e dar *feedback* positivo.[27] A prescrição de exercícios faz parte de um processo dinâmico, podendo progredir ou ser modificada, se houver necessidade, após regular avaliação física do paciente.

Para diminuir os riscos de lesão musculoesquelética, o treinamento de força muscular pode ser iniciado com contrações isométricas, evoluindo para o trabalho isométrico em diferentes ângulos. O exercício isotônico deve ser feito com pesos submáximos, em velocidade lenta, limitando a amplitude de movimento. Tiktinsky et al.[32] afirmam que os exercícios isotônicos devem ser realizados com baixa carga e muitas repetições, e que toda série de exercícios de fortalecimento deve ter um período de aquecimento e esfriamento, com exercícios rítmicos, como a bicicleta ergométrica e os exercícios de alongamento leve. A melhora da força muscular tem como consequência o ganho de amplitude de movimento articular, além de estabilizar a articulação e proteger as estruturas adjacentes. O suporte muscular permite que a articulação resista às forças que lhe são impostas, principalmente se for uma articulação de carga.[33] Os autores supracitados enfatizam que a atividade física regular e global diminui a quantidade de sangramentos articulares, melhora a condição cardiorrespiratória, eleva a autoestima e a autoconfiança e estimula o paciente hemofílico a aderir a outra modalidade física.

Segundo a American Academy of Orthopaedic Surgeons (AAOS), o fortalecimento do músculo glúteo médio é potencializado com o paciente em decúbito contralateral, com o quadril em 10° de extensão e rotação externa, enquanto o paciente faz a abdução.[28] Já para o músculo glúteo mínimo, a posição que potencializa o aumento da força muscular é o paciente em decúbito contralateral, fazendo a abdução pura.

Para potencializar o aumento da força muscular do tensor da fáscia lata, o paciente deve se colocar em posição supina, com o quadril em rotação interna, realizando a abdução em um ângulo de 45°.

Treinamento sensoriomotor

A manutenção do controle postural inclui um processo sensorial envolvendo os mecanorreceptores articulares e os sistemas vestibular e visual. As causas de déficits proprioceptivos nos indivíduos com hemofilia são preexistentes e multifatoriais e podem ser resultado de episódios crônicos de sangramento em músculos, articulações e ligamentos, reduzindo a atividade física por necessitarem de períodos de imobilização, principalmente na fase aguda da lesão. Portanto, existe uma deficiência geral na propriocepção do indivíduo, devendo ser tratado sob uma visão global.

No pós-operatório, além dos exercícios de alongamento e fortalecimento, incrementando a estabilidade articular, devem-se incluir gradativamente exercícios de equilíbrio dinâmico e estático, recriando situações funcionais do cotidiano que exijam atividade muscular e coordenação do movimento para controle da postura, diminuindo, assim, as chances de quedas.[34]

Programas fisioterapêuticos domiciliares, individualizados e monitorados pelo fisioterapeuta, incluindo exercícios que visem à melhora do equilíbrio e da propriocepção, assim como exercícios de alongamento e de marcha, são possíveis e têm boa aceitação por parte da pessoa com hemofilia, melhorando a confiança e a qualidade do movimento.[31]

No treinamento da marcha, há necessidade de simular situações de desequilíbrio em diferentes níveis de dificuldade, variar as superfícies do piso, aumentar e diminuir a velocidade e o tamanho do passo e treinar subir e descer degraus de diferentes níveis. As séries de exercícios com bola suíça são muito úteis nessas situações, bem como avançar com os exercícios de maneira progressiva, demonstrando-os visualmente para o paciente, propor novos desafios a cada etapa vencida e levar em consideração a patologia de base, o comprometimento de outras articulações, a idade, a atividade profissional, a preferência esportiva e as expectativas do paciente em relação ao futuro.

QUADRO 2 Critérios fisioterapêuticos em pacientes hemofílicos pós-cirúrgicos[7]

Exercícios precedidos por profilaxia secundária com fator de coagulação
Progressão gradual, registrar ganhos funcionais, monitorar sinais e sintomas clínicos
Atenção à dor
Educar o paciente para exercícios ativos, progressão de forças na ADM e controle da dor

ADM: amplitude de movimento.

RELATO DE CASO CLÍNICO

Paciente J. A. S., 39 anos, casado, 1 filho (adotivo), procedente de Recife/PE, portador de hemofilia A grave com inibidor (diagnóstico aos 6 anos de idade, após um corte na mão), tem um sobrinho com hemofilia. Aposentado há 5 anos por invalidez, trabalhou como estofador por cerca de 16 anos. Atualmente, em sua rotina, realiza alguns serviços em casa, como cozinhar, lavar louças e fazer compras no mercado.

Com diagnóstico de artropatia hemofílica em joelhos, cotovelos, quadris e tornozelos, foi submetido à ATQ direita em 14/05/08, sem uso de dreno – artroplastia convencional, não cimentada, polietileno/cerâmica, modelo haste cônica.

À inspeção, a marcha era patológica, assimétrica, sem inclinação pélvica, com os joelhos em flexão e apoio em antepés (sandálias adaptadas com elevação dos calcanhares para apoio plantígrado) e auxílio de muleta canadense em mão esquerda.

Foi internado com plano para ATJ E em 31/05/2011, tendo sido realizada a goniometria de joelhos e aplicados os questionários FISH e SF 36, conforme as Tabelas 3 a 6.

TABELA 3 Goniometria inicial (30/05/11)

	Direito	Esquerdo
Extensão/flexão	20° a 50°	Fixo em 30°

TABELA 4 Goniometria final (01/08/11)

	Direito	Esquerdo
Extensão/flexão	20° a 60°	10° a 90°

TABELA 5 Escore FISH

Cuidados pessoais	30/05/11	01/08/11
1. Alimentar-se e arrumar-se	2	2
2. Tomar banho	2	4
3. Vestir-se	2	2
Transferências		
4. Sentar-se e levantar-se	1	3
5. Agachamento	1	2
Locomoção		
6. Padrão de marcha	2	2
7. Subir e descer escadas (12/14 degraus)	2	2
8. Correr	1	1
Total do escore (32 pontos)	**13**	**18**

TABELA 6 SF 36

	30/05/11	01/08/11
Capacidade funcional	25	60
Aspecto físico	0	0
Dor	25,5	10
Estado geral de saúde	35	67
Vitalidade	85	90
Aspectos sociais	62,5	75
Aspecto emocional	33,333	0
Saúde mental	84	88

Em 01/06/11, foi submetido à artroplastia total de joelho esquerdo. A ADM de flexão-extensão no transoperatório era de 0 a 100°. Retornou do centro cirúrgico com enfaixamento compressivo em joelho esquerdo, com atitude em 10° de flexão.

Para melhor manutenção da hemostasia, orientou-se o repouso no leito, com o joelho em extensão nas primeiras 48 horas, realizando crioterapia e contrações isométricas submáximas de quadríceps e glúteos.

Em 02/06/11, repouso e crioterapia ainda eram mantidos, bem como contrações isométricas submáximas de quadríceps e glúteos.

Em 03/06/2011, retirou-se o enfaixamento e iniciou-se mobilização ativo-assistida na posição sentada, no leito, com membros inferiores pendentes. O paciente apresentou flictenas em região poplítea e panturrilha esquerda, referia dor 6 (EVA) em joelho e parestesia em pé esquerdo (edema ++/IV). A ADM final era de 10°/40°.

Em 04/06/2011, persistiam os flictenas na região poplítea e nas panturrilhas, tratados pela enfermagem com curativos. O paciente relatava dor 5 (EVA) em joelho, parestesia em pé esquerdo e apresentava ADM ativo-assistida de 10°/55°. Era realizado treino de marcha tipo 3 pontos com auxílio de andador, calçando as sandálias adaptadas, e exercícios autoassistidos para estímulo de flexão dorsal do tornozelo esquerdo, com auxílio de atadura de crepe.

Em 06/06/11, o paciente realizou exercícios ativo-assistidos de flexão e extensão de joelho, com ADM de 5°/70°. Relatava dor 5 (EVA) durante a mobilização e 0 (zero) em repouso e deambulava com andador, por curta distância, dentro do quarto, 4 vezes/ dia.

Em 07/06/11, iniciou marcha com muletas canadenses em três pontos. Foram realizados exercícios em CCA, CCF e de elevação do membro inferior com o joelho estendido. O paciente relatou náuseas após os exercícios e apresentou ADM de 5°/60°. Os exercícios foram realizados nos períodos da manhã e da tarde.

Em 08/06/11, foram mantidos os mesmos exercícios anteriores. Posicionou-se o joelho inicialmente em flexão de 60° no cubo de espuma, durante 30 min, alternando com posicionamento em extensão ao longo do dia, evoluindo para ADM de 0°/70°.

Em 09/06/11, foram repetidos os exercícios anteriores e acrescidos exercícios ativos em CCF, com ADM de 0°/70°. Iniciados exercícios de FNP, técnica contrai-relaxa, com ADM final de 0°/80°.

Em 10/06/11, foram mantidos os exercícios anteriores. O paciente relatou diminuição da sintomatologia dolorosa durante o movimento (EVA 3). Em 11/06/11, a ADM era de 0° /75°.

Em 13/06/11, teve alta hospitalar, sendo encaminhado à Casa de Apoio da Associação Paranaense de Hemofilia. Iniciou acompanhamento fisioterapêutico ambulatorial na Associação.

Em 15/06/11, teve início o atendimento ambulatorial no Serviço de Fisioterapia do Hospital de Clínicas da Universidade Federal do Paraná, permanecendo em acompanhamento até o início de agosto de 2011.

Realizou acompanhamento ambulatorial de fisioterapia nos dois serviços enquanto permaneceu em Curitiba.

O caso em questão ainda se encontra em fase de recuperação. Na última data em que se avaliou o paciente (60 dias de pós-operatório), observou-se aumento da ADM do joelho, que inicialmente estava fixa em 30° e passou para uma ADM de 10° a 90° (Figura 20). Ao reaplicar o escore FISH, foi observado um aumento na pontuação, de 13 para 18, em um total de 32 pontos possíveis, sendo que o maior impacto ocorreu no domínio das transferências, especialmente no sentar-se/levantar-se/agachar-se, como também no domínio dos cuidados pessoais ao tomar banho. Essa melhora mostrou um novo padrão de marcha, mais fisiológico, mas ainda longe do ideal.

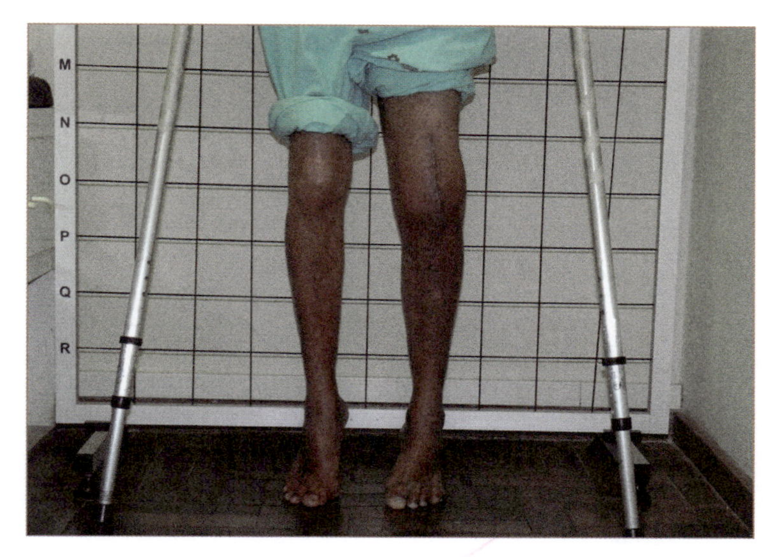

FIGURA 20 Paciente J.A.S., com 60 dias de pós-operatório de ATJ esquerda.

Em relação ao SF 36, observam-se avanços consideráveis no domínio da capacidade funcional, passando de 25 pontos para 60. No entanto, o tempo de seguimento em relação ao procedimento cirúrgico e ao período de reabilitação foi curto, não sendo possível observar diferenças nos domínios de aspecto físico e emocional. Deve-se levar em consideração o fato de o paciente estar em outro local para tratamento, na cidade de Curitiba, em uma região de temperaturas baixas, longe de seu domicílio, de suas atividades normais e de seus familiares e amigos.

QUADRO 3 Orientações para o paciente submetido à cirurgia de ATJ

ARTROPATIA HEMOFÍLICA

FISIOTERAPIA PÓS-ARTROPLASTIA TOTAL DE JOELHO

Direito/Esquerdo

Nome: ____ Data: __________

ORIENTAÇÕES PARA O PACIENTE

1. Movimente os dois pés para cima e para baixo, ao mesmo tempo ou alternadamente. Faça 20 movimentos a cada 15 minutos. Deitado ou sentado, os pés devem estar sempre em movimento.

2. Mantenha o joelho sempre bem esticado quando estiver na cama ou sentado. Procure encostar a parte de trás do joelho sobre a superfície de apoio.

3. Com o joelho esticado, levante a ponta do pé e contraia a coxa, endurecendo o músculo. Mantenha a contração contando até 10, relaxe e repita por 10 vezes.

4. Sente-se na beira da cadeira, apoiando os pés no chão. Coloque embaixo do pé operado um pano de lã para que o pé deslize com facilidade. Estique o joelho o máximo possível, com a ponta do pé para cima. Mantenha o joelho esticado e conte até 10. Em seguida, dobre seu joelho o máximo possível, apoiando todo o pé no chão. Mantenha o joelho dobrado e conte até 10. Repita esse exercício a cada ________ hora(s), durante 10 minutos.

5. Caminhe com um par de muletas durante 6 semanas após a cirurgia.

Procure caminhar regularmente, sem arrastar os pés no chão, a cada duas horas, por 5 minutos, durante o dia.

<u>Lembre-se</u>: as muletas acompanham a perna operada durante a caminhada, em seguida, passe a outra perna à frente, trocando o passo.

6. Você deve caminhar ( ) COM ( ) SEM descarga de peso na perna operada, com o auxílio das muletas. Treine para caminhar corretamente desde o início.

7. Gelo: a aplicação do gelo sobre o joelho operado deve ser feita até o dia da retirada de pontos. Deite com as pernas esticadas e elevadas por uma almofada. O gelo deve ser colocado sobre o joelho por 20 minutos. Faça 3 aplicações por dia – manhã, tarde e noite.

(continua)

IMPORTANTE:

É proibido colocar toalhas, almofadas ou qualquer objeto embaixo do joelho. Lembre-se de que o joelho deve ficar SEMPRE esticado quando estiver em repouso.

O joelho precisa cicatrizar com movimento. Faça os exercícios sugeridos regularmente, para que seu joelho tenha movimento depois de cicatrizado.

MOVIMENTAR OS TORNOZELOS

CONTRAIR A COXA NA CAMA

MANTER O JOELHO RETO NA CAMA

MOVIMENTAR O JOELHO (DOBRAR E ESTENDER)

CAMINHAR COM MULETAS POR 6 SEMANAS

Em caso de dúvida, procure o plantão do HC, trazendo este folheto.

QUADRO 4 Orientações para o paciente submetido à cirurgia de ATQ

ARTROPATIA HEMOFÍLICA

FISIOTERAPIA PÓS-ARTROPLASTIA TOTAL DE QUADRIL

Direito/Esquerdo

Nome: ______________________________ Data: __________

ORIENTAÇÕES PARA O PACIENTE

1. Siga estas orientações por 6 semanas:

Mantenha os joelhos separados quando estiver deitado ou sentado.

Não dobre o corpo para a frente quando for sentar-se ou levantar de uma cadeira. O quadril não poderá ser dobrado acima de 90°.

O joelho deve "olhar" para fora durante o movimento de sentar/levantar-se da cadeira ou sair da cama.

2. Movimente os dois pés para cima e para baixo, ao mesmo tempo ou alternadamente. Faça 20 movimentos a cada 15 minutos. Deitado ou sentado, os pés devem estar sempre em movimento.

(continua)

3. Mantenha o joelho sempre bem esticado quando estiver na cama ou sentado. Procure encostar a parte de trás do joelho sobre a superfície de apoio.

4. Com o joelho esticado, levante a ponta do pé e contraia a coxa, endurecendo o músculo. Mantenha a contração contando até 10, relaxe e repita por 10 vezes.

5. Caminhe com um par de muletas durante 6 semanas após a cirurgia.

Procure caminhar regularmente, sem arrastar os pés no chão, a cada 2 horas, por 5 minutos, durante o dia.

Lembre-se: as muletas acompanham a perna operada durante a caminhada; em seguida, passe a outra perna à frente, trocando o passo.

6. Você deve caminhar ( ) COM ( ) SEM descarga de peso na perna operada, com o auxílio das muletas. Treine para caminhar corretamente desde o início.

7. Gelo: a aplicação do gelo sobre o quadril operado deve ser feita até o dia da retirada dos pontos. Deite com as pernas esticadas e elevadas por uma almofada. O gelo deve ser colocado sobre o quadril por 20 minutos. Faça 3 aplicações por dia – manhã, tarde e noite.

IMPORTANTE:

Evite sentar-se em lugares baixos. Sente-se apenas em superfícies altas e firmes.

Providencie uma cadeira alta, firme e com braços.

Eleve a altura da cama.

Use cadeira higiênica, pois normalmente o vaso sanitário é muito baixo.

MOVIMENTAR OS TORNOZELOS

CONTRAIR A COXA NA CAMA

MANTER AS PERNAS AFASTADAS (SENTADO OU DEITADO) POR 6 SEMANAS

NÃO DOBRAR O QUADRIL ACIMA DE 90° POR 6 SEMANAS

NÃO TORCER A PERNA PARA DENTRO POR 6 SEMANAS

CAMINHAR COM MULETAS POR 6 SEMANAS

Em caso de dúvida, procure o plantão do HC, trazendo este folheto.

REFERÊNCIAS BIBLIOGRÁFICAS

1. Van Genderen FR, Fisher K, Heijnen L, De Kleijn P, van den Berg HM, Helders P et al. Pain and functional limitations in patients with severe haemophilia. Haemophilia 2006; 12:147-53.

2. Stephensen D. Rehabilitation of patients with haemophilia after orthopaedic surgery: a case study. Haemophilia 2005; 11(Suppl.1):26-9.

3. Deirmengian GK, Hozack WJ. Pain management and accelerated rehabilitation. In: Glassman AH, Lachiewicz PF, Tanzer M. Orthopaedic knowledge update: hip and knee reconstruction. 4.ed. Rosemont: American Academy of Orthopeadic Surgeons, 2011. p.73-81.

4. Poonnoose PM, Thomas R, Keshava SN, Cherian RS, Padankatti S, Pazani D et al. Psychometric analysis of the Functional Independence Score in Haemophilia (FISH). Haemophilia 2007; 13:620-6.

5. Ciconelli R, Ferraz MB, Santos W, Meinão I, Quaresma MR. Tradução para a língua portuguesa e validação do questionário genérico de avaliação de qualidade de vida SF-36 (Brasil SF-36). Rev Bras Reumatol 1999; 39:3.

6. Brasil. Ministério da Saúde. Manual de Reabilitação na Hemofilia. Brasília: Ministério da Saúde, 2011. Disponível em: http://bvsms.saude.gov.br/bvs/publicacoes/ manual_reabilitacao_hemofilia.pdf.

7. Viliani T, Zambelan G, Panolfi C, Martini C, Morfini M, Pasquetti P et al. In-patient rehabilitation in haemophilic subjects with total knee arthroplasty. Haemophilia 2011; 1-6.

8. Mulder K. Manual de exercícios para pessoas com hemofilia. Montreal, 2006. Disponível em: http://www.hemofiliabrasil.org.br/publicacoes.php?pagina=5.

9. Rodriguez-Merchan EC, Jimenez-Yuste V, Aznar JA, Hedner U, Knobe K, Lee CA et al. Joint protection in haemophilia. Haemophilia 2011; 17(Suppl.2):1-23.

10. Buzzard B, Beeton K. Physiotherapy management of haemophilia. Oxford: Blackwell Science, 2000.

11. Lobet S, Pendeville E, Dalzell R, Defalque A, Lambert C, Pothen D et al. The role of physiotherapy after total knee arthroplasty in patients with haemophilia. Haemophilia 2008; 14:989-98.

12. Kisner C, Colby LA. Exercícios terapêuticos – fundamentos e técnicas. 5.ed. Barueri: Manole, 2009.

13. Kubo K, Kanehisa H, Fukunaga T. Effect of stretching training on the viscoelastic properties of human tendon structures *in vivo*. Japan J Appl Physiol 2002; 92:595-601.

14. Witvrouw E, Mahieu N, Roosen P, McNair P. The role of stretching in tendon injuries. Br J Sports Med 2007; 41:224-6.

15. Speer KP, Warren RF, Horowitz L. The efficacy of cryotherapy in the postoperative shoulder. J Shoulder Elbow Surg 1996; 5:62-8.

16. Fang L, Hung C, Wu S, Fang S, Stocker J. The effects of cryotherapy in relieving postarthroscopy pain. J Clin Nurs 2011; 1-8.

17. Gandhi R, de Beer J, Leone J, Petruccelli D, Winemaker M, Adili A. Predictive risk factors for stiff knees in total knee arthroplasty. J Arthropl 2006; 21(1).

18. Denis M, Moffet H, Caron F, Ouellet D, Paquet J, Nolet L. Effectiveness of continuous passive motion and conventional physical therapy after total knee arthroplasty: a randomized clinical trial. Physical Therapy 2006; 86(2).

19. Beeton K, Rodriguez-Merchan EC, Alltree J. Total joint arthroplasty in haemophilia. Haemophilia 2000; 6:474-81.

20. McGinty G, Irrgang JJ, Pezzullo D. Biomechanical considerations for rehabilitation of the knee. Clin Biomechan 2000; 15:160-6.

21. Mckenzie R, May S. The human extremities, mechanical diagnosis & therapy. New Zeland: Spinal Publication, 2000.

22. Gotlin RS, Hershkowitz S, Júris PM, Gonzáles EG, Scott WN, Insall JN. Electrical stimulation effect on extensor lag and length of hospital stay after total knee arthroplasty. Arch Phys Med Rehabil 1994; 75(9):957-9.

23. Murata Y, Takahashi K, Yamagata M, Hanaoka E, Moriya H. The knee-spine syndrome. J Bone Joint Surg 2003; 85B.

24. Parratte S, Pagnano MW. The stiff total knee arthroplasty: a contemporary approach. Semin Arthro 2008; 19:98-102.

25. Rodriguez-Merchan EC. Total joint arthroplasty: the final solution for knee and hip when synovitis could not be controlled. Haemophilia 2007; 13(Suppl.3):49-58.

26. Soever LJ, MacKay C, Saryeddine T, Davis AM, Flannery JF, Jaglal SB et al. Educational needs of patients undergoing total joint arthroplasty. Physiother Can 2010; 62:206-14.

27. Forsyth AL, Quon DV, Konkle BA. Role of exercise and physical activity on haemophilic arthropathy, fall prevention and osteoporosis. Haemophilia 2011; 1-7.

28. Bhave A. Rehabilitation after total hip and total knee arthroplasty. In: Barrack RL, Booth Jr RE, Lonner JH, McCarthy JC, Mont MA, Rubash HE. Ortopaedic knowledge update: hip and knee reconstruction. 3.ed. Rosemont: American Academy Orthopaedic Surgeons, 2008. p.295-304.

29. Gama ZAS, Medeiros CAS, Dantas AVR, Souza TO. Influência da frequência de alongamento utilizando facilitação neuromuscular proprioceptiva na flexibilidade dos músculos isquiotibiais. Rev Bras Med Esporte 2007; 13(1).

30. Blamey G, Forsyth A, Zourikian N, Short L, Jancovic N, De Kleijn P et al. Comprehensive elements of a physiotherapy exercise programme in haemophilia – a global perspective. Haemophilia 2010; 16 (Suppl.5):136-45.

31. Hill K, Fearn M, Williams S, Mudge L, Walsh C, McCarthy P et al. Effectiveness of a balance training home exercise programme for adults with haemophilia: a pilot study. Haemophilia 2010; 16:162-9.

32. Tiktinsky R, Falk B, Heim M, Martinovitz U. The effect of resistance training on the frequency of bleeding in haemophilia patients: a pilot study. Haemophilia 2002; 8:22-7.

33. Hilberg T, Herbsleb M, Puta C, Gabriel HHM, Schramm W. Physical training increases isometric muscular strength and proprioceptive performance in haemophilic subjects. Haemophilia 2003; 9:86-93.

34. Hilberg T, Herbsleb M, Gabriel HHM, Jeschke D, Schramm W. Proprioception and isometric muscular strength in haemophilic subjects. Haemophilia 2001; 7:582-8.

CAPÍTULO 33

Eletroterapia funcional em pacientes portadores de hemofilia e alguns aspectos da termoterapia

LUCÍOLA TERESINHA NUNES

INTRODUÇÃO

A utilização da corrente elétrica na medicina não é recente, havendo referências sobre o uso do peixe de torpedo como agente terapêutico para alívio de dores crônicas desde 400 a.C. Embora fosse considerado por muitos uma modalidade terapêutica inadequada e até perigosa, esse tratamento continuou sendo usado por gregos, romanos e alguns médicos da Idade Média.

O século XIX foi considerado um século de descobertas nas áreas de física, química, biologia e também da eletricidade, aliadas a outras ciências, tornando-se a época áurea da eletricidade com fins terapêuticos. Várias formas de ondas elétricas foram criadas e experimentadas, merecendo destaque cientistas, físicos, filósofos e médicos, como Luigi Galvani, Alessandro Volta, Duchenne de Boulogne, Michael Faraday, Benjamin Franklin, John Wesley e muitos outros que contribuíram para o avanço da eletricidade em diversos campos da ciência.

ELETROTERAPIA NA HEMOFILIA

O tratamento fisioterapêutico com eletroterapia na pessoa portadora de hemofilia requer atenção especial por causa das características da deficiência de coagulação, dos aspectos envolvidos no sistema musculoesquelético e da abordagem do profissional no momento da avaliação (Figura 1). É importante salientar que sangramentos no aparelho locomotor podem levar o paciente com hemofilia a apresentar incapacidades funcionais; porém, a intervenção correta, com a técnica de eletroterapia adequada, respeitando os limites impostos pela fase do sangramento que o paciente apresenta, pode, muitas vezes, impedir a destruição intra-articular ou retardar uma hipotrofia e/ou um déficit funcional que interfira nas atividades de vida diária (AVD) e nas atividades de vida profissional (AVP).

Quando se diz a "fase do sangramento", é importante salientar que não se utiliza eletroterapia durante a fase aguda de uma hemorragia (primeiras 48 horas em que não se tem a segurança de que o sangramento cessou) e que o único recurso às vezes indicado

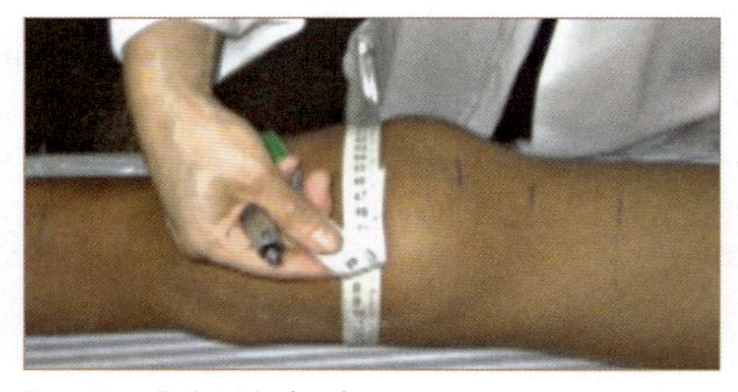

FIGURA 1 Perimetria do edema.

é a estimulação elétrica transcutânea (TENS), mas com ressalvas, visto que esse recurso, por seu efeito analgésico, pode mascarar o sangramento.

A equipe multidisciplinar deve estar atenta às hemorragias em que as dores estão presentes e o fisioterapeuta precisa ter conhecimento das fases do sangramento muscular ou articular, uma vez que faz uso de meios físicos da medicina de reabilitação. A preocupação é pertinente, pois esses recursos, quando utilizados de forma criteriosa, possibilitam a recuperação da funcionalidade e a integridade dos pacientes.

Diante de tantos desafios e da necessidade de quantificar o que utilizar em cada fase do tratamento com eletroterapia, foi realizada uma pesquisa com mais de 100 pacientes, a qual demonstrou que, na fase aguda da hemorragia, ocorrem:

- dores intensas em repouso;
- padrão fixo em flexão, com dificuldade de acomodação do membro afetado, sendo necessário, de imediato, a reposição do fator faltante, que, associada à aplicação da crioterapia (gelo), minimiza o fluxo sanguíneo que lesa estruturas importantes;
- possibilidade, por meio de um posicionamento adequado, de músculos e articulações permanecerem da forma mais simétrica possível, evitando a instalação de deformidades com difícil correção.

Os recursos da eletroterapia podem e devem ser iniciados na fase subaguda, geralmente no terceiro dia, depois de cessado o sangramento. Nessa fase, as dores só estão presentes nos movimentos ativos e passivos e ausentes no repouso. Os objetivos são:

- acelerar o processo de eliminação do sangue, esteja ele em região articular ou muscular;
- melhorar a amplitude de movimento após a diminuição da dor;
- possibilitar a recuperação da mobilidade das articulações;
- procurar manter posturas adequadas dentro do esquema corporal;
- direcionar o membro afetado em posturas simétricas.

Na experiência clínica com a eletroterapia, constata-se que somente três recursos estão indicados na fase subaguda: estimulação elétrica funcional (*functional eletrical stimulation* – FES), corrente galvânica com introdução de medicamentos (iontoforese) e estimulação elétrica transcutânea (TENS). No entanto, para que se possa atingir os objetivos de recuperação das hemorragias, deve-se ter em mente que se trata de um corpo humano com uma lesão (sangramento traumático) que, de forma direta ou indireta, iniciará uma resposta à agressão.

A inflamação é uma tentativa do organismo de reparar o tecido agredido. Cabe lembrar que, nos pacientes com hemofilia, a fragilidade dos vasos está presente, o que leva a pensar no quanto é importante avaliar, a cada procedimento, a indicação da corrente elétrica e executá-la de forma criteriosa. Pode-se afirmar que, em uma hemartrose crônica, existe um processo inflamatório também crônico, no qual a restauração da lesão não foi bem resolvida pelas recidivas de hemartrose, fazendo com que as defesas consigam executar a limpeza e a regeneração do tecido na articulação, desencadeando edema e sinovite crônica hipertrófica, característica da hemofilia (Figura 2). Nessa fase, o processo inflamatório pode não se apresentar em toda a sua magnitude, já que a dor pode estar ausente nos movimentos ativos e passivos e presente nos movimentos forçados, dependendo do grau de artropatia e da limitação da amplitude articular. Portanto, nessa etapa do tratamento com eletroterapia, podem-se utilizar todos os recursos, desde que o fisioterapeuta saiba realmente diferenciar qual é a fase estabelecida, direcionando de forma adequada os meios da corrente elétrica como forma de tratamento. Os objetivos são:

- fortalecer a musculatura atrofiada;
- diminuir edemas acumulados nas articulações;
- aumentar a ADM – amplitude de movimento;
- promover conscientização do esquema corporal, propriocepção e marcha.

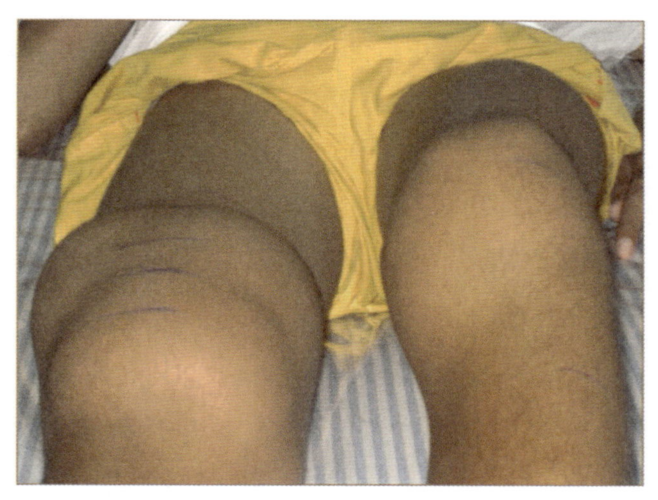

FIGURA 2 Sinovite crônica hipertrófica.

TERMOTERAPIA: SUBTRAÇÃO E ADIÇÃO

Embora o objetivo deste capítulo seja discutir sobre a eletroterapia funcional, vale relatar, de forma resumida, algumas experiências com termoterapia.

Termoterapia é a utilização do frio pela "subtração" e do calor pela "adição", sendo que em ambos se conseguem efeitos sobre os tecidos do corpo. Trata-se de um recurso poderoso no tratamento de pacientes portadores de hemofilia, se aplicado no momento certo.

O gelo é bastante utilizado por inúmeros profissionais; sua importância em um processo hemorrágico é conhecida para diminuição da dor, vasoconstrição e nos processos inflamatórios. No entanto, é importante fazer alguns questionamentos aos profissionais que estão em capacitação para atuar na área da hemofilia:

- O gelo, quando aplicado na hemorragia, é sempre vasoconstritor, independentemente do tempo de aplicação?
- Em quanto tempo de utilização do gelo ocorrerá efeito vasoconstritor ou vasodilatador?
- Quais são os efeitos do gelo e quanto tempo dura a ação vasoconstritora?

Esses questionamentos são pertinentes, pois, se não for utilizada a crioterapia na intercorrência com tempo determinado para cada fase da hemorragia, com seus respectivos objetivos, não se atingirá o foco em questão, isto é, o sangramento e/ou a inflamação. Observa-se que, após 10 a 12 min de aplicação com o gelo, obtém-se vasoconstrição e que, no momento do resfriamento da pele, entra em ação, por um mecanismo reflexo, o sistema simpático, ocorrendo uma relativa dilatação de proteção superficial, identificada pela coloração avermelhada da região tratada.

A extensão e a profundidade da ação do gelo pela crioterapia estão intimamente relacionadas com o tempo de aplicação, pois é preciso obter respostas diferentes no mecanismo da ação periférica em relação à profunda. Assim, diz-se que, após 12 min, o calibre dos vasos retorna ao seu tamanho normal de "relaxamento" e ocorre uma diminuição da velocidade de condução nervosa, com consequente alívio da dor. As articulações tornam-se mais rígidas no primeiro momento e a colagenase diminui, favorecendo a flexibilidade dos tendões.

CRIOTERAPIA

Ações fisiológicas

- Favorece a vasoconstrição, diminuindo, por uma ação reflexa, o calibre dos vasos;
- favorece a ação analgésica, como resposta à diminuição da velocidade de propagação dos estímulos nociceptivos;
- acentuada diminuição do metabolismo celular local no momento da aplicação;
- diminuição do espasmo muscular e da condução dos nervos;
- diminuição da descarga fusal;
- redução da produção de histamina (pela redução do metabolismo), mecanismo que determina o aumento da permeabilidade dos vasos.

Indicações

- Fase aguda de uma hemorragia: o tempo de aplicação determinará a ação vasoconstritora (10 a 12 min, no máximo);
- fase subaguda e crônica de hemorragia com tempo de aplicação superior a 12 min;
- ação analgésica;
- ação antiespasmódica;
- ação antiespástica.

Contraindicações

Deve-se dar atenção especial a pacientes que apresentem:

- alteração da sensibilidade;
- comprometimento vascular arteriolar;
- insuficiência circulatória;
- alergias ou intolerância ao gelo;
- uso prolongado sobre estruturas nervosas periféricas.

Fase de resposta local com gelo e outros agentes "resfriantes"

- 1 a 3 min: sensação de frio;
- 2 a 7 min: sensação de dor e queimação;
- 5 a 7 min: sensação de anestesia e amortecimento;
- aos 10 min: vasoconstrição;
- 12 a 15 min: vasodilatação profunda e reflexa.

Deve-se ter em mente que o sucesso da técnica está relacionado ao tempo de aplicação e ao foco em questão, ou seja, o sangramento e sua duração, para que se possa, conscientemente, utilizar todos os recursos existentes na medicina de reabilitação, de forma a atingir os objetivos das fases de uma hemartrose ou de uma hemorragia muscular. Portanto, até o ano 2000, o fator era escasso e os indivíduos não tinham acesso ao que existia – em razão da dificuldade de locomoção, da distância, de fatores econômicos, de problemas sociais e de momentos políticos diversos –, foi preciso criar ferramentas que possibilitassem avaliar, tratar e, consequentemente, recuperar a funcionalidade do paciente, melhorando as atividades de vida diária, prática e profissional dos indivíduos com hemofilia.

A avaliação fisioterapêutica e a investigação criteriosa antes de cada procedimento são as únicas ferramentas aliadas do fisioterapeuta. Utiliza-se uma das escalas para avaliar e quantificar a dor (Figura 3).

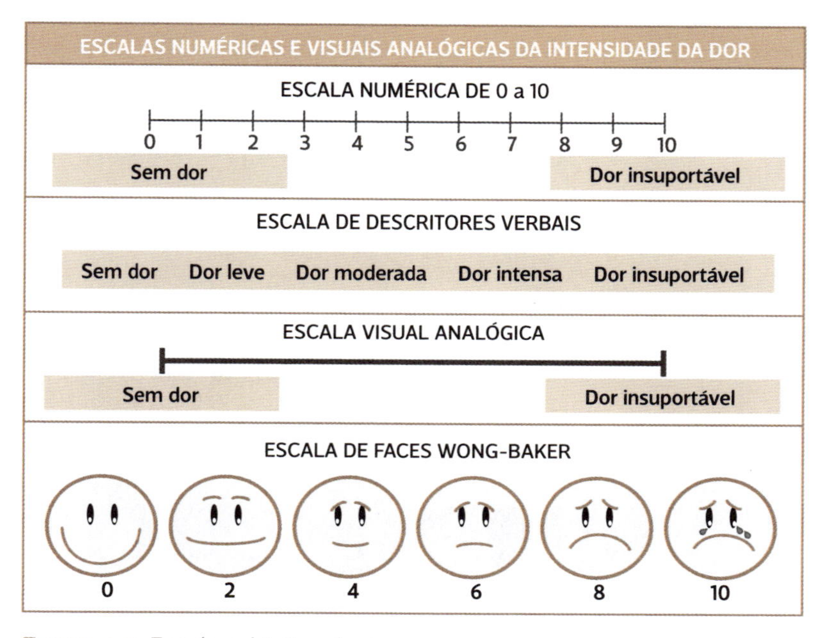

FIGURA 3 Escala subjetiva da dor.

A dor é definida, segundo a Associação Internacional para o Estudo da Dor (IASP), como "uma experiência sensorial e emocional desagradável associada ou descrita em termos de lesão tecidual real ou potencial". Os pacientes vivem essas experiências de diferentes formas, em cada momento dos sangramentos, nas diferentes regiões do corpo. No entanto, a dor, seja aguda ou crônica, requer atenção em todos os momentos.

Em articulações, músculos e regiões mais superficiais, existem receptores da dor responsáveis por captar e interpretar as sensações, chamados de nociceptores. Esses mecanismos, aliados à defesa do corpo, permitem graduar e interpretar, junto ao paciente, qual é o tipo de dor aferida por ele.

CUIDADOS IMEDIATOS PARA OS EPISÓDIOS HEMORRÁGICOS

Pode-se aplicar gelo, sempre envolto com uma toalha úmida na região a ser tratada (para evitar queimaduras pelo frio), por 10 min e retirar por 5 min, permitindo atingir um resfriamento da região (Figura 4).

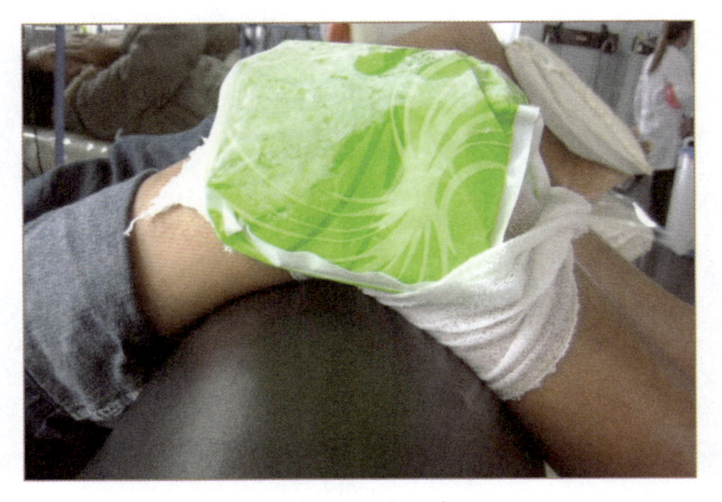

FIGURA 4 Técnica de aplicação do gelo.

Bolsas frias reutilizáveis que contêm gel constituído de sílica, água e anticoagulante moldam-se à região a ser tratada. No entanto, quando não estão sendo utilizadas, devem ser colocadas no resfriamento para uma próxima aplicação.

A ultrassonografia terapêutica consiste em uma máquina que produz corrente de alta frequência de cerca de 0,8 a 3 MHz. Sua frequência de saída do gerador é medida em megahertz, que é o número de ondas que ocorrem em 1 segundo.

MÉTODO DE TRATAMENTO

O método de tratamento que utiliza o gerador de ultrassonografia nos pacientes com hemofilia está intimamente relacionado a quanto tempo ocorreu o sangramento (quanto maior o tempo mais segura é a aplicação), aos tipos de ondas aplicadas (contínuas ou pulsadas) e à fragilidade dos vasos, considerando que se trata de uma deficiência de coagulação que tem como princípio "sangrar". É necessário pensar: "Qual é a importância desse recurso, que produz calor e exerce a função de micromassagens em profundidade?" e "Qual é a importância das ondas não térmicas?" – ambas técnicas são benéficas, sendo necessário apenas respeitar o tempo de cicatrização do vaso, que, conforme foi salientado, geralmente ocorre após 10 dias de cessado o sangramento; portanto, na terceira semana da fase crônica da hemartrose.

A ultrassonografia tem a capacidade de gerar ondas sonoras que possibilitam a observação de movimentos de moléculas, produzem energia vibratória e favorecem a mobilização de um milhão de moléculas, à medida que estas se propagam nos tecidos. Essa energia vibratória, quando aplicada em uma região em que o vaso não está totalmente cicatrizado, pode romper seu tampão, desencadeando uma nova hemorragia.

Deve-se ter atenção ao método de aplicação e ao rendimento de energia, que se modificam em cada região tratada, obedecendo às irregularidades articulares, às profundidades dos músculos e às impedâncias dos tecidos, para que os feixes da ultrassonografia não se percam no ar. No entanto, mesmo em regiões nas quais se consegue um bom acoplamento, não é possível que a absorção de energia seja igual à intensidade de aplicação. Para melhorar esse obstáculo, utilizam-se as técnicas de aplicação descritas a seguir.

Técnicas de aplicação

Método direto

- Colocar gel entre o transdutor e a pele, em quantidade suficiente para garantir que os feixes de ondas possam ser transmitidos sem grandes bolhas de ar;
- a pressão dada pelo cabeçote na pele deve ser firme o suficiente para não perder o contato;
- os movimentos sobre a pele devem ser lentos e circulares;
- possibilitar um acoplamento harmonioso, sem diminuir a energia transferida (Figura 5).

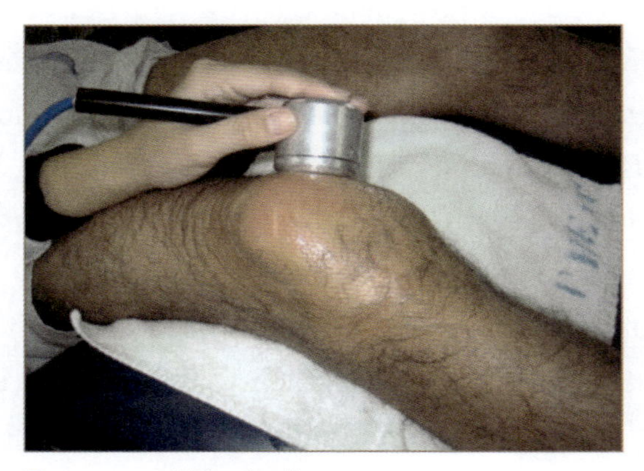

FIGURA 5 Método direto.

Método subaquático

Em regiões do corpo de difíceis acoplamentos, como as extremidades distais, deve-se:

- colocar água em um recipiente grande o suficiente para que a parte do corpo a ser tratada fique totalmente imersa;
- colocar o transdutor dentro desse recipiente, de forma que a fonte de som fique a aproximadamente 3 cm de distância da região a ser tratada;

- não deixar a mão do observador imersa na água;
- procurar realizar movimentos circulares, administrando uma dose mais uniforme.

Contraindicações

- Fase subaguda de uma hemorragia: respeitar os 10 dias depois de cessado o sangramento, seja articular ou muscular;
- regiões que apresentem infecções;
- áreas anestésicas;
- sobre tumores cancerígenos;
- sobre a medula espinhal;
- regiões dos olhos, do crânio, do coração e da genitália;
- áreas isquêmicas;
- processos dolorosos agudos.

Deve-se lembrar que a ultrassonografia, como qualquer outro procedimento terapêutico, pode apresentar restrições relativas ou absolutas. A clínica é soberana para definir as fases do sangramento, de modo que, aliada ao conhecimento técnico e ao bom senso do fisioterapeuta, atingirá os objetivos esperados.

Indicações

- Fase crônica de uma hemorragia ou 10 dias depois de cessado o sangramento;
- pontos de gatilho;
- hematomas tardios;
- espasmos musculares;
- processos fibróticos, fascite, miosites;
- contraturas musculares;
- condições inflamatórias crônicas.

Especificações da ultrassonografia

- Geradores em que o cabeçote é de 1 mHz: absorção de 1 a 10 cm;
- geradores em que o cabeçote emite profundidade de 3 MHz: a absorção é de aproximadamente 5 cm;
- ondas contínuas profundas: têm a capacidade de gerar calor e exercer micromassagem em profundidade;
- onda pulsátil: é emitida de forma intermitente, possibilitando um tempo de repouso entre os pulsos e, assim, minimizando o aquecimento.

Efeitos

- Térmico: à medida que a ultrasonografia se propaga nos tecidos, é transformada em calor, e as vibrações celulares com suas partículas desencadeiam atritos entre si, possibilitando efeito térmico;
- não térmico: altera a permeabilidade dos vasos e melhora a reabsorção do edema;
- diminuição da dor: por meio do efeito térmico, aumenta a irrigação sanguínea local, melhorando o metabolismo, com consequente atenuação da dor;
- mecânico: a vibração e a micromassagem favorecem trocas celulares e regulam o equilíbrio no potencial da membrana, que é alto, produzindo a despolarização.

CORRENTE GALVÂNICA

Entende-se por galvanização o emprego de uma corrente contínua de fluxo constante com fins terapêuticos. Essa aplicação provoca vasodilatação e intensa hiperemia ativa e conduz à melhoria da nutrição, da função e da regeneração dos tecidos lesados.

IONTOFORESE

É o processo de transferência de íons para dentro do corpo, movido por uma força eletromotriz: os íons com carga positiva são transportados para dentro da pele, pelo ânodo (polo positivo), enquanto aqueles com carga negativa são transportados pelo cátodo (polo negativo).

Técnica de aplicação

No tratamento de pacientes hemofílicos, é utilizado biocloreto de histamina (1/4.000). Esse medicamento é aplicado na região afetada através do ânodo (Figura 6) e tem efeito anti-inflamatório, permitindo a reabsorção mais rápida do sangue coletado na articulação ou no músculo. A técnica pode ser aplicada de forma longitudinal ou paralela.

No polo positivo, introduzem-se 2 mL de histamina em uma toalha umedecida com água e, no polo negativo, somente água. As toalhas devem estar bem úmidas, e a região afetada deve estar coberta em toda a sua extensão, mesmo que o eletrodo seja menor (Figura 7).

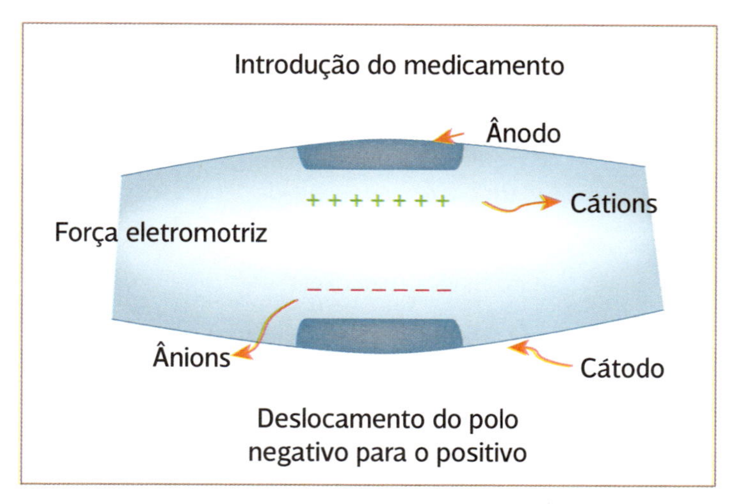

FIGURA 6 Indução elétrica.

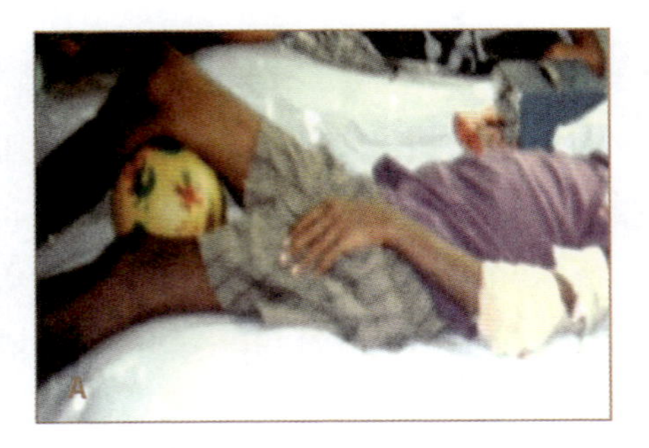

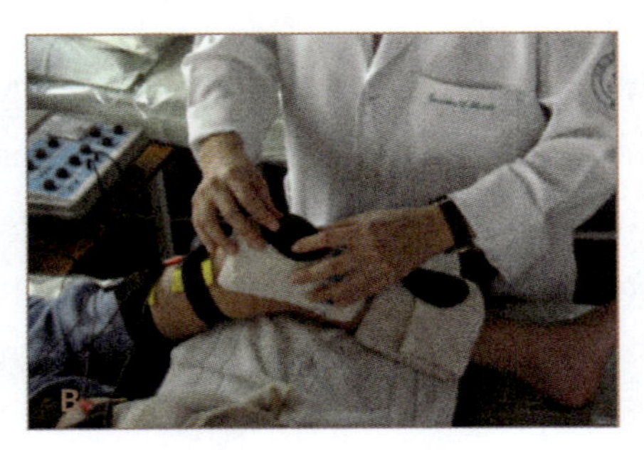

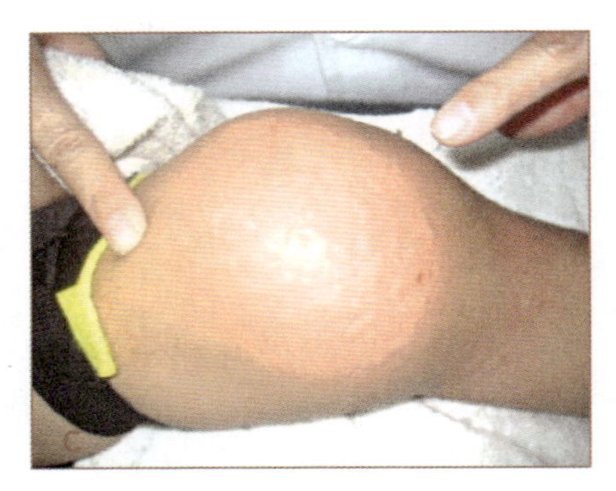

FIGURA 7 A: fase subaguda depois de cessado o sangramento. B: resposta ao estímulo. C: hiperemia.

Efeito da histamina

Durante a aplicação, o paciente refere sentir "coceira" e, ao término, após a retirada dos eletrodos, a região apresenta-se com uma alergia local (avermelhada), acentuada por intensa hiperemia. Esse efeito vasodilatador é o que permite a reabsorção mais rápida das hemorragias, isto é, do sangue coletado na região.

Dose (em miliampéres)

É importante questionar ao paciente, durante a aplicação, se ele está se sentindo bem ou se tem a sensação de estar "queimando", para que a dose seja adequada de acordo com sua sensibilidade. A dose varia entre 3 e 5 mA.

Indicações

- Aplicar na fase subaguda: após 48 horas de cessada a hemorragia;
- tempo de duração: 15 min, 1 vez/dia;
- fase crônica: antiflogista, anti-inflamatória.

Contraindicações

- Fase aguda (durante uma hemorragia);
- dúvida sobre em qual fase o paciente se encontra.

Observações

Após a aplicação da histamina, deve-se manter o posicionamento simétrico, podendo, a seguir, aplicar a técnica de crioterapia (gelo local). Nessa fase, às vezes, pode-se associar a aplicação de FES, dentro da escala, respeitando a gravidade do caso, com um recondicionamento de pequena amplitude articular.

ESTIMULAÇÃO ELÉTRICA FUNCIONAL

A FES ou estimulação elétrica neuromuscular (NMES) é uma corrente elétrica que, por meio de um gerador de estímulos em forma de trem de pulsos elétricos, visa a restabelecer a atividade motora em pacientes privados de controle motor, com o objetivo de resgatar sua funcionalidade.

A FES é uma técnica da reabilitação utilizada há anos em diversos países, com variadas indicações. A primeira aplicação clínica desse conceito, em 1961, foi um sistema de estimulação elétrica de um único canal, desenhado para dorsiflexão em paciente que apresentava déficit motor no apoio do calcanhar, em quadro de hemiplegia.

Muitas modificações desse dispositivo têm sido desenvolvidas e utilizadas na prevenção e no tratamento de distúrbios neuromotores. No ano de 1984, surgiram novos experimentos como formas de terapias aplicadas, como no fortalecimento de musculatura atrofiada, na osteopenia, em transtornos circulatórios, na reeducação de músculos inervados e paralisados, em contraturas musculares, no tratamento e no controle de músculos espásticos, para facilitar o uso de órteses elétricas, na reeducação de pacientes com bexiga neurogênica, para auxílio no fortalecimento e no controle do diafragmático, em pós-operatório imediato, na perturbação articular e até como forma de reconstituição indireta de fraturas.

As investigações sobre a FES estão crescendo e aumentando as possibilidades de serem usadas em outras doenças, sistematizando um grande campo muito promissor. Desde o início de 1992, introduziu-se, no setor de Reabilitação e Fisioterapia do Centro dos Hemofílicos do Estado de São Paulo, o trabalho com a técnica FES em pacientes com hemofilia, apresentando resultados extremamente satisfatórios.

Contração muscular

A graduação fisiológica da força muscular normalmente envolve modulação do ritmo de disparo do nervo motor e do recrutamento de unidades motoras adicionais, por excitar mais neurônios motores. Com a estimulação elétrica neuromuscular, a graduação da força é alcançada, primeiramente, pela modulação da intensidade do estímulo e pela força de contração, determinada pelo número de fibras excitadas. A forma máxima desenvolvida durante uma contração muscular depende do tipo de fibra que está em relação direta com a frequência de tétanos.

A contração muscular responde à lei do "tudo ou nada", e um estímulo elétrico provoca uma contração muscular separadamente, cujas características dependem do tipo de fibra, no que se refere à força (fibra II mais forte que fibra I).

A ação muscular caracteriza-se pela amplitude e pela duração, correspondendo à soma das ações separadas (soma de tempo) e chegando ao tétano fisiológico. A frequência de estimulação elétrica necessária para provocar uma tetania fisiológica encontra-se por volta de 18 hz.

Métodos e benefícios

Esse método trouxe um grande benefício na recuperação do paciente com hemofilia, ao realizar contração muscular artificial e, por meio do movimento, natural, retirando a carga das articulações, que são as maiores prejudicadas pelas hemartroses. A artropatia hemofílica, decorrente das hemartroses, a limitação, a sinovite crônica hipertrófica e a hipotrofia muscular levam ao desequilíbrio da força entre os músculos agonistas e antagonistas, desencadeando dores, retrações, alteração no esquema corporal e na marcha e a consequente perda de função, como mostra a Figura 8.

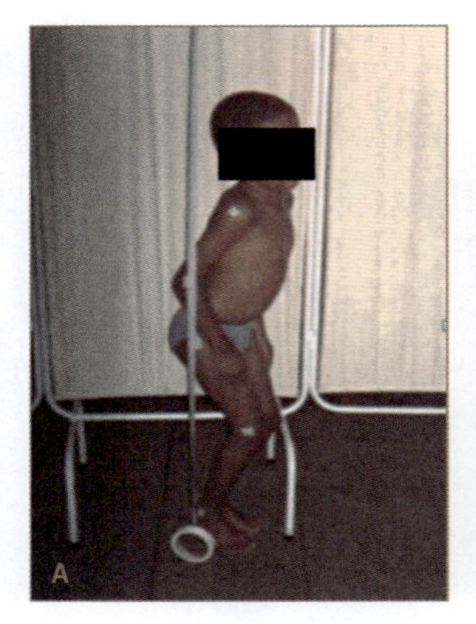

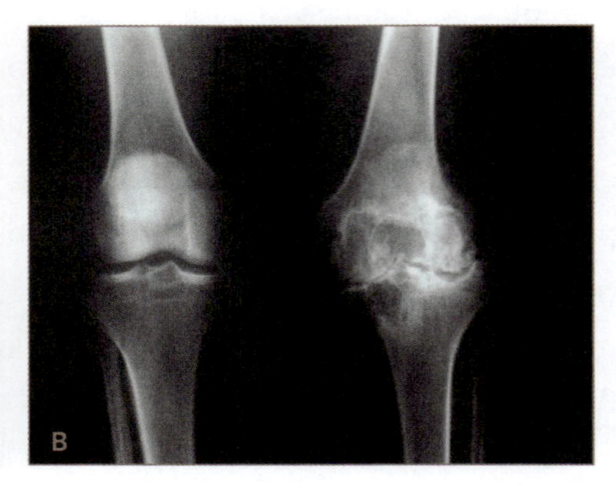

Figura 8 Desequilíbrio muscular e artropatia grave.

Esse aparelho de estímulos (Figura 9) em forma de trem de pulsos elétricos provoca o recondicionamento dos músculos atrofiados, fortalecendo o agonista e alongando o antagonista. Por meio do recrutamento das unidades motoras de forma artificial, promove aumento de força muscular e proporciona ganho significativo da massa muscular, retirando qualquer carga que porventura possa reativar o processo inflamatório das articulações. Esse recrutamento é obtido a partir de pontos motores, os quais possibilitam um movimento dentro do eixo articular estabelecido para cada paciente, conforme as condições articulares.

Salientam-se os efeitos da FES no aumento do volume de massa e da força muscular, na redução da fadiga à custa de melhor fluxo sanguíneo e na transformação de fibras tipo II em tipo I. As frequências muito baixas promovem somente um abalo muscular, enquanto as muito altas promovem fadiga muscular. É necessário um treinamento específico da fibra para evitar a fadiga, sendo fundamental intercalar períodos de repouso entre uma contração e outra.

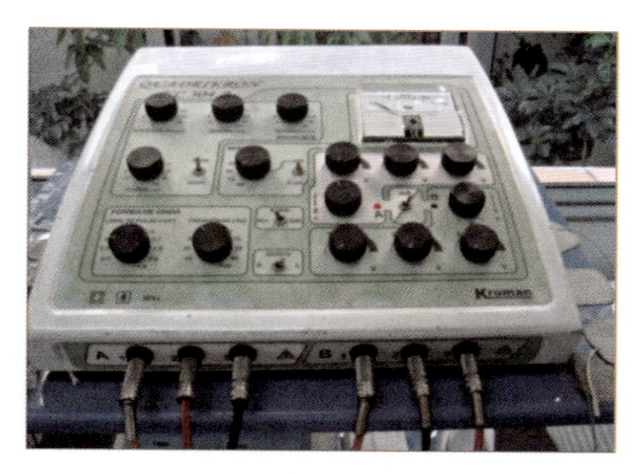

FIGURA 9 Recrutamento muscular de vários músculos simultaneamente.

Gerador de estímulos de seis canais

A escala de graduação elaborada por Lianza[4] possibilita graduar o recondicionamento muscular e alcançar função sem causar fadiga muscular, pois obedece aos critérios abaixo:

- +: recondicionamento muscular com esboço de contração;
- ++: recondicionamento muscular com deslocamento de pequena amplitude articular;
- +++: recondicionamento muscular com movimento amplo, porém incompleto;
- ++++: recondicionamento muscular com deslocamento amplo em toda a sua amplitude de movimento.

Nos pacientes com hemofilia, obedece-se a escala de fortalecimento, respeitando a gravidade do caso e a potência muscular de cada indivíduo, conforme mostra a Figura 10.

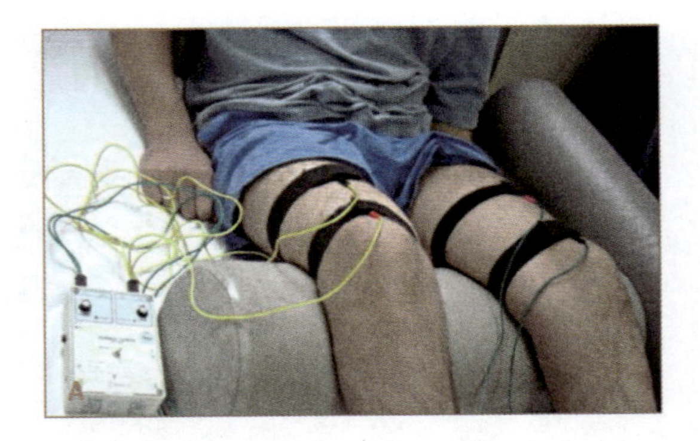

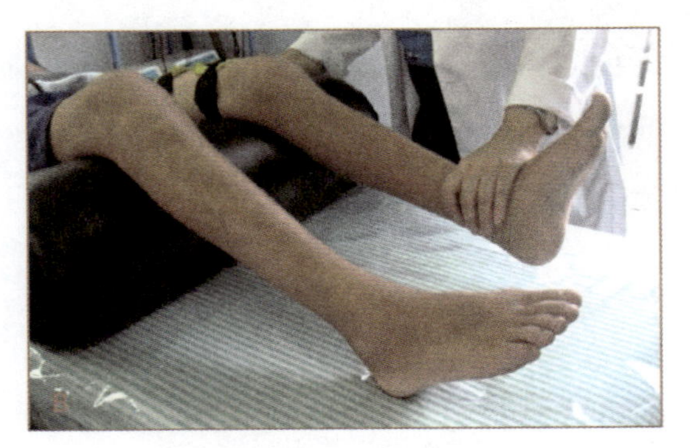

FIGURA 10 Primeira escala de fortalecimento artificial através dos pontos motores: pequena amplitude de movimento.

Obs: pontos motores do quadríceps são: terço distal, três dedos acima da patela e terço médio; terço proximal e médio.

No início do tratamento com estimulação elétrica funcional, o paciente deve estar em decúbito dorsal, com apoio de um rolo embaixo do joelho, respeitando o padrão em que se encontra o ângulo.

O fortalecimento do glúteo máximo promove o alinhamento da pelve, proporcionando recondicionamento, de forma a permitir um bom encaixe da articulação coxo-femoral e marcha dentro dos padrões normais (Figura 11).

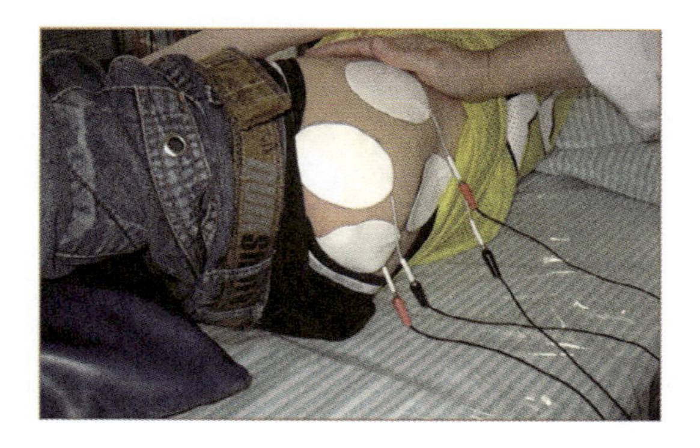

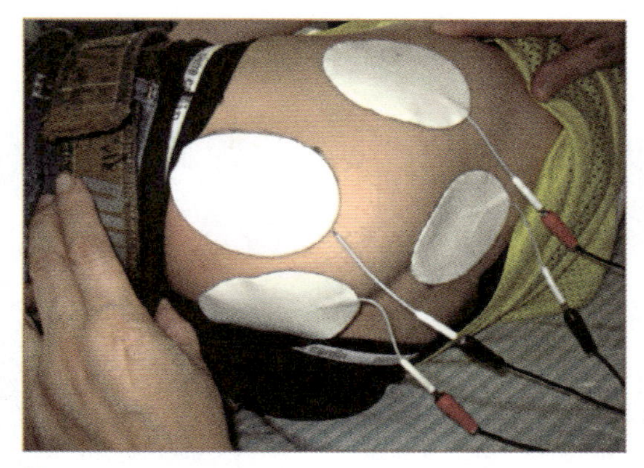

FIGURA 11 Recondicionamento de regiões glúteas. Ponto maior: glúteo médio – crista ilíaca, dorso lateral e na face posterior do trocanter; glúteo máximo – crista ilíaca posterior, superior e massa glútea.

Capacidade do gerador de trens de pulsos

Sua onda elétrica é retangular, bipolar, com picos da ordem de décimo de milissegundos. Produz vários pulsos elétricos formados por "trens de pulsos". Pode ser ajustável quanto à forma de subida e descida nesses mesmos trens. Subidas e descidas mais inclinadas proporcionam contrações mais próximas às fisiológicas, conforme mostra a Figura 12

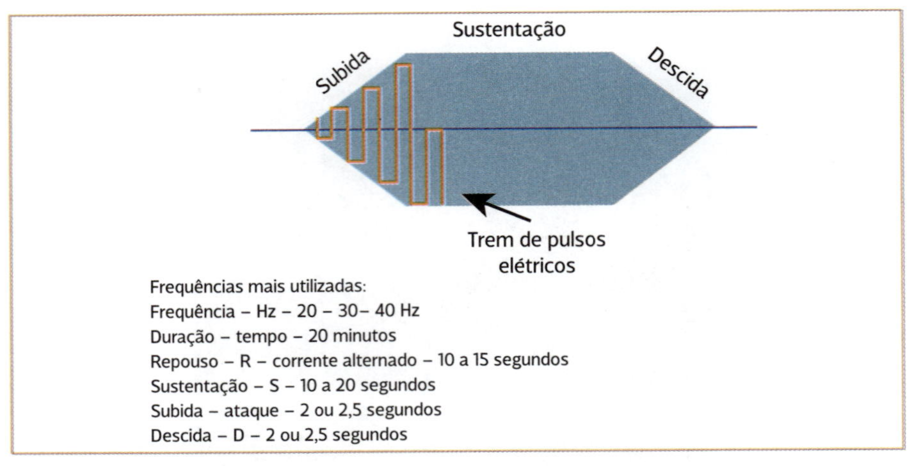

FIGURA 12 Forma de corrente modulada retangular.

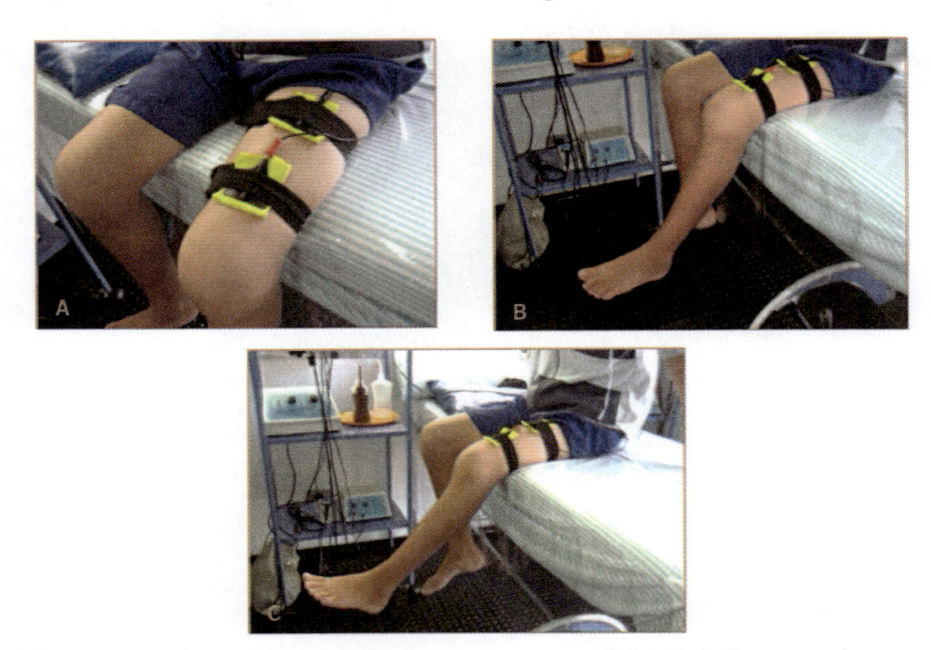

FIGURA 13 Segunda escala de fortalecimento artificial. Trabalho muscular em toda a sua amplitude articular – postura sentada com os membros pendentes. A: 1ª fase – ausência de dor; B: 2ª fase – ausência de dor em que obedeça a um ângulo amplo, porém incompleto; C: 3ª fase – ausência de dor em que obedeça a um ângulo em toda a sua amplitude.

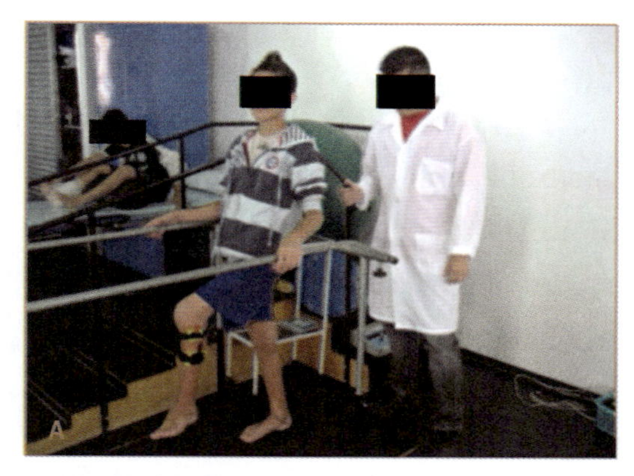

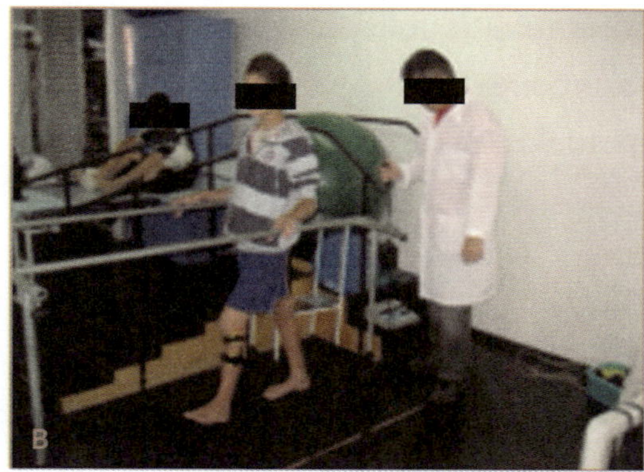

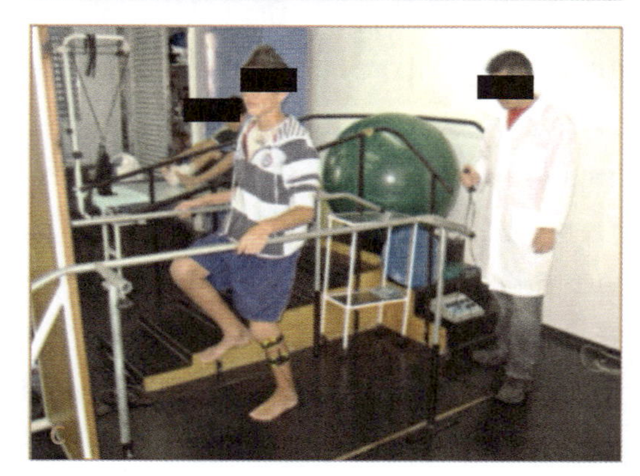

FIGURA 14 Terceira escala: reeducação da marcha – propriocepção. Marcha em diversas fases. A: 1ª fase – oscilação: o terapeuta dispara um dispositivo igual ao do *video game*; B: 2ª fase – apoio do calcanhar ao toque no solo. Neste momento, desliga-se o dispositivo; C: 3ª fase – momento do apoio plantar no solo.

Indicações

- Fase subaguda, com intensidade leve e pequena amplitude articular;
- prevenção da atrofia e melhora da força;
- controle da dor e diminuição de edema;
- fase crônica, potencialização dos músculos e *input* sensorial;
- em músculos retraídos, associar ao alongamento;
- propriocepção e conscientização quanto aos movimentos (fornecer *feedback*);
- pacientes que apresentem lesão do neurônio motor superior;
- prevenção trombólica;
- inibição de perda óssea.

Contraindicações

- Fase aguda de hemorragia articular e/ou muscular;
- marca-passos cardíacos;
- pacientes hipertensos ou hipotensos, pois as respostas autônomas podem afetar o controle da pressão;
- região muscular que apresente hematomas em fase aguda e subaguda;
- deformidade quando estruturada;
- lesão periférica total;
- quando não responde aos estímulos;
- neoplasma ou infecção, pois os efeitos musculares e circulatórios podem agravar essas condições;
- proximidade do aparelho de diatermia de ondas curtas, por causa do potencial para perda de controle dos parâmetros de estimulação.

CONCLUSÕES

O papel da medicina de reabilitação no tratamento das pessoas portadoras de hemofilia é inquestionável nos dias atuais, e o fisioterapeuta representa um importante personagem na equipe multidisciplinar que atua com esses pacientes. A esses profissionais cabe a pronta intervenção nos mais diversos momentos de uma crise hemorrágica, atuando na fase aguda, com os recursos disponíveis para a melhora postural, mesmo em repouso, visando ao alívio da dor, e intervindo de forma efetiva nas fases subaguda e crônica, buscando a reabilitação das complicações musculoesqueléticas e a recuperação funcional dos membros afetados.

Por meio de técnicas específicas e direcionadas, propõe-se intervir no processo reabilitacional, amenizando os transtornos causados pelas hemorragias e conscientizando o paciente e seus familiares sobre a importância do tratamento precoce (consulta médica e reposição de fator o mais cedo possível), contribuindo efetivamente para a conquista da independência funcional, a elevação da autoestima e a integração do indivíduo ao seu meio social e, consequentemente, impulsionando a melhoria da qualidade de vida.

REFERÊNCIAS BIBLIOGRÁFICAS

1. Bruno A, Masiero D, Granero LHCM, Botelho LA, Secco MFM, Wssertein S et al. Meios físicos em reabilitação. In: Lianza S. Medicina de reabilitação. 4.ed. Rio de Janeiro: Guanabara-Koogan, 2007.
2. Brasileiro JS, Faria AF, Queiroz LL. Influência do resfriamento e do aquecimento local na flexibilidade dos músculos isquiotibiais. Rev Bras Fisioterap São Carlos 2007; 11(1):57-61.
3. Gilbert M. Complicações músculo esqueléticas da hemofilia – a articulação. Federação Mundial de Hemofilia, 1997.
4. Lianza S, Fonseca A. Estimulação elétrica funcional. In: Lianza S. In: Medicina de reabilitação. 4.ed. Rio de Janeiro: Guanabara-Koogan, 2007.
5. Saadi LM, Castro CLM, Souza Salgado ASI. Eletrofisioterapia: manual clínico. Londrina: Midiograf, 1999.

6. Silveira DW, Boery EN, Boery RNS. Reflexões acerca da crioterapia na fase aguda da artrite reumatoide e suas correlações com a crioglobulinemia. Rev Saúde Comunit 2006; 153-60.

7. Stange KD, Hoffer JA. Gait phase Information provide by sensory nerve activity during walking: aplycability a state controller feedback for Fes, IEEE trans. Biomed Eng 1999; 46:497-809.

CAPÍTULO 34

Órteses em hemofílicos

GILMAR CAMILO DA SILVA

INTRODUÇÃO

A palavra órtese deriva da expressão grega *orthos*, que significa "tornar correto, direito, reto, normal". Uma órtese é um dispositivo exoesquelético que, aplicado a um ou vários segmentos do corpo, tem a função de apoiar, alinhar, evitar ou corrigir deformidades, buscando sempre melhorar a função das partes móveis do corpo.[1]

Segundo Huber (1994), o tratamento com órteses pode ser definido como a aplicação de forças externas geradas por um aparelho utilizado pelo paciente. Apesar de ser elaborada biomecanicamente, essa força apresenta implicações neurológicas significativas que resultam dos impulsos proporcionados ao sistema nervoso central (SNC).

Existem relatos históricos da origem das órteses em pinturas egípcias (2.750 a 2.625 a.C), mostrando homens fazendo uso delas. Vários aparelhos ortopédicos para tratamento de fraturas foram atribuídos a Hipócrates, médico grego do século IV a.C. Galeno escreveu sobre órteses para escoliose no século II d.C. Ambroise Pare, considerado o pai da cirurgia moderna, construiu, em 1575, uma órtese em aço perfurada para escoliose e uma órtese para pé e tornozelo para correção de pé torto, entre outras órteses e próteses.[1,2] Posteriormente, muitos autores desenvolveram e aperfeiçoaram outros tipos de órteses, os quais continuam sendo aprimorados com materiais mais resistentes e leves e modelos variados para a necessidade de cada paciente.

As órteses são dispositivos que auxiliam o membro acometido durante a reabilitação. Elas controlam, preservam, modificam e aumentam a mobilidade, com o intuito de corrigir desvios e contraturas articulares e retrações tendinosas, atendendo a casos traumatológicos (p.ex., fraturas), reumatológicos (p.ex., artrite reumatoide e tendinites) e neurológicos (p.ex., paralisia cerebral). Nas artropatias hemofílicas, têm importante papel no período pós-operatório para a manutenção da amplitude de movimento e do posicionamento do membro afetado, facilitando a mobilização do membro ou podendo ser colocadas logo após. Deve-se ressaltar que, antes do período de mobilização, é necessário administrar o fator de coagulação (profilaxia secundária), a fim de evitar o sangramento, e, quando necessária e se prescrita, a administração de potentes analgésicos, visando ao conforto do paciente e à possibilidade da aplicação da técnica de mobilização específica.[3]

As órteses proporcionam tratamentos menos dolorosos e mais modernos, com períodos de recuperação muitas vezes mais curtos. Devem ser usadas como um adjunto no processo de reabilitação, de modo que, se bem indicadas, cuidadosamente elaboradas e apropriadamente ajustadas, frequentemente favorecem o tratamento terapêutico. Entretanto, deve-se considerar que o programa de exercícios terapêuticos, aliado à intervenção com órteses, precisa abordar os mesmos problemas e deve ser direcionado ao mesmo resultado, tanto biomecânico quanto neurológico. As finalidades principais das órteses são evitar o aparecimento de deformidades, corrigir deformidades já existentes passíveis de correção, bloquear e evitar movimentos anormais, reduzir problemas, entre outras.

Em geral, as órteses podem atuar de três maneiras: prevenindo movimentos não desejados, estabilizando ou restringindo a linha de movimento de uma ou mais articulações; corrigindo deformidades; e aliviando total ou parcialmente o peso corporal ou da articulação. As órteses também podem ser usadas com o intuito de preservar o segmento afetado. Algumas vezes, em vez da goteira gessada, podem ser utilizados suportes para deambulação, visando a evitar sobrecarga na articulação.[4]

Os tipos de órteses variam de acordo com a necessidade do paciente, podendo ser estáticas, estáticas seriadas, estáticas progressivas, articuladas (utilizadas para posicionamento do membro), dinâmicas (utilizadas para o fortalecimento de músculos) e funcionais. Quanto à classificação, podem ser pré-fabricadas (feitas em série) ou confeccionadas sob medida, respeitando as características anatômicas individuais. Podem ser classificadas em quatro tipos, conforme sua função:[5]

- estabilizadoras: mantêm a posição e impedem movimentos indesejados, sendo úteis na correção da deformidade em equino dos pés, em fraturas e dores e para diminuir a amplitude articular de um segmento inflamado ou doloroso;
- funcionais: também conhecidas como dinâmicas, são mais flexíveis e permitem um movimento limitado;

- corretoras: indicadas na correção de deformidades esqueléticas, geralmente são usadas em crianças para corrigir membros em desenvolvimento;
- protetoras: mantêm protegido um órgão afetado.

FATORES RELACIONADOS À PRESCRIÇÃO DE ÓRTESE

A indicação de órtese deve estar relacionada ao estado físico e emocional do paciente, que deve ser avaliado por uma equipe multidisciplinar experiente que estabelecerá o tempo de uso diário e fará a previsão do tempo de utilização da órtese e dos objetivos a serem alcançados.[1]

Aspectos psicossociais

- Capacidade cognitiva;
- experiência ortótica;
- probabilidade de adesão.

Benefícios terapêuticos das órteses

- Limitação de movimento: são utilizadas com o objetivo de controlar movimentos excessivos ou indesejáveis na articulação comprometida;
- mecanismo assistido ao movimento articular debilitado: auxílio ao movimento de um segmento parcialmente comprometido;
- transferência de forças.

Battistella et al.[6] relataram em estudos, por meio de avaliação baropodométrica, o benefício da utilização de órteses de tornozelo como fator de estabilização da articulação, além da diminuição das hemartroses de repetição que acometiam esses pacientes.[6,7]

A eficácia das órteses depende da adaptação, do conforto e dos sistemas de força que as integram. Atualmente, os materiais utilizados na confecção das órteses são plásticos (polietileno, polipropileno, espuma de poliuretano e de polietileno), metais (aço, alumínio, titânio), couros, fibra de carbono e outros.

TIPOS DE ÓRTESES

Membros inferiores

Órteses suropodálicas

Também denominadas *ankle foot orthosis* (AFO), ou órteses tornozelo-pé (OTP), podem ser rígidas, articuladas, flexíveis e de reação ao solo (Figuras 1 e 2).

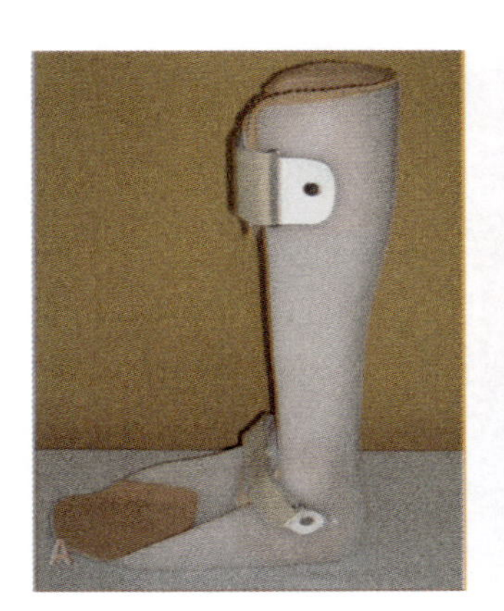

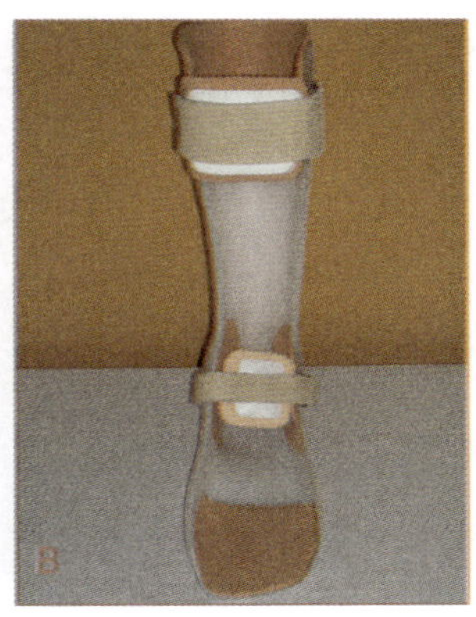

FIGURA 1 Órtese suropodálica rígida não articulada. A: vista lateral; B: vista anterior.

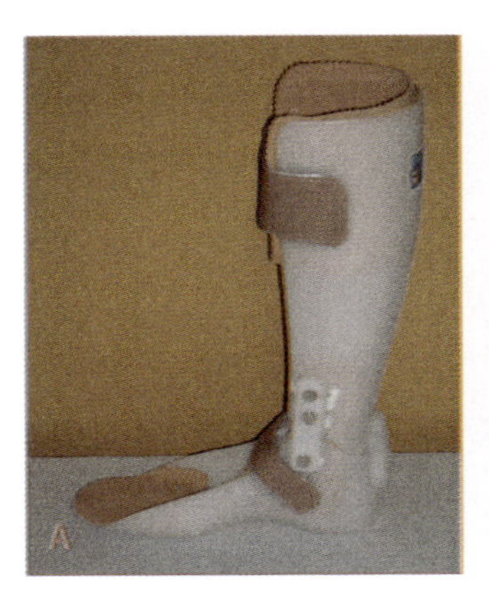

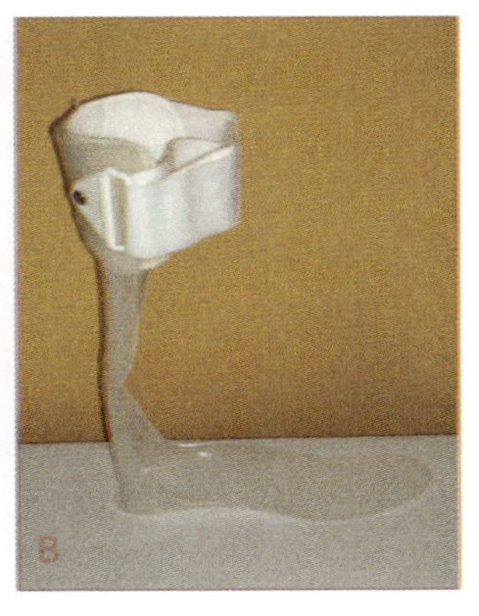

FIGURA 2 Órtese suropodálica articulada. A: flexível; B: rígida.

Esses tipos de órteses têm por objetivo controlar o alinhamento e a movimentação do pé e do tornozelo, estabilizando-os e proporcionando um apoio plantar completo. São leves e adaptáveis aos calçados convencionais, tendo boa aceitação pelo paciente.

Órtese ou mola de Codeville

A mola de Codeville (Figura 3) é uma órtese confeccionada com uma haste metálica fixada em uma palmilha que se adapta ao calçado. É indicada para pacientes que apresentam dificuldade em realizar a dorsiflexão do tornozelo, isto é, que apresentam marcha com o "pé caído". Sua função é a estabilização do pé, evitando a marcha com uma flexão exagerada do quadril e do joelho.

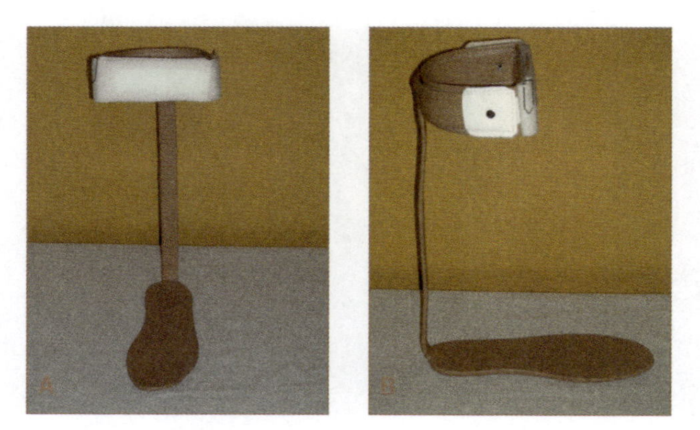

FIGURA 3 Mola de Codeville.

Órteses cruromaleolares em lona ou em polipropileno

As órteses cruromaleolares estabilizam a articulação dos joelhos, impedindo a deformidade em flexão (Figura 4). Servem também como auxiliares para a extensão dos joelhos quando na posição ortostática.

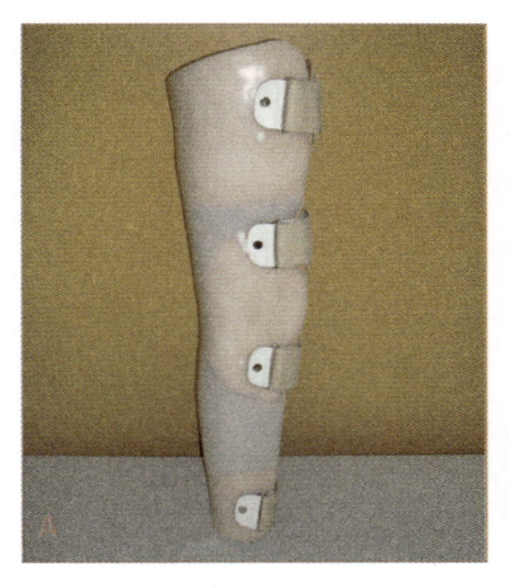

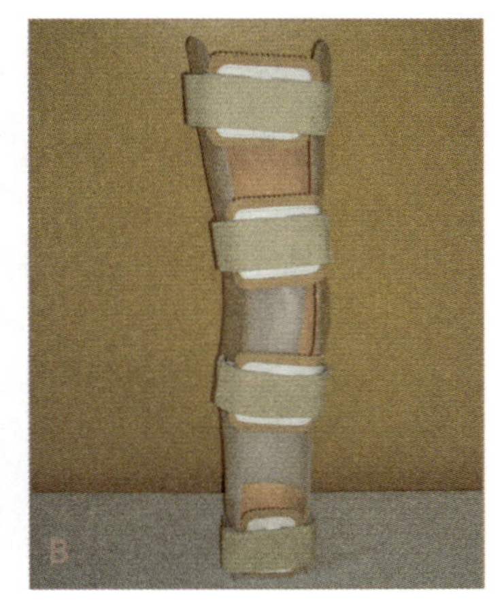

FIGURA 4 Órtese cruromaleolar.

Órtese cruropodálica bloqueada e com distrator para progressão de movimento

É indicada para a extensão completa dos joelhos e para a progressão da extensão quando esta é limitada em graus que dificultam ou impedem o ortostatismo. Possui um mecanismo de extensão que pode ser graduado conforme o grau de dor referido pelo paciente (Figura 5).

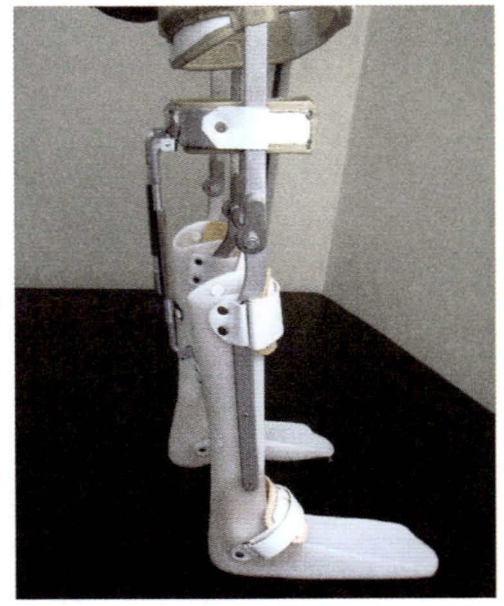

FIGURA 5 Órtese cruropodálica bloqueada.

Órteses inguinopédicas com articulação bloqueada

Compostas de material de plástico em polipropileno e metal, possibilitam um controle adequado do membro inferior (Figura 6). São indicadas para lesões ligamentares e em pós-operatório e atuam da mesma forma que a órtese cruropodálica, mas não apresentam o componente de progressão da mobilidade.

Caso cirúrgico

Paciente H. S. S., 12 anos de idade, com hemofilia tipo A moderada e diagnóstico de artropatia hemofílica bilateral em joelhos e deformidade fixa em flexão de 80° à direita e 70° à esquerda, cadeirante, sem deambular há 4 anos. Foi submetido à cirurgia ortopédica bilateral sequencial no mesmo ato anestésico, com o objetivo de estender os joelhos para possibilitar a marcha. Foi realizada liberação ampla da cápsula posterior com grande dificuldade, do retináculo anterior e do aparelho extensor, além de osteotomia encurtadora do fêmur, com ganho da amplitude de movimento – no transoperatório, alcançou a ADM de 20° bilateralmente.

Na Figura 6, o paciente está utilizando órteses com dispositivo de extensão progressiva (distrator). O paciente não consegue deambular sem as órteses, mesmo com os joelhos ancilosados. Optou-se por uma órtese em material plástico sem o distrador, mas com reforço estruturado nas laterais, para garantir a sustentação de carga durante a marcha.

Órteses em membros superiores

Órtese antebraquiopalmar

Este tipo de órtese pode ser confeccionado em polipropileno ou material termomoldável, adaptando-se às condições clínicas de

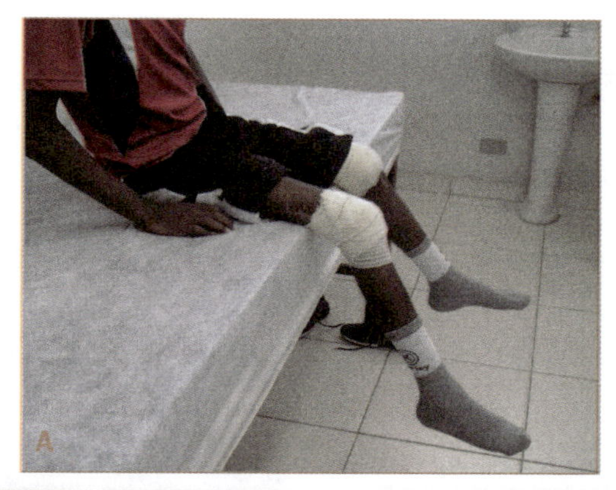

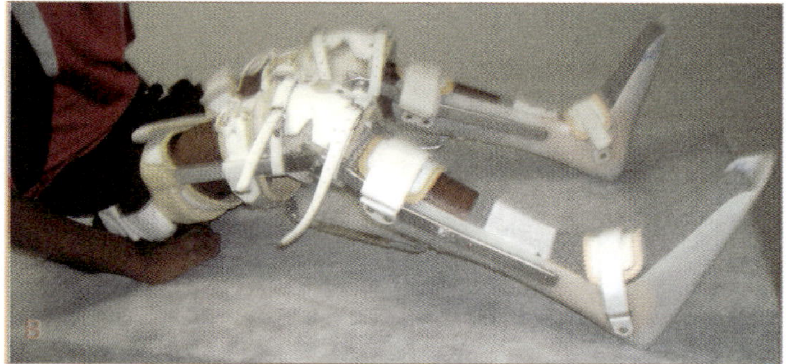

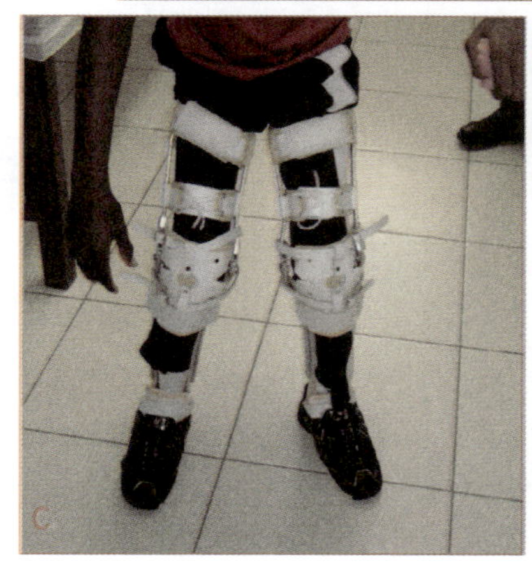

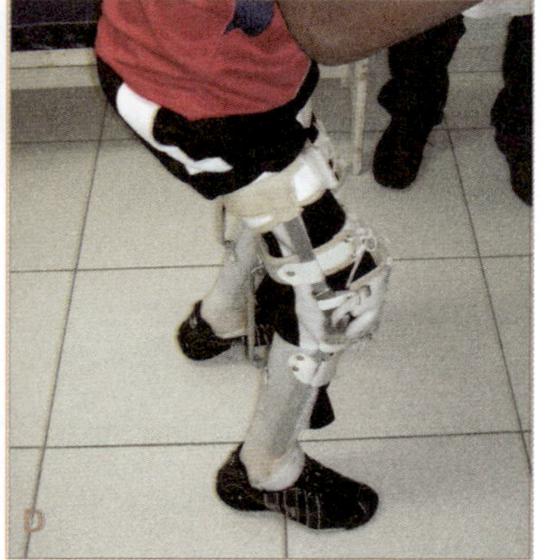

FIGURA 6 A e B: Paciente sentado sem e com órteses em MMII. C: na posição em pé com apoio unilateral (vista anterior); D: em pé (vista lateral). Apesar da deformidade em flexão dos quadris e joelhos, pode-se adquirir a posição ortostática, com possibilidade de marcha.

MMII: membros inferiores.

cada indivíduo (Figura 7). Sua função é a manutenção da posição funcional do membro, prevenindo e evitando uma possível deformidade dessa articulação.

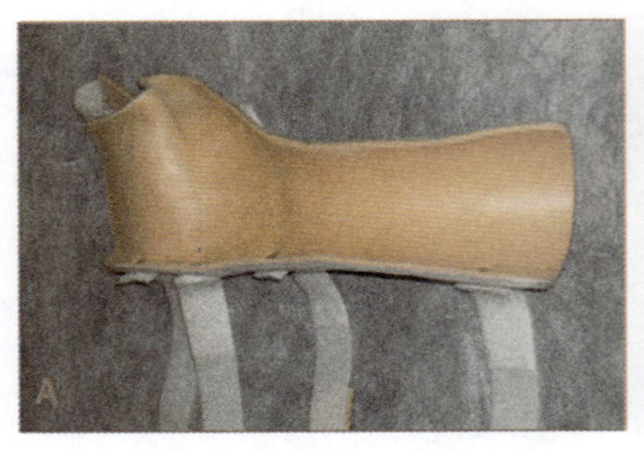

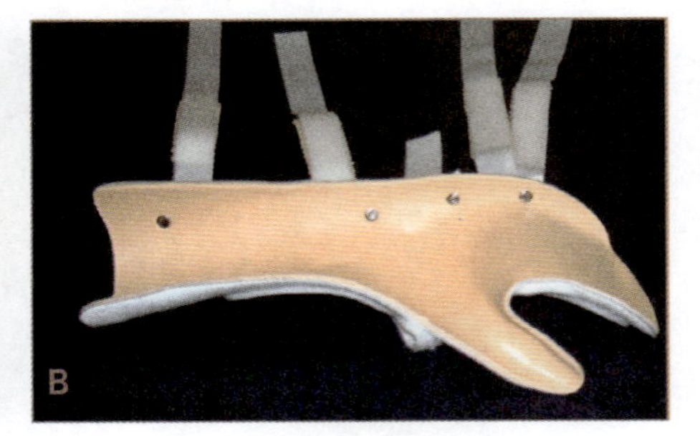

FIGURA 7 Órtese antebraquiopalmar.

Órtese com graduação de movimento para o cotovelo

Este tipo de órtese permite não somente a estabilização da articulação, mas também o aumento gradual da amplitude de movimento, preservando a articulação quanto a possíveis sangramentos (Figura 8).

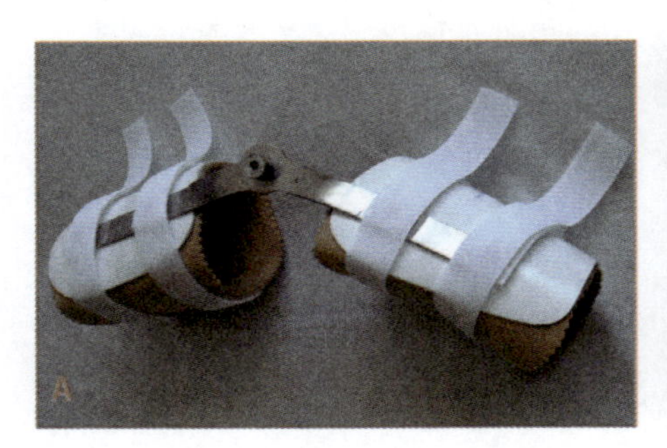

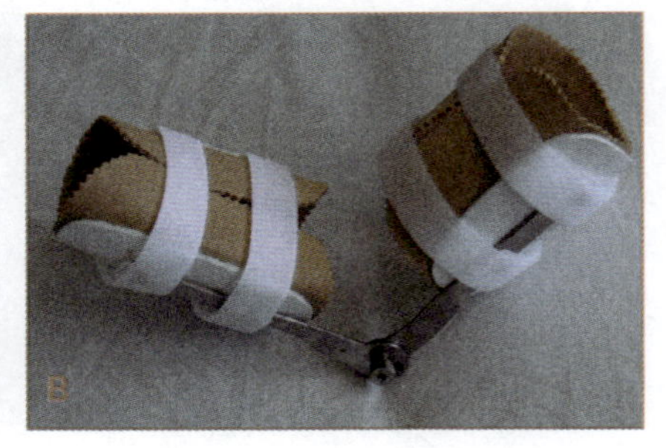

FIGURA 8 Órtese com graduação para cotovelo.

Tipoia Velpeau

Este tipo de tipoia pode ser confeccionado em lona ou tecido estofado, sendo indicado para imobilização do membro superior em posição de repouso (Figura 9).

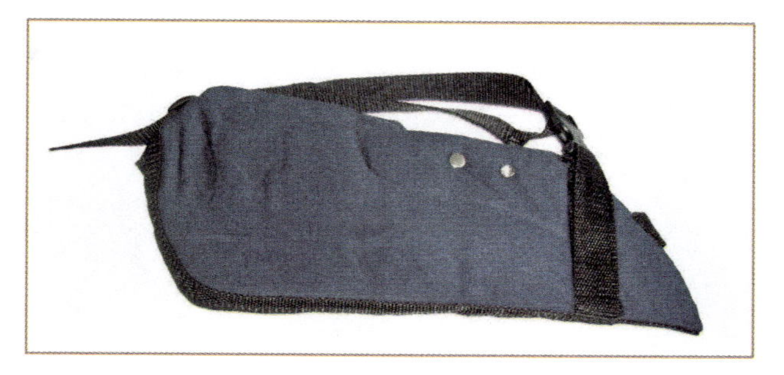

FIGURA 9 Tipoia Velpeau.

REFERÊNCIAS BIBLIOGRÁFICAS

1. Edelstein JE. Órteses: abordagem clínica. Rio de Janeiro: Guanabara-Koogan, 2006. p.45-85.
2. Chamlian TR. Medicina física e reabilitação. Rio de Janeiro: Guanabara-Koogan, 2010. p.391-428.
3. Marie Gal PL, Nagatta AY. Medicina física no tratamento das seqüelas músculo-articulares da hemofilia – bases fisiológicas do uso de agentes físicos. Boletim 1985; VII(136).
4. Say KG, Granito RN, Zambone Pinto KN, Rennó ACM. A fisioterapia na assistência a portadores de hemofilia. Rev Biociênc 2003; 9(1):37-45.
5. Classificação das órteses. Disponível em: http://pt.wikipedia.org/wiki/ortese. Acessado em: 31/01/2013.
6. Battistella LR, Lourenço C, Jorge Filho D. Hemartroses recidivantes do tornozelo em hemofílicos. Diagnóstico funcional pela podobarometria dinâmica computadorizada e uso profilático de órteses para os pés - relato de um caso. Acta Fisiátrica 2001; 8(1):34-44.
7. Jorge Filho D, Battistella LR, Lourenço C. Computerized pedobarography in the characterization of ankle-foot instabilities of haemophilic patients. Haemophilia 2006; 12(2):140-6.

CAPÍTULO 35

Hidroterapia em hemofilia

MARIANA PEREIRA SAYAGO SOARES CALEFI

INTRODUÇÃO

A fisioterapia aquática é caracterizada por exercícios terapêuticos fundamentados no movimento humano, visando à reabilitação, à prevenção e à manutenção da saúde. Para a pessoa com hemofilia (PCH), é indicada tanto no tratamento quanto na prevenção de hemartroses e hematomas, representando um importante incremento em seu cuidado em virtude do conjunto de propriedades físicas da água, que exerce um efeito positivo em articulações e tecidos moles.

A reabilitação aquática, muitas vezes, favorece a melhora da estrutura musculoesquelética do paciente em tempo abreviado, com menor risco de intercorrências como dor muscular tardia e microlesões articulares decorrentes do impacto. A facilidade de movimentação dentro da água, além de ser um excelente meio motivacional, permite sessões em grupo, favorecendo a socialização da PCH.[1]

O paciente com hemofilia submetido a um programa regular de exercício aquático tem benefícios ortopédicos, como aumento de força, ganho e manutenção de amplitude articular, flexibilidade, equilíbrio, propriocepção e ganhos cardiorrespiratórios, com melhora no condicionamento físico.[2] A sessão de fisioterapia aquática deve ser sempre cuidadosamente planejada e permitir que seja explorada uma variedade de movimentos, de forma a proporcionar uma melhor associação entre o ganho muscular e articular, incrementado com a propriocepção e o equilíbrio. É importante que o planejamento siga a proposta "início-meio-fim": primeiramente, o indivíduo deve seguir um aquecimento, saindo do seu estado de repouso; depois, deve realizar exercícios focados ao seu objetivo; e, por fim, fazer alongamento e relaxamento, voltando ao estado de repouso. Na água, há melhor mobilidade articular, mas o fisioterapeuta deve ser cauteloso para que nenhum exercício cause dor ou sangramento tardio, comuns no paciente hemofílico.

Os materiais utilizados na piscina, como flutuadores, palmares, tábuas de equilíbrio, entre outros, podem facilitar ou dificultar os movimentos, devendo o fisioterapeuta ter domínio de seu manejo no meio aquático para a elaboração do plano de tratamento. Outros parâmetros a serem observados no meio aquático são a velocidade de execução da atividade, a profundidade e a posição do corpo, todos devidamente combinados com as propriedades da água.

É importante ressaltar que, no trato do paciente hemofílico no meio aquático, se deve evitar o sangramento ativo durante a realização de qualquer atividade e observar a presença de feridas não cicatrizadas, contraindicadas no uso da piscina.

BENEFÍCIOS DO TRATAMENTO DE HEMARTROSES E HEMATOMAS NO MEIO AQUÁTICO

As hemartroses são os sangramentos mais comuns na hemofilia e, muitas vezes, ocorrem repetidamente. Os sangramentos de repetição podem causar artropatia hemofílica e deformações articulares. A articulação geralmente sofre perda da amplitude de movimento, a musculatura adjacente perde força e a propriocepção fica comprometida, bem como o equilíbrio. Os sangramentos também são comuns nos músculos e os sintomas são dor, calor, rubor, edemas e redução do movimento, podendo evoluir para compressões nervosas e, consequentemente, lesões. As incapacidades físicas para as atividades de vida diária refletem em consequências sociais, como absenteísmo na escola e no trabalho e aposentadoria precoce.[3,4]

O objetivo geral do tratamento fisioterapêutico nas hemartroses é diminuir o sangramento para reduzir o dano no tecido sinovial, evitando anquiloses. Nos hematomas, a redução do sangramento é importante para não causar danos nas fibras musculares e evitar a compressão de estruturas adjacentes a elas, como artérias e nervos. Consequente e especificamente, a melhora dos sangramentos e a diminuição da dor acarretam progresso na amplitude articular, na força e no retorno da função máxima da articulação e da musculatura.

De acordo com Hilberg et al.[5], a atividade física na PCH promove melhora no fortalecimento da musculatura que envolve a articulação, preserva a amplitude de movimento e a flexibilidade, melhora o condicionamento aeróbico e diminui os riscos associados a uma vida sedentária. Assim, o fortalecimento dos músculos que envolvem a articulação pode ser uma terapia preventiva de hemartroses, reduzindo o risco de traumas e sangramentos nesses pacientes. Os exercícios aquáticos podem se tornar atividades permanentes, pois mantêm e melhoram a saúde musculoesquelética não só durante, mas também entre os episódios de sangramentos, além de espaçar as recorrências.[5]

Em estudo recente, Vallejo et al.[6] sugeriram que os exercícios aquáticos praticados regularmente pela PCH podem preservar e aumentar a capacidade aeróbica independentemente dos níveis de atividade física e saúde nas articulações. Outros autores citam que a melhora do condicionamento aeróbico e da capacidade cardiorrespiratória pode diminuir o risco de morbidade e mortalidade cardiovascular nesses pacientes.

Ainda há de se ressaltar que a intervenção aquática permite ao hemofílico uma interação com o meio ambiente, desenvolvendo o ganho motor de forma global e simultânea. Esse proveito reflete na cognição e, consequentemente, no comportamento do paciente. Esses e outros benefícios psicossociais englobam a elevação da autoestima e da socialização, com melhora na qualidade de vida.

PROPRIEDADES AQUÁTICAS E SUA UTILIZAÇÃO NA REABILITAÇÃO DA PESSOA COM HEMOFILIA

As características da água, como empuxo, viscosidade, coeficiente de arrasto, pressão hidrostática e temperatura, permitem uma adequação do objetivo ao exercício proposto à PCH. Os princípios aquáticos são um conjunto e é impossível isolá-los no movimento, o que enriquece as possibilidades deste. Na água, as atividades podem favorecer ou resistir ao movimento, juntamente a uma variedade de progressões, como variação de profundidade, equipamentos e velocidade do exercício.

O empuxo permite que o paciente caminhe com carga reduzida nos membros inferiores, uma vez que o sentido dessa força é contrário ao da força gravitacional. A diminuição de carga na articulação favorece maior movimentação, levando a um ganho na amplitude articular e à reeducação do movimento.[7]

Os exercícios facilitados são os que direcionam o movimento para cima e podem ser auxiliados pelo uso de um flutuador. Com esse material, pode-se manter o paciente flutuando, proporcionando exercícios sem descarga de peso articular, ou seja, com reduzido risco de lesão (Figura 1). Além disso, essa posição permite que o terapeuta faça manipulações, alongando e reduzindo a tensão muscular (Figura 2).

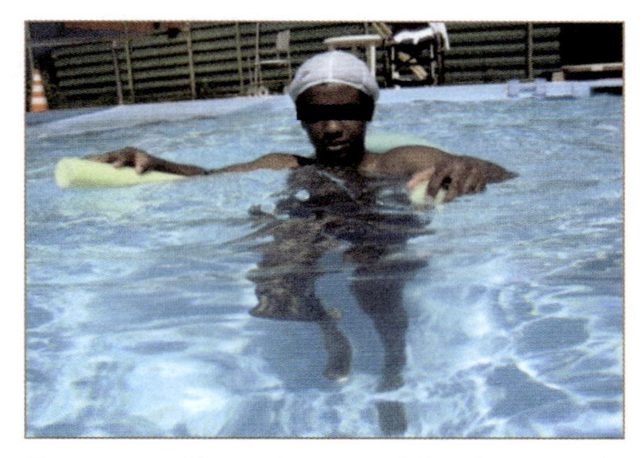

FIGURA 1 Flutuador para aliviar descarga de peso em membros inferiores.

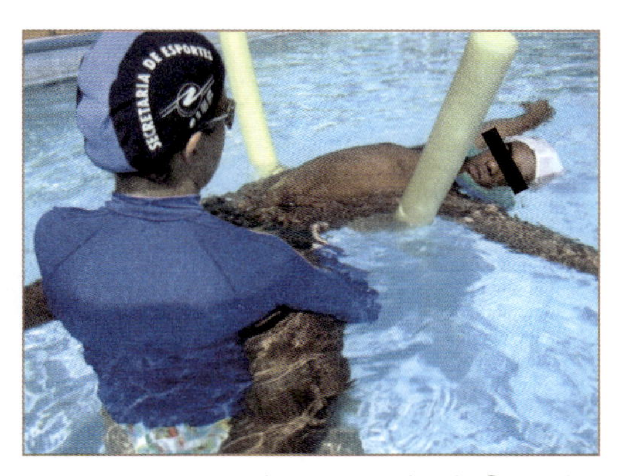

FIGURA 2 Boiando com auxílio do flutuador.

Por outro lado, o empuxo permite um trabalho de fortalecimento e, para isso, os exercícios devem ser direcionados para longe da superfície da água, criando uma resistência e dificultando o movimento.

A Figura 3 exemplifica um exercício de quadril facilitado pelo empuxo. Nele, a caneleira é um flutuador que favorece a flexão de quadril, permitindo ganho de amplitude nessa articulação, que pode estar limitada ao pós-sangramento, e dando início a um trabalho de força em musculatura adjacente. Essa facilitação é bastante indicada para o começo de exercício pós-sangramento em iliopsoas, um dos músculos mais acometidos por hematomas. Além disso, é excelente para o ganho de flexibilidade nos músculos isquiotibiais e paravertebrais.

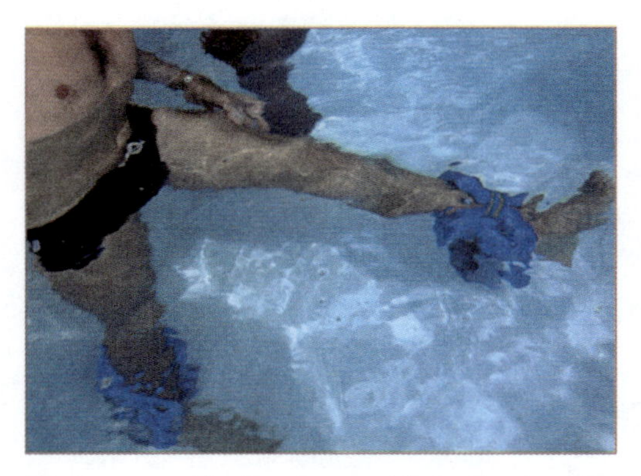

FIGURA 3 Flexão de quadril facilitada pelo flutuador.

Por outro lado, nesse mesmo exercício, é possível a utilização da força de empuxo em direção oposta à sua facilitação, movendo-se o membro inferior com a caneleira para baixo, em direção ao membro contralateral de apoio. Esse movimento objetiva o ganho de força em toda a musculatura posterior da coxa e deve ser feito quando esse mesmo movimento, sem a caneleira, for considerado fácil pelo paciente.

A viscosidade é a propriedade da água definida como a resistência gerada pelo atrito entre suas moléculas, provando que o movimento, nesse meio, é mais resistido do que no ar. Assim, pode-se utilizar a atividade aquática para dificultar a realização de um movimento, favorecendo o ganho de força muscular.[8] É válido notar que quanto maior a superfície de contato do objeto que se move dentro da água, maior é a força necessária para vencer essa resistência. Seguindo esse raciocínio, pode-se inferir que um maior braço de alavanca de um membro em flexão, extensão, abdução e adução também aumenta sua superfície de contato com a água e exige maior força muscular para movê-lo (Figura 4).

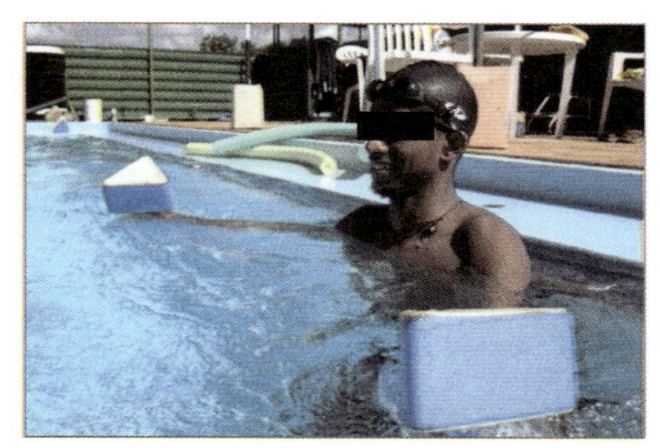

FIGURA 4 Acessórios para aumentar a superfície de contato com a água.

Entre os materiais aquáticos, podem-se destacar os palmares, os halteres flutuantes e as caneleiras com superfície de contato aumentada com a água.

Com a finalidade de exemplificar a evolução de um exercício, pode-se citar um específico na reabilitação pós-hemartrose de tornozelo. Inicialmente, sugere-se a execução do movimento de flexão plantar e dorsal ativo livre, sem descarga de peso. Com a progressão da melhora, exercita-se com descarga de peso e, finalmente, acrescentam-se as nadadeiras, aumentando a superfície de contato e exigindo maior força muscular do músculo tríceps sural.

O movimento aquático provoca alteração em seu fluxo, caracterizado pela forma como as moléculas se movimentam dentro da água. Uma velocidade aumentada na execução de uma atividade de um corpo na água desalinha o fluxo linear do líquido, provocando turbulência, que, por sua vez, aumenta a resistência ao deslocamento desse corpo na água. Essa desorganização do fluxo pode ser aumentada com combinações de movimentos e aumento de velocidade, sendo bastante positiva em trabalhos de condicionamento aeróbico.[9] O fluxo alterado também modifica a estabilidade corporal e obriga o corpo a um trabalho isométrico que envolve toda a musculatura do tronco, favorecendo seu ganho de força e a melhora na percepção corporal.

O coeficiente de arrasto é a diferença de pressão com a água que o corpo faz ao se mover, formando um ponto de arrasto. Isso pode ser exemplificado quando uma pessoa caminha dentro da água com outra atrás dela; o fluxo turbulento formado pela primeira pessoa facilita a movimentação da segunda. Essa propriedade é muito utilizada para iniciar a marcha em sujeitos com essa dificuldade. Associados ao empuxo, movimentos circulares em indivíduos com total flutuação e auxiliados pelo fisioterapeuta fazem o paciente ganhar mobilidade de tronco e amplitude de ombro, como exemplificado na Figura 4.

A pressão ao redor do corpo imerso, conhecida como pressão hidrostática, desloca aproximadamente 700 mL de sangue da extremidade do sistema venoso em direção ao tórax, aumentando o trabalho respiratório em torno de 60% e contribuindo para a diminuição de edema periférico.[10] Essa redução do líquido tecidual nas extremidades pode favorecer a execução no movimento ativo livre completo da articulação, principalmente em exercícios feitos na parte funda da piscina, prevenindo disfunções resultantes de hemorragias e predispondo as articulações à realização de atividades funcionais e ao ganho de força.

Ademais, a termodinâmica deve ser considerada, pois está relacionada à capacidade de troca de calor por meio de condução e convecção entre a água e o corpo submerso. Uma temperatura entre 33 e 37°C permite efeito positivo em tecidos moles, como o aumento circulatório por dilatação dos vasos sanguíneos e o aumento do suprimento sanguíneo periférico, além da elevação da temperatura muscular, levando à diminuição de espasmos. Isso permite fácil mobilização, aumento da amplitude de movimento e redução de dor articular.[9]

Considerando as propriedades citadas e a qualidade de sua aplicação, a fisioterapia aquática permite uma mobilização ativa, a execução de exercícios tridimensionais que não são possíveis no ar e a ocorrência de atividades de movimento sem sustentação de peso, ativando todas as fibras musculares. Isso possibilita o treino funcional, imitando as atividades de vida diária, como subir degraus (Figura 5). A marcha também pode ser treinada na água, tendo como característica a necessidade de menor força de frenagem do movimento por causa da maior resistência do meio aquático decorrente da força de arrasto.[10]

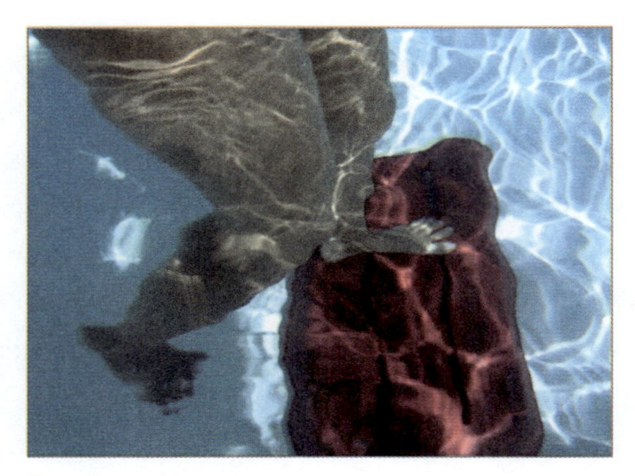

FIGURA 5 Subindo um degrau; treino funcional.

A profundidade em que os exercícios são feitos influencia não só na descarga de peso, mas também na drenagem periférica e na velocidade e dificuldade de execução do movimento. Segundo Carregaro e Toledo[9], os níveis de profundidade na altura dos joelhos, do quadril e do pescoço podem diminuir o peso em 15, 50 e 90%, respectivamente.Em uma maior profundidade, há maior pressão hidrostática e maior mobilização do líquido, além de maior redução de edema. Atividades em água rasa são indicadas para treino de marcha e propriocepção no final de reabilitação de membro inferior, que, com a variação de direção, altera o fluxo aquático e demanda mais equilíbrio.[9]

A percepção corporal é melhorada por exigir uma variedade de movimentos e posições associados à instrução do exercício correto. Isso garante a ativação dos músculos estabilizadores do tronco profundo (multífido, glúteos, abdominais transversos) para manter a postura e o alinhamento enquanto a pessoa está submersa. O autoconhecimento estimula a motivação e a autoconfiança, permitindo à PCH a exploração de seu potencial, assim como o seu desenvolvimento físico, emocional e educacional.

A água pode ser uma importante ferramenta lúdica e motivacional. Ao mesmo tempo em que admite o atendimento em grupo, permite e estimula que ocorra, naturalmente, a socialização e a melhora da autoestima e da autoconfiança do paciente. Consiste em uma atividade prazerosa que facilita o movimento pela ação do empuxo e aumenta a chance de aderência da PCH ao tratamento, o que é essencial para prevenir novos sangramentos.

MATERIAIS PARA ATIVIDADES FISIOTERAPÊUTICAS NA ÁGUA

O piso das piscinas deve ser antiderrapante, para viabilizar os exercícios de marcha e deslocamentos dos pacientes e dos fisioterapeutas. A piscina deve ter acessibilidade aos pacientes e, além disso, devem estar disponíveis materiais e acessórios para explorar as forças físicas presentes na água, como flutuadores, nadadeiras, palmares e bolas. Também são necessários materiais subaquáticos, como tábuas de propriocepção, almofadas d'água, bolinhas de tênis, tapetes de borracha, etc. (Figura 6).

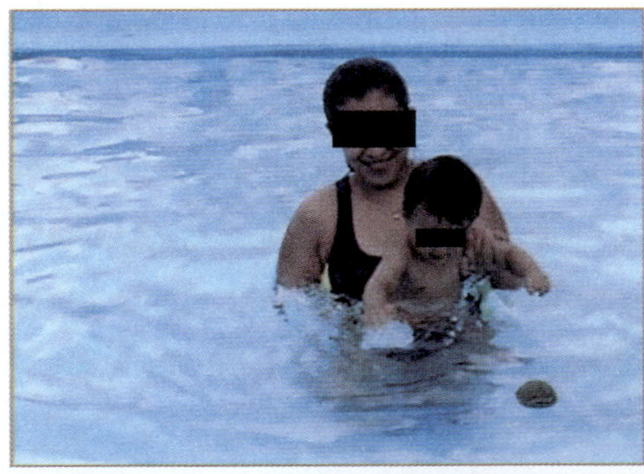

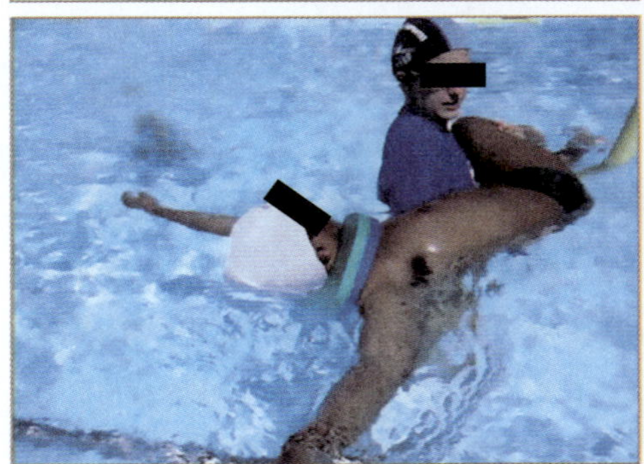

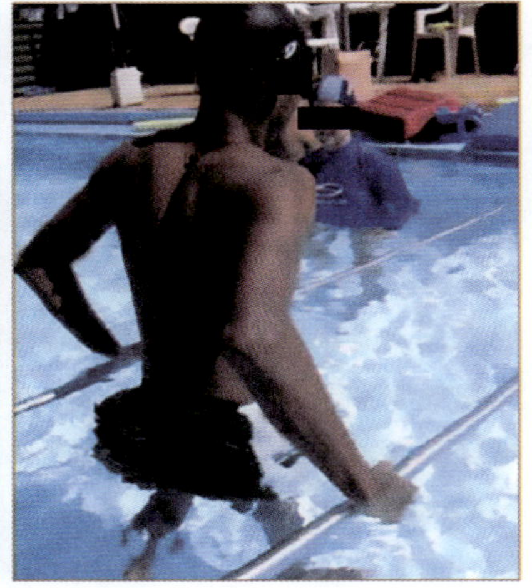

FIGURA 6 Acessórios necessários em uma sessão de hidroterapia.

REFERÊNCIAS BIBLIOGRÁFICAS

1. Bates A, Hanson N. Exercícios aquáticos terapêuticos. São Paulo: Manole, 1998.
2. Forsyth AL, Quon DV, Konkle BA. Role of exercise and physical activity on haemophilic arthropathy, fall prevention and osteoporosis. Haemophlia 2011; DOI: 10.1111/j.1365-2516.2011.02514.x.
3. Gilbert M. Musculoskeletal complications of hemophilia: the joint. Treatment of hemophilia. World Federation Haemophilia 1997; 6.
4. Rodriguez-Merchan EC. Management of orthopaedic complications of hemophilia. J Bone Joint Surg (BR) 1998; 80-B:191-6.
5. Hilberg T, Hersleb M, Puta C, Schramm W. Physical training increases isometric muscular strength and proprioceptive performance in haemophilic subjects. Haemophilia 2003; 9:86-93.

6. Vallejo L, Pardo A, Gomis M, Gallach JE, Pérez S, Querol F. Influence of aquatic training on the motor performance of patients with haemophilic arthropathy. Haemophilia 2010; 16(1):155-61.

7. Devereux K, Robertson D, Briffa N. Effects of a water-based program on women 65 years and over: a randomised controlled trial. Austr J Physiother 2005; 51.

8. Candeloro JM, Caromano FA. Discussão crítica sobre o uso da água como facilitação, resistência ou suporte na hidrocinesioterapia. Acta Fisiatr 2006; 13(1):7-11.

9. Carregaro RL, Toledo AM. Efeitos fisiológicos e evidências científicas da eficácia da fisioterapia aquática. Rev Movimenta 2008; 1(1).

10. Arca EA, Fiorelli A, Rodrigues AC. Efeitos da hidrocinesioterapia na pressão arterial e nas medidas antropométricas em mulheres hipertensas. Rev Bras Fisiot 2004; 8(3):279-83.

CAPÍTULO 36

Atividade física e saúde nas hemofilias

LUÍS GUSTAVO NORMANTON BELTRAME

INTRODUÇÃO

Este capítulo aborda conceitos psicossociais, comportamentais e fisiológicos da educação física como um recurso aplicado à assistência multidisciplinar das pessoas com hemofilia, visando à qualidade de vida e ao bem-estar da referida população. O objetivo maior a ser alcançado neste capítulo é entender a importância da educação física na qualidade de vida das pessoas com hemofilia.

EDUCAÇÃO FÍSICA E TREINAMENTO

A educação física utilizada como treinamento na recuperação de pessoas com hemofilia e demais coagulopatias visa a uma abordagem preventiva a partir de um diagnóstico preciso e a um tratamento profilático para diminuir e/ou evitar danos psicossociais e neuromotores ocasionados por quadros hemorrágicos.

A atividade física regular deve considerar:

- combate ao sedentarismo desde a infância;
- priorização dos aspectos lúdicos e educativos sobre os de competição;
- educação física escolar bem orientada, que é essencial e deve ser parte indissociável do processo global de educação na infância e na adolescência da pessoa com hemofilia;
- assistência global sob uma perspectiva inclusiva (hemofílico, família e comunidade);
- profilaxia primária (autoaplicação e atendimento domiciliar, com independência do paciente).

A atividade física apropriada, com níveis adequados de duração, intensidade e variedade, está associada à melhora do condicionamento físico, bem como à aquisição de benefícios para a saúde e à redução de riscos de doenças.[1] A coordenação, a flexibilidade, a resistência e a força devem estar associadas ao bom funcionamento do sistema musculoesquelético.[2]

O treinamento físico com o objetivo de obter algum efeito fisiológico de condicionamento, seja psíquico ou físico, e a prevenção e o tratamento de doenças devem considerar quatro princípios básicos:[3,4]

- princípio da sobrecarga: preconiza que, para haver aprimoramento das funções fisiológicas ao treinamento físico, é necessário que este seja realizado com uma sobrecarga maior do que o paciente está habituado, a qual poderá ser controlada pela intensidade, duração e frequência do exercício;

- princípio da especificidade: estabelece que o tipo de sobrecarga imposta induza adaptações específicas nas funções metabólicas e fisiológicas. Um estresse anaeróbio proporcionado pelo treinamento de força induziria adaptações específicas de força e potência, ao passo que o treinamento de *endurance* induziria melhoras específicas no sistema aeróbio;
- princípio da individualidade: estabelece que se deve respeitar a individualidade biológica de cada um na prescrição de um determinado programa de exercícios, pois as mesmas sobrecarga e modalidade de exercício provocarão respostas de diferentes magnitudes em diferentes indivíduos;
- princípio da reversibilidade: caracteriza-se pelo fato de as adaptações fisiológicas promovidas pela realização de exercício físico retornarem ao estado original de pré-treinamento quando o indivíduo retoma o estilo de vida sedentário.

O sedentarismo é uma preocupação mundial. De acordo com a Organização Mundial da Saúde (OMS), bons hábitos nutricionais e atividade física regular estão entre os principais fatores para a promoção e a manutenção da saúde. A ausência desses fatores pode causar hipertensão arterial, sobrepeso/obesidade, doenças cardiovasculares, câncer, diabetes, etc.

Nas pessoas com hemofilia, a realização de atividades hipocinéticas (assistir televisão e jogar *video game*) por tempo prolongado e o sedentarismo podem levar a uma condição clínica ainda mais grave, como mostra a Figura 1.[1]

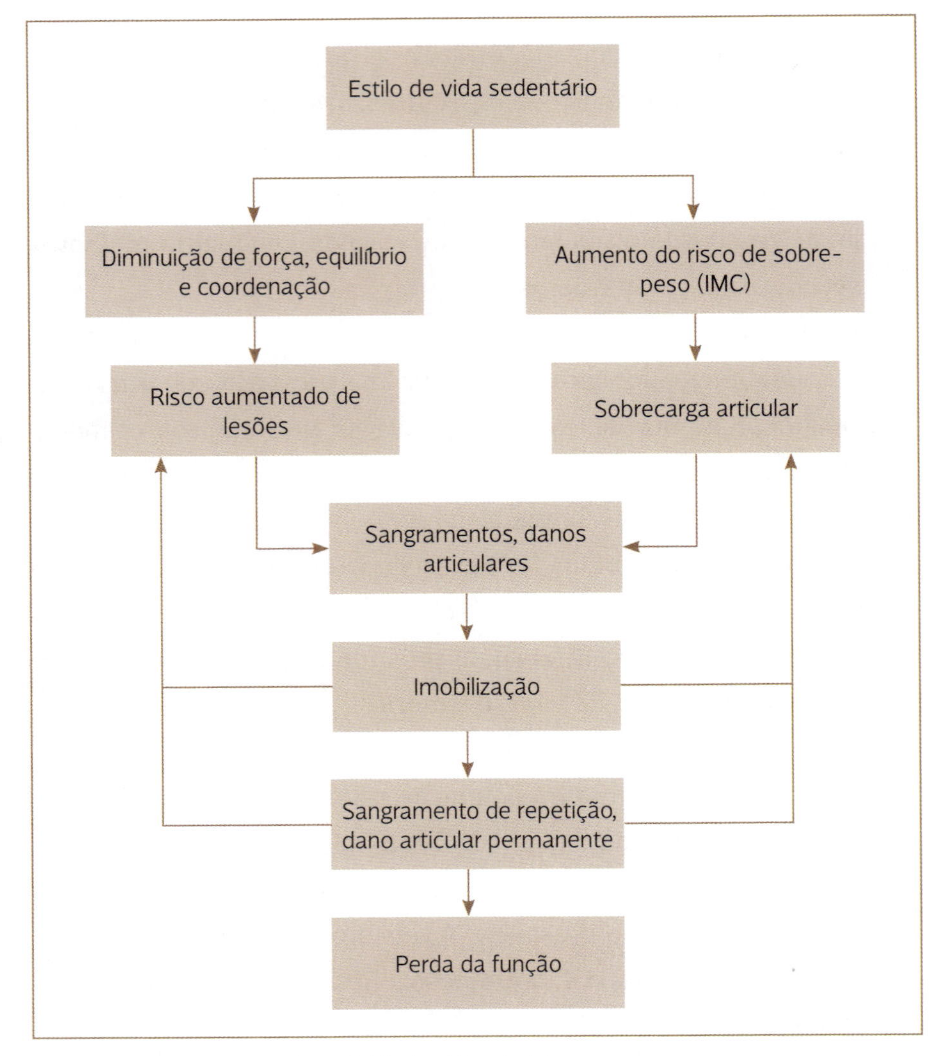

FIGURA 1 Realização das atividades hipocinéticas.

Fonte: Wittmeier e Mulder, 2007.[1]

O estilo de vida está entre os principais determinantes de qualidade de vida e da promoção da saúde. A mudança de hábitos, atitudes e comportamentos tem sido a mola propulsora para se alcançar benefícios à saúde em grandes populações. São de fundamental importância a ação efetiva do centro de tratamento, o apoio multidisciplinar e a profilaxia para a regularidade e a segurança nas atividades físicas. A busca por um comportamento ativo deve ser iniciada na infância, sob uma abordagem socioeducativa baseada em orientação teórica e prática para a família e o paciente.

Pode-se dizer que a hemofilia é uma doença familiar, pois nela se observam alguns distúrbios psicológicos, como superproteção da pessoa com hemofilia, atenção redobrada ao filho com hemofilia e falta de atenção ao filho sem a doença, sobrecarga da figura materna no acompanhamento e nos cuidados da pessoa com hemofilia, sentimento de culpa da mãe, desestruturação familiar, separação de casais, dificuldade de conciliar trabalho e tratamento, entre outros. Esses aspectos são de extrema relevância e devem ser considerados fatores primordiais no tratamento e no acompanhamento multidisciplinar das pessoas com hemofilia. Caso contrário, podem acontecer situações irreversíveis ou dificilmente reversíveis, como dificuldade de relacionamento, vergonha, timidez, dependência, medo, insegurança, sentimento de culpa, ansiedade, depressão, etc. Por esses motivos, o papel do centro de tratamento especializado em hemofilia é o de incluir, no mesmo lugar ou o mais próximo possível, uma equipe multidisciplinar especializada, cujas funções são também o diagnóstico e o tratamento efetivo dos sangramentos.

A equipe multidisciplinar de apoio à pessoa com hemofilia é composta por administrador hospitalar, hematologista, biomédico, dentista, neurologista, ortopedista, enfermeiro, fisiatra, fisioterapeuta, psicólogo, assistente social, educador físico, entre outros, os quais, devidamente integrados, podem estabelecer as condições primordiais de um tratamento adequado para o desenvolvimento saudável das pessoas com hemofilia.

A saúde tem relação cada vez mais evidente com a atividade física regular, sendo de fundamental importância que o médico e os demais profissionais tenham essa mesma visão. Entretanto, fazer o que se gosta e gostar do que se faz têm sido uma grande preocupação entre profissionais de saúde, familiares e pessoas com hemofilia quando se procura uma atividade física que seja benéfica para o paciente. Demora algum tempo para se encontrar uma atividade física regular, e quem toma essa decisão, de fato, é o paciente, embora os profissionais de saúde possam auxiliar nesse processo, incentivando-o na busca da melhor atividade.

Muitas vezes, porém, ocorre de os profissionais atentarem-se somente para pontos negativos, como "Falei para você não fazer isso", e as broncas tornam-se muito mais frequentes do que os elogios, que raramente ocorrem, como "Parabéns! Você está muito bem, está fazendo atividade física!". A consequência disso é uma falta de confiança no tratamento e no profissional, o que leva o paciente a se esconder e torna os quadros de sangramento cada vez mais frequentes. A retração a jogos e atividade física ocorre por insistência em um erro: não buscar a orientação correta para estabelecer um comportamento ativo.

Encorajar a busca de novos caminhos não é tarefa fácil, mas alguns pontos são importantes para minimizar esse problema. De acordo com Arranz et al.[5], os profissionais da saúde são mais bem entendidos pelo paciente quando:

- evitam jargões técnicos e utilizam linguagem informal;
- formulam questões antes de dar uma mensagem (p.ex., "O que a hemofilia significa para você?");
- providenciam informações escritas;

- usam exemplos fáceis de serem entendidos ou fazem uma explicação utilizando desenhos simples;
- tentam checar, por meio de confirmações, se as informações foram ou não compreendidas (p.ex., "Não sei se fui claro o suficiente. Importa-se de repetir o que compreendeu sobre nossa conversa?").

Segundo o mesmo autor, para se adquirir um tratamento de confiança recíproca (paciente para profissional/profissional para paciente) e promover uma participação ativa na tomada de decisões do paciente, é necessário estar atento aos pontos demonstrados na Tabela 1.

TABELA 1 Pontos para se adquirir um tratamento de confiança recíproca

Empatia	"Eu entendo como se sente."
Identificar pontos de resistência	"O que te aflige?", "Tem medo de quê?"
Perguntar pelo que já está entendido	"O que acha do seu tratamento?"
Corrigir informações, se necessário	"Que parte do tratamento você pode fazer em casa?"
Oferecer alternativas	"O que acha de...?"
Perguntar sobre soluções	"O que podemos fazer?"
Conseguir um acordo	"Então, nós tentaremos esse tratamento para...?"
Avaliar o acordo	"Depois disso, avaliamos os resultados e conversamos novamente. Temos um acordo?"

Esse processo compreende a humanização do tratamento. É preciso que ela ocorra entre todos os profissionais da saúde que atendem uma especialidade, pois o papel de um centro especializado em uma determinada patologia é buscar o melhor entendimento do paciente. Assim, a atividade física entra nesse contexto de forma mais produtiva e duradoura.

Estabelecer um comportamento ativo para pessoas com hemofilia não é tarefa fácil. Observa-se, frequentemente, que as pessoas com hemofilia também se espelham nos profissionais que as tratam, isto é, profissionais ativos fisicamente tendem a ter pacientes ativos fisicamente.

Atualmente, a modernidade induz um estilo de vida sedentário. Isso é um hábito cada vez mais comum, principalmente entre crianças e adolescentes que adotam um lazer passivo: horas na frente da televisão ou do computador. Entre as pessoas com hemofilia, somam-se ainda a dispensa nas aulas de educação física escolar e a superproteção familiar diante das atividades de esporte.

Para consideração de mudança de comportamento, utiliza-se como modelo efetivo na prática de atividade física a Teoria dos estágios de mudança, que estabelece cinco estágios de mudança de comportamento ativo, adaptada para o tratamento da pessoa com hemofilia (Tabela 2).[6]

TABELA 2 Teoria dos estágios de mudança

Etapas	Nível	Comportamento	Tratamento
1	Pré-contemplação	O indivíduo não tem intenção de mudar de comportamento em um futuro próximo	Fst e EFT
2	Contemplação	O indivíduo considera a possibilidade de mudança de comportamento em um futuro próximo	Fst e EFT
3	Preparação	O indivíduo toma a decisão de mudar seu comportamento	Fst e EFT

(continua)

TABELA 2 (continuação) Teoria dos estágios de mudança

Etapas	Nível	Comportamento	Tratamento
4	Ação	O indivíduo põe em prática seu plano de mudança em direção ao novo comportamento	EF e EFT
5	Manutenção	Estágio final da mudança de comportamento; o indivíduo mantém o comportamento desejado	EF

Fst: fisioterapia; EFT: educação física e treinamento; EF: educação física.

A avaliação e a análise das etapas de mudança de comportamento servem como estratégias de intervenção mais adequadas a cada estágio. No tratamento de pessoas com hemofilia, educação física e treinamento ou educação física hospitalar são partes integrantes do processo de reabilitação. Entretanto, o apoio multidisciplinar para que as cinco etapas da mudança de comportamentos ocorram de forma progressiva, sem retrocesso, é de fundamental importância. O paciente passa a ser um aluno-paciente, as sessões transformam-se em aulas e tanto o tratamento fisioterapêutico (Ft) quanto a educação física e treinamento (EFT) trabalham de forma conjunta até a etapa 3 (preparação) para estabelecer essa mudança de comportamento. Nas etapas 4 e 5, certifica-se de que o aluno-paciente está bem informado em relação às orientações fisioterapêuticas e a EFT passa a analisar as possibilidades de interação com atividades dentro e fora do ambiente hospitalar, propondo novos caminhos para a busca de uma aptidão física para a saúde e diminuindo as possibilidades de retorno às condições anteriores, ou seja, como o paciente se encontrava quando começou o tratamento.

EXERCÍCIO FÍSICO NO TRATAMENTO DE PESSOAS COM HEMOFILIA

No processo de coagulação sanguínea, o fator VIII tem função de cofator utilizado para acelerar a ativação do fator X pelo fator IXa (IX ativado). Entretanto, a síntese primária desse processo ainda não foi bem definida, embora o hepatócito e as células do retículo endotelial do fígado sejam uma fonte provável. Os níveis de fator VIII na circulação são muito baixos, podendo aumentar com estresse metabólico, exercícios vigorosos e gravidez.[7] Diversos estudos sobre os efeitos do exercício físico na hemostasia têm apontado alterações significativas na ativação de fatores de coagulação, caracterizada por aumento dos fatores de coagulação VII, VIII, IX, XII, FVW (fator de von Willebrand) e fibrinogênio, bem como diminuição do tempo de tromboplastina parcialmente ativada (TTPa), resultando na diminuição do tempo de coagulação.[8]

Apesar de alguns trabalhos apresentarem a correlação dos efeitos fisiológicos do exercício físico sobre a hemostasia em pessoas com hemofilia com o aumento de FVIII, esta ainda é uma hipótese a ser bem estudada. Há conflitos também em relação à dose correta de exercícios para provocar tais alterações fisiológicas em pessoas com hemofilia.[9]

A prevenção, a diminuição ou o controle de quadros hemorrágicos é o objetivo principal do tratamento dessa patologia. Os quadros hemorrágicos acarretam danos musculoesqueléticos que podem provocar alterações significativas na conformação muscular, osteopenias e osteoporoses, dores frequentes, imobilização e perda total de função. As manifestações de sangramento na hemofilia ocorrem em diversos locais e podem ser caracterizadas como sangramentos graves e de extrema urgência, com risco de morte, como sangramentos do sistema nervoso central, gastrointestinais, de pescoço/garganta e trauma severo (Tabela 3). Nesses casos, recomenda-se intervenção médica especializada imediatamente.

TABELA 3 Manifestações de sangramento

Grave	Alta gravidade (risco de morte)
Articulações (hemartroses)	Sistema nervoso central
Músculos/tecidos moles	Sangramento gastrointestinal
Boca/gengiva/nariz	Pescoço/garganta
Hematúria	Trauma severo

O quadro clínico mais comum nas hemofilias são as hemartroses, ou sangramentos nas articulações, representando cerca de 70 a 80% dos casos de sangramento.[10] Sua maior incidência acomete as articulações de joelho, cotovelo e tornozelo.

Os quadros de hemartrose envolvem processo inflamatório e degeneração articular. Estudos recentes em ratos têm demonstrado a participação de citoquinas anti-inflamatórias IL-4 e IL-10 como agentes inibidores do processo de degeneração articular.[11] Os efeitos do exercício físico regular estão associados à produção desses componentes, podendo alterar significativamente a formação da funcionalidade corporal da pessoa com hemofilia. Exercícios que evidenciam o fortalecimento dos músculos e tendões diminuem a incidência de quadros hemorrágicos nas articulações, em decorrência da proteção da cápsula articular, da maior noção corporal, da diminuição de choques, do aumento da densidade mineral óssea e da diminuição de quedas.

De acordo com Calle e Fernandez[12], pesquisas sobre o efeito do treinamento resistido têm apontado benefícios para a saúde relacionados à melhora do perfil metabólico:

- retarda a progressão de sarcopenia relacionada à idade;
- previne osteoporose;
- pode prevenir doenças cardiovasculares;
- está associada à redução de risco de doenças inflamatórias.

O treinamento resistido pode ser definido como contração muscular estática ou dinâmica contra uma resistência externa de intensidades variadas. Uma simples sessão de treinamento resistido pode aumentar a produção de citoquinas plasmáticas. O efeito de um longo tempo de treinamento resistido provoca uma adaptação ao treinamento, o que resulta em diminuição de citoquinas pró-inflamatórias em condições de repouso e em resposta ao exercício.[12] A ação de diversas citoquinas, como IL-2, IL-4, IL-5, IL-13 e IL-12, em resposta ao exercício resistido tem recebido atenção de pesquisadores. De acordo com os mesmos autores, a IL-10, uma citoquina anti-inflamatória, pode ser induzida pela IL-6 em resposta ao exercício, mas o aumento da IL-6 pode estar, em parte, relacionado à diminuição dos níveis de glicogênio que ocorre durante exercícios de *endurance*.

Em estudo feito com crianças holandesas com hemofilia e idade média de 12,9 (3,2) anos, foi observada uma parcela considerável de sobrepesados e capacidade aeróbia inferior à apresentada na população normal, representada por níveis menores de VO_{2pico}, FC_{pico} e $carga_{pico}$ (W) alcançados nos testes propostos.[9] Os pesquisadores reportaram que a diminuição dos níveis da capacidade aeróbia em crianças com hemofilia depende de fatores como a inatividade física e de fatores genéticos, mas observaram também que, além da inatividade física, esses resultados podem ser ocasionados pela superproteção familiar. Esses níveis também são encontrados em pessoas adultas com hemofilia que não praticam atividade física regular.

Em estudo apresentado com 13 adultos hemofílicos do tipo A com idade média de 32,27 (1,5) anos, altura de 176,95 (1,9) cm e 82,80 (4,3) kg, submetidos a 9 semanas de treinamento aeróbio e de força em meio líquido com intensidades progressivas que variavam de 50 a 75% da $FC_{máx}$, observou-se aumento da capacidade aeróbia e melhora da performance motora comparada antes e após as sessões de exercício.[13]

Os benefícios da atividade física podem ser alcançados em qualquer idade. Com o avanço farmacológico, a melhora do diagnóstico e as descobertas em relação ao tratamento da pessoa com hemofilia, os índices de longevidade têm se mostrado cada vez maiores, aproximando-se da população normal. Isso também leva a repensar o tratamento das pessoas com hemofilia, pois as preocupações em relação aos casos de morbidades associadas à idade aumentam (p.ex., doenças cardiovasculares, câncer, doenças renais crônicas e complicações musculoesqueléticas).[14]

A atividade física é apontada como fator de extrema importância na senescência da pessoa com hemofilia, em função da capacidade de reduzir riscos de doenças cardiovasculares, diabetes, algumas formas de câncer, osteoporose, obesidade, quedas, fraturas e alguns problemas de saúde mental.[15]

CONSIDERAÇÕES ESPECÍFICAS PARA A PRÁTICA DE ATIVIDADE FÍSICA

O exercício físico contribui muito para o desenvolvimento e a aprendizagem das pessoas com hemofilia; quanto antes ele for colocado em prática, maiores serão os benefícios. Agindo-se tardiamente, a recuperação total é praticamente impossível.

O trabalho com exercícios aeróbios e exercícios de resistência muscular em pessoas com hemofilia pode ser bem interessante, porém alguns cuidados devem ser tomados, como:

- certificar-se de que o paciente está sendo acompanhado por uma equipe multidisciplinar;
- identificar as condições clínicas do paciente, como hemartroses de repetição, artropatias, nível sérico da doença, histórico antecedente;
- iniciar o programa de exercício com a certeza de que o aluno apresenta níveis desejados de fator no sangue (profilaxia com fator de coagulação prévio ao início dos exercícios) para essa atividade.

A Tabela 4 apresenta algumas recomendações em relação a treinamento resistido e aeróbio, de acordo com adaptações do American College of Sports Medicine (ACSM).

TABELA 4 Recomendações para atividades cardiovasculares

	Crianças/adolescentes	Adultos
Frequência/ duração/ intensidade	30 min diários de atividade agradável em intensidade moderada 30 min de atividade vigorosa 3 a 4 vezes/semana O tempo pode ser dividido em pequenos turnos (p.ex., 30 min = 15 min + 15 min)	Pelo menos 30 min de atividade moderada na maioria dos dias da semana Maiores benefícios podem ser alcançados aumentando-se o tempo e a intensidade Para perder peso, 30 a 60 min de atividade aeróbica 5 vezes/semana

(continua)

TABELA 4 (continuação) Recomendações para atividades cardiovasculares

	Crianças/adolescentes	Adultos
Precauções	Atividades vigorosas podem aumentar a possibilidade de lesões ou sangramentos articulares, especialmente se o corpo não estiver treinado adequadamente ou se a atividade proporcionar estresse na articulação-alvo	Atividades vigorosas podem aumentar a possibilidade de lesões ou sangramentos articulares, especialmente se o corpo não estiver treinado adequadamente ou se a atividade proporcionar estresse na articulação-alvo
Progressões	Se	Então
	O paciente está inativo	Incluir alguns minutos de atividade moderada diariamente, até alcançar 30 min ou mais
	O paciente está ativo, mas abaixo dos níveis recomendados	Fazer 30 min de atividade moderada ao menos 5 vezes/semana ou 20 min de atividade vigorosa pelo menos 3 vezes/semana
	O paciente está fazendo ao menos 5 vezes/semana de atividade moderada	Maiores benefícios podem ser alcançados aumentando a intensidade e a frequência das atividades

Fonte: National Hemophilia Foundation, 2005.[16]

TABELA 5 Recomendações para treinamento de força

	Crianças/adolescentes	Adultos	Idosos
Frequência	1 a 2 vezes/semana Incentivar outras formas de atividade física	2 a 3 vezes/semana	2 a 3 vezes/semana (48 h de descanso entre as sessões)
Duração	1 a 2 *sets* ou 8 a 10 exercícios diferentes que envolvam grupos musculares maiores	1 a 5 *sets* envolvendo todos os grupos musculares maiores	1 a 2 *sets* envolvendo todos os grupos musculares maiores (30 min, 1 a 2 exercícios para cada grupo muscular)
Intensidade	A carga deve ser: • leve o bastante para permitir 8 a 10 repetições/*set*, com movimento completo da articulação e respiração normal • pesada o bastante para que as últimas repetições sejam difíceis de serem completadas Evitar levantar o máximo de peso possível Repouso de 1 a 3 min entre os *sets*	A carga deve ser: • leve o bastante para permitir 8 a 12 repetições/*set*, com movimento completo da articulação e respiração normal • pesada o bastante para que as últimas repetições sejam difíceis de serem completadas Repouso de 1 a 3 min entre os *sets*	A carga deve ser: • leve o bastante para permitir 10 a 15 repetições/*set*, com movimento completo da articulação e respiração normal • pesada o bastante para que as últimas repetições sejam difíceis de serem completadas Repouso de 1 a 3 min entre os *sets*

(continua)

TABELA 5 (continuação) Recomendações para treinamento de força

	Crianças/adolescentes	Adultos	Idosos
Progressão	Programa variado modificando frequência, duração, quantidade de peso, de repetições, de *set* (≤ 2 *sets*) e de exercícios/grupos musculares Quando os músculos não estão cansados depois de 1 a 2 *sets* de 8 a 10 repetições, aumentar peso para um nível maior Quando os músculos não podem completar 8 a 10 repetições, diminuir peso	Programa variado, modificando frequência, duração, quantidade de peso, de repetições, de *set* (≤ 5 *sets*), de exercícios/grupos musculares Quando os músculos não estão cansados depois de 2 a 3 *sets* de 8 a 12 repetições, aumentar peso para um nível maior Quando os músculos não podem completar 2 *sets* de 8 a 12 repetições, diminuir peso	Programa variado, modificando frequência, duração, quantidade de peso, de repetições, de *sets* (≤3 *sets*), de exercícios/grupos musculares Quando os músculos não estão cansados depois de 2 a 3 *sets* de 10 a 15 repetições, aumentar peso para um nível maior Quando os músculos não podem completar 2 *sets* de 10 a 15 repetições, diminuir peso

(continua)

TABELA 5 (continuação) Recomendações para treinamento de força

	Crianças/adolescentes	Adultos	Idosos
Precauções	Relatório médico Monitoramento e instrução Em situação de dor, checar postura. Se as dores persistirem, procurar CTC ou orientação com o terapeuta Não levantar peso quando músculos ou articulações estiverem sangrando Após período de sangramento, retomar o treino gradualmente, com diminuição de peso, repetições e/ou *sets* Lembrar-se de que a criança ainda não alcançou a maturidade fisiológica Não se exercitar se estiver doente ou muito fadigado	Relatório médico Monitoramento e instrução Em situação de dor, checar postura. Se as dores persistirem, procurar CTC ou orientação com o terapeuta Não levantar peso quando músculos ou articulações estiverem sangrando Após período de sangramento, retomar o treino gradualmente, com diminuição de peso, repetições e/ou *sets* Não se exercitar se estiver doente ou muito fadigado	Relatório médico Monitoramento e instrução Em situação de dor, checar postura. Se as dores persistirem, procurar CTC ou orientação com o terapeuta Não levantar peso quando músculos ou articulações estiverem sangrando Após período de sangramento, retomar o treino gradualmente, com diminuição de peso, repetições e/ou *sets* Não se exercitar se estiver doente ou muito fadigado

CTC: centro de tratamento de coagulopatias.

Fonte: adaptada de National Hemophilia Foundation, 2005.[16]

Como propor uma atividade esportiva para pessoas com hemofilia

Uma das grandes preocupações atuais é: de que forma propor uma atividade esportiva a uma criança com hemofilia? A proibição associada à superproteção em relação à prática de atividades físicas tem se mostrado um dos fatores norteadores de alterações comportamentais como a ansiedade, principalmente na infância, gerando uma exploração "corpo-espaço-tempo" desordenada, sem domínio. Observam-se também maiores possibilidades de traumas, lesões e episódios hemorrágicos. A falta de informação, a má orientação e a falta de oportunidade à prática de qualquer atividade física nesse estágio do desenvolvimento humano estão associadas à retração frente a jogos infantis e a um significativo aumento da escolha por atividades passivas, estabelecendo um comportamento sedentário.

Aspectos fundamentais para minimizar esses impactos sociocomportamentais estão no contato direto com o centro especializado no tratamento em hemofilia, a equipe multidisciplinar de apoio à pessoa com hemofilia e o acesso ao tratamento adequado.

Caracterizar o esporte é uma tarefa muito complexa, principalmente quando se fala em esporte/educação. Uma política de inclusão deve começar de "dentro" (centro de tratamento especializado) para "fora" (comunidade/sociedade). Assim, o centro de tratamento exerce papel fundamental na formação da autoimagem, da autoconfiança e da autoestima da pessoa com hemofilia, possibilitando um atendimento global (paciente, família e comunidade/sociedade) e caminhando ao ambiente social. Exemplos desse processo são:

- jogos adaptados: as regras são modificadas para assegurar uma prática exclusiva para pessoas com hemofilia;

- jogos de adequação: as regras são transformadas para a participação de pessoas com hemofilia e sem hemofilia, favorecendo a inclusão social e as relações humanas entre diferentes grupos;
- atividades socioeducativas: há interação do local com o grupo de pessoas com hemofilia, do grupo de pessoas com hemofilia com outros que não têm hemofilia, a inclusão de irmãos sem hemofilia nos centros de atendimento em eventos recreativos/informativos e a relação interpessoal paciente/equipe multidisciplinar.

O papel do professor de educação física é orientar e estimular a prática de atividade física, seja com fins de treinamento ou pedagógicos, explorando o domínio corporal, a percepção espaço-temporal, os domínios sensório-perceptivo-motores e a aptidão física. Assim, o esporte pode atuar de forma marcante no desenvolvimento e na aprendizagem da pessoa com hemofilia.

Bases metodológicas da educação física no tratamento de pessoas com hemofilia no desenvolvimento biopsicossocial e afetivo por meio do movimento

O programa de atividade física terapêutica (AFT) do Centro Internacional de Treinamento em Hemofilia (IHTC) do Brasil inclui três princípios básicos para a melhoria da saúde e a qualidade de vida das pessoas com hemofilia: prevenção, reabilitação e equiparação de oportunidades. O desenvolvimento de todo processo de ensino está ligado de forma direta à execução desses princípios, como mostra a Tabela 6.

TABELA 6 Princípios básicos

Prevenção	Objetivos e metas	Aplicabilidade (sensório-perceptiva-motora)	
Atividade física como agente preventivo de danos biopsicossociais e afetivos	Prevenir sangramentos e limitações articulares Assistência global (hemofilia/família/comunidade) e orientação familiar sob abordagem socioeducativa Minimizar ou eliminar possíveis danos psicossociais	6 meses a 3 anos	Afetividade (natação para bebês)
		3 a 6 anos – independência	Compreender a importância da autoaplicação
		7 a 12 anos	Adesão ao tratamento; diminuir a superproteção
		12 anos	Compreender os benefícios da atividade física regular e respeitar limites
Precauções	Neste processo, devem ser trabalhadas com ênfase as relações afetivas com colegas e familiares, para que a superproteção não se transforme em desestruturação familiar		

(continua)

TABELA 6 (continuação) Princípios básicos

Reabilitação	Objetivos e metas	Aplicabilidade (geral para específico)	
Medidas de natureza médica, social, educativa e profissional destinadas a reintegrar o indivíduo na sociedade, bem como fazê-lo alcançar o maior nível possível de sua capacidade	Diminuir sangramentos Trabalho neuromotor e cinesiológico Diminuição de comorbidades Adequações e adaptações para o exercício físico	Sangramentos agudos	Liberação fisioterápica e supervisão médica constante na evolução do quadro
		Atendimento preferencialmente em piscina	Maior eficácia no tratamento de quadros hemorrágicos, associando-se às propriedades físicas da água
		Aplicabilidade (específico para geral)	
		Sangramentos crônicos	Exercícios dentro e fora da água em ambiente hospitalar ou centro especializado sob orientação médica
		Sangramento crônico com limitação articular ou perda da função	Trabalhos de força sem riscos para a articulação e trabalhos de resistência aeróbica (frequência, duração e intensidade), visando à melhora funcional
Precauções	Terapia de reposição de fator (profilaxia secundária) e acompanhamento médico, principalmente na fase de adaptação ao exercício		

(continua)

Tabela 6 (continuação) Princípios básicos

Equiparação de oportunidades	Objetivos e metas	Aplicabilidade (esporte/inclusão)	
Plano de ação integrado hospital/escola, que propõe a participação das pessoas com coagulopatia congênita em suas respectivas sociedades, eliminando ou reduzindo barreiras relacionadas à sua enfermidade	Integrar o paciente em sua comunidade Melhorar autoestima, autoimagem e autoconfiança Respeitar e aceitar as diferenças e os limites impostos pela enfermidade Melhorar as relações familiares e com os colegas	Com danos articulares, musculares e outras sequelas	Atividades adaptadas (mudanças de regras)
		Sem danos articulares	Atividades adaptadas ou adequadas (o indivíduo é inserido no contexto com aproveitamento de suas qualidades)
Precauções	Todo encaminhamento para uma atividade esportiva deve ser feito com acompanhamento do professor do centro de tratamento e relatório médico devidamente encaminhado ao professor que vai atender o aluno. Evitar contato corporal violento e traumas na cabeça		

REFERÊNCIAS BIBLIOGRÁFICAS

1. Wittmeier K, Mulder K. Enhancing lifestyle for individuals with haemophilia through physical activity and exercise: the role of physiotherapy. Haemophilia 2007; 13:31-7.

2. Kurme A, Seuser A. Fit for life: a guide to fitness, games, sports and dance for people with hemophilia. 2.ed. Hamburgo: Omnimed, 2006.

3. Ciolac EG, Guimarães VG. Exercício físico e síndrome metabólica. Rev Bras Med Esporte 2004; 10(4).

4. McArdle WD, Katch FI, Vitor LK. Fisiologia do exercício: energia, nutrição e desempenho humano. 5 ed. Rio de Janeiro: Guanabara-Koogan, 2003.

5. Arranz P, Costa M, Bayés R. Cancio H, Magallón M, Hernández F. Emotional support in hemophilia. Aventis Behring, 2000.

6. Nahas MV. Atividade física, saúde a qualidade de vida: conceitos e sugestões para um estilo de vida ativo. 3.ed. Londrina: Midiograf, 2003.

7. Israel LG, Israel ED. Mechanisms in hematology. 3.ed. Canadá: Core Health Science, 2002.

8. Guiuseppe L, Maffulli N. Biological influence of physical exercise on hemostasis. Sem Thromb Hemost 2009; 35(3):269-76.

9. Emgelbert RHH, Plantinga M, Van Der Net J, Van Genderen FR, Van Den Berge MH, Helders PJM et al. Aerobic capacity in childrens with hemophilia. J Pediatr 2008; 833-8.

10. The World Federation of Hemophilia. Guidelines for the management of hemophilia. World Federation of Hemofilia 2005; 1-47.

11. Van Meegeren M. Update on patogenese of bleeding joint: and interplay between inflammatory and degenerative pathways. Hemophilia 2010; 16(Suppl.5):121-5.

12. Calle MC, Fernandez ML. Effects of resistance training on the inflammatory response. Nutr Res Pract 2010; 4(4):259-69.

13. Vallejo L, Pardo A, Gomis M, Gallach JE, Pérez Querol F. Influence of aquatic training on the motor performance of patients with haemophilic arthropathy. Haemophilia 2010; 16:155-61.

14. Dolan G. The challenge of an aging haemophilic population. Hemophilia 2010; 16(Suppl.5):11-6.

15. Mauser-Bunschoten EP, De Knecht-Van Eekelen A, Smit C. Aging with haemophilia-Medical and psicosocial impact. Van Crevaldkliniek- Haemotology: Utrecht, 2007.

16. Andreson A, Forsyth A. Playing it safe bleeding disorders, sports and exercise. National Hemofilia Foundation, 2005.

17. Querol F, Sofía PA, Gallach JE, Devís-Devís J, Valencia-Periz A, Moreno LMG. Hemofilia: exercício y deporte. Apunts Med Esport 2011; 46(169):29-39.

Índice remissivo

P

Q

R

U

V